U0376994

Cartilage Restoration Practical Clinical Applications

软骨修复：临床实践

（原著第 2 版）

原　　著　〔美〕Jack Farr

　　　　　〔美〕Andreas H.Gomoll

主　　审　徐永清

副 主 审　杨　柳　刘玉杰

主　　译　谭洪波　肖　洪　韩　梅

副 主 译　项　毅　施洪臣　胡　炜

　　　　　崔运利　杨　滨　黄添隆

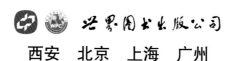

世界图书出版公司

西安　北京　上海　广州

图书在版编目（CIP）数据

软骨修复：临床实践：原著第 2 版 /（美）杰克·法尔，（美）安德雷亚斯·戈莫尔主编；谭洪波，肖洪，韩梅主译 . —西安：世界图书出版西安有限公司，2020.4

书名原文：Cartilage Restoration:Practical Clinical Applications

ISBN 978-7-5192-7016-2

Ⅰ . ①软… Ⅱ . ①杰… ②安… ③谭… ④肖… ⑤韩… Ⅲ . ①关节软骨 – 骨损伤 – 修复术 Ⅳ . ① R681.3

中国版本图书馆 CIP 数据核字（2020）第 034687 号

First published in English under the title

Cartilage Restoration: Practical Clinical Applications (2ndEd.)

edited by Jack Farr and Andreas H. Gomoll

Copyright © Springer International Publishing AG, part of Springer Nature, 2018

This edition has been translated and published under licence from

Springer Nature Switzerland AG.

书 名	软骨修复：临床实践
	RUANGU XIUFU： LINCHUANG SHIJIAN
原 著	［美］Jack Farr　Andreas H.Gomoll
主 译	谭洪波　肖 洪　韩 梅
策划编辑	马可为
责任编辑	杨 莉
装帧设计	新纪元文化传播
出版发行	世界图书出版西安有限公司
地 址	西安市高新区锦业路 1 号都市之门 C 座
邮 编	710065
电 话	029-87214941　029-87233647（市场营销部）
	029-87234767（总编室）
网 址	http://www.wpcxa.com
邮 箱	xast@wpcxa.com
经 销	新华书店
印 刷	陕西金和印务有限公司
开 本	787mm×1092mm　1/16
印 张	26
字 数	450 千字
印 次	2020 年 4 月第 1 次印刷
版 次	2020 年 4 月第 1 版
版权登记	25-2019-286
国际书号	ISBN 978-7-5192-7016-2
定 价	268.00 元

医学投稿　xastyx@163.com　‖　029-87279745　029-87284035

☆如有印装错误，请寄回本公司更换☆

Zachary S. Aman, BA Department of BioMedical Engineering, Steadman Philippon Research Institute, Vail, CO, USA

Adam W. Anz, MD Andrews Institute, Gulf Breeze, FL, USA

Jack M. Bert, MD Minnesota Bone & Joint Specialists, Ltd, St. Paul, MN, USA

Marco Bonomo, MD Department of Orthopedics and Traumatology, Sacro CuoreDon Calabria Hospital, Negrar (Verona), Italy

Mats Brittberg, MD, PhD Department of Orthopedics, Kungsbacka Hospital, Kungsbacka, Sweden Cartilage Research Unit, University of Gothenburg, Gothenburg, Sweden

Thomas Bucher, MBBS, MSc, FRCS (Tr& Orth) FRACS Orthopedics WA, Murdoch, WA, Australia

William D. Bugbee, MD Division of Orthopedics, Scripps Clinic, La Jolla, CA, USA

Camila Maftoum Cavalheiro, MD Department of Orthopedic Surgery, Universidade de Sao Paulo, Brazil, Butanta, Sao Paulo, Brazil

Jorge Chahla, MD, PhD Department of Sports Medicine, Santa Monica Orthopedic and Sports Medicine Group, Santa Monica, CA, USA

Yen Hsun Chen, MD Department of Orthopedic Surgery, Long Island Jewish Medical Center / Northwell Health, New Hyde Park, NY, USA

Bjørn Borsøe Christensen, MD, PhD Orthopedic Research Laboratory, Aarhus University Hospital, Aarhus, Denmark Department of Orthopedic Surgery, Horsens Regional Hospital, Horsens, Denmark

David R. Christian, BS (Bachelor of Science) Department of Orthopedic Surgery, Rush University Medical Center, Chicago, IL, USA

Brian J. Cole, MD, MBA Department of Orthopedic Surgery, Cartilage Restoration Center at Rush University Medical Center Midwest Orthopedic at Rush, Chicago, IL, USA

Vincenzo Condello, MD Department of Orthopedics and Traumatology, Sacro Cuore-Don Calabria Hospital, Negrar (Verona), Italy

Eric J. Cotter, BS Department of Orthopedic Surgery, Rush University Medical Center, Chicago, IL, USA

Aad Alfons Maria Dhollander, MD, PT, PhD Department of Orthopedic Surgery and Traumatology, AZ KLINA, Brasschaat, Belgium

Jay R. Ebert, PhD School of Human Sciences, University of Western Australia, Perth, WA, Australia

Christoph Erggelet, MD, PhD University Medical Center, Freiburg, Germany Alphaclinic Zurich, Zurich, Switzerland

Jack Farr, MD OrthoIndy Knee Preservation and Cartilage Restoration Center of Indiana, Indianapolis, IN, USA

Giuseppe Filardo, MD, PhD NABI Laboratory, Rizzoli Orthopedic Institute IRCCS, Bologna, Italy

Casper Bindzus Foldager, MD, PhD Department of Orthopedic Surgery, Aarhus University Hospital, Aarhus, Denmark

Andrew J. Garrone, BS School of Medicine, University of Missouri, Columbia, MO, USA

Alan Getgood, MD, FRCS(Tr&Orth) Fowler Kennedy Sport Medicine Clinic, University of Western Ontario, London, ON, Canada

Laura de Girolamo, PhD Orthopedic Biotechnology Laboratory, IRCCS Galeazzi Orthopedic Institute, Milan, Italy

Andreas H. Gomoll, MD Department of Orthopedic Surgery, Hospital for Special Surgery, New York, NY, USA

Maurice S. Guzman, MBBS, BS, FRACS, FAOrthA Perth Orthopedic and Sports Medicine Center, Perth, WA, Australia

Yonah Heller, MD Department of Orthopedic Surgery, Long Island Jewish Medical Center / Northwell Health, New Hyde Park, NY, USA

Zaamin B. Hussain, BA School of Clinical Medicine, University of Cambridge, Cambridge, UK

Gregory C. Janes, MBBS, BS, FRACS Perth Orthopedic and Sports Medicine Center, Perth, WA, Australia

D. Jeff Covell, MD Orthopedic Department, University of Kentucky, Lexington, KY, USA

Mitchell Iung Kennedy, BS Clinical OutcomesBased Orthopedic Research, Steadman Philippon Research Institute, Vail, CO, USA

Elizaveta Kon, MD Department of Biomedical Sciences, Humanitas University, Milan, Italy Humanitas Clinical and Research Center IRCCS, Milan, Italy

Robert F. LaPrade, MD, PhD The Steadman Clinic, Vail, CO, USA

Christian Lattermann, MD Department of Orthopedic Surgery, Division of Sports Medicine, Brigham and Women's Hospital, Harvard University, Boston, MA, USA

Martin Lind, MD, PhD, D. Sci Department of Orthopedic Surgery, Aarhus University Hospital, Aarhus, Denmark

Lukasz Lipinski, MD Department of Orthopedics, Orthopedics and Pediatric Orthopedics Clinic, Medical University in Lodz, Lodz, Poland

Silvia Lopa, PhD Cell and Tissue Engineering Laboratory, IRCCS Galeazzi Orthopedic Institute, Milan, Italy

Vincenzo Madonna, MD Department of Orthopedics and Traumatology, Sacro Coure-Don Calabria Hospital, Negrar (Verona), Italy

Henning Madry, MD Center for Experimental Orthopedics, Saarland University, Homburg/Saar, SL, Germany

Chaitu Malempati Orthopedic Department, University of Kentucky, Bowling, KY, USA

Bert R. Mandelbaum, MD, DHL Cedars SinaiKerlan Jobe Institute, Santa Monica, CA, USA

Matteo Moretti, PhD Cell and Tissue Engineering Laboratory, IRCCS Galeazzi Orthopedic Institute, Milan, Italy Regenerative Medicine Technologies Lab, Ente Ospedaliero Cantonale (EOC), Lugano, Switzerland

Swiss Institute for Regenerative Medicine, Lugano, Switzerland

James Mullen, MD Department of Orthopedic Surgery, Long Island Jewish Medical Center/Northwell Health, New Hyde Park, NY, USA

Clayton W. Nuelle, MD The Sports Institute and Burkhart Research Insitute for Orthopedics at The San Antonio Orthopedic Group, San Antonio, TX, USA

Tamás Oláh, PhD Center of Experimental Orthopedics, Saarland University, Homburg/Saar, SL, Germany

Lucy Oliver-Welsh, BSc Hons, MBChB Department of Surgery, St Peter's Hospital, Chertsey, UK

Francesco Perdisa, MD II Orthopedic and Traumatologic Clinic, Rizzoli Orthopedic Institute IRCCS, Bologna, Italy

Caleb O. Pinegar, DO, ATC St Peter's Hospital, Chertsey, UK Sports Medicine Orthopedic Surgery, The Andrews Institute, Baptist Health Care, Gulf Breeze, FL, USA

Michael L. Redondo, MA, BS Department of Orthopedic Surgery, Cartilage Restoration Center at Rush University Medical Center Midwest Orthopedic at Rush, Chicago, IL, USA

Iacopo Romandini, MD NABI Laboratory, Rizzoli Orthopedic Institute IRCCS, Bologna, Italy

Nicholas A. Sgaglione, MD Department of Orthopedic Surgery, Long Island Jewish Medical Center/Northwell Health, New Hyde Park, NY, USA
Department of Orthopedic Surgery, Northwell Health System, Great Neck, New York, USA

Seth L. Sherman, MD School of Medicine, University of Missouri, Columbia, MO, USA

Beth E. Shubin Stein, MD Sports Medicine and Shoulder Service, Hospital for Special Surgery, New York, NY, USA

Konrad Slynarski, MD, PhD Department of Orthopedics, Gamma Medical Center, Warszawa, Mazowieckie, Poland

Sabrina M. Strickland, MD Sports Medicine and Shoulder Service, Hospital for Special Surgery, New York, NY, USA

Luis Eduardo P. Tirico, MD Department of Orthopedics and Traumatology, Knee Surgery, Hospital das Clinicas, University of São Paulo Medical School, São Paulo, Brazil

Peter Verdonk, MD, PhD Antwerp Orthopedic Center, Monica Hospitals, Antwerp, Belgium
Department of Orthopedic Surgery, Antwerp University Hospital, Antwerp, Belgium

Elliott E. Voss, BS School of Medicine, University of Missouri, Columbia, MO, USA

Dean Wang, MD Sports Medicine and Shoulder Service, Hospital for Special Surgery, New York, NY, USA

Brian R. Waterman, MD Department of Orthopedic Surgery, Cartilage Restoration Center at Rush University Medical Center Midwest Orthopedic at Rush, Chicago, IL, USA

Goetz H. Welsch, MD UKE Athleticum, University Hospital Hamburg- Eppendorf (UKE), Hamburg, Germany

Adam B. Yanke, MD Department of Orthopedic Surgery, Rush University Medical Center, Chicago, IL, USA

郑重声明

本书提供了相关主题准确及权威的信息。由于医学是不断更新并拓展的领域，因此相关实践操作、治疗方法及药物都有可能会改变，建议读者审查相关主题的最新信息，包括产品的制造商、建议剂量、配方、方法和疗程、不良反应及相关措施。作者、编辑、出版者或经销商不对书中的错误或疏漏以及应用其中信息产生的任何后果负责，关于出版物的内容不作任何明确或暗示的保证。作者、编辑、出版者和经销商不承担由本出版物所造成的任何人身或财产损害责任。

译者名单
Translators

谭洪波（中国人民解放军联勤保障部队第九二〇医院骨科）

肖　洪（中国人民解放军陆军第九五八医院骨科）

韩　梅（四川大学外国语学院）

项　毅（中国人民解放军联勤保障部队第九八五医院骨科）

施洪臣（中国人民解放军联勤保障部队第九八〇医院邯郸院区）

胡　炜（中国人民解放军联勤保障部队第九〇八医院）

崔运利（沈阳市第四人民医院）

杨　滨（北京大学国际医院关节外科）

黄添隆（中南大学湘雅二医院）

王军锋（北京大学国际医院关节外科）

王晓宇（中国人民解放军火箭军特色医学中心骨科）

王富友（中国人民解放军陆军军医大学第一附属医院关节外科）

尹一然（西南医科大学附属医院）

尹　力（中国人民解放军西部战区总医院骨科）

邓天琼（中国人民解放军陆军第九五八医院骨科）

左镇华（四川省大竹县人民医院骨科）

田少奇（青岛大学附属医院关节外科）

史　冲（中国人民解放军联勤保障部队第九二〇医院骨科）

宁志刚（中国人民解放军火箭军96605部队医院骨科）

宁尚昆（中国人民解放军陆军军医大学第九五八医院骨科）

冯　捷（南昌大学第三附属医院骨科）

任　翔（中国人民解放军西部战区空军医院骨科）

刘云鹏（中国人民解放军联勤保障部队第九〇四医院）

刘思波（云南省第一人民医院骨科）

刘俊利［中国科学院大学重庆医院（重庆市人民医院）骨科］

齐　波（中国人民解放军联勤保障部队第九二〇医院骨科）

孙　立（贵州省人民医院骨科）

李　忠（西南医科大学附属医院）

李福兵（中国人民解放军联勤保障部队第九二〇医院）

何　川（昆明医科大学第一附属医院运动医学科）

何利雷（广东省佛山市中医院运动医学科）

何鹏举（中国人民解放军联勤保障部队第九二〇医院）

张　一（贵州省人民医院急诊外科）

张建平（中国人民解放军联勤保障部队第九二〇医院）

张　超（云南省第一人民医院骨科）

张　颖（中国人民解放军陆军军医大学第一附属医院关节外科）

张　颖（中国人民解放军联勤保障部队第九二〇医院骨科）

陈加荣（中国人民解放军南部战区总医院骨科）

陈侠甫（海口市人民医院骨科中心）

罗志红（中国人民解放军联勤保障部队第九二〇医院）

金旭红（海口市人民医院骨科中心）

宗海洋（中国人民解放军联勤保障部队第九二〇医院）

赵　亮（南方医科大学南方医院骨科学系关节与骨病外科）

钟　娟（中山大学附属口腔医院）

姜　楠（中国人民解放军联勤保障部队第九二〇医院）

秦晓平（中国人民解放军第74集团军医院骨科）

倪建龙（西安交通大学第二附属医院）

郭为民（中国人民解放军总医院第一医学中心骨科）

唐文宝（中国人民解放军联勤保障部队第九二〇医院骨科）

韩雪松（中国人民解放军联勤保障部队第九〇〇医院骨二科）

傅德杰（中国人民解放军陆军军医大学第一附属医院关节外科）

曾伟南（四川大学华西医院骨科）

谢　峰（重庆医科大学附属第三医院骨与创伤中心）

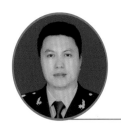

谭洪波，博士，中国人民解放军联勤保障部队第九二〇医院（昆明）骨科副主任医师

主要社会任职： 中国医师协会运动医学分会膝关节学组委员，中华医学会运动医学分会髋关节学组委员，中国骨科菁英会会员；全军骨科学会青委训练伤学组副组长，全军骨科学会青委关节学组委员，全军运动医学分会委员；云南省运动医学分会委员，云南省医师协会运动医学分会常委；亚太膝关节、关节镜及运动医学学会（APKASS）会员，美国骨科研究学会（ORS）会员；《骨科研究与临床杂志》英文编辑。

科研方向与成果： 主攻人工关节精准治疗及快速康复，髋、膝、肩、踝、肘关节镜微创治疗。基础研究方面致力于软骨再生修复，骨再生血管化，运动医学内植物及腱骨愈合。主持国家自然科学基金、博士后基金等 11 项。参与国家 863 计划项目 1 项，科技部重大专项项目 1 项，申请国家专利 50 余项。发表 SCI 论文 13 篇，在中文核心期刊发表文章 30 余篇。2015 年获得军队特殊津贴，2016 年获选云南省中青年学术与技术后备人才，2017 年获得美国特种外科医院国际 Fellow。

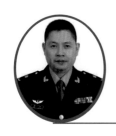

肖洪，副主任医师，中国人民解放军陆军第九五八医院（西南医院江北院区）骨科主任

主要社会任职：全军骨科青年委员会创伤学组副组长，重庆市预防医学骨与关节病委员会委员，重庆市医师协会骨科分会委员。

研究方向与成果：致力于骨与关节创伤临床与基础研究，特别是大段骨缺损治疗的机制及策略方面。发表学术论文 20 余篇，其中 SCI 收录 6 篇。承担课题 3 项，总资助金额 200 余万。获批国家发明专利或实用新型专利 8 项。2018 年入选首批陆军科技英才优抚培养对象，2019 年入选陆军军医大学优秀人才库重点扶持对象。

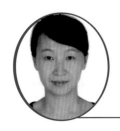

韩梅，博士，四川大学外国语学院讲师

本科、硕士毕业于西安外国语学院，博士就读于四川大学。自 2003 年起在四川大学任教，担任多门本科、硕士、博士各阶段课程的教学工作。曾受四川大学资助在法国巴黎第十大学交流访问 1 年。先后多次在法国贝藏松大学、中国人民大学、北京第二外国语大学、云南大学和广西师范大学等国内外高校访问交流。

优秀青年骨干教师的杰出代表，为四川省政府外侨办翻译，审校国家和地区相关合作文件数十项。在各级各类重大外事活动和国际会议中担任交传和同传译员，为多名外国政要担任现场口译、同传。参与校外专家、外教、国际周、实习等社会工作。主持中央高校社科类课题项目 1 项，发表学术论文数篇，主编专著 1 部。

生命在于运动。随着中国社会和经济的发展，目前运动的普及率也越来越高，我们享受运动带来的健康和快乐的同时，运动也会给我们带来伤害，其中软骨损伤在临床上很常见，是骨科及运动医学最难处理的伤病之一。

虽然目前软骨修复方法在逐渐进步，但是软骨修复技术仍然是临床的难点和热点之一，仍然缺乏非常满意的修复方案，特别是面对军队和地方年轻患者的软骨损伤时，骨科和关节外科医生会面临一个困难的选择，如果修复不良，这些年轻人会面临关节面逐渐破坏，甚至发生整个关节的骨关节炎，期间这些年轻人会丧失或部分丧失运动能力，进而可能会带来终身的疼痛和残疾，给个人及社会带来很多困难和损失。随着国内人均寿命的逐渐延长，中老年患者同样也面临着局部软骨、半月板等的损伤修复难题，如果不能很好地修复和治疗这些关节疾病，同样会给他们带来运动、工作和生活方面的困难，运动能力的下降还会影响他们的整体心肺功能，进而影响其整体健康。

我从做博士课题时就开始关注软骨修复技术的科研和临床状况，回国后也开展了几乎所有这些软骨修复方法，并应用于我自己的患者，大部分也取得了较好的疗效。这本书集合了多位知名教授关于软骨修复最新的相关知识，在理论和临床方面都能给我们很好的借鉴和启发。本书对软骨修复的理论基础和各种软骨修复的临床技术都进行了非常详细的描述，特别是对同种异体骨软骨移植、干细胞技术、生物半月板修复、无细胞支架、颗粒软骨技术（particulated cartilage）等在国内做得比较少的方面均有描述。希望本书的翻译出版能给国内运动医学及关节外科医生带来临床技术方面的进步，同时推进国内软骨修复水平，给患者带来新的治疗方法，帮助他们获得健康。

本书第 2 版由美国知名的运动医学、关节外科医生 Jack Farr 和 Andreas H. Gomoll 编写，他们一生致力于关节软骨修复相关领域的研究和应用，我在美国特种外科医院做 Research Fellow 学习和参加美国骨科学会会议期间经常听两位教授在软骨修复和关节疾病方面的讲座和课程，回国后获悉本书已出第 2 版，就组织国内的青年专家来翻译这本书。非常感谢所有参与本书的各位专家们的辛勤劳动和支持，我相信未来掌握在年轻人手中，青年专家们必将为中国未来软骨修复领域做出杰出的贡献。

谭洪波

2020 年 2 月 20 日

谨将本书献给三个非常重要的团队。首先是我们的家人，他们虽然无法理解我们为什么要花费额外的时间来编辑和重写本书，但始终支持我们；第二是我们的导师、朋友和软骨修复领域的老师们，他们不仅帮助我们实现选择的专业，而且激励我们在这一领域不断追求，并帮助撰写本书的章节；最后是下一代软骨外科医生和科学家，我们希望他们在日益严格的政府监管和社会经济卫生保健现状下，能够尽力为患者提供最好的治疗。

虽然软骨修复在改善关节的舒适度和功能方面是有效的，但预防关节炎的目标仍然任重而道远。鉴于此，主编 Farr 博士和 Gomoll 博士将本书的所有版税捐赠给了软骨研究基金会，以支持改进和预防关节炎的相关研究。

前 言

Foreword

基于对本书做出贡献的思想领袖的尊重和对本书的热爱，我很荣幸地介绍由 Jack Farr 和 Andreas H. Gomoll 医生主编的《软骨修复：临床实践》第 2 版。随着对骨软骨疾病处理方法认识的深入，软骨修复技术也得到同步发展，开拓者们才得以分享他们的专业知识。在这些开拓者中，Farr 和 Gomoll 医生自本书第 1 版以来，继续在矫形外科领域发挥其宝贵的作用，并提供了高水平的出版物和观点。他们通过本书为所有软骨修复医生提供了新的知识，对越来越丰富的信息进行提炼，最终让患者在症状、病理和治疗方案等各方面获益。通过深入研究其所讨论的概念，阅读者将变成更加精确和自信的决策者。这些概念包括干细胞在手术中的应用，可使膝关节各间室应力减小的新设备，常见手术技术的最新证据（比如半月板病变），以及在治疗骨软骨时需要考虑的许多其他问题。我们必须始终站在职业的最前沿，为患者提供最好的治疗，而这本可靠且有趣的教科书对于处理关节软骨病变的医生来说将非常有帮助。

Brian J. Cole, MD, MBA

Department of Orthopedics

Anatomy and Cell Biology

Rush Cartilage Restoration Center,

Rush University Medical Center,

Chicago, IL, USA

致 谢

Acknowledgements

总有人能让每本书的编者或作者保持正轨，获取完美的结尾、证据和编辑，并帮助其成为现实，对于这本书，他们就是 Dillen Wischmeier 和出版商方面的 Michael D. Sova，非常感谢！

我们的许多技术都是通过患者的结果并随时间的推移发展起来的，许多已发表，有些尚未发表。为了不懈地监督我们的研究工作，我们向 OrthoIndy 软骨修复中心的研究协调员 Vicki Snodgrass Miller 和软骨修复中心的 Amy Phan 致敬。这些技术在手术室（OR）中反复尝试。在 OrthoIndy，我想表彰并感谢 Denise Renick 以及其他许多团队成员。

在本书第 1 版中，大多数章节都是由我们两人编写的。在第 2 版中，我们邀请了世界各地致力于软骨修复的朋友们，在专业领域分享他们的知识，这大大提高了本书的质量，我们非常感谢他们的出色表现。

出版社慷慨地要求我们将这项工作放在一起，然后提供指导和支持，特别是 Michael D. Sova 帮助指导、开发和协调我们的想法。我们尝试更新并创建新的插图。我们不仅欣赏 Wendy Vetter 及其员工的出色艺术技巧，而且非常感谢他们在反复修改插图时的耐心。

Jack Farr, MD（**Indianapolis, IN, USA**）

Andreas H. Gomoll, MD（**New York, NY, USA**）

目 录

Contents

第一部分

概　述

Overview Chapters

第 1 章

软骨修复技术的发展历程

Jack Farr, Andreas H. Gomoll

经典案例

一例 42 岁男性患者，既往由于股骨内髁剥脱性骨软骨炎接受手术，取出了软骨碎片，此后膝关节内侧出现疼痛，并呈进行性加重。后来他接受了自体软骨移植手术（autologous chondrocyte implantation, ACI），然而膝关节内侧仍然有持续疼痛表现，膝关节间隙虽然只有轻度狭窄，但下肢力线提示有 4° 的内翻（图 1.1）。在分期的关节镜手术中发现，软骨的基底部有硬化。后来他再次接受 ACI 手术，将基底部的硬化骨去除，同时将下肢力线调整为外翻 2°。这个案例体现了下肢力线的优化和健康的骨软骨单元是很重要的。然而在修复软骨之前是否需要重新调整合成代谢/分解代谢以及促炎/抗炎环境的平衡，

目前尚不清楚。

膝关节软骨修复可追溯到 1925 年，Lexer 报道了第一例骨软骨移植[1]，自此，逐渐通过各种途径演变出了现在的各种方法。来自加拿大的 Allan Gross 医生、美国的 Meyerss[2] 和 Convery[3] 普及了新鲜骨软骨同种异体移植的理念[4,5]。1950 年代经典的 Pridie 钻孔技术，后来由 Ficat 发展为研磨法，后来随着关节镜的出现由 Johnson 发展为磨损成形，然后演变为 Steadman 的骨髓刺激方法[6,7]，正是基于 Chen 等的基础科研成果，又重新回到钻孔的方法[8-12]。今天我们所熟知的细胞修复软骨的方法得益于 Lars Petersen 医生在 30 年前的开创性工作，是他开始了第一代软骨细胞的移植[13]。Hangody、Morgan 和 Bobic 在 1990 年代同时开始研究自体细胞移植，对原始技术稍进行改进并继续成为治疗小面积软骨损伤的重要手段[14,15]。虽然后来在临床前以及临床阶段出现了一系列的新技术，但都是从之前的方法演变而来。通过学习过去各种软骨修复方法的历史和发展，我们就

J. Farr
OrthoIndy Knee Preservation and Cartilage
Restoration Center of Indiana, Indianapolis, IN, USA

A. H. Gomoll (✉)
Department of Orthopedic Surgery, Hospital for
Special Surgery, New York, NY, USA
e-mail: GomollA@HSS.edu

© Springer International Publishing AG, part of Springer Nature 2018
J. Farr, A. H. Gomoll (eds.), *Cartilage Restoration*, https://doi.org/10.1007/978-3-319-77152-6_1

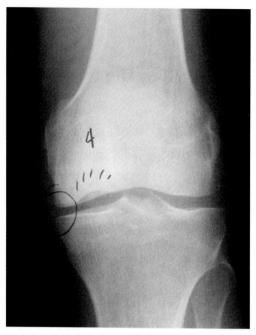

图1.1 术前的负重位X线片显示膝关节内翻，在力线X线片中测量有4°内翻。关节间隙基本正常。在内侧股骨髁损伤位置可见硬化

有可能更好地利用现在及未来的技术，并避免既往出现的一些问题。

同种异体骨软骨移植（OCA）

Gross、Convery 和 Meyers 医生在 20世纪 70 年代开始使用新鲜的骨软骨同种异体移植物（osteochondral allografts，OCA）来治疗因膝关节肿瘤整体切除造成的骨软骨缺损[2-5]。同时，Mankin 和 Friedlaender 的独立工作也支持这一方法，他们的长期随访发现，使用这一方法重建肿瘤切除后的膝关节成功率达 80%[16,17]。同时，冰冻的 OCA 也在使用，但是随着时间的推移，由于缺乏有活性的软骨细胞，基质很快就会萎缩变薄[18]。这些有活性的细胞对于 OCA 来说仍然是暂时的，因为目前大部分低温

贮藏方法都失败了——最近可重复的是由 Farr 和 Gomoll 根据经验保存的非细胞 OCA[18-21]。除了来源的问题，2000 年初期也出现了相关的感染问题，Kainer 分析了 1998—2003 年接受同种异体移植的病例，共报道了 14 例感染，其中有 12 例感染败毒梭菌，还有 1 例死于索氏梭菌[22]。2002 年 3 月，美国食品药品监督管理局（Food and Drug Administration，FDA）发布了一份新的指南，用于改善软组织库从获取到使用的安全性[23]。根据这份指南，在贮存骨软骨同种异体移植物时应进行充分的细菌和病毒学检测。在检测阶段，为了保持软骨细胞的活性，将移植物放置于有营养的基质中。那时的想法是低温保存软骨细胞，以降低它们的代谢率从而延长生存时间。也有许多实验室研究证明软骨细胞的生存能力在几周后会迅速下降[18,24]。Bugbee 研究了手术中未使用的低温贮藏的 OCA 样本[25]，平均贮藏时间 20.3d，与新鲜的样本相比，其活力、细胞密度和代谢活性均显著降低。然而，Riley 在一个小样本的短期观察中，发现贮存 17d 和 42d 的临床结果没有显著差异[24]。

最近，Bugbee 和 Cook 对现在的贮藏技术提出了挑战，他们对比了 37℃和标准的 4℃贮藏方法，结果发现在 37℃环境中软骨有更强的生存能力[26,27]。Kim 报道了通过使用凋亡介质来调节软骨细胞凋亡的理念（细胞程序性死亡）[28]。已经有许多作者发现在移植时，挤压力对软骨细胞是有害的[29,30]。如 Williams 所示，在移植后，积血的膝关节可能并不是移植物的最佳"媒介"，这为优化

整个移植过程开启了一个新时代[24]，即优化手术后环境的作用是什么，是富血小板血浆还是骨髓液更好？无论哪种，目标都是为了提高软骨细胞在移植时及移植后的生存能力。

上面的讨论主要集中于骨软骨移植的软骨部分。然而，最初使用的骨软骨移植物都是附带了一大部分骨头。这些无血管的骨生存需要两个步骤：首先是宿主与同种异体骨表面的"骨折愈合"，之后通过爬行替代的方式被替换或者合并。而在后面一个步骤中，早期的病例中骨坍塌或应力骨折并不少见[31]。由于膝关节软骨和骨软骨非肿瘤性质的损伤往往与软骨下骨有一定的关系，因此，Bugbee、Convery 和 Meyers 建议 OCA 移植物所包含的骨质应尽量少，以最小化这些不利因素的影响[15,32]。目前的设计是采用 6~8mm 厚的骨和 2~3mm 厚的关节软骨[33,34]。虽然 OCA 大多是免疫豁免的，但是仍然有部分患者在移植后出现了相应的抗体[35-38]。人们普遍认为抗体是来源于对移植物骨性部分的反应，更准确的说是对软骨下骨中血管和骨髓组织的反应。对比患者恢复的情况，抗体阴性者有更好的结果[39,40]。因此，薄壳状的同种异体移植物可能会降低产生免疫反应的风险，因为其骨含量大大减少，而且薄壳样的结构可以更容易地清除其中的骨髓组织。基于此，Bugbee 主张要仔细去除所有的活性成分，同时也有许多外科医生正在探索在其中添加富血小板血浆或者经过特殊处理的骨髓穿刺液来促进愈合过程[41-43]。

近年来，软骨合并微小的骨移植物技术已经出现，并且还在持续研究中。目前可以使用的两种移植物都是有专利的，移植物包含很少量的骨，并且在移植时有一定的延展性（Cartiform®, Arthrex, Naples, FL 和 ProChondrix® AlloSource, Centennial, CO）。还有一种扩展的方法，但不是独立的技术，即在单独的软骨移植物深层做一些部分厚度的切割（被称作"刺猬"）[44]。

单独的软骨同种异体移植物包括完整的关节软骨片段。历史上，在 1983 年由 Albrecht 首先报道在兔模型中应用，并且获得了令人满意的效果[45]。这项技术利用了同种异体的青少年新鲜存储的软骨，在实验室中已经被证实可以形成类透明软骨[46]。虽然目前在美国作为一种"最低限度控制的组织"（正因为如此，在 HCT/P 361 下不受美国 FDA 监管），相关的文献也在逐渐增多。Farr 和 Bonner 首先发表了同行评议的病例报告，然后是病例系列[47,48]，但是仍然缺乏随机对照研究及计划[49,50]。毫无疑问的是，OCA 领域将继续进行更深层次的改进。幸运的是，一组外科医生正在 MOCA 的保护下从多个中心收集数据，MOCA（Metrics of Osteochondral Allograft）是由关节保护基金会（位于科罗拉多州的森特尼尔的非营利组织）资助的。

骨髓刺激技术

Pridie 和 Ficat 先后描述了采用开放性关节腔清理术清除损伤的软骨，去掉软骨下骨直至暴露松质骨治疗软骨损伤的方法[6,7]。由骨髓组织形成的血凝块会逐渐成形并改造重建为纤维软骨。他们的临床结果是由一系列病例展示的，并没有对照组。得出的结论差异也比较大，单独行关节腔清理的有效性也不确定，特别是在患者出现急性或亚急性的机械卡压症状时（例如不稳定的剥脱性骨软骨炎）。不过 Ficat 报道的研磨法显示，79% 的患者的临床结果优良[6]。

使用 Pridie 和 Ficat 的方法需要清理损伤的软骨直至软骨下骨，并有血液渗出。后来该技术从去除全部软骨下骨板演变到更为表浅的清理方法，Johnson 将这种方法称为"研磨成形法"[51]。Johnson 的技术可以形成他所谓的"超级血栓"，同时仍然保持大部分软骨下骨板的完整性。不幸的是，在那个时代，大部分医生认为清理越多越好，所以经常会破坏软骨下骨板。这样是否会导致更差的结果尚不清楚。然而，在 20 世纪 90 年代，"研磨成形法"也被放弃了，因为 Steadman 改进了形成血凝块的技术，他的方法是间断钻孔，同时保持了软骨下骨板的厚度[52]。值得注意的是，最近一项关于"研磨成形法"的研究显示出了"良好"的结果，因此牢记这一理念很重要，这也体现了坚持这项技术的重要性[53]。

使用 Steadman 的微骨折方法要清理缺损部位的软骨至软骨下骨层面，因为在马模型中显示了其比保留钙化软骨层有更好的修复组织形成和黏附[54]。在去除软骨钙化层之后，使用一把微骨折锥来制造直径 1~2mm 间隔 3~5mm 的小孔。这些小孔允许骨髓干细胞填充到血凝块中，同时我们也注意到 Mazzoca 的研究发现股骨骨髓中的多能干细胞与髂嵴中的数量级相当[55]，也有人报道二者有 10 倍的差异（股骨中少）[56]。多能干细胞被血凝块形成过程中释放的细胞因子所吸引，如果术后有恰当的机械环境，将会形成透明样软骨。Steadman 的经验表明，6~8 周的非负重运动和持续被动活动是获得良好结果的关键，这也由 Gill 的临床前工作证实，即在 6 周时形成的是非常不成熟的组织，而在 12 周时是更加成熟的组织[57]。然而，Marder 在一个病例系列中展示了对于 <2cm^2 的软骨损伤，即使不限制负重也可以获得良好的效果，然而在得出这些数据时应该谨慎，因为损伤大小、患者年龄、合并症和远期疗效都会改变作者的结论[58]。

骨髓刺激法已经成为美国最广泛使用的治疗软骨损伤的手段，一个原因是关节镜手术简单易行，另一个原因是价格低廉[59]。多大面积的损伤能获得最佳的效果仍然值得商榷，比如 Steadman 报道了大于 4cm^2 的缺损也能获得良好的效果，而 Knutsen 和 Mithoefer 等发现超过 4cm^2 效果较差[60-62]。Steadman 报道，微骨折技术的优点是不会引起热坏死，而且微骨折会引起瀑布级联样的"愈合反应"。微骨折不会引起热坏死，就像 Chen 最近展示的那样，钻孔也不会引起热坏死[63]。那份基础科学研究报告发现，钻孔可以让细胞迁移有更直接的通道，而且更深的钻孔与更好的骨修复有关。此外，他们还发现微骨折会使孔洞周围的骨头压紧，基本上使其与有活性的骨髓分离。与此相反，他们展示了在钻孔时将骨头从中去除，可以创造进入骨髓基质的通道[64]。

骨髓刺激增强技术

为了让多能干细胞分化成具有三维结构（3D）的软骨细胞样表型，欧洲的临床医生使用了脱细胞支架，它为细胞生长提供了一个框架（自体膜诱导软骨形成或 AMIC）。支架有多种类型，可以是真正的物理薄膜，或者是凝固的双相液体水凝胶（Gelrin-C、Regentis Biomaterials 或 Akiva, Israel），也可以是微粒化的脱细胞同种异体软骨（BioCartilage®, Arthrex, Naples, FL, USA）。利用这些技术，我们就可以使用生长因子来进一步影响多能干细胞，比如骨形态发生蛋白 -7（BMP-7），又名骨形态发生蛋白成骨蛋白 -1[65-67]。时至今日，骨髓刺激技术的效果差异并不大，例如，Steadman 最初报道了一种改进方法，即在微骨折后注射多能干细胞，但取得的效果与 Saw 的方法相似[68,69]。

体外培养的软骨细胞移植

Peterson 最初描述的自体软骨细胞移植（autologous chondrocyte implantation, ACI）现在被称为"第一代细胞治疗技术"[70]。这是一种分为两个阶段的软骨修复手术。首先在关节镜下评估软骨损伤情况，并在非负重区获得健康的关节软骨。在使用消化酶获取软骨细胞后，于培养基中将其扩增。不同的实验室培养软骨细胞的方法不尽相同，但是最原始的技术都可以将软骨细胞从 20 万个扩增至超过 1 000 万个；用一个不透水的

骨膜补片缝合在软骨缺损处，然后将软骨细胞注入补片下。而 1.5 代技术（又被称为 ACI 胶原补片或 ACI-C）的操作技术与其完全相同，不同点在于使用了生物补片（Chondro-Gide®, Gieshlitch Pharma AG, Wolhusen, Switzerland），这种补片可以降低骨膜增生的风险，避免了二次手术清理增生的组织[71]。还有一种方法与第一代技术使用相同的补片，Steinwachs 的研究显示，其在较大面积的软骨缺损中有优异的细胞黏附性和更好的分布，这种方法是将细胞接种在补片的表面而不是注射到下面，因此这种技术被称为 ACI- 种植或 ACI-S 技术[72]，Steinwachs 最近发表的一份共识试图将这种技术标准化[73]。第二代技术已经在欧洲使用了许多年，并于 2017 在美国获得批准。软骨细胞被接种在补片或支架上，与移植的间隔时间很短。这就使得手术切口更小，甚至在部分医院可以采用关节镜来完成[74]。

并不是所有的 ACI 都是相同的，培养的软骨细胞在患者和实验室之间缺乏一致性。为了对培养的软骨细胞进行定量，实验室目前正在测试这些细胞恢复软骨表型及产生透明基质的能力（VIP Assays®）[75-77]。最终，在培养过程中操控软骨细胞的能力 [例如，Histogenics 公司的流体静力负荷技术，或者 ProChon 公司（目前已经与 Histogenics 合并）的生长因子] 可以将产生的组织最优化，使其更像透明软骨。目前，更加成熟的第三代技术正在美国进行验证（NeoCart®, Histogenics, Waltham MA, USA 和 Novocart3D®, Aesculap AG, Tuttlingen,

Germany），而 Novocart 技术已经在欧盟应用了多年。

一期手术对医生、患者和财政部门来说都是很有吸引力的。根据 Albrecht 在兔模型中使用软骨碎片的历史性工作，以及进一步在山羊和马模型的临床前研究都表明，自体软骨碎片可以产生新的软骨来填充局灶性缺损[78,79]。一项预实验已经完成，并证实了在同一次关节镜手术中植入一个载有软骨碎片的支架的安全性和有效性（Cartilage Autograft Implantation System or CAIS, DePuy/Mitek, Johnson and Johnson, Inc., Raynham, MA）。这些令人鼓舞的结果发表于 2011 年，促使美国 FDA 批准了一项高质量的随机对照试验来评估 CAIS 的临床疗效[80]，但由于担心投资回报率，该研究在招募期间就被取消了。另一种利用同种异体细胞组织的一期手术方式是 RevaFlex（ISTO, St. Louis, MO, USA；以前是 DeNovo ET- 工程化组织），是由 ISTO 研发并由 Zimmer Biomet（Zimmer Biomet, Warsaw, IN, USA）授权的。青少年供体软骨细胞可以形成健康的基质，在没有支架的情况下可以引导形成关节软骨的三维结构。一项初步研究也显示了其安全性和有效性令人满意，因此，美国 FDA 批准了一项关键研究[81]，然而由于招募进度缓慢和担心投资回报率，该研究也被取消了。

自体骨软骨移植

自体骨软骨移植（osteochondral autograft transplantation）技术是用钻头或圆形穿孔机在软骨缺损处创造一个个圆形的插座。而自体移植物则是使用圆管形的骨凿来获取的，就像插头一样。Morgan 和 Bobic 推进了中等大小（7~11mm）骨栓的应用，而 Hangody 推广了更小的骨栓（马赛克移植术）的应用[14,15]。有几个可供选择的获取移植物的位点，包括内侧和外侧股骨滑车近端靠近间沟的位置、髁间窝的位置，特别是 Cole 等在体外实验中证明了在股骨滑车内侧面临界处有较小的压力[14,82-84]。有部分患者在手术后短期内经受了供区的血肿或疼痛，但是否有相关的远期并发症尚不清楚。为了减少并发症的发生，低负荷的区域被用于获取移植物，而产生的空隙通常使用同种异体移植物或者合成骨栓来填充。

技术是获得成功的关键。对于自体骨软骨移植物来说，在嵌入时使用最小的力量能避免软骨细胞死亡，而且将周围表面填充后可以最大限度地减少接触应力的变化[29,85]。而将制作的插座部位完全填充可以避免骨囊肿形成。虽然有许多病例报道了积极的中期结果，但是周围软骨细胞死亡、边缘整合不足和骨栓之间纤维软骨的填充对长期疗效的影响尚不清楚[86]。有许多合成的骨栓（单相、双相和三相，比如 MaioRegen®, Finceramica, Faenza, RA, Italy）正在各个阶段的测试中，以评估它们能否成为自体骨栓的替代品。它们可以像自体移植物一样易于使用，但可以避免供区的并发症，并可以根据需要来进行选择。对于这些新产品也需要谨慎，特别是鉴于 Tru-Fit Plugs®（Smith-Nephew, London,UK）的失败。

为修复软骨优化膝关节状态

Minas 证明了患者术前对生活的看法是很重要的，其对手术后的结果有显著的影响[87]。对膝关节来说，需要强调的是关节软骨只是这个"器官"的一部分，事实上又是唯一没有神经分布的部分。对于无神经分布的软骨是如何对膝关节产生负面影响的，必须进行彻底的研究，这样才有逆转的机会。不仅是软骨的结构需要优化，作用于这些结构的软组织和应力条件同样也需要优化。因此，韧带和半月板以及各个平面的机械力线都应该是正常的。此外，软骨功能丧失可能会改变骨的负荷而导致骨髓病变（微观应力骨折），这在 MRI-T2 脂肪抑制相中显示为高信号。同样地，软骨的退变也会导致膝关节（特别是滑膜）的变化，导致其产生炎症和启动分解代谢。那么，这些异常状态可以在术前或手术时得到优化吗？所有这些因素在规划手术时都应该考虑到，这是目前基于相对较短的膝关节软骨修复历史得出的。

（傅德杰 译，崔运利 肖洪 审校）

参考文献

[1] Lexer E. Joint transplantation and arthroplasty. Surg Gynecol Obstet, 1925, 40:782–809.

[2] Meyers MH, Akeson W, Convery R. Resurfacing of the knee with fresh osteochondral allograft. J Bone Joint Surg Am, 1989, 71:704–713.

[3] Convery FR, Meyers MH, Akeson WH. Fresh osteo-chondral allografting of the femoral condyle. Clin Orthop Relat Res, 1991, 273:139–145.

[4] Gross AE, Langer F, Houpt J, et al. Allotransplantation of partial joints in the treatment of osteoarthritis of the knee. Transplant Proc, 1976, 8:129–132.

[5] Gross AE, Silverstein EA, Falk J, et al. The allo-transplantation of partial joints in the treatment of osteoarthritis of the knee. Clin Orthop Relat Res, 1975, 108:7–14.

[6] Ficat RP, Ficat C, Gedeon P, et al. Spongialization: a new treatment for diseased patellae. Clin Orthop Relat Res, 1979, 144:74–83.

[7] Pridie K. A method of resurfacing osteoarthritic knee joints. J Bone Joint Surg Am, 1959, 41: 618–619.

[8] Johnson LL. Arthroscopic abrasion arthroplasty his-torical and pathologic perspective: present status. Arthroscopy, 1986, 2(1):54–69.

[9] Chen H, Sun J, Hoemann CD, et al. Drilling and microfracture lead to different bone structure and necrosis during bone- marrow stimulation for cartilage repair. J Orthop Res, 2009, 27(11):1432–1438.

[10] Chen H, Chevrier A, Hoemann CD, et al. Characterization of subchondral bone repair for marrow-stimulated chondral defects and its relationship to articular cartilage resurfacing. Am J Sports Med, 2011, 39(8):1731–1740.

[11] Chen H, Hoemann CD, Sun J, et al. Depth of subchondral perforation inluences the outcome of bone marrow stimulation cartilage repair. J Orthop Res, 2011, 29(8):1178–1184.

[12] Chen H, Chevrier A, Hoemann CD, et al. Bone marrow stimulation induces greater chondrog-enesis in trochlear vs condylar cartilage defects in skeletally mature rabbits. Osteoarthr Cartil, 2013, 21(7):999–1007.

[13] Peterson L, Menche D, Grande D, et al. Chondrocyte transplantation—an experimental model in the rabbit. Trans Orthop Res Soc, 1984, 9:218.

[14] Hangody L, Kárpáti Z. New possibilities in the man-agement of severe circumscribed cartilage damage in the knee. Magy Traumatol Ortop

Kezseb Plasztikai Seb, 1994, 37:237–243.

[15] Bugbee WD, Convery FR. Osteochondral allograft transplantation. Clin Sports Med, 1999, 18:67–75.

[16] Fox EJ, Hau MA, Gebhardt MC, et al. Long-term fol-lowup of proximal femoral allografts. Clin Orthop Relat Res, 2002, 397:106–113.

[17] Friedlaender GE, Mankin HJ. Transplantation of osteochondral allografts. Annu Rev Med, 1984, 35:311–324.

[18] Malinin TI, Mnaymneh W, Lo HK, et al. Cryopreservation of articular cartilage. Ultrastructural observations and long-term results of experimental distal femoral transplantation. Clin Orthop Relat Res, 1994, 303:18–32.

[19] Jomha NM, Lavoie G, Muldrew K, et al. Cryopreservation of intact human articular cartilage. J Orthop Res, 2002;20:1253–1255.

[20] Xia Z, Murray D, Hulley PA, et al. The viability and proliferation of human chondrocytes following cryo-preservation. J Bone Joint Surg Br, 2008, 90:1245–1248.

[21] Farr J, Gracitelli GC, Shah N, et al. High failure rate of a decellularized osteochon-dral allograft for the treatment of cartilage lesions. Am J Sports Med, 2016, 44(8):2015–2022.

[22] Kainer MA, Linden JV, Whaley DN, et al. Clostridium infections associated with musculoskeletal-tissue allografts. N Engl J Med, 2004, 350:2564–2571.

[23] Guidance, Compliance & Regulatory Information (Biologics). http://www.fda.gov/cber/guidelines.htm#tissval. [updated 2002; cited February 25, 2012].

[24] Williams RJ, Ranawat AS, Potter HG, et al. Fresh stored allografts for the treatment of osteochon-dral defects of the knee. J Bone Joint Surg Am, 2007, 89:718–726.

[25] Allen RT, Robertson CM, Pennock AT, et al. Analysis of stored osteochondral allografts at the time of surgi-cal implantation. Am J Sports Med, 2005, 33:1479–1484.

[26] Pallante AL, Bae WC, Chen AC, et al. Chondrocyte viability is higher after prolonged storage at 37 degrees C than at 4 degrees C for osteochondral grafts. Am J Sports Med, 2009, 37(Suppl 1):24–32.

[27] Garrity JT, Stoker AM, Sims HJ, et al. Improved osteochondral allograft preservation using serum- free media at body temperature. Am J Sports Med, 2012, 40(11):2542–2548.

[28] Kim HT, Teng MS, Dang AC. Chondrocyte apoptosis: implications for osteochondral allograft transplanta-tion. Clin Orthop Relat Res, 2008, 466:1819–1825.

[29] Kang RW, Friel NA, Williams JM, et al. Effect of impaction sequence on osteochondral graft damage: the role of repeated and varying loads. Am J Sports Med, 2010, 38:105–113.

[30] Pylawka TK, Wimmer M, Cole BJ, et al. Impaction affects cell viability in osteochondral tissues during transplantation. J Knee Surg, 2007, 20:105–110.

[31] Gross AE, Kim W, Las Heras F, et al. Fresh osteo-chondral allografts for posttraumatic knee defects: long-term followup. Clin Orthop Relat Res, 2008, 466:1863–1870.

[32] Convery FR, Meyers MH, Akeson WH. Fresh osteo-chondral allografting of the femoral condyle. Clin Orthop Relat Res, 1991, 273:139–145.

[33] Williams JM, Virdi AS, Pylawka TK, et al. Prolonged- fresh preservation of intact whole canine femoral condyles for the potential use as osteochondral allografts. J Orthop Res, 2005, 23:831–837.

[34] Williams SK, Amiel D, Ball ST, et al. Prolonged stor-age effects on the articular cartilage of fresh human osteochondral allografts. J Bone Joint Surg Am, 2003, 85-A:2111–2120.

[35] Bujia J, Alsalameh S, Naumann A, et al. Humoral immune response against minor collagens type IX and XI in patients with cartilage graft resorp-tion after reconstructive surgery. Ann Rheum Dis, 1994, 53:229–234.

[36] Friedlaender GE. Immune responses to osteochondral allografts. Current knowledge and future directions. Clin Orthop Relat Res,

1983, 174:58–68.

[37] Friedlaender GE, Horowitz MC. Immune responses to osteochondral allografts: nature and signiicance. Orthopedics, 1992, 15:1171–1175.

[38] Yagishita K, Thomas BJ. Use of allograft for large hill- Sachs lesion associated with anterior glenohumeral dislocation. A case report. Injury, 2002, 33:791–794.

[39] Friedlaender GE, Strong DM, Sell KW. Studies on the antigenicity of bone. II. Donor-speciic anti- HLA antibodies in human recipients of freeze-dried allografts. J Bone Joint Surg Am, 1984, 66:107–112.

[40] Sirlin CB, Brossmann J, Boutin RD, et al. Shell osteochondral allografts of the knee: comparison of MR imaging indings and immunologic responses. Radiology, 2001, 219:35–43.

[41] Hunt HE, Sadr K, Deyoung AJ, et al The role of immunologic response in fresh osteochondral allografting of the knee. Am J Sports Med, 2014, 42(4):886–891.

[42] Oladeji LO, Stannard JP, Cook CR, et al. Effects of autogenous bone marrow aspirate concentrate on radiographic integra-tion of femoral condylar osteochondral allografts. Am J Sports Med. 2017. [Epub ahead of print]. https://doi.org/10.1177/0363546517715725.

[43] Stoker AM, Baumann CA, Stannard JP, et al. Bone marrow aspirate concentrate versus platelet rich plasma to enhance osseous integration potential for osteochondral allografts. J Knee Surg, 2017, [Epub ahead of print]. https://doi.org/10.1055/s-0037-1603800.

[44] Bardos T, Vancsodi J, Farkas B, et al. Pilot study of cartilage repair in the knee joint with multiply incised chondral allograft. Cartilage, 2015, 6(2):73–81.

[45] Albrecht F, Roessner A, Zimmermann E. Closure of osteochondral lesions using chondral fragments and ibrin adhesive. Arch Orthop Trauma Surg, 1983, 101:213–217.

[46] Ahmed TAE, Hincke MT. Strategies for articular car-tilage lesion repair and functional restoration. Tissue engineering Part B Reviews, 2010, 16:305–329.

[47] Farr J, Tabet SK, Margerrison E, et al. Clinical, radiographic, and histological outcomes after carti-lage repair with particulated juvenile articular carti-lage: a 2-year prospective study. Am J Sports Med, 2014, 42(6):1417–1425.

[48] Tompkins M, Hamann JC, Diduch DR, et al. Preliminary results of a novel single-stage car-tilage restoration technique: particulated juvenile articular cartilage allograft for chondral defects of the patella. Arthroscopy, 2013, 29910:1661–1670.

[49] Bonner KF, Daner W, Yao JQ. 2-year postopera-tive evaluation of a patient with a symptomatic full-thickness patellar cartilage defect repaired with particulated juvenile cartilage tissue. J Knee Surg, 2010, 23:109–114.

[50] Farr J, Yao JQ. Chondral defect repair with par-ticulated juvenile cartilage allograft. Cartilage, 2011, 2:346–53.

[51] Johnson LL. Arthroscopic abrasion arthroplasty his-torical and pathologic perspective: present status. Arthroscopy, 1986, 2:54–69.

[52] Steadman JR, Rodkey WG, Rodrigo JJ. Microfracture: surgical technique and rehabilitation to treat chondral defects. Clin Orthop Relat Res, 2001, 391:S362–369.

[53] Sansone V, de Girolamo L, Pascale W, et al. Long-term results of abrasion arthroplasty for full-thickness cartilage lesions of the medial femo-ral condyle. Arthroscopy, 2015, 31(3):396–403.

[54] Frisbie DD, Morisset S, Ho CP, et al. Effects of calci-ied cartilage on healing of chondral defects treated with microfracture in horses. Am J Sports Med, 2006, 34:1824–1831.

[55] Beitzel K, McCarthy MB, Cote MP, et al. Rapid isola-tion of human stem cells (connective progenitor cells) from the distal femur during arthroscopic knee sur-gery. Arthroscopy, 2012, 28:74–84.

[56] Narbona-Carceles J, Vaquero J, Suarez-Sancho

S, et al. Bone marrow mesenchymal stem cell aspirates from alternative sources: si the knee as good as the iliac crest? Injury, 2014, 45(Suppl 4):S42–47.

[57] Gill TJ, McCulloch PC, Glasson SS, et al. Chondral defect repair after the microfracture procedure: a nonhuman primate model. Am J Sports Med, 2005, 33(5):680.

[58] Marder RA, Hopkins G, Timmerman LA. Arthro-scopic microfracture of chondral defects of the knee: a comparison of two postoperative treatments. Arthroscopy, 2005, 21:152–158.

[59] McNickle AG, Provencher MT, Cole BJ. Overview of existing cartilage repair technology. Sports Med Arthrosc, 2008, 16:196–201.

[60] Mithoefer K, McAdams T, Williams RJ, et al. Clinical eficacy of the microfrac-ture technique for articular cartilage repair in the knee: an evidence-based systematic analysis. Am J Sports Med, 2009, 37(10):2053–2063.

[61] Steadman JR, Briggs KK, Rodrigo JJ, et al. Outcomes of microfracture for traumatic chondral defects of the knee: average 11-year follow-up. Arthroscopy, 2003, 19:477–484.

[62] Knutsen G, Engebretsen L, Ludvigsen TC, et al. Autologous chondrocyte implantation compared with microfracture in the knee. A randomized trial. J Bone Joint Surg Am, 2004, 86-A:455–464.

[63] Chen H, Chevrier A, Hoemann CD, et al. Characterization of subchondral bone repair for marrow-stimulated chondral defects and its relation-ship to articular cartilage resurfacing. Am J Sports Med, 2011, 39:1731–1740.

[64] Chen H, Sun J, Hoemann CD, et al. Drilling and microfracture lead to different bone structure and necrosis during bone-marrow stimulation for cartilage repair. J Orthop Res, 2009, 27:1432–1438.

[65] Chubinskaya S, Merrihew C, Cs-Szabo G, et al. Human articular chondrocytes express osteogenic protein-1. J Histochem Cytochem, 2000, 48:239–250.

[66] Klein-Nulend J, Louwerse RT, Heyligers IC, et al. Osteogenic protein (OP-1, BMP-7) stimulates cartilage differentiation of human and goat peri-chondrium tissue in vitro. J Biomed Mater Res, 1998, 40:614–620.

[67] Klein-Nulend J, Semeins CM, Mulder JW, et al. Stimulation of cartilage differentiation by osteogenic protein-1 in cultures of human perichondrium. Tissue Eng, 1998, 4:305–313.

[68] Saw KY, Anz A, Merican S, et al. Articular cartilage regeneration with autologous peripheral blood progenitor cells and hyaluronic acid after arthroscopic subchondral drill-ing: a report of 5 cases with histology. Arthroscopy, 2011, 27(4):493–506.

[69] McIlwraith CW, Frisbie DD, Rodkey WG, et al. Evaluation of intra-articular mesenchymal stem cells to augment healing of microfractured chondral defects. Arthroscopy, 2011, 27:1552–1561.

[70] Peterson L, Minas T, Brittberg M, et al. Two-to 9-year outcome after autologous chondrocyte trans-plantation of the knee. Clin Orthop Relat Res, 2000, 374:212–234.

[71] Gomoll AH, Probst C, Farr J, et al. Use of a type I/III bilayer collagen membrane decreases reopera-tion rates for symptomatic hypertrophy after autolo-gous chondrocyte implantation. Am J Sports Med, 2009, 37(Suppl 1):20–23

[72] Steinwachs M. New technique for cell-seeded collagen- matrix-supported autologous chondrocyte transplantation. Arthroscopy, 2009, 25:208–211.

[73] Steinwachs M, Peterson L, Bobiv V, et al. Cell-seeded collagen matrix–supported autologous chondrocyte transplantation (ACT-CS): a consensus statement on surgical technique. Cartilage, 2012, 3:5–12.

[74] Brittberg M. Cell carriers as the next generation of cell therapy for cartilage repair: a review of the matrix-induced autologous chondrocyte implantation procedure. Am J Sports Med, 2010, 38:1259–1271.

[75] Wang Y, Dono, D, Duguid J, et al. A new method to evaluate viability of advanced

cell therapy and tissue engineering products. International Cartilage Repair Society meeting. Miami: FL. Poster presentation; 2009, May 24–26.

[76] Rapko S, Zhang M, Richards B, et al. Identiication of the chondrocyte lineage using microibrilassociated glycoprotein-2, a novel marker which distinguishes chondrocytes from synovial cells. Tissue Eng, in press.

[77] Parker A, Rapko S, Duguay SJ. Evaluation of gene markers to predict the potential for chondrogenesis of cells in MACI® implants. International Cartilage Repair Society meeting. Miami: FL. Poster presenta-tion; 2009, May 24–26.

[78] Frisbie DD, Lu Y, Kawcak CE, et al. In vivo evaluation of autologous cartilage fragment-loaded scaffolds implanted into equine articular defects and compared with autolo-gous chondrocyte implantation. Am J Sports Med, 2009, 37(Suppl 1):71S–80S.

[79] Lu Y, Dhanaraj S, Wang Z, et al. Minced cartilage without cell culture serves as an effective intraop-erative cell source for cartilage repair. J Orthop Res, 2006, 24:1261–1270.

[80] Cole BJ, Farr J, Winalski CS, et al. Outcomes after a single-stage procedure for cell-based cartilage repair: a prospective clinical safety trial with 2-year follow-up. Am J Sports Med, 2011, 39:1170–1179.

[81] International Cartilage Restoration Society. MR imag-ing results of particulated juvenile cartilage allograft for repair of chondral lesions in the knee. Montreal, CA: International Cartilage Restoration Society, 2012.

[82] Ahmad CS, Cohen ZA, Levine WN, et al. Biomechanical and topographic considerations for autologous osteochondral grafting in the knee. Am J Sports Med, 2001, 29:201–206.

[83] Garretson R, Katolik L, Verma N, et al. Contact pres-sure at osteochondral donor sites in the patellofemoral joint. Am J Sports Med, 2004, 32:967–974.

[84] Hangody L, Kish G, Kárpáti Z, et al. Mosaicplasty for the treatment of articular cartilage defects: application in clinical practice. Orthopedics, 1998, 21:751–756.

[85] Koh JL, Wirsing K, Lautenschlager E, et al. The effect of graft height mismatch on contact pressure follow-ing osteochondral grafting: a biomechanical study. Am J Sports Med, 2004, 32:317–320.

[86] Huntley JS, Bush PG, McBirnie JM, et al. Chondrocyte death associated with human femoral osteochondral harvest as performed for mosaicplasty. J Bone Joint Surg Am, 2005, 87:351–360.

[87] International Cartilage Repair Society Meeting. SF-36 score and outcome for autologous chondro-cyte implantation of the knee. Toronto, Canada: International Cartilage Repair Society Meeting, 2002.

第 2 章

骨软骨单元：软骨下骨的重要性

Tamás Oláh, Henning Madry

骨软骨单元的原理

骨软骨单元一词反映了关节软骨、钙化软骨及软骨下骨是联系紧密的功能联合体这一事实（图 2.1）[11]。这些组织在各方面上是相互依存的：如机械力学、生理学和生物化学。在关节负重和运动时，它们共同承担载荷传递[7,10]。

关节软骨和钙化软骨

透明软骨是无血管、无神经的组织，由软骨细胞（占整个软骨体积的 1%~2%）以及包绕其周围的细胞外基质构成。细胞外基质为组织提供了拉伸强度和压缩弹性，其成分主要包含水（70%）和两种主要的有机成分：Ⅱ型胶原和蛋白聚糖[10,14]。聚蛋白聚糖由核心蛋白和亲水性糖胺聚糖侧链组成，多个聚蛋白聚糖分子（20~30）结合在透明质酸长链上，

该链再与 Ⅱ 型胶原连接，进而形成蛋白聚糖。这种结构使得软骨被压缩时会挤出大量的液体，当压力解除时又会重吸收液体恢复原状[10]。在软骨细胞外基质中还存在着少量其他胶原类型，比如 Ⅺ 型和 Ⅸ 型胶原。组织学上，根据胶原纤维大致的排列朝向、软骨细胞的大体形态和排列以及基质染色特征[15,24]，非钙化软骨层从关节腔侧到软骨下骨侧可以被分为表层、移行层和深层（辐射层）[15,24]。

在深层软骨层和钙化软骨层之间有一条厚 5μm，在影像学上致密，能够被多种组织切片染色方法发现的独立矿化软骨带，称为潮线。潮线位于钙化层的最表面，是一种开始含有羟基磷灰石的非矿化软骨基质[20]。潮线的具体形成机制尚不清楚，对其具体组成成分也知之甚少，而潮线复制在老年人和骨关节炎患者中十分常见[13]。

位于潮线下面的钙化软骨层是 20~250μm 厚的过渡区域，可以显著减少骨和软骨之间因硬度差异所导致的"应力

T. Oláh · H. Madry (✉)
Center of Experimental Orthopedics, Saarland
University, Homburg/Saar, SL, Germany
e-mail: henning.madry@uks.eu

© Springer International Publishing AG, part of Springer Nature 2018
J. Farr, A. H. Gomoll (eds.), *Cartilage Restoration*, https://doi.org/10.1007/978-3-319-77152-6_2

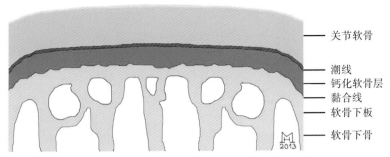

关节软骨

潮线
钙化软骨层
黏合线
软骨下板

软骨下骨

图 2.1 软骨单元示意图：骨和软骨之间形成黏合线并将其分离开，透明软骨与钙化软骨层之间通过潮线分离；软骨下骨由软骨下骨板和软骨下松质骨组成

飙升"。"弹性模量"这一参数能很好地区分不同层次材料之间的硬度。软骨地弹性模量是 1~15MPa[1]，钙化软骨约 0.3GPa，软骨下骨约 2GPa[27]，意味着过渡梯度前两者之间为 20~300 倍，后两者之间为 7 倍，这种梯度的存在把软骨与骨交界面间剪切载荷承受能力提高了 100~2 000 倍。钙化软骨层的生理功能是在软骨和骨之间形成一个界面，从而进行力学传导，将软骨附着在骨上，并限制骨向深层软骨的物质扩散，其结构特点是由 Ⅱ 型胶原、X 型胶原、糖胺聚糖和碱性磷酸酶组成的细胞外基质中散布着小而圆的软骨细胞，而碱性磷酸酶则促进了羟基磷灰石矿物质（Ca-P）在基质中的沉积[13]。钙化软骨中还铆合着穿过潮线而来的非钙化软骨中的 Ⅱ 型胶原纤维[24]。

软骨下骨

在钙化软骨下面是软骨下骨，软骨下骨通过黏合线与钙化软骨层分离，与潮线相比，这种分界显得不太明显（图 2.2）。没有胶原纤维穿过两个组织之间的界面，

它们只是通过齿梳状三维结构交叉连接在一起的[31]。重要的是，它的波状组织有助于关节在应力加载和运动过程中将剪切应力转换为压弹应力和拉伸应力[10]。软骨下骨在力学和代谢上支撑关节软骨、维持关节形状和吸收冲击力，并且在其中起着关键作用[15]。软骨下骨可以分散吸收 30% 应力载荷，而透明软骨仅能降低 1%~3%，与其他部位骨组织一样，软骨下骨主要胶原组分为 Ⅰ 型胶原。

软骨下骨由两部分组成：软骨下骨板（又称为皮质终板）和关节下海绵体（又称为软骨下小梁骨或松质骨），它们具有不同的大体结构。

软骨下骨板是一种致密的骨板，类似于其他骨结构的皮质骨，将钙化软骨与骨髓腔分离。它由数层 0.2~0.4mm 厚的骨板组成，骨板之间紧密相连，彼此之间几乎没有空间。软骨下骨板的厚度和矿物质密度随年龄、体重、位置、功能（应力）和遗传因素而变化，但一般来说，中央较重负荷的接触区域较厚，且矿化程度更高，说明此处有长期的应力作用[14]。然而，这种特征会随着应力方向的改变而改变，比如，在膝内翻和

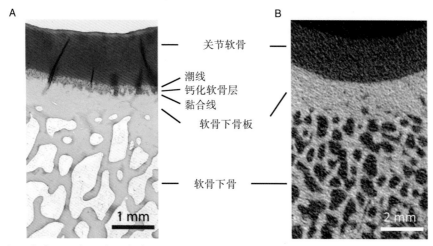

A

关节软骨

潮线
钙化软骨层
黏合线
软骨下骨板

软骨下骨

1 mm

B

关节软骨

2 mm

图 2.2 骨软骨单元观察。骨软骨单元主要通过组织学技术和高分辨率成像技术观察。A. 一张羊胫骨平台切片番红 O/ 固绿染色切片显示出了骨软骨单元所有的区域。B.Micro-CT 是研究软骨下骨结构的有效方法

膝外翻等条件下,高密度区域发生偏移,反映了应力分布有所变化[24]。

软骨下骨板中的骨融合进骨小梁网络中,小梁骨比皮质骨有更多孔,代谢更活跃。这个区域是关节下海绵体,可以通过小梁之间与关节表面垂直的大而细长的空间来识别。这种空间构象是软骨下骨在适应应力负载过程中,通过成骨细胞和破骨细胞持续骨重塑活动形成的。骨强度和与之相关的骨小梁密度反映了承重部位[24]。男性的平均骨强度比女性大,并且随着软骨表面距离的增加而减少[12]。

软骨下骨受感觉和交感神经纤维支配,并参与调节骨的重建、重塑和关节软骨的稳态维持[35]。此外,软骨下骨还包含大量的血管,从下方给予软骨以代谢支持。血管的发展和应力的分布相关。狭窄的管道和更宽的壶腹穿过软骨下骨板为骨髓腔和软骨之间提供了连接[24]。第一种相对较大的管腔(直径 >100μm)

在骨髓腔内延展,内衬以内皮细胞,并含有脂肪细胞。第二种类型由 30~70μm 宽的圆柱状管腔构成,通常是更大管腔的分支,内含骨髓细胞,偶尔还包含血管。第三种类型含鳍状、狭窄的导管,由片状骨覆盖,并含有血管,这些血管穿入钙化层区域[31], 使得营养物质可以到达软骨深层。这种灌注提供了软骨所需营养的葡萄糖、氧和水的 50%,或许更多。而这些管道缺失的区域下,软骨的营养物质仅仅依靠关节滑液提供[15](图 2.3)。信号分子也可以通过这些血管以及骨细胞间隙 – 小管网络在软骨和骨之间交换[7]。血管通道也滋养软骨下骨板中的骨细胞,但不滋养接受骨髓营养支持的关节下海绵体中的骨细胞[17]。长骨的血液供应沿骨髓腔由中心向周围放射供应。皮质骨由不同的动脉血液混合灌注,既来自主要营养动脉也有分散的较小的骨膜动脉[25]。

软骨下骨和钙化软骨的反复损伤会

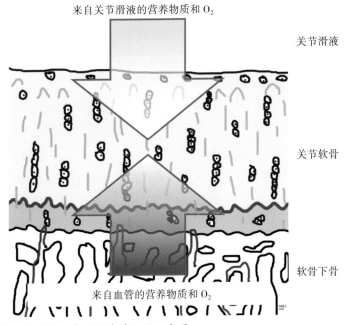

来自关节滑液的营养物质和 O_2

关节滑液

关节软骨

软骨下骨

来自血管的营养物质和 O_2

图 2.3　关节液和软骨下骨血管对软骨灌注的示意图

启动修复机制，最终导致新骨形成（软骨下骨硬化）和生成一个新的软骨钙化区域（潮线的 2 倍或 3 倍）[15]。值得注意的是，骨髓间充质干细胞（mesenchymal stem cell, MSC）、非造血性、多能性骨髓细胞，以及其他具有修复和营养功能的组织可在关节下海绵体中找到。在骨软骨缺损的情况下，或者由于软骨缺损导致骨髓刺激时，MSCs 会从软骨下骨迁移到缺损处，在那里分化为软骨细胞和成骨细胞。随着时间的推移，它们在缺损处建立纤维软骨修复组织，同时也关闭了与软骨下骨的连接[22]。

软骨下骨的病理改变

在软骨和骨缺损修复过程中，无论是自发修复还是手术修复，软骨下骨的几个病理特征都会出现，包括缺损部位

骨赘的形成，微裂孔的残留，孔周骨吸收，以及软骨下骨囊肿的出现[23,32]，这可能是骨软骨之间的对话机制及修复能力被破坏，病理性血管长入和血管生成，生物力学负荷改变的病理结果。有意思的是，许多平行独立研究都显示软骨和软骨下骨修复之间缺乏联系，它们的组织内部有各自独立的修复途径[23,32]。

在高分辨率的图像技术得以实现的情况下，如 micro-CT，以及更加精巧算法的引入，使人们得以发现动物模型中软骨下骨的细微改变[8]。从临床上看，各种用于治疗（骨）软骨损伤的软骨恢复技术[5]，不仅仅取决于患者的个体情况以及缺损的特征如大小、部位，还取决于软骨下骨的状况[21]。

骨关节炎

骨关节炎（Osteoarthritis, OA）被认

为是一种全关节疾病，影响关节软骨、软骨下骨、滑膜、半月板、关节囊、韧带和肌肉[10]。当天然的修复过程失败时，大量的生化反应和分子交流开始在各组织之间产生，最终导致不正常的关节重塑。软骨下骨在 OA 发展进程中发挥着重要作用。在早期 OA，软骨下骨板和软骨下松质骨的厚度增加，矿物质含量减低，骨小梁的完整性开始改变[23]。潮线复制以及钙化软骨层向上方的透明软骨层推进在 OA 中很常见。其他病理进程包括软骨下骨区域的微裂隙、微水肿、微出血和软骨下骨骨囊肿，也可以观察到骨赘形成[10,24]。这些所有的特征标识和相应区域的软骨破坏共同表明，这些组织都在应对应力的影响[10,23]。

对于处于 OA 的早期阶段，或者因年龄太小不适合行关节置换术的患者，可以选择其他手术方式进行治疗。通过切开或微创手术，切除骨赘，修整损伤的关节软骨和半月板，清除游离体，截骨矫正力线等方式以达到维持关节功能的治疗目的[24]。

MRI 骨髓"水肿"信号的提示

"骨髓水肿"在磁共振上显示出与关节滑液相似的信号，所以早期被放射科医生进行了错误的命名[36]。病理学研究表明信号异常多数为脂肪坏死、局部骨髓纤维化、微骨折愈合不同时期所引起的血流改变[10]。这些发现表明 MRI 上的信号上实际上不是水肿引起的，而是与骨损伤区域活跃的细胞、组织代谢进程相关[10]，因此将其定义为"骨髓病变"

更为合适，但这一术语往往让放射科医生难以接受，这样的描述容易使人联想到"骨肉瘤"这一让人"恐惧"的诊断。在多数情况下，骨小梁微骨折扮演着重要角色，因此将其表述为"骨髓应力反应"或"骨髓应力性骨病"更为恰当。

在 OA 中，骨髓病变往往与该区域的软骨病理特征相关。2001 年 Felson 等[6] 首先揭示了骨髓病变与关节疼痛、软骨丢失的进程有关，在最近的 2016 年，Goldring 等[10] 也有类似的报道。正常情况下，软骨能够分散应力从而保护软骨下骨免于应力过载的不利影响，在 OA 中，这种保护效应被削弱[10]。需要注意的是，骨髓水肿样病变在健康、无症状的人群中同样可见，并可能预测 OA 的发生风险增加，其发生机制可能包括：软骨破坏后，软骨崩解的产物引起的炎症反应；侵入关节滑液的其他因子；微创伤引起的生物力学改变。骨髓病变还与软骨下骨囊肿密切相关，先前有骨髓水肿的区域很可能发生软骨下骨囊肿[19]。

骨髓水肿样病变常伴有创伤史如膝关节软组织损伤，包括前交叉韧带（anterior cruciate ligament, ACL）撕裂，髌骨脱位，这些统称为"骨挫伤"[18]，尽管它们的愈合率不可预知，但是大多数学者认为，由骨小梁骨折引起的骨挫伤会在短期内愈合。但是也有人提出，愈合后骨强度的增加可能会降低关节分散应力负荷的能力，从而增加骨软骨界面的剪切应力，进而导致关节软骨退变[18]。

关于骨髓水肿和软骨修复过程关系的研究数据很少。一项包含 86 例采用第一代自体软骨细胞移植（ACI）治疗膝关节软骨缺损的远期疗效随访的研究中，78% 的病例出现缺损相关骨髓水肿，但与临床结果无明显相关性[30]。骨髓水肿究竟怎样影响以细胞为基础的软骨修复仍然存在争议。有学者认为水肿样信号持续的时间超过 1 年是临床预后不良的前兆，而另一些学者则认为水肿的重要性还有待确定[11]。骨髓刺激后，骨髓水肿可能仅仅反映软骨下骨穿孔后骨软骨的适应和修复情况。最近，动物模型数据表明这种改变也许在早期阶段比较显著[9]，而且持续时间超过了预期[33]。

软骨下骨囊肿

软骨下骨囊肿通常发生于骨关节炎的晚期，特征性的表现为局灶性的软骨缺失、骨质破坏和骨坏死（图 2.4）[10]。软骨下骨囊肿是空腔性病变，没有上皮衬里，没有均质的液体填充[19]。许多囊肿发生在之前存在骨髓病变的区域，意味着局部组织损伤的机制是相同的[10]。有两个彼此矛盾的主流假说来解释 OA 中软骨下骨囊肿的起源[19]。"滑液侵入"

理论认为，滑液侵入软骨下骨，导致软骨下骨囊肿的形成，这是由于骨软骨结合处出现裂口。"骨挫伤"理论认为，异常的机械应力和随之而来的微裂纹、水肿和局灶性骨吸收导致软骨下骨的坏死性病变，最终形成软骨下骨囊肿[19]。

软骨下骨囊肿在关节下骨松质中能最大限度地扩张[32]。软骨下骨囊肿出现在软骨损失最大的部位，人体和动物模型中都是如此。骨性关节炎软骨下骨囊肿周围可见破骨细胞骨吸收、活化的成骨细胞和新骨形成，表明骨矿化和骨转化都很高[19]。

在动物模型中，骨髓刺激术（微骨折、钻孔或者打磨性关节成形术中把软骨下骨板变薄）可能会引起病理性的骨吸收和软骨下骨囊肿形成。临床研究表明，在关节成形术后 1 周，软骨下骨囊肿并没有出现，而是在术后 6 个月才检测到[32]。MRI 高信号液性区域对应于 X 线图像表现为低密度透亮区。

病灶内骨赘

病灶内的骨赘可形成于关节软骨

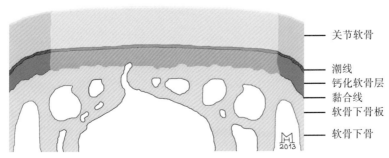

关节软骨
潮线
钙化软骨层
黏合线
软骨下骨板
软骨下骨

图 2.4 示意图展示软骨下骨囊肿大部分位于关节下骨松质区域，淡蓝色软骨部分代表骨软骨修复组织（获得 Orth 等授权印刷[32]）

缺损部位的中心或者周围（图 2.5）。骨赘是局限性、外向性生长的新骨，位于原始黏合线的顶端，突入修复组织构成的纤维软骨层。与真正的（软骨 – 骨）骨赘不同，真正的骨赘总是出现在活动关节中骨膜和关节软骨的接触区域，而病灶内骨赘局限在软骨缺损区内，被关节软骨或暴露的骨包围。关于病灶内骨赘在软骨变性中的作用尚不清楚 [32]。

有时候很难分辨病灶内骨赘和普通的软骨下骨板增厚。Mithoefer 和其同事把病灶内骨赘和软骨下骨板的上升归结为软骨下骨的过度生长 [28]。在高水平的临床研究中，病灶内骨赘受到的关注越来越多 [32]。在微骨折治疗的患者中，观察到硬化、软骨下囊肿和过度骨生长导致病变内骨赘的形成，这可能是导致微骨折后自体软骨细胞植入失败增加的因素之一。手术切除后，大约 1/3 患者的病灶内骨赘可能再生 [4]。深达钙化软骨层的过度清理术、高体重指数和位于外侧部的缺损已被确定为导致"软骨下过度生长"的危险因素，与微骨折术后失败率的增加有关 [28]。

缺血性坏死（骨坏死）

在缺血性坏死（avascular necrosis, AVN）或骨坏死中，骨的血液供应中断，导致骨成分坏死，最终导致软骨下骨和软骨的塌陷。这是一种灾难性的疾病，可以在诸多关节中导致终末期关节炎，包括髋关节和膝关节。影响膝关节的骨坏死分为三类：自发性、继发性和关节镜术后 [16]。

自发性膝关节骨坏死（spontaneous osteonecrosis of the knee, SONK）是最常见的骨坏死形式，常见于伴有骨质疏松症的老年绝经后妇女 [24]。单侧发病时，典型症状为突发性膝关节疼痛 [34]。SONK 的典型描述为单一、浅表、局灶性、近的软骨下病变，主要影响股骨内髁。导致自发性骨坏死的病理机制尚未完全阐明 [24]。反复轻微创伤可导致软骨下骨不全骨折，使滑液积聚在骨髓中，并增加骨内压力，导致继发性水肿和局部缺血，最终导致骨坏死、塌陷和软骨下囊肿形成 [16,24]。

继发性或非创伤性膝关节骨坏死通

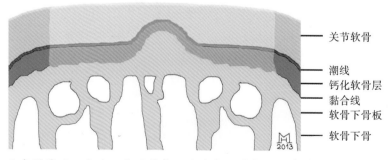

关节软骨

潮线
钙化软骨层
黏合线
软骨下骨板

软骨下骨

图 2.5 示意图展示一个病灶内的骨赘。淡蓝色软骨部分代表骨软骨修复组织（获得 Orth 等授权印刷 [32]）

常影响年龄 <45 岁的患者，并且经常涉及多个病变关节，起病隐匿，疼痛不明显[16,34]。在症状开始时，X 线检查通常可以清楚显示，累及骨骺和干骺端的大部分区域[24]。本病患者多有双侧受累（>80%）。与自发性骨坏死相似，女性更易发病。继发性骨坏死与许多血管中的环境和干扰血液流动的危险因素有关，这些因素可以分为直接原因（镰状细胞病、沉箱病、戈谢病、骨髓增生性疾病）和间接原因（酒精、类固醇皮质激素、烟草、肥胖）[16]。

关节镜检查或半月板切除术后膝关节骨坏死是最罕见的骨坏死类型，在常规软骨成形术和半月板切除术后报告较多。病因学上有多种理论，半月板切除术后膝关节生物力学的改变导致接触压力增加，可能导致不完全骨折和裂隙之间滑液骨内渗，并最终发展成骨坏死。事实上，这种损伤最好被描述为软骨下应力性骨折，而不是传统描述的真正的骨坏死。另外有理论认为热能或光声刺激也是导致膝关节骨坏死的原因[16]。

为了识别 AVN，可以进行 X 线和 MRI 检查。不管是哪种类型的骨坏死，本病的治疗目的在于阻断疾病进程或延缓终末期膝关节炎的发生。如上所述，重要的是将应力性骨折的病因同代谢病理学加以区分。也就是说，应力性骨折可对商品化的磷酸钙、骨髓浓缩物注射技术或减轻负载这些方法带来的稳定维持作用产生效果。目前，非手术治疗方案包括观察随访、非甾体抗炎药（虽然它们可能减缓骨愈合）、保护性负重、双磷酸盐，以及根据需要进行镇痛。手术干预包括关节镜清理、截骨、骨髓刺激或全膝关节置换术，这取决于疾病的程度和类型[16,34]。当关节软骨基本完整，仅影响软骨下骨时，通常可在塌陷前和塌陷后损伤处进行关节保存手术。然而，在严重软骨下塌陷发生后，关节置换常常是最终而唯一的选择[16]。

剥脱性骨软骨炎

剥脱性骨软骨炎（osteochondritis dissecans, OCD）是一种主要影响儿童和青少年的疾病。在 OCD 中，软骨下骨中一个界限清楚的节段开始坏死，并且有连同覆盖其上的关节软骨一起与周围包绕的骨软骨单元分离的危险，其结果是，骨软骨碎片变为游离体，从而导致骨软骨缺损。关节软骨剥脱症最常影响的关节是膝关节、踝关节和肘关节。

目前已提出多种 OCD 的病因，主要包括血液供应不足、创伤和重复性损伤、力线不稳、维生素 D 缺乏或遗传因素。该病的发病率为 9.5/10 万人，年龄在 6~19 岁，男性和 12~19 岁年龄组发病率较高。膝关节 OCD 最常影响股骨内侧髁的侧面（占膝关节 OCD 的 64%）。OCD 也可发生在膝盖的其他部位，包括髌骨[3,29]。

OCD 可通过影像学诊断，通常是 MRI。CT 扫描是分析软骨下骨的有效技术[2]，而且 CT 关节造影术还能高精度地评估骨软骨碎片的稳定性[26]。

膝关节 OCD 的治疗目标是尽量保存骨软骨碎片，从而避免进展为骨关节炎，这取决于患者的因素，如年龄、位置和

OCD 的分期。保守治疗包括临时制动，以及利用拐杖或卸载器支撑进行保护性负重。OCD 的手术治疗包括软骨下钻孔、碎片固定和伴随 ACI 治疗的软骨下骨重建[3,29]。

结　论

最近的医学转化和临床研究都明确地支持这样一个理念：即骨软骨单元是关节软骨和软骨下骨之间强有力的功能联合体。许多病理改变都会影响这个重要的结构，然而，我们对其发生机制以及治疗手段的探索还任重道远。把研究目标定位于整个骨软骨单元终将迎来未来软骨修复的成功。

声明　Henning Madry, Tamás Oláh 和任何直系亲属均未从直接或间接与本文主题相关的商业公司或机构获得任何有价值的东西，或持有任何股票或股票期权。

（刘俊利 王富友 译，施洪臣 审校）

参考文献

[1] Akizuki S, Mow VC, Muller F, et al. Tensile properties of human knee joint cartilage: I. Inluence of ionic conditions, weight bear-ing, and ibrillation on the tensile modulus. J Orthop Res, 1986, 4:379–392.

[2] Chilelli BJ, Cole BJ, Farr J, et al. The four most common types of knee cartilage damage encountered in practice: how and why ortho-paedic surgeons manage them. Instr Course Lect, 2017, 66:507–530.

[3] Cruz AI Jr, Shea KG, Ganley TJ. Pediatric knee osteo-chondritis Dissecans lesions. Orthop Clin North Am, 2016, 47:763–775.

[4] Demange MK, Minas T, von Keudell A, et al. Intralesional osteophyte regrowth following autologous chondrocyte implanta-tion after previous treatment with marrow stimulation technique. Cartilage, 2017, 8:131–138.

[5] Farr J, Cole B, Dhawan A, et al. Clinical cartilage restoration: evolution and over-view. Clin Orthop Relat Res, 2011, 469:2696–2705.

[6] Felson DT, Chaisson CE, Hill CL, et al. The asso-ciation of bone marrow lesions with pain in knee osteoarthritis. Ann Intern Med, 2001, 134:541–549.

[7] Findlay DM, Kuliwaba JS. Bone-cartilage crosstalk: a conversation for understanding osteoarthritis. Bone Res, 2016, 4:16028.

[8] Gao L, Orth P, Goebel LK, et al. A novel algorithm for a precise analysis of sub-chondral bone alterations. Sci Rep, 2016, 6:32982.

[9] Gao L, Orth P, Muller-Brandt K, et al. Early loss of subchondral bone following microfracture is counteracted by bone marrow aspirate in a translational model of osteo-chondral repair. Sci Rep, 2017, 7:45189.

[10] Goldring SR, Goldring MB. Changes in the osteo-chondral unit during osteoarthritis: structure, function and cartilage-bone crosstalk. Nat Rev Rheumatol, 2016, 12:632–644.

[11] Gomoll AH, Madry H, Knutsen G, et al. The subchondral bone in articu-lar cartilage repair: current problems in the surgical management. Knee Surg Sports Traumatol Arthrosc, 2010, 18:434–447.

[12] Harada Y, Wevers HW, Cooke TD. Distribution of bone strength in the proximal tibia. J Arthr-oplast, 1988, 3:167–175.

[13] Hoemann CD, Lafantaisie-Favreau CH, Lascau-Coman V, et al. The cartilage- bone interface. J Knee Surg, 2012, 25:85–97.

[14] Imhof H, Breitenseher M, Kainberger F, et al. Importance of subchondral bone to articu-lar cartilage in health and disease. Top Magn Reson Imaging, 1999, 10:180–192.

[15] Imhof H, Sulzbacher I, Grampp S, et al.

Subchondral bone and cartilage disease: a rediscovered functional unit. Investig Radiol, 2000, 35:581–588.

[16] Karim AR, Cherian JJ, Jauregui JJ, et al. Osteonecrosis of the knee: review. Ann Transl Med, 2015, 3:6.

[17] Kawcak CE, McIlwraith CW, Norrdin RW, et al. The role of subchondral bone in joint disease: a review. Equine Vet J, 2001, 33:120–126.

[18] Lerebours F, ElAttrache NS, Mandelbaum B. Diseases of subchondral bone 1. Sports Med Arthrosc, 2016, 24:44–49.

[19] Li G, Yin J, Gao J, et al. Subchondral bone in osteoarthritis: insight into risk factors and microstructural changes. Arthritis Res Ther, 2013, 15:223.

[20] Lyons TJ, Stoddart RW, McClure SF, et al. The tidemark of the chondro-osseous junction of the normal human knee joint. J Mol Histol, 2005, 36:207–215.

[21] Madry H. The subchondral bone: a new frontier in articular cartilage repair. Knee Surg Sports Traumatol Arthrosc, 2010, 18:417–418.

[22] Madry H, Gao L, Eichler H, et al. Bone marrow aspirate concentrate-enhanced mar-row stimulation of chondral defects. Stem Cells Int, 2017, 2017:1609685.

[23] Madry H, Orth P, Cucchiarini M. Role of the sub-chondral bone in articular cartilage degeneration and repair. J Am Acad Orthop Surg. 2016;24:e45–e46.

[24] Madry H, van Dijk CN, Mueller-Gerbl M. The basic science of the subchondral bone. Knee Surg Sports Traumatol Arthrosc, 2010, 18:419–433.

[25] Marenzana M, Arnett TR. The key role of the blood supply to bone. Bone Res, 2013, 1:203–215.

[26] Menetrey J, Unno-Veith F, Madry H, et al. Epidemiology and imaging of the subchondral bone in articular cartilage repair. Knee Surg Sports Traumatol Arthrosc, 2010, 18:463–471.

[27] Mente PL, Lewis JL. Elastic modulus of calciied car-tilage is an order of magnitude less than that of sub-chondral bone. J Orthop Res, 1994, 12:637–647.

[28] Mithoefer K, Venugopal V, Manaqibwala M. Incidence, degree, and clinical effect of subchondral bone overgrowth after microfracture in the knee. Am J Sports Med, 2016, 44:2057–2063.

[29] Nepple JJ, Milewski MD, Shea KG. Research in osteochondritis Dissecans of the knee: 2016 update. J Knee Surg, 2016, 29:533–538.

[30] Niemeyer P, Porichis S, Steinwachs M, et al. Long-term outcomes after irst-generation autologous chondrocyte implantation for cartilage defects of the knee. Am J Sports Med, 2014, 42:150–157.

[31] Oegema TR Jr, Carpenter RJ, Hofmeister F, et al. The interaction of the zone of calciied cartilage and subchondral bone in osteoarthritis. Microsc Res Tech, 1997, 37:324–332.

[32] Orth P, Cucchiarini M, Kohn D, et al. Alterations of the subchondral bone in osteochondral repair-translational data and clinical evidence. Eur Cell Mater, 2013, 25:299–316. discussion 314-296.

[33] Orth P, Goebel L, Wolfram U, et al. Effect of subchondral drilling on the micro-architecture of subchondral bone: analysis in a large animal model at 6 months. Am J Sports Med, 2012, 40:828–836.

[34] Pape D, Filardo G, Kon E, et al. Disease-speciic clinical problems associated with the subchondral bone. Knee Surg Sports Traumatol Arthrosc, 2010, 18:448–462.

[35] Schaible HG. Mechanisms of chronic pain in osteoar-thritis. Curr Rheumatol Rep, 2012, 14:549–556.

[36] Wilson AJ, Murphy WA, Hardy DC, et al. Transient osteoporosis: transient bone marrow edema? Radiology, 1988, 167:757–760.

第 3 章
软骨修复的影像学

Goetz H. Welsch

MRI 的形态学变化

  MRI 检查可以作为评估受伤或者疼痛关节的一种选择。除了骨组织结构（也可以做 X 线评估），关节内的软组织结构（韧带、半月板、关节液等，尤其是软骨）都可以通过 MRI 显影。按照国际软骨修复协会（International Cartilage Repair Society, ICRS）的推荐，软骨修复的标准 MRI 形态学评估在关节炎患者以及正常人群都可以采用相同的图像采集方法[1]。足够的空间分辨率和信噪比（signal-to-noise ration, SNR）对于准确诊断软骨改变和随后的软骨修复过程是必要的。因此，信号和空间分辨率必须足够高，以使软骨层可以使用更薄的扫描厚度，反映更多的信息。这在膝关节扫描中相对容易做到，但是对于髋关节和踝关节，要想获得更清晰的薄层软骨扫面，要求更高。除了软骨，关节周围的其他组织也有各自不同的特点，需要

个性化的解决方案。

  因此，对于软骨的形态学 MRI 扫描来说，需要满足以下几个基本要求：

  （1）对于特定关节的扫描序列必须能够清晰显示所有的重要关节结构和软骨层。

  （2）为了软骨层的可视化，需要足够的分辨率（0.5mm×0.5mm 分辨率）和信噪比。

  （3）扫描层厚不应该超过 3mm，层间间隙不应超过 20%。

  （4）至少在一个序列上，能从 3 个平面评估显示关节情况。

  （5）扫描方案中必须包括抑脂序列成像和水激发序列成像。

  （6）必须有方案评估患者的各种软骨情况：①检测软骨缺损或软骨损伤；②评估软骨术后修复情况；③诊断发展为关节炎的可能性（与是否存在软骨修复无关）。

  （7）能评估上述所有关节内组织（软骨、半月板、韧带、肌腱、骨组织、关节液、滑膜组织）。对于软骨修复，除了软骨本身的评估，还必须更仔细地评估软骨下骨的情况。可能存在的骨组

G. H. Welsch (✉)
UKE Athleticum, University Hospital Hamburg-
Eppendorf (UKE), Hamburg, Germany

© Springer International Publishing AG, part of Springer Nature 2018
J. Farr, A. H. Gomoll (eds.), *Cartilage Restoration*, https://doi.org/10.1007/978-3-319-77152-6_3

织改变（水肿、硬化、缺损）能够可视化。

（8）尤其在进行纵向评估时这些测量的可重复性很重要，因此，不仅扫描序列方案必须差别不大，关节放置位置和胶片序列也必须相似。

（9）如果可能，应该使用 3.0T 场强的 MRI 和专用的多通道关节线圈。

图 3.1~3.3 展示了 MRI 扫描下的软骨图像以及各种软骨修复图像。图 3.1 是没有任何软骨病变的健康志愿者的膝关节扫描图像，图 3.2 显示了患者膝关节的各种软骨病变情况（各种病变对选择治疗方案会有潜在影响），图 3.3 显示了接受微骨折手术治疗后的患者在脂

肪饱和以及质子密度自旋回波抑脂序列（proton-density turbo spin-echo, PD-TSE）中的软骨修复情况。该病例展示了对比评估软骨修复组织和软骨下骨的重要性，尤其是软骨下骨的可视化。

采集软骨图像的特异性序列通常是通过加权快速自旋回波（fast spin-echo, FSE）/涡轮自旋回波（turbo spin-echo, TSE）序列或用于软骨评估的脂肪抑制梯度回波（gradient-echo, GRE）序列[1-5]进行。而 GRE 序列可以看到软骨缺损主要是因为软骨和关节液在 T1 加权上的信号差异，FSE 序列主要通过 T2 加权的差异。与关节液相比，软骨对脂肪抑制 T1 加权的信

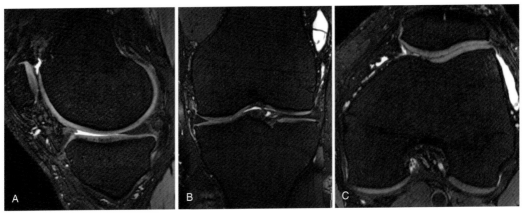

图 3.1　质子密度自旋回波脂肪饱和和(fsPD-TSE)序列三个平面膝关节的 MRI。A. 矢状位。B. 冠状位。C. 轴位。在所有层面上均具有均匀的软骨层，没有软骨的病理改变

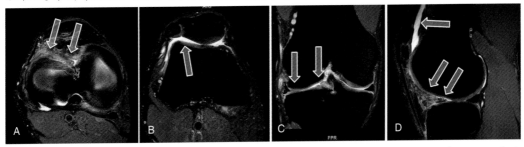

图 3.2　fsPD-TSE 序列三个平面膝关节的 MRI（A、B. 轴位；C. 冠状位；D. 矢状位）。MRI 中显示了不同的软骨病理改变（箭头所示），各种病理改变对治疗反应会有不同的结果。半月板的退变伴有相邻组织的炎性反应（A），二分髌骨（B），外侧软骨变薄以及外侧半月板脱出（C），半月板退变并伴有炎性反应，关节积液增多（D）

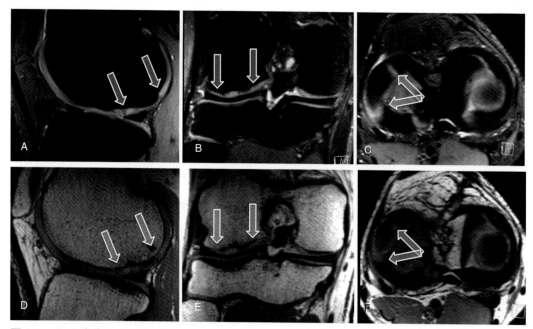

图 3.3 行股骨外侧髁微骨折（箭头所示）术后 36 个月的 fsPD-TSE 序列（A~C）和 PD-TSE 序列 (E~F) 的膝关节 MRI 图像（A、D：矢状位；B、E：冠状位，C、F：轴位）。需要设置不同的对比度，尤其在评价软骨下骨板时。图像清楚地显示了骨内的增生（A）和软骨下的硬化改变（D、E）。修复组织缺损填充率为 75%~100%，修复组织与边界区的整合是完整的。软骨修复组织与相邻软骨相比显示出轻微的信号改变，关节内无积液、无粘连

号强度更高，在中间或 T2 加权上更低。虽然具有脂肪抑制的 GRE 序列适合显示软骨厚度和表层，并且允许三维测量，但是 FSE 序列对于评估内部软骨结构相对敏感[1,2,4]。由于骨髓脂肪组织在 FSE T2 序列上保持相对高信号，软骨下骨也显示高信号强度。因此 FSE 序列可以评估软骨内基质改变、表层变化和纤维化。FSE 序列的另一个优点是对磁敏感伪影的低灵敏度，这便于术后的可靠使用。脂肪抑制的 3D GRE 和 T2 加权 FSE 这两种序列均显示出极好的结果，在检测膝关节软骨病变时具有高灵敏度、特异度和准确性[1,2,6]。当使用 MOCART（magnetic resonance observation of cartilage repair tissue）评分系统时，这些序列还可以用于软骨修复后的形态学评价[7,8]。

软骨损伤和病变

如上所述，急性或创伤性软骨损伤、慢性软骨损伤，甚至正在进行的骨关节炎改变的评估都是基于同一组序列的 MRI 图像。因此，各自的 MRI 设备必须为软骨层提供足够高的分辨率和信噪比。关于软骨缺损级别的描述是基于不同的软骨损伤分级系统。ICRS 评分是最常见和实用的评分系统之一，该系统内的不同损伤级别可以通过 MRI 进行评估，并且有助于为外科医生提供相应的诊断，帮助进行术前决策。然而，在许多研究中，真正的软骨损伤面积和级别在术前 MRI 评判和术中所见之间存在巨大差异，特别是当 MRI 不能充分检测软

骨缺损的精确边界时。此外，非常早的软骨改变，如 ICRS 分级 1 级所描述的对于浅表软骨病变、浅表裂隙和裂纹，只能通过高分辨率 MRI 来评估，如图 3.4 所示。然而，这幅图像是基于 7T 场强的 MRI，它具有足够高的信号强度，并且可以达到 0.2mm×0.2mm 的分辨率。级别更高的软骨病变更容易被 MRI 检测出来，所需的分辨率也可以相应降低（约 0.4mm×0.4mm）。软骨病变延伸小于软骨深度的 50%，定义为 ICRS 2 级，大于 50% 定义为 ICRS 3 级，如图 3.5 所示。图 3.4、3.5 说明了通过 MR 正确

评估软骨缺损级别具有一定的挑战性，较强依赖观察者的主观判断，主要是因为 MRI 的一个主要目的是帮助决定哪些软骨病变需要手术干预，哪些病变不需要。ICRS 4 级病变是全层软骨损伤，软骨下骨暴露而没有残留软骨（图 3.6）。这些病变与所有其他病变相比，可能是急性或慢性软骨病变。最近出现了一种 AMADEUS 评分系统（Area Measurement And DEpth and Underlying Structure，测量面积、深度及底层结构），更容易对软骨病变进行分级，更有利于骨科医生做出正确的术前决策。这是一种术前评

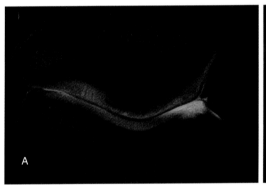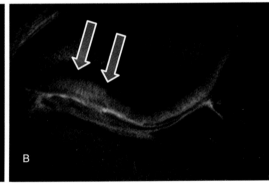

图 3.4 用 7.0T 高分辨率 MR 扫描髌股关节，显示了 fsPD-TSE 序列轴位 MR 图像，它具有 0.2mm×0.2mm 的平面分辨率。左图（A）显示了正常的软骨结构（ICRS 0 级）。右图（B）显示了表面软骨纤维化（箭头所示；ICRS 1 级）

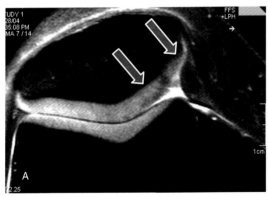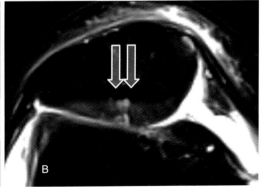

图 3.5 用 3.0T 高分辨率 MR 扫描髌股关节，显示了 fsPD-TSE 序列轴位 MR 图像，它具有 0.4mm×0.4mm 的平面分辨率。左图（A）显示了软骨损伤小于软骨深度的 50%（ICRS 2 级）。右图（B）显示了严重的软骨异常，缺损深度 >50%（ICRS 3 级）

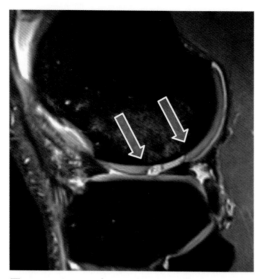

图 3.6 用 3.0T 高分辨率 MR 扫描胫股关节，显示了 fsPD-TSE 序列矢状位 MR 图像，它具有 0.4mm×0.4mm 的平面分辨率。该图显示了全层创伤性软骨缺损（ICRS 4 级），并伴有软骨下骨髓水肿

分和分类系统，用于评估术前软骨缺损的严重程度，包括范围[1]（软骨缺损大小）、深度[2]、软骨缺损形状，以及软骨下骨的质量[3]，通过评估，得出一个特定的三位数字和 0~100 的分数[9]。

虽然 MOCART 评分方法广泛应用于软骨修复手术后的评估，但新的 AMADEUS 评分目的是在术前为手术提供一种简单而直观的软骨缺损测量工具。

该评分有一个非常重要的目标，即改善放射科医生的诊断与骨科医生的决策之间的沟通，甚至可以提供半定量评分，为软骨修复成功提供预测因素，特别是在使用 MOCART 术后评分时。AMADEUS 评分见表 3.1。

这就引出了以下关于软骨病变形态学 MRI 的基础知识：

（1）ICRS 分级系统可以作为 MRI 和手术评估软骨缺损的有效方法。

表 3.1　AMADEUS 评分

AMADEUS 的特点	分值
1. 面积测量	
缺损大小（矢状面最大直径 × 冠状面最大直径）	
○ 没有缺损	40 分
○ ≤ 1 cm^2	35 分
○ >1 cm^2 至 ≤ 2 cm^2	30 分
○ >2 cm^2 至 ≤ 4 cm^2	20 分
○ >4 cm^2 至 ≤ 6 cm^2	10 分
○ >6 cm^2	0 分
2. 缺损深度	
（n）没有缺损	20 分
（a）信号改变	15 分
（b）部分缺损	10 分
（c）全层软骨缺损	0 分
3. 底层结构	
软骨下骨缺损	
A. 没有缺损	30 分
B. 骨缺损 / 囊性变深度 ≤ 5mm	20 分
C. 骨缺损 / 囊性变深度 >5mm	0 分
4. 补充：潜在的第四个特点	
D. 无软骨缺损引起的骨髓水肿	10 分
E. 软骨缺损引起的骨髓水肿	0 分
AMADEUS 总分	100 分
	（最低 0 分，最高 100 分）
AMADEUS 分级	
Ⅰ 级	>75 分
Ⅱ 级	>50 且 ≤ 75 分
Ⅲ 级	>25 且 ≤ 50 分
Ⅳ 级	≤ 25 分

（2）AMADEUS 评分是一种新的术前评分和分类系统。

（3）对于早期软骨病变来说，MRI 检查的敏感性和特异性较低。但随着软骨缺损级别的增加，MRI 检查的敏感性和特异性提高。

（4）要想更可靠地评估各种软骨损伤，MRI 的分辨率和信噪比起着重要作用。

（5）虽然 MRI 不能以非常高的敏感性或特异性显示软骨病变，但 MRI 是手术决策最重要的工具之一。

尽管在治疗患者时，诊断的准确性是一个主要考虑的问题，但是患者的年龄、活动水平、症状和其他临床发现在规划手术时也至关重要。除了临床评估之外，术前也需要进行高质量的 MRI 检查，特别是现有研究报告显示，基于标准形态 MRI 的影像报告常常低估了病变的实际大小（随后在术中发现）[10,11]。在 Gomoll 及其同事的研究中，髌股关节软骨损伤被低估了 300%[11]。如果是基于高质量的 MRI 检查，结果不应该如此，并且软骨损伤应该得到更精确的分级。正如图 3.4~3.6 所示，高分辨率和信噪比有助于确定软骨损伤的级别和大小。

尽管无创诊断与手术直接观察之间永远不可能获得完美的相关性，但为了更好、更精确地进行术前规划，仍需要改进二者之间的相关性。术前低估软骨病变大小的原因各异。首先，标准的 MRI 检查通常由 2D 序列组成，其层厚约为 3mm，并且层间存在间隙。因此，不能准确描述软骨缺损的边界。此外，在膝关节中还存在不能通过二维 MR 序列评估解剖结构的区域（例如滑车）。我们利用各向同性 MR 序列可能获得更好的结果[12,13]，利用这些序列，可以获得三维数据集（例如，0.5mm × 0.5mm × 0.5mm），而没有层间的任何间隙。使用 3D 观察工具，观察者可以在膝关节内进行三维导航，并且可以对关节内所有结构进行分级。除了

形态学 MRI 外，术前 MRI 还可以应用生化 MR 序列，如 dGEMRIC（软骨延迟钆增强 MRI）、T2 成像、T1rho、CEST（化学交换饱和度转移）等。虽然生化 MRI 不能评估全层软骨缺损，但它在以下方面是一种非常有价值的工具：①评估软骨缺损的边界及软骨质量；②如果没有全层缺损，也可用来评估软骨缺损本身；③评估周围组织的软骨质量。尽管关于生化 MR 技术的术前应用目前仅有少量的研究，但所提供的实例可能是未来研究的主题，并可能有助于临床决策。初步研究表明，通过生化 MRI 以及其他方法，早期的软骨变化可以被检测和量化[14,15]。

总之，要想获得最佳的软骨影像学诊断，术前 MRI 检查应该包括对软骨敏感的 MR 序列，并且尽可能选择 3D 各向同性 MR 序列，以及（如果可能的话）生化 MR 序列。此外，必须能足够详细地评估关节的其余组织结构。

软骨修复组织

利用 MRI 检查软骨修复后的软骨修复组织是当前临床常规中非常重要的一部分。良好的临床和影像学结果能够潜在地延缓骨关节炎的发展。除了临床常规外，研究还使用 MRI 检查作为治疗成功的指标[16,17]。在手术干预后，软骨修复组织以及周围结构可以通过 MOCART 评分进行半定量评估[13]。此外，最近引入的 CRAOAKS 评分方法能够评估修复组织以及关节的其他部分，包括整个关节[18]。由于软骨修复的目的主要是试图延缓骨关节炎的发病或发展，因此将关

节其余部分纳入现有的成像策略是非常重要的。

然而，评估修复组织的基础是MOCART评分，它必须通过一致的软骨敏感成像序列来评估。因此，在软骨修复之后的最佳MRI检查方案原则上应该包含与术前MRI相同的序列。除非发生修复过程的区域是已知的。这个区域可以尽可能高的分辨率得到更详细的描述。这种序列平面的规划基于发生软骨修复的解剖区域（例如股骨内侧髁）。通过利用高分辨率MRI检查软骨修复这一有限区域，可以诊断早期变化，如修复边界、细微分裂样病变或软骨下骨改变，并可能根据这种情况进行治疗，以防止患者的修复过程失败。

如上所述，在术后随访中，可以利用MOCART评分系统来精巧和适当地评估关节软骨修复组织[7,8]。这种MOCART评分系统的MR评估是基于标准的二维MR序列，取决于软骨修复区域的位置。软骨修复组织的MR评估是在矢状面、轴面或冠状面上进行的，使用高空间分辨率以及最多3mm的层厚。然而，现在该MOCART评分系统执行时更加细化，且可以附加变量，能够更精确地描绘修复组织以及周围结构。这种新的"三维"MOCART评分[13]仍然可以通过标准二维MR序列来评估；当然，也可以使用上述新的三维各向同性MR序列，并且它们的潜在益处被结合到这个新的评分方法中。在文献中，这种评分方法似乎是可以在不同的MR序列中使用，也可以在膝关节以外的其他不同关节中使用[12,13]。在表3.2中给出了新的MOCART评分表。在图3.3中可以看到软骨修复后的MR图像的示例。图3.7显示了三维各向同性数据集的可能性，其中软骨修复组织在每个平面，特别是边界区域内都可以被评估，并且修复组织的整合也可以被准确评估。

这就引出了以下关于软骨修复后形态MRI的基础知识：

（1）应该有一个统一的用于所有患者的方案：①检测软骨缺损或软骨损伤；②在术后（独立于随访间隔）评估软骨修复组织；③诊断可能的退行性变化（与软骨修复是否发生无关）。

（2）基于对软骨修复区域的检查，高分辨率序列可以获得软骨修复区域关于修复组织更详细的信息。

（3）基于新的MOCART评分及其11个变量，可以评估修复组织以及所有周围组织。该评分可以用于：①纵向、半定量地评估外科手术的效果；②将不同的患者或不同的修复过程相互比较（例如在临床研究中）；③逐步以一种有效的方式诊断软骨修复区域，并作为工具为放射科医生或骨科医生提供服务。

（4）各向同性MR序列可以用于更详细地评估软骨修复区域，并且可以对解剖学上具有挑战性的区域可视化修复组织的边界。

另外，在评估软骨修复后的膝关节时，必须考虑整个关节。虽然软骨修复手术的临床适应证包括持续疼痛和功能受限，明确的软骨缺损以及最好没有骨关节炎的相关特征，但也并非总是如此。此外，骨关节炎可以随着时间的推移在任何患者中发展。虽然MOCART评

表 3.2　使用各向同性三维 MR 序列以及 MOCART 评分的三维 MRI 观察

变量

1. 缺损修复（缺损修复的程度和相邻软骨缺损的修复）

- ○　0
- ○　0~25%
- ○　25%~50%
- ○　50%~75%
- ○　75%~100%
- ○　100%
- ○　100%~125%
- ○　125%~150%
- ○　150%~200%
- ○　>200%

位置

| ○软骨修复的整个面积 | ○ >50% | ○ <50% |
| ○中央 ○ 周缘 | ○ 负重区 | ○ 非负重区 |

2. 软骨界面（在两个平面整合相邻的软骨和交界区）

矢状面（股骨，髌骨，滑车，胫骨）

- ○　完全的
- ○　区分可视的边界 (分裂状)
- ○　可视缺损 <50%
- ○　可视缺损 >50%

冠状面（股骨，胫骨）；横断面（髌骨，滑车）

- ○完全的
- ○区分可视的边界 (分裂状)
- ○可视缺损 <50%
- ○可视缺损 >50%

位置

| ○软骨修复的整个面积 | ○ >50%　○ <50% |
| ○负重区 | ○ 非负重区 |

3. 骨界面（移植到软骨下骨的整合；一个可能的骨膜瓣的整合）

- ○　完全的
- ○　部分分层
- ○　完全分层
- ○　骨膜瓣分层

位置

| ○负重区 | ○ 非负重区 |

4. 表层（修复组织的表面构成）

- ○ 表层完好
- ○ 表层损伤 <50% 深度
- ○ 表层损伤 >50% 深度
- ○ 粘连

位置

| ○软骨修复的整个面积 | ○ >50%　○ <50% |
| ○中央 ○ 周缘 | ○ 负重区 | ○ 非负重区 |

5. 结构（修复组织的构成）

○均质

（续表 3.2）

○非均质或者有裂隙形成

位置

○软骨修复的整个面积	○ >50% ○ <50%	
○中央 ○ 周缘	○ 负重区	○ 非负重区

6. 信号强度（修复组织与邻近软骨相比 MR 信号强度）

○ 正常（与邻近软骨相同）

○ 接近正常（轻微的信号改变区域）

○ 异常（大面积信号改变）

位置

○中央 ○ 周缘	○ 负重区	○ 非负重区

7. 软骨下板（软骨下板的构成）

○完整

○不完整

位置

○软骨修复的整个面积	○ >50% ○ <50%	
○中央 ○ 周缘	○ 负重区	○ 非负重区

8. 软骨骨赘（软骨修复区内的骨赘）

○没有

○骨赘 <50% 移植软骨厚度

○骨赘 >50% 移植软骨厚度

位置

大小：_____ mm（层面：_____）× _____ mm（层面：_____）

○中央　○周缘	○ 负重区	○非负重区

9. 骨髓水肿（软骨修复组织的最大尺寸和定位以及三维 MOCART 评分中的其他改变）

○没有

○小范围（<1cm）

○中等范围（<2cm）

○大范围（<4cm）

○弥漫性

位置

大小：_____ mm（层面：_____）× _____ mm（层面：_____）

○中央　○周缘	○ 负重区	○非负重区

○与这个评分表其他变量变化的关系

10. 软骨下骨（软骨下骨的构成）

○ 完整

○ 肉芽组织

○ 囊变

○ 硬化

位置

○软骨修复的整个面积	○ >50% 　 ○ <50%	
○中央　○周缘	○ 负重区	○非负重区

11. 积液（在所有平面中可见关节积液的大概量）

○没有

○少量

○中等

○大量

关于三维 MOCART 评分的 1~11 个变量和可选择的 "位置" 子分类

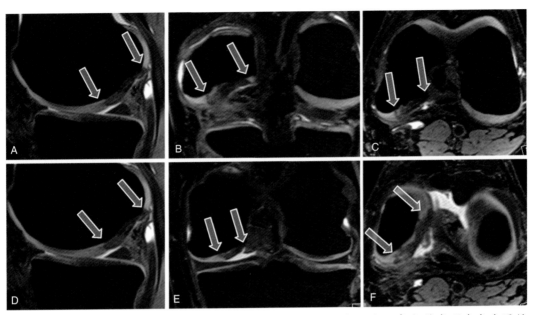

图 3.7 患者在基质相关自体软骨细胞移植（MACT）后 24 个月应用高分辨率形态各向同性（0.5mm×0.5mm×0.5mm）脂肪饱和的三维 PD-SPACE 序列（使用不同翻转角度演化并应用优化对比来完美采样）扫描的股骨内侧髁图像。该数据集提供了软骨修复区域不同的多平面重建（multi-planar reconstructions, MPRs）图像（箭头所示）。缺损填充率为 100%，软骨修复组织与每个给定平面（A、D：矢状面；B、E：冠状面；C、F：横断面）结合良好。没有骨髓水肿，但其他骨不规则，也不能在脂肪饱和序列上评估。修复组织结构不均匀，呈低信号，有轻微的信号改变。无积液以及粘连信号

分的作用是评估修复部位，包括不同的参数（表 3.2），如缺损的填充、与修复部位边界的整合或软骨下骨的变化，但是在关于成功修复关节软骨的 MR 研究中，关节的其他部分被大大忽略。因此，只对修复组织本身和直接接触的周围软骨进行了分析[16,19]。然而，预防骨关节炎的最终目标只能通过评估整个关节包括与关节疾病相关的不同组织来证明。用于骨关节炎 MRI 评估的不同的全关节 MRI 评分系统，如全器官 MRI 成像评分（Whole-Organ Magnetic Resonance Imaging Score, WORMS）、膝骨关节炎评分系统（Knee Osteoarthritis Scoring System, KOSS）、波士顿 - 利兹骨关节炎膝关节评分（Boston-Leeds Osteoarthritis Kness Score, BLOKS）和 MRI 骨关节炎膝关节评分（MRI Osteoarthritis Knee Score, MOAKS）被引入，并且在多个研究中证明了它们的可靠性和有效性[20-22]。但是，这些评分系统不适用于软骨修复，因为它们没有考虑修复发生的区域。最近，所谓的软骨修复骨性关节炎膝关节评分（cartilage repair osteoarthritis Kness Sore, CROAKS）被引入，它详细描述了整个关节的评估和软骨修复区域[18]。该评分结合了 MOCART 评分和 MOAKS 评分，将为彻底评估软骨修复的成功，特别是在其最终目标即预防或推迟骨关节炎方面是一种非常有效的工具。CROAKS 评分的引入证明了评分是可行而且可靠的[18]，即将进行的进一步研究

将证明其科学性和临床价值。

生化 MRI

使用生化 MRI 对软骨（在进行软骨修复之前）进行术前评估的研究相对较少。然而，最近的研究表明，在部分或全层软骨病变（ICRS 3 级和 4 级）中，以及在低等级软骨病变（ICRS 1 级和 2 级）中，通过关节镜证实术中发现和定量 T2 成像之间具有高度相关性[23]，尤其是针对软骨修复术后随访。然而，生化 MR 序列提供了关于软骨修复组织以及周围软骨的超微结构和组成的额外信息。使用 dGEMRIC 技术的 T1 成像、T2 成像、T1 rho、弥散加权成像和许多其他技术在不同的研究甚至早期临床应用中显示出非常有前景的结果[24-28]。它可以清楚地区分不同类型的修复组织（例如 MACT 和 MFX），并且可以无创地评估修复组织的质量；此外，其用于 MACT 的不同矩阵对于透明样修复组织有可以成像和量化评估的能力；而且还可以分析软骨修复组织随时间的成熟程度，以及胶原基质的重组或蛋白多糖的扩展。虽然有一些技术可以显示蛋白聚糖或糖胺聚糖（glycosaminoglycan, GAG）的含量，但还有其他技术对胶原基质更具特异性。

黏多糖（GAG）敏感技术

最常用于定量 GAG 含量的技术是 T1-dGEMRIC（软骨延迟钆增强 MRI），该技术是由静脉注射二乙烯三胺五乙酸钆（Gd-DTPA^{2-}）通过软骨下骨，特别是通过滑液穿透软骨。对比度与固定电荷密度（fixed charge density, FCD）成反比关系，这又与 GAG 浓度直接相关，因此，由 Gd-DTPA^{2-} 浓度决定的 T1 成为组织 GAG 浓度的特异性量度，表明 Gd-DTPA^{2-} 提高了 MRI 成像监测体内软骨 GAG 含量的潜力[29]。因此，Gd-DTPA^{2-}（T1 dGEMRIC）增强的 T1 加权是多年来定量关节软骨中蛋白聚糖耗竭可以选择的方法[30,31]。

现有研究提出，除了真正的"延迟"增强后的对比 T1 值之外，还必须计算预对比 T1 值[32]，提高该技术的临床相关性的更新研究表明，仅使用对比后 T1-dGEMRIC 加权值而不丢失关于软骨修复组织构成信息的能力[33]。关于软骨修复组织的质量，一项研究表明，与 MACT 相比，dGEMRIC 能够区分具有较高 ΔR1 值的不同软骨修复组织，因此 MFX 后软骨修复组织的 GAG 含量较低[34]。由于 GAG 浓度的标测对于软骨病变的诊断和监测是必要的，并且所提出的 dGEMRIC 技术具有造影剂给药的局限性和造影后 MRI 的时间延迟，因此希望使用不需要任何造影剂的技术。最近应用的体内 GAG 浓度评估技术是化学交换依赖性饱和转移（chemical exchange-dependent saturation transfer, CEST）技术。虽然 CEST 技术最开始是应用于超高磁场（7.0 T）上的，但是目前这种技术在临床上常用的 3.0T 磁场强度上似乎也非常有价值[35]。CEST 技术还可能更多地用于将来的临床试验，主要因为在对软骨修复进行纵向评价时需要重复静脉使用钆，但这样做受到伦理方面的质疑。此外，T1rho 被不同作者用来测量 GAG 浓度[36,37]。虽然直接定量蛋白聚糖含量的特异性可能比dGEMRIC 低，并且一些作者发现与胶原敏感技术明显相关[38]，但是 T1rho 仍然是一种非常有价值的大分子成像MR 技术。

胶原蛋白敏感技术

最常使用的生化 MR 技术是软骨的横向弛豫时间（T2），作为评价水和胶原含量变化和组织各向异性的敏感参数[39]。在临床环境中，可以相对容易地获得所谓的软骨 T2 图谱，整个膝关节扫描时间最少 4 min（3.0T）和 6 min（1.5T）。定量软骨 T2 图谱反映了水和细胞外基质在分子水平上的相互作用。胶原纤维的方向决定了关节软骨的层数。因此，胶原网络的三维组织和曲率以及由此产生的 55° 魔角 [相对于主磁场（B0）] 影响 T2 加权的图像。在健康的关节软骨中，可以从软骨下骨到软骨表面观察到这些定量 T2 值的增加。经组织学证实的动物研究显示，T2 值在膝关节内软骨修复手术后呈带状增加，这可作为透明或类似透明软骨结构的标志[40,41]。术后早期随访中，与周围天然软骨相比，软骨修复组织的 T2 值明显升高。随着时间的延长，T2 值升高至与周围软骨的 T2 值相适应，这可以看作是软骨修复组织成熟的标志[42]。在其他方法中已经证明，通过 MFX 和 MACT 后软骨修复组织之间的分化，带状 T2 值测定能够评估软骨修复组织的质量[43]。MFX 后的软骨修复组织——组织学上看为纤维软骨——没有显示出从深层到浅层软骨的明显带状增

加，而 MACT 后的修复组织 - 组织学上报告为透明样——显示出明显的分层。

除了用于经典 T2 弛豫时间加权的标准二维多回波自旋回波序列外，通过 T2* 加权三维梯度回波序列，可以获得关于软骨和软骨修复组织的其他重要生化信息。这种所谓的 T2* 加权图像在膝关节软骨软化症的评估中显示出了可靠的结果[44]。使用该技术，整个膝关节的采集时间可以减少到 2~3min（3.0T），并且该序列具有 3D 评价的可能性。在最近的研究中，具有这些潜在短扫描时间的 T2* 加权与标准 T2 加权一样可以获取膝关节软骨的信息，但是总体上有更低的 T2* 值（ms）[45,46]。此外，用 T2* 加权扫描，健康软骨深层和浅层软骨之间有明显的带状差异；然而，在使用 MFX 进行软骨修复后，不能发现这种分层[45]。因此，应用标准 T2 加权以及其他技术，对健康和非正常关节软骨的带状评估是至关重要的。然而，T2* 加权不能简单地解释为快速 T2 加权技术，因为有研究也表明 T2* 加权对软骨 GAG 含量的敏感性。因此，T2* 加权应该被更多地看作是高分子敏感技术。

除了 T2 或 T2* 加权，磁化转移对比（magnetization transfer contrast，MTC）已被证明在评估胶原组织方面是可靠的，可能比胶原含量更敏感，并且较少依赖组织的水合作用[47]。

结　论

MRI 是检查软骨病变和治疗后软骨修复组织的金标准。使用高分辨率（3.0T

高磁场 MRI）形态学 MRI 可以更详细地检查软骨和邻近结构。对软骨缺损的评估以及评分，AMADEUS 评分是一种很有价值的新工具。对于修复组织的术后评估，MOCART 评分是一种被广泛接受的工具。此外，为了提供关于其他合并损伤的信息（例如韧带和半月板损伤，或骨关节炎的发展），关节其他结构被详细显影也是至关重要的。除了形态学 MRI 外，新兴的生化 MR 成像技术在软骨生理和超微结构的评价中也展现出非常有前景的结果。

（王晓宇 谢峰 译，杨滨 审校）

参考文献

[1] Recht M, Bobic V, Burstein D, et al. Magnetic resonance imaging of articular cartilage. Clin Orthop Relat Res, 2001 (391 Suppl):S379-396.

[2] Disler DG, McCauley TR, Kelman CG, et al. Fat-suppressed three-dimensional spoiled gradient-echo MR imaging of hyaline cartilage defects in the knee: comparison with standard MR imaging and arthroscopy. AJR Am J Roentgenol, 1996,167(1):127-132.

[3] Peterfy CG, van Dijke CF, Lu Y, et al. Quantification of the volume of articular cartilage in the metacarpophalangeal joints of the hand: accuracy and precision of three-dimensional MR imaging. AJR Am J Roentgenol, 1995, 165(2):371-375.

[4] Potter HG, Linklater JM, Allen AA, et al. Magnetic resonance imaging of articular cartilage in the knee. An evaluation with use of fast-spin-echo imaging. J Bone Joint Surg Am,1998,80(9):1276-1284.

[5] Trattnig S, Huber M, Breitenseher MJ, et al. Imaging articular cartilage defects with 3D fat-suppressed echo planar imaging: comparison with conventional 3D fat-suppressed gradient echo sequence and correlation with histology. J Comput Assist Tomogr,1998,22(1):8-14.

[6] Kramer J, Recht MP, Imhof H, et al.Postcontrast MR arthrography in assessment of cartilage lesions. J Comput Assist Tomogr, 1994,18(2):218-224.

[7] Marlovits S, Singer P, Zeller P,et al. Magnetic resonance observation of cartilage repair tissue (MOCART) for the evaluation of autologous chondrocyte transplantation: deter- mination of interobserver variability and correla- tion to clinical outcome after 2 years. Eur J Radiol,2006,57(1):16-23.

[8] Marlovits S, Striessnig G, Resinger CT, et al. Definition of pertinent parameters for the evaluation of articular cartilage repair tissue with high-resolution magnetic resonance imaging. Eur J Radiol,2004,52(3):310-319.

[9] Jungmann PM, Welsch GH, Brittberg M, et al. Magnetic resonance imag- ing score and classification system (AMADEUS) for assessment of preoperative cartilage defect severity. Cartilage,2017,8(3):272-382.

[10] Azer NM, Winalski CS, Minas T. MR imaging for surgical planning and postoperative assess- ment in early osteoarthritis. Radiol Clin N Am,2004,42(1):43-60.

[11] Gomoll AH, Yoshioka H, Watanabe A, et al. Preoperative measurement of cartilage defects by MRI underestimates lesion size. Cartilage,2011,2:389-393.

[12] Welsch GH, Zak L, Mamisch TC, et al. Advanced morphological 3D magnetic resonance observation of cartilage repair tissue (MOCART) scoring using a new isotropic 3D protondensity, turbo spin echo sequence with variable flip angle distribution (PD-SPACE) compared to an isotropic 3D steady-state free precession sequence (true-FISP) and standard 2D sequences. J Magn Reson Imaging, 2010, 33(1):180-188.

[13] Welsch GH, Zak L, Mamisch TC, et al. Three-dimensional magnetic resonance observation of cartilage repair tissue (MOCART) score assessed with an isotropic three-dimensional true fast imaging with steady-state precession

sequence at 3.0 tesla. Investig Radiol, 2009,44(9):603-612.

[14] Apprich S, Mamisch TC, Welsch GH, et al. Quantitative T2 mapping of the patella at 3.0T is sensitive to early cartilage degen-eration, but also to loading of the knee. Eur J Radiol, 2011.

[15] Apprich S, Welsch GH, Mamisch TC, et al. Detection of degenerative cartilage disease: comparison of high-resolution morphological MR and quantitative T2 mapping at 3.0 tesla. Osteoarthr Cartil,2011,18(9):1211-1217.

[16] Siebold R, Suezer F, Schmitt B, et al. Good clinical and MRI outcome after arthroscopic autologous chondrocyte implantation for cartilage repair in the knee. Knee Surg Sports Traumatol Arthrosc, 2017.

[17] Mosher TJ, Walker EA, Petscavage-Thomas J, et al. Osteoarthritis year 2013 in review: imaging. Osteoarthr Cartil, 2013,21(10):1425-1435.

[18] Roemer FW, Guermazi A, Trattnig S, et al. Whole joint MRI assessment of surgical cartilage repair of the knee: cartilage repair osteoarthritis knee score (CROAKS). Osteoarthr Cartil, 2014,22(6):779-799.

[19] Eshed I, Trattnig S, Sharon M, et al. Assessment of cartilage repair after chondrocyte transplan-tation with a fibrin-hyaluronan matrixcorrela-tion of morphological MRI, biochemi-cal T2 mapping and clinical outcome. Eur J Radiol, 2012,81(6):1216-1223.

[20] Peterfy CG, Guermazi A, Zaim S, et al. Whole-organ magnetic resonance imaging score (WORMS) of the knee in osteoarthri-tis. Osteoarthr Cartil,2004,12(3):177-190.

[21] Kornaat PR, Ceulemans RY, Kroon HM, et al. MRI assessment of knee osteoarthritis: knee osteoarthritis scoring system (KOSS)-inter-observer and intra-observer reproducibility of a compartment-based scoring system. Skelet Radiol, 2005,34(2):95-102.

[22] Hunter DJ, Guermazi A, Lo GH, et al. Evolution of semi-quantitative whole joint assessment of knee OA: MOAKS (MRI osteoarthritis knee score). Osteoarthr Cartil,2011,19:990-1002.

[23] Soellner ST, Goldmann A, Muelheims D, et al. Intraoperative validation of quantitative T2 mapping in patients with articular cartilage lesions of the knee. Osteoarthr Cartil, 2017.

[24] Zbyn S, Mlynarik V, Juras V, et al. Evaluation of cartilage repair and osteoarthritis with sodium MRI. NMR Biomed, 2016,29(2):206-215.

[25] Kretzschmar M, Bieri O, Miska M, et al. Characterization of the collagen component of cartilage repair tissue of the talus with quantitative MRI: comparison of T2 relaxation time measurements with a diffusion-weighted double-echo steady-state sequence (dwDESS). Eur Radiol,2015,25(4):980-986.

[26] Jungmann PM, Baum T, Bauer JS, et al. Cartilage repair surgery: outcome evaluation by using noninvasive cartilage biomarkers based on quantitative MRI techniques. Biomed Res Int, 2014,2014:840170.

[27] Bekkers JE, Bartels LW, Vincken KL, et al. Articular cartilage evaluation after TruFit plug implantation analyzed by delayed gad-olinium-enhanced MRI of cartilage (dGEMRIC). Am J Sports Med, 2013.

[28] Schmitt B, Zbyn S, Stelzeneder D, et al. Cartilage quality assessment by using glycosaminoglycan chemical exchange saturation transfer and (23)Na MR imaging at 7 T. Radiology, 2012,260(1):257-264.

[29] Bashir A, Gray ML, Boutin RD, et al. Glycosaminoglycan in articular cartilage: in vivo assessment with delayed Gd(DTPA)(2-)-enhanced MR imaging. Radiology, 1997,205(2):551-558.

[30] Tiderius CJ, Olsson LE, Leander P, et al. Delayed gadolinium-enhanced MRI of cartilage (dGEMRIC) in early knee osteoarthritis. Magnet Reson Med,2003,49(3):488-492.

[31] Williams A, Gillis A, McKenzie C, et al. Gl ycosaminoglycandistributionincar-tilage as determined by delayed gadolinium-enhanced MRI of cartilage (dGEMRIC): potential clinical applications. Am J Roentgenol, 2004,182(1):167-172.

[32] Watanabe A, Wada Y, Obata T, et al. Delayed gadolinium-enhanced MR to determine glycosaminoglycan concentration in reparative cartilage after autologous chondrocyte implantation: preliminary results. Radiology, 2006, 239(1):201-208.

[33] Trattnig S, Burstein D, Pinker K, et al. T1(Gd) gives comparable information as delta T1 relaxation rate in dGEMRIC evaluation of cartilage repair tissue. Investig Radiol, 2009.

[34] Trattnig S, Mamisch TC, Pinker K, et al. Differentiating normal hyaline cartilage from post-surgical repair tissue using fast gradient echo imaging in delayed gadolinium-enhanced MRI (dGEMRIC) at 3 tesla. Eur Radiol, 2008.

[35] Ling W, Regatte RR, Navon G, et al.Assessment of glycosaminoglycan concentration in vivo by chemical exchange-dependent saturation transfer (gagCEST). Proc Natl Acad Sci U S A,2008,105(7):2266-2270.

[36] Regatte RR, Akella SV, Lonner JH, et al. T1rho relaxation mapping in human osteo-arthritis (OA) cartilage: comparison of T1rho with T2. J Magn Reson Imaging, 2006,23(4):547-553.

[37] Borthakur A, Mellon E, Niyogi S, et al. Sodium and T1rho MRI for molecular and diagnostic imaging of articular cartilage. NMR Biomed, 2006,19(7):781-821.

[38]Mlynarik V, Szomolanyi P, Toffanin R, et al. Transverse relaxation mechanisms in articular cartilage. J Magn Reson,2004,169(2):300-307.

[39] Mosher TJ, Dardzinski BJ, Cartilage MRI. T2 relaxation time mapping: overview and applications. Semin Musculoskelet Radiol, 2004,8(4):355-368.

[40] Watrin-Pinzano A, Ruaud JP, Cheli Y, et al. Evaluation of cartilage repair tissue after biomaterial implantation in rat patella by using T2 mapping. Magn Reson Mater Phy,2004,17(3-6):219-228.

[41] White LM, Sussman MS, Hurtig M,et al. Cartilage T2 assessment: differentiation of normal hyaline cartilage and reparative tissue after arthroscopic cartilage repair in equine subjects. Radiology,2006,241(2):407-414.

[42] Trattnig S, Mamisch TC, Welsch GH, et al. Quantitative T2 mapping of matrix-associated autologous chondrocyte transplantation at 3 tesla: an in vivo cross-sectional study. Investig Radiol, 2007,42(6):442-448.

[43] Welsch GH, Mamisch TC, Domayer SE, et al. Cartilage T2 assessment at 3-T MR imaging: in vivo differentiation of normal hyaline cartilage from reparative tissue after two cartilage repair procedures-initial expe-rience. Radiology,2008,247(1):154-161.

[44] Murphy BJ. Evaluation of grades 3 and 4 chondro-malacia of the knee using T2*-weighted 3D gradient-echo articular cartilage imaging. Skelet Radiol,2001,30(6):305-311.

[45] Hughes T, Welsch GH, Trattnig S, et al. T2-star relaxation as a means to Diffrentiatie cartilage repair tissue after micro-fracturing therapy. Intern Soc. Magn Reson Med,2007,15:183.

[46] Wietek B, Martirosian P, Machann J, et al. T2 and T2* mapping of the human femoral-Tibial cartilage at 1.5 and 3 tesla. Intern Soc. Magn Reson Med, 2007,15:516.

[47] Welsch GH, Trattnig S, Scheffler K, et al. Magnetization transfer contrast and T2 mapping in the evaluation of cartilage repair tissue with 3T MRI. J Magn Reson Imaging, 2008, 28(4):979-986.

第 4 章
软骨缺损的"统一理论"治疗原则

Andreas H. Gomoll, Christian Lattermann, Jack Farr

引 言

膝关节镜术中约 60% 的关节有软骨损伤[1-3]。大多数软骨损伤患者没有临床症状,但有症状的患者可能会出现疼痛,甚至残疾,并最终进展为需要置换的晚期骨性关节炎[4]。软骨疾病的范围从基本健康的小的单极局灶性缺损到大的双极缺损,甚至广泛的软骨缺损(认为是骨关节炎的开始阶段)。因此,对软骨缺损进行恰当的治疗需要了解软骨的病理学、各种复杂的软骨修复技术的优点及局限性。此外,虽然许多软骨缺损有明确的病因,例如,急性创伤所致的髌骨脱位,或关节半月板切除后反复超负荷,但大多数却未发现明确病因。Engen 指出,软骨专家通过随机对照试验发现,大部分关节软骨病变并不是直接病变,而是合并病变,包括力线不良、半月板和韧带问题[5]。如果不加以纠正,这些因素可能会影响软骨修复手术的最终结果。因此,成功的生物关节重建不仅需要治疗所有的合并症,还需要同时或分期治疗软骨损伤。此外,正确的术前评估,满足患者的个体化需求也是至关重要的。为了避免治疗后出现令人失望的结果,需要耐心指出患者不切实际的要求。这一章将详细介绍软骨缺损的治疗方法,讨论影响治疗的患者因素和软骨缺损本身的因素,并阐明基于损伤类型和患者特点的不同治疗方法。

软骨缺损的流行病学

关节软骨损伤十分常见,出现在 50% 以上的膝关节镜手术中[1-3]。该病的病因广泛,包括:急性创伤,慢性退变性小损伤,发育性损伤如剥脱性骨软骨炎(OCD),或者获得性代谢损伤,如

A. H. Gomoll
Department of Orthopedic Surgery, Hospital for Special Surgery, New York, NY, USA

C. Lattermann (✉)
Department of Orthopedic Surgery, Division of Sports Medicine, Brigham and Women's Hospital, Harvard University, Boston, MA, USA

J. Farr
OrthoIndy Knee Preservation and Cartilage Restoration Center of Indiana, Indianapolis, IN, USA

© Springer International Publishing AG, part of Springer Nature 2018
J. Farr, A. H. Gomoll (eds.), *Cartilage Restoration*, https://doi.org/10.1007/978-3-319-77152-6_4

缺血性坏死（AVN）。然而，软骨手术率相对较低的原因是大多数软骨缺损要么无症状，要么是外科医生选择不治疗。至今为止临床上对软骨缺损的自然进程仍存在争议：一些人认为一个局部软骨病变的存在并不会导致 OA 发生率增加[6]，而另一些人则认为，一旦发现软骨病变，可以很快在 MRI 上看到软骨丢失[7-9]，X 线上可以看到很明显的 OA 进展[10]，功能结果评分也逐渐降低[11]。OCD 是一种独特的疾病，单纯清理 OCD 的骨软骨碎片实际上会造成软骨缺损。虽然 Shelbourne 报告中，中期随访显示去除软骨碎片的结果很好，但他不能确定哪些患者在后期会出现关节间隙变小[11]。长期的随访研究表明，10 年后大约 80% 的患者在 X 线上会出现 OA[12-14]。

总之，软骨缺损最常见的部位是股骨髁（43%~58%），髌骨（11%~36%）和滑车（6%~16%）[1-3]。除外典型的骨关节炎，大部分缺损为局灶性软骨缺损（68%），3% 为 OCD 病变，29% 为退行性缺损[15]，但几乎 90% 的缺损面积小于 4 cm²[1]。

软骨缺损的诊断

软骨缺损的典型症状是活动性关节疼痛和肿胀，较大的病灶也会引起绞锁。股骨髁上的缺损表现为关节线附近的疼痛，与跑步或下楼梯等冲击性活动有关。髌股关节软骨缺损在爬楼梯、蹲坐、长时间屈曲坐姿或从椅子上站起来时表现为膝前疼痛。然而，这些症状都不是软骨损伤的特异性病理表现；患者有半月板撕裂，肌肉或软组织不平衡，髌股关

节轨迹不平衡时也会出现这些症状，无论患者是否合并局灶性软骨缺损或骨关节炎。既往手术及受伤程度和机制均会影响诊断，均需要认真了解清楚。阅读以前的手术记录可以提供重要的线索，然而，可惜的是，接诊的医生很少用常规分级系统和（或）采用关节内标尺测量方法系统地记录软骨的病理学改变。

体格检查

与膝关节半月板撕裂或髌股关节膝前痛有明显的体征不同，关节软骨缺损没有特征性的物理检查体征。更为复杂的是，对于晚期软骨症的灰色区域何时被称为早期骨关节炎尚未形成一致意见。体格检查一般从视诊开始，包括肌肉的功能评估，力线和步态。任何重要的发现都提示某种潜在病变，这些病变对选择治疗方案有意义，例如，力线不良或韧带问题。软组织检查包括肌肉萎缩和既往手术切口，既往手术切口会影响新的手术入路。患者常表现为不同程度的关节肿胀和关节积液。除非存在进展性改变或骨软骨碎片移位，关节活动度通常不受影响。髌骨关节检查或活动度检查时，出现机械性症状如卡顿、弹响，这些症状无明显特异性，但可能与较大的、尤其是存在于髌股关节的软骨缺损相关。检查完膝关节的具体问题后，还需完整评估患者的功能障碍情况，包括整个膝关节、整个下肢和患者的全身状况。

影像学表现

第三章详细讨论了软骨的影像学，

简要总结如下：

标准 X 线片不能直接显示软骨损伤，除非有骨性丢失或关节间隙变小。因此，X 线在软骨修复中的主要作用是评估相关的力线问题，以及排除影响关节软骨修复的退行性关节病变。标准的膝关节 X 线摄片是一系列片子，包括负重位的伸直前后位片和屈曲后前位片（Rosenberg）[16]，侧位片则尽量接近真正的侧位，以及低屈曲角度的髌股关节，例如 Merchant 位（髌骨轴位），以及双下肢全长（臀部至脚踝）力线片。计算关节间隙以及同种异体半月板或骨软骨移植物的大小，需要加用特殊的不透光球体（放大）来标记 X 线片的放大率。高分辨率 MRI（1.5T 及以上）具有特定的软骨敏感序列，是评价软骨缺损[17]的金标准。

CT 造影常用于评估合并软骨下骨损伤的软骨缺损，如 OCD 病变、AVN 塌陷，或骨髓刺激术后的软骨下囊肿和软骨下骨硬化，金属影响 MRI 成像时也需要使用 CT。滑车发育不良、髌骨半脱位和倾斜，以及胫骨结节到滑车沟 / 后交叉韧带（TT-TG 和 TT-PCL）的距离，均可以通过 MRI 和 CT 等横断面扫描成像进行评估。

软骨修复的适应证和禁忌证

大多数软骨缺损患者无症状。因此，对患者和关节的仔细评估对于正确识别软骨缺损是疼痛来源十分困难。根据患者的年龄、症状程度和缺损的特点，改变运动方式和体重标准化是治疗的第一步。"高龄"考虑行关节置换的患者，建议注射非甾体类药物和（或）补充黏弹性治疗，合并力线不良时使用减压支具。对于功能良好的患者，侵入性手术的合理性很难判断；但对于严重缺损并且预期会进展的年轻患者，保守治疗的益处是有争议的。如果所有指标都符合，例如局灶性单间室疼痛、MRI 显示软骨病变和局部骨髓损伤的患者，治疗的成功率可能很高。然而，即便是这类患者，为避免不切实际的期望，反复告知软骨修复术后需要相对较长的康复期尤为重要。吸烟、肥胖（BMI>35kg/m²）、有炎症或期望值过高的患者都不是理想的候选者，一般不建议进行软骨修复手术[18]。不仅在特定体育活动中出现症状，在日常活动时也出现明显症状的患者往往会对软骨修复手术抱有最好的期望。此外，有巨大缺损的年轻患者即使没有严重的症状，但缺损有相当大的可能导致退变时，可以考虑进行软骨修复[19,20]。晚期软骨改变（＞50% 的关节间隙变窄）应当是软骨修复的禁忌证，但是对于非常年轻的患者，当症状无法忍受又没有其他的选择时，软骨修复手术可作为一种挽救手段，为患者争取时间（表 4.1）。

影响治疗决策的因素（表4.1）

影响治疗决策的患者特异性因素

影响软骨修复预后的因素很多，有些是患者的原因，如患者的年龄、体重、吸烟状况、与健康相关的生活质量评分较低（WOMAC评分）、慢性无关联疼痛或疼痛严重化的可能性较高[21,22]。术前情绪良好比术前情绪不良患者的术后满意度可能更高，对于疼痛来说尤其如此，所以大多数软骨产品的随机临床试验纳入患者时，疼痛评分选择标准包括视觉模拟量表（VAS）中为3~7分的患者，或者在膝关节骨性关节炎的疼痛评分亚量表（KOOS疼痛）中30~70分的患者。疼痛轻微的患者和长期疼痛评分高的患者的术后满意度都不太理想。

一般来说，年龄与手术结果呈负相关，但年龄对骨髓刺激技术的影响似乎比其他手术更大：许多研究已经对患者的年龄在微骨折治疗结果中的影响进行分析。大多数研究显示，年龄为30~40岁的患者明显比年轻患者差[23-28]；

表4.1 合并症概述

患者	系统性疾病（炎症）
	精神状况（沮丧/不切实际的期望）
	肥胖
	OA遗传倾向
肢体	肢体肌肉无力(核心肌力)、瘢痕(皮肤，关节囊，屈曲/伸直挛缩)
	力线异常（malalignment）
	冠状面（内翻/外翻）、轴面（股骨前倾/胫骨扭转）、矢状面（胫骨后倾/反屈）
膝关节	半月板、韧带损伤

OAT[25]也有类似的相关性。对于自体软骨细胞移植（ACI），文献报道更多的是双向的，其中一些研究证实了与年龄的相关性[29]，而其他研究则没有[30,31]。然而，基础研究表明，来自老年捐赠者的软骨细胞（>40岁）具有较低的蛋白多糖和胶原蛋白生成[32]。我们对骨软骨同种异体移植中年龄因素的影响所知甚少，因为供者的年龄一般都很年轻[<（30~40）岁]，而且只有表面完整的异体软骨才用于移植。关于受体年龄的影响，老年患者退行性病变的发生比例更高，急性创伤性病变的发生比例低，后者对大多数软骨修复都有较好的效果[29,31,33]。大多数评估体重对治疗结果影响的研究都显示出负相关性，从BMI>（25~30）kg/m^{2}开始。另一方面，一些作者发现，BMI>35kg/m^{2}的患者，接受软骨细胞治疗的影响微乎其微[34,35]，但是BMI>35kg/m^{2}的患者对微骨折治疗存在不良影响[26,27]。自体软骨细胞移植后，尼古丁的使用与移植物失败率和[18]功能不良密切相关。与大多数手术结果相似，有工伤补偿患者的临床疗效一般较差[36,37]。

影响治疗方案的缺损因素

软骨缺损的某些特点影响治疗结果，如深度、大小、位置、慢性和合并的骨损伤。通常采用改良的Outerbridge分类法来描述缺损的深度和大小，而不是传统的Outerbridge分类法（描述髌骨病变的深度和面积），或国际公认的国际软骨修复协会（ICRS）分类（表4.2；

图 4.1）。为了准确地交流，应该从两个方面（表面积和深度）测量缺损的大小。针对骨软骨缺损，所有的损伤深度（骨和软骨）均需要测量，包含软骨下骨缺损的深度，因为骨受累的深度也很重要。

胫股关节

对于胫股关节的软骨缺损，缺损面积对软骨修复手术的选择影响很大。对于面积 <（2~4）cm^2 的股骨髁损伤，60%~80% 的患者行微骨折和自体骨软骨移植（OAT）均有良好的疗效[25,27,33,38-41]。这些技术在较大的病灶中效果较差：一项关于微骨折与 ACI 的随机对照试验（RCT）报告了总体相似的结果[24]。然而，通过亚组分析，微骨折处理的较大缺陷（4cm^2）明显较差，而 ACI 与缺损

表 4.2　软骨缺损的分类

病变等级	Outerbridge 分级	ICRS 分级（及次级分级）
0 级	正常软骨	正常软骨
1 级	软骨软化、肿胀	a. 软化或纤维化
		b. 表面裂隙
2 级	表面裂隙深度未达软骨下骨或直径未超过 1.5cm	小于一半的软骨深度
3 级	表面裂隙深度达到软骨下骨且直径超过 1.5cm	超过一半的软骨深度并且：
		a. 未达钙化层
		b. 已达钙化层
		c. 已达软骨下骨
		d. 软骨基质出现囊性变
4 级	软骨下骨裸露	病变侵及软骨下骨板

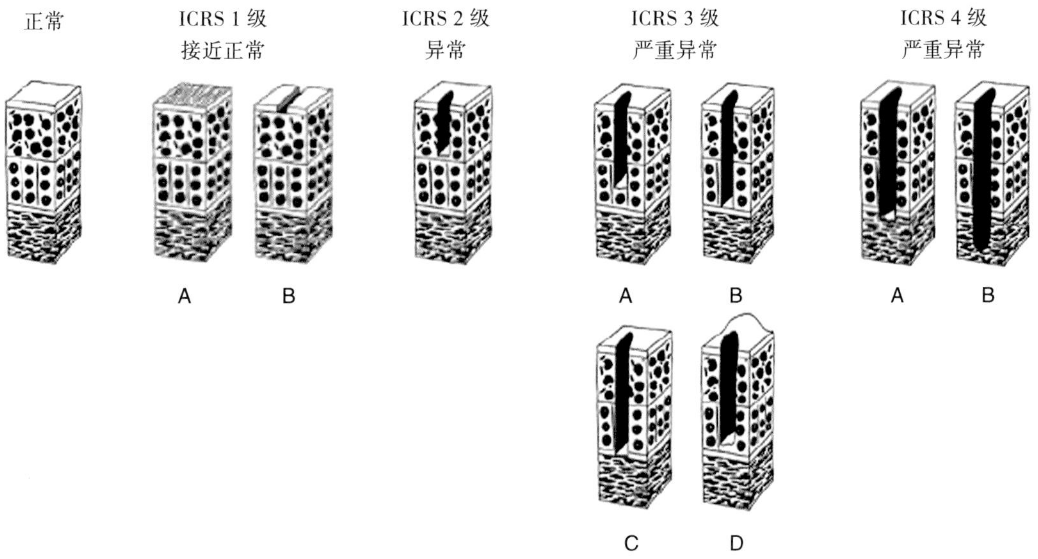

图 4.1　ICRS 分级系统图示

大小无相关性。另一份随机对照试验特别地比较了面积大于 $4cm^2$ 的缺陷，结论是 ACI 在这些大的病变[42]中比微骨折效果更好。尽管总体的临床疗效无明显差异，ACI 在较小缺损（平均缺损面积为 $2.6cm^2$）中也比微骨折显示出更好的结果[43,44]。骨软骨同种异体移植在股骨髁上的疗效与 ACI 相当，据报道，5 年的远期疗效超过 95%，在 15 年[45]时生存率稳步下降到 65%。该治疗的主要优点是可移植成熟的透明软骨，不需要等待组织成熟，是一种真正的骨软骨治疗技术，可同时修复关节面和软骨下骨。

由于骨髓刺激和 OAT 治疗的有效性较低，因此较大缺损的主要适应证是 ACI 和骨软骨同种异体移植，超过 70% 的患者在小范围内取得了良好的疗效[29,46-55]。

髌股关节

所有软骨修复在髌股（PF）关节的治疗中都显示出更差的预后，导致这种情况的因素很多，包括复杂的解剖，独特的生物力学，严重的肌肉无力和不平衡，以及一些外科医生对这种手术治疗方法不熟练。

此外，我们还必须认识到，许多髌股关节软骨缺损的患者因长期存在髌股关节不稳的病史导致的焦虑和担心须在术后克服，否则这些患者的状态从一开始就不利于恢复。软骨修复技术对位置的要求比其他技术更敏感，越来越多的人认为在髌股关节应谨慎使用微骨折技术。Kreuz 应用微骨折技术治疗髌股关

节缺损患者[56]，18~36 个月后发现临床评分下降。髌股关节 OAT 的治疗结果也不一致：一组报告的结果与股骨髁[40]相比只有轻微降低；另一些研究发现髌骨[47]的 OAT 治疗几乎全部失败，而另一份报告中[57]却显示了良好的结果。在髌股关节间室中使用骨软骨同种异体移植，单极移植物的优良率为 60%，比双极移植物[58]高。尽管早期对髌股关节ACI 治疗的报告中，7 例患者中仅有 2 例（28%）的[48]结果优良，但随着对髌股关节生物力学更好的理解和优化，采用 ACI 治疗髌股关节间室的患者中有超过 80% 获得成功的结果[59-62]。ACI 不是治疗髌股关节的绝对适应证，但当患者无骨损伤时，也是髌股关节治疗的一种选择。现在，基质介导的 ACI（MACI）在美国被批准用于所有的膝关节间室，其应用将加速。

关节合并症影响治疗选择

一些章节会更详细地专门讨论关节合并症的问题。然而，对于任何软骨修复手术的成功，识别和纠正下肢力线不良或运动轨迹不良，以及治疗半月板损伤和韧带损伤都是至关重要的。

治疗建议

股骨髁小缺损的治疗 [<（2~4）cm^2]

微骨折和 OAT 是股骨髁上较小缺损的主要治疗方法。微骨折可形成纤维软骨修复，在机械强度上低于透明软骨，但它也足以修复较小的缺损。OAT 将高

质量、成熟的软骨移植到缺损中，但供体移植物受限。虽然对供区的最大尺寸有争议，但获取 1~2 个直径 10mm 的移植物是安全的，并能提供足够的材料填充 1~2cm^2 缺损。两种手术方案的选择决定于外科医生的偏好和技术的熟练程度，以及患者的需求（活动及恢复完全功能的时间）和相关的骨缺损。高需求患者，如运动员，OTA 比微骨折显示出更好的恢复运动能力，更好的功能结果和组织学表现（分别为 93% 和 52%）[25]，Steadman 也在一系列病例中报告了专业运动员，特别是滑雪运动员的良好预后[63]。据大多数文献报道，因为运动员有特殊的职业需求，OAT 适用于高要求运动员的损伤，特别是可用 1 或 2 个移植物来治疗的骨软骨缺损。在低需求的患者中，微骨折可能更适用于很少或没有骨丢失的缺损。

颗粒软骨异体移植（DeNovo NT, Zimmer, Warsaw）是治疗软骨缺损的新方法。目前关于其疗效的临床资料有限，但值得期待[64-66]。

股骨髁大缺损的治疗 [>（2~4）cm^2]

尚无比较 ACI 和同种异体骨软骨移植治疗较大缺损的效果的随机对照研究。具体方案的选择主要取决于软骨下骨的情况，其次是缺损的数量和位置。一般来说，ACI 是一种表面手术，需要完整的软骨下骨作为基础，而同种异体骨软骨移植取代了整个骨软骨单元。当 ACI 失败时，表面缺损与最初的病变非常相似。同种异体移植在软骨下骨中的失败程度往往大于软骨内的失败，因

此常导致骨软骨缺损。此外，局限于关节软骨本身的局灶性缺损是 ACI 的主要适应证。骨软骨缺损或软骨缺损合并软骨下骨异常，如广泛的骨髓水肿、软骨下囊肿或骨内骨赘等，应考虑用同种异体移植来替代整个受影响的骨软骨单元。如果无同种异体移植，可以采用一种称为"三明治"的 ACI 技术；"三明治" ACI 是指同时进行软骨下植骨，用胶原膜封闭软骨下植骨以修复软骨下骨板，在骨移植区的上方进行传统的 ACI 或 MACI[67]。缺损的位置是次要考虑的因素，股骨髁缺损的治疗已在前面的章节提到过。然而，偶尔会有患者出现多处缺损，例如股骨内侧髁骨软骨缺损和髌骨软骨缺损。尽管同种异体移植是治疗骨软骨缺损的更好方法，但总体而言，ACI 也是可以考虑的，因为它能同时治疗股骨髁（通过"三明治" ACI）以及髌骨病变，这对于同种异体移植来说更为困难。此外，人们还担心移植的组织越多，对表面抗原的体液免疫反应就越高。有证据表明，抗原负荷可能在大块同种异体骨软骨移植的成败中发挥作用[68]。

虽然大多数软骨修复在髌股关节间室中的效果不如股骨髁，但 ACI 似乎不受位置的影响。对于滑车上非常小的缺损，可以考虑微骨折或 OAT，而广泛病变最好采用同种异体移植物治疗。对于 PF 来说，力学、接触面积和稳定性的纠正是非常关键的，更详细的内容见第 7 章。

OCD 病灶的治疗

有症状的不稳定性 OCD 病变应尽

可能通过关节镜或切开复位内固定（A/ORIF）进行修复[69]，因为与同种异体骨软骨移植相比，这种修复效果似乎优于其他软骨修复方式[70]。理想情况下，应使用加压螺钉，也可以应用金属和可吸收螺钉，它们有各自的优缺点。理想情况下，金属植入物应在骨愈合后和恢复活动之前取出。可吸收钉可留在体内多年。如果内植物超出关节面，有可能损伤对侧关节面，也可能导致囊肿形成。所以，这两种类型的螺钉都应该固定在关节面下方，以避免对关节面造成损伤。

仅清除碎片而不进行修复可以提供良好的短期症状改善，是治疗非常小的缺损或赛季内运动员的一种合理的选择。碎片清创的长期随访研究表明，10年内多达80%的患者在X线上表现出骨关节炎，特别是面积>2cm²的缺损[12-14]。碎片去除后有几种软骨修复方案可以选择。在一项随机对照试验中，OAT与微骨折比较，OAT的4年疗效更好（分别为83%和63%）[71]。ACI的成功率可达80%以上[72,73]，同种异体骨软骨移植的成功率约为70%[50]。

软骨修复失败的翻修

软骨修复失败的翻修术也属于修复手术，比如ACI或同种异体骨软骨移植，它们的选择取决于软骨下骨的状况。如果软骨下骨完整，用ACI进行表面修复是合理的；但当存在明显的软骨下水肿、大的软骨下囊肿或病理性骨赘时，可考虑使用同种异体骨软骨移植替代整个骨软骨单元；同时进行植骨的"三明治"ACI技术也是一种选择。只有当修复失败的原因确定与手术本身无关或不可能再次发生时，才考虑采用同种手术翻修，例如，ACI移植后的创伤性分层或同种异体骨软骨移植后软骨下塌陷。

结 论

选择正确的软骨修复方式受到许多因素影响。治疗并发症后，可以采用骨髓刺激或OAT有效治疗股骨髁小缺损，较大的缺损应考虑ACI及骨软骨同种异体移植（表4.3）。髌股关节软骨缺损需要特殊考虑，软骨修复的同时处理好合并症非常重要。

表 4.3 治疗原则

小缺损 [< (2~4) cm²]		大缺损 [> (2~4) cm²]	
自体骨软骨移植	微骨折	自体软骨细胞移植	同种异体骨软骨移植
更适用于小的缺损（1~2个骨软骨栓），可用于骨软骨缺损	更适用股骨髁软骨下骨完整的急性缺损	更适用于髌股关节及双极缺损，带完整的软骨下骨更好（OCD也适用）	更适用于股骨髁软骨下骨异常的缺损以及非包容性缺损
优势			
成熟透明软骨	无供区并发症	无缺损面积限制	无缺损面积限制
1期骨愈合	关节镜手术	透明软骨样软骨	透明软骨

（续表 4.3）

小缺损 [< (2~4) cm²]		大缺损 [> (2~4) cm²]	
康复和恢复比微骨折更快（RTP）			
劣势			
技术难度高（小切口）	康复复杂（CPM 和 TDWB 6~8 周）	关节切开	关节切开
供区异常	恢复运动需 6~9 个月后	再手术率高	移植物限制
		康复非常复杂（CPM +TDWB 6~8 周）	疾病传播
		恢复运动需 12~18 个月	细胞毒性抗体
		花费昂贵	骨移植区失效
			恢复运动需 9~12 个月
			花费昂贵

TDWB：touchdown weight bear，点地负重； CPM：continuous passive motion，持续被动活动

（崔运利 施洪臣 谭洪波 译，左镇华 审校）

参考文献

[1] Hjelle K, Solheim E, Strand T, et al. Articular cartilage defects in 1 000 knee arthros-copies. Arthroscopy, 2002,18(7):730-734.

[2] Widuchowski W, Lukasik P, Kwiatkowski G, et al. Isolated full thickness chondral injuries. Prevalance and outcome of treatment. A retrospective study of 5233 knee arthroscopies. Acta Chir OrthopTraumatol Cech, 2008, 75(5): 382-386.

[3] Curl WW, KromeJ, GordonES, et al. Cartilage injuries: a review of 31 516 knee arthroscopies. Arthroscopy,1997,13(4):456-460.

[4] Heir S, Nerhus TK, Rotterud JH, et al. Focal cartilage defects in the knee impair quality of life asmuch as severe osteoarthritis: a comparison of knee injury and osteoarthritis outcome score in 4 patient categories scheduled for knee surgery. Am J Sports Med,2010,38(2):231-237.

[5] Engen CN, Engebretsen L, Årøen A. Knee Cartilage Defect Patients Enrolled in Randomized Controlled Trials Are Not Representative of Patients in Orthopedic Practice. Cartilage, 2010, 1(4): 312-319.

[6] Widuchowski W,Widuchowski J,Faltus R,et al.Long-term clinical and radiological assessment ofuntreated severe cartilage damage in the knee: a natural history study. Scand J Med Sci Sports, 2011, 21(1): 106-110.

[7] Cicuttini F, Ding C, Wluka A, et al. Association of cartilage defects with loss of knee cartilage in healthy, middle-age adults: a prospective study. Arthritis Rheum,2005,52(7):2033-2039.

[8] Davies-Tuck ML, Wluka AE, Wang Y, et al. The natural history of cartilage defects in people with knee osteoarthritis. Osteoarthritis Cartilage, 2008,16(3):337-342.

[9] Ding C, Cicuttini F, Scott F, et al. Association of prevalent and incident knee cartilage defects with loss of tibial and patellar cartilage: a longi-tudinal study. Arthritis Rheum,2005,52(12):3918-3927.

[10] Messner K, Maletius W. The long-term prognosis for severe damage to weight-bearing cartilage in the knee: a 14-year clinical and radiographic follow-up in 28 young athletes. Acta Orthop Scand, 1996,67(2):165-168.

[11] Shelbourne KD, Jari S, Gray T. Outcome ofuntreated traumatic articular cartilage defects of the knee: a natural history study. J Bone Joint Surg Am, 2003,85(Suppl 2):8-16.

[12] Murray JR, Chitnavis J, Dixon P, et al. Osteochondritis dissecans of the knee.long-term clinical outcome following arthroscopic debridement. The Knee, 2007, 14(2): 94-98.

[13] Aglietti P, Ciardullo A, Giron F, et al. Results of arthroscopic excision of the fragment in the treatment of osteochondritis dissecans of the knee. Arthroscopy,2001,17(7):741-746.

[14] Wright RW, McLean M, Matava MJ,et al. Osteochondritis dissecans of the knee: long-term results of excision of the fragment. Clin Orthop Relat Res. Jul,2004,424:239-243.

[15] Widuchowski W,Widuchowski J,Trzaska T.Articular cartilage defects: study of 25,124 knee arthroscopies. Knee,2007,14(3):177-182.

[16] Rosenberg TD, Paulos LE, Parker RD, et al. The forty-five-degree posteroanterior flexion weight-bearing radiograph of the knee. J Bone Joint surg Am,1988,70(10):1479-1483.

[17] Potter HG. Chong le R. Magnetic resonance imaging assessment of chondral lesions and repair. J Bone Joint Surg Am,2009,91(Suppl1):126-131.

[18] Jaiswal PK, Macmull S, Bentley G, et al. Does smoking influence outcome after autologous chondrocyte implanta tion.a case-controlled study. J Bone Joint Surg Br,2009,91(12):1575-1578.

[19] Micheli L, Curtis C, Shervin N. Articular cartilage repair in the adolescent athlete: is autologous chondrocyte implantation the answer.Clin J Sport Med,2006,16(6):465-470.

[20] Micheli LJ, Moseley JB, Anderson AF, et al. Articular cartilage defects of the distal femur in children and adolescents: treatment with autologous chondrocyte implantation. J Pediatr Orthop, 2006,26(4):455-460.

[21] Núñez M1, Núñez E, del Val JL, et al.Health-related quality of life in patients with osteoarthritis after total knee replacement: factors influencing outcomes at 36 months of follow-up. Osteoarthritis Cartilage, 2007,15(9):1001-1007.

[22] Riddle DL, Wade JB, Jiranek WA,et al. Preoperative pain catastrophizing predicts pain outcome after knee arthroplasty. Clin Orthop Relat Res,2010,468(3):798–806.

[23] Kreuz PC, Erggelet C, Steinwachs MR, et al. Is microfracture of chondral defects in the knee associated with different results in patients aged 40 years or younger. Arthrosco py,2006,22(11):1180-1186.

[24] Knutsen G, Engebretsen L, Ludvigsen TC, et al. Autologous chondrocyte implantation compared with microfracture in the knee. A randomized trial. J Bone Joint Surg Am,2004,86-A(3):455-464.

[25] Gudas R, Kalesinskas RJ, Kimtys V, et al. A prospective randomized clinical study of mosaic osteochondral autologous transplantation versus microfracture for the treatment of osteochondral defects in the knee joint in young athletes. Arthroscopy, 2005, 21(9): 1066-1075.

[26] AsikM,Ciftci F, SenC,et al.Themicro-fracture technique for the treatment of full-thickness articular cartilage lesion soft he knee:midterm results. Arthroscopy,2008,24(11):1214-1220.

[27] Mithoefer K, Williams RJ 3rd, Warren RF, et al. The microfracture technique for the treatment of articular cartilage lesions in the knee. A prospective cohort study. J Bone Joint Surg Am.,87(9):1911-1920.

[28] Mithoefer K, McAdams T, Williams RJ, et al. Clinical efficacy of the microfracture technique for articular cartilage repair in the knee: an evidence-based systematic analysis. Am J Sports Med, 2009,37(10):2053-2063.

[29] Bartlett W, Skinner JA,Gooding CR,et al.Autologous chondrocyte implantation versus matrix-induced autologous chondrocyte

implantation for osteochondral defects of the knee: a prospective, randomised study. J Bone Joint Surg Br,2005,87(5):640-645.

[30] Rosenberger RE, Gomoll AH, Bryant T,et al.Repair of large chondral defects of the knee with autologous chondrocyte implantation in patients 45 years or older. Am J Sports Med,2008,36(12):2336-2344.

[31] Vanlauwe J, Saris DB, Victor J, et al. Five-year outcome of characterized chondrocyte implantation versus microfracture for symptomatic cartilage defects of the knee: early treatment matters. Am J Sports Med, 2011, 39(12): 2566-2574.

[32] Adkisson HDt, Martin JA, Amendola RL, et al. The potential of human allogeneic juvenile chondrocytes forrestorationo farticular cartilage.Am J Sports Med, 2010, 38(7): 1324-1333.

[33] Mithoefer K, Williams RJ 3rd, Warren RF, et al.High-impactathleticsafter knee articular cartilage repair: a prospective evaluation of the microfracture technique.Am J Sports Med, 2006, 34(9): 1413-1418.

[34] Zaslav K, Cole B, Brewster R, et al. A prospective study of autologous chondrocyte implantation in patients with failed prior treatment for articular cartilage defect of the knee: results of the Study of the Treatment of Articular Repair (STAR) clinical trial. Am J Sports Med,2009,37(1):42-55.

[35] Rue JP, Yanke AB, Busam ML, et al. Prospective evaluation of concurrent meniscus transplantation and articular cartilage repair: minimum 2-year follow-up. Am J Sports Med,2008,36(9):1770-1778.

[36] McNickle AG, Provencher MT, Cole BJ. Overview of existing cartilage repair technology. Sports Med Arthrosc,2008,16(4):196-201.

[37] Minas T, Gomoll AH, Solhpour S, et al.Autologous chondrocyte implantation for jointpreservation in patients withearly osteo-arthritis. Clin Orthop Relat Res, 2010, 468(1):147-157.

[38] KonE,GobbiA,FilardoG,et al. Arthroscopic second-generation autologous chondrocyte implantation compared with microfracture for chondral lesions of the knee: prospective nonrandomized study at 5years.AmJSports Med, 2009, 37(1):33-41.

[39] Steadman JR, Briggs KK, Rodrigo JJ, et al. Outcomes of microfracture for traumatic chondral defects of the knee: average 11-year follow-up. Arthroscopy,2003,19(5):477-484.

[40] Hangody L, Fules P. Autologous osteochondral mosaicplasty for the treatment of full-thickness defects of weight-bearing joints: ten years of experimental and clinical experience. J Bone Joint Surg Am, 2003,85-A(Suppl 2):25-32.

[41] Hangody L, Kish G, Karpati Z, et al. Arthroscopic autogenous osteochondral mosaic-plasty for the treatment of femoral condylar articular defects. A preliminary report. Knee Surg Sports Traumatol Arthrosc, 1997, 5(4):262-267.

[42] Basad E, Ishaque B, Bachmann G, et al. Matrix-induced autologous chondrocyte implantation versus microfracture in the treatment of cartilage defects of the knee: a 2-year randomi-sed study. Knee Surg Sports Traumatol Arthrosc,2010,18(2010):519-527.

[43] Saris DB, Vanlauwe J, Victor J, et al. Treatment of symptomatic cartilage defects of the knee: characterized chondrocyte implantation results in better clinical outcome at 36 months in a randomizedtrial compared to microfracture. Am J Sports Med, 2009,37(Suppl 1):10S-19S.

[44] Saris DB, Vanlauwe J, Victor J, et al. Characterized chondrocyte implantation results in better structural repair when treating symptomatic cartilage defects of the knee in a randomized controlledtrial versus microfracture. Am J Sports Med,2008,36(2):235-246.

[45] Gross AE, Shasha N, Aubin P. Long-term followup of the use of fresh osteochondral allografts for posttraumatic knee defects. Clin Orthop Relat Res, 2005,435:79-87.

[46] Behrens P, Bitter T, Kurz B, et al. Matrix-associated autologous chondrocyte transpla-ntation/ implantation (MACT/MACI)-5-year follow-up. The Knee, 2006,13(3):194-202.

[47] Bentley G, Biant LC, Carrington RW, et al. A prospective, randomised comparison of autologous chondrocyte implantation versus mosaicplasty for osteochondral defects in the knee. J Bone Joint Surg Br,2003,85(2):223-230.

[48] Brittberg M, Lindahl A, Nilsson A, et al. Treatment of deep cartilage defects in the knee with autologous chondrocyte transplantation. N Engl J Med,1994,331(14):889-895.

[49] Peterson L,Minas T,Brittberg M,et al. Two-to 9-year outcome after autologous chondrocyte transplantation of the knee. Clin Orthop Relat Res,2000,374:212-234.

[50] Emmerson BC, Gortz S, Jamali AA, et al. Fresh osteochondral allografting in the treatment of osteochondritis dissecans of the femoral condyle. Am J Sports Med, 2007,35(6):907-914.

[51] Shasha N, Aubin PP, Cheah HK, et al. Long-term clinical experience with fresh osteochondral allografts for articular knee defects in high demand patients. Cell Tissue Bank,2002,3(3):175-182.

[52] Aubin PP, Cheah HK, Davis AM, et al. Long-term followup of fresh femoral osteochondral allografts for posttraumatic knee defects. Clin Orthop Relat Res, 2001,(391 Suppl):318-327.

[53] Gortz S, Bugbee WD. Allografts in articular cartilage repair. J Bone Joint Surg Am, 2006, 88(6):1374-1384.

[54] LaPrade RF,Botker J, Herzog M, et al. Refrigerated osteoarticular allografts to treat articular cartilage defects of the femoral condyles. A prospective outcomes study. J Bone Joint Surg Am, 2009,91(4):805-811.

[55] McCulloch PC, Kang RW, Sobhy MH,et al. Prospective evaluation of prolonged fresh osteochondral allograft transplantation of the femoral condyle: minimum 2-year follow-up. Am J Sports Med, 2007,35(3):411-420.

[56] Kreuz PC, Steinwachs MR, Erggelet C, et al. Results after microfracture of full-thickness chondral defects in different compartments in the knee. Osteoarthritis Cartilage, 2006, 14(11):1119~1125.

[57] Astur DC, Arliani GG, Binz M, et al. Autologous osteochondral transplantation for treating patellar chondral injuries: evaluation, treatment, and outcomes ofa two-year follow-up study. J Bone Joint Surg Am,2014,96(10):816-823.

[58] Jamali AA, Emmerson BC, Chung C, et al. Fresh osteochondral allografts: results in the patellofemoral joint. Clin Orthop Relat Res,2005,437:176-185.

[59] Farr J. Autologous chondrocyte implantation improves patellofemoral cartilage treatment outcomes. Clin Orthop Relat Res, 2007, 463: 187-194.

[60] Henderson IJ, Lavigne P. Periosteal autologous chondrocyte implantation for patellar chondral defect in patients with normal and abnormal patellar tracking. The Knee,2006,13(4):274-279.

[61] Minas T, Bryant T. The role of autologous chondrocyte implantation in the patellofemoral joint. Clin Orthop Relat Res. Jul,2005,436:30-39.

[62] Pascual-Garrido C, Slabaugh MA, L'Heureux DR, et al. Recommendations and treat-ment outcomes for patellofemoral articular cartilage defects with autologous chondrocyte implantation: prospective evaluation at average 4-year follow-up. Am J Sports Med,2009,37(Suppl1):33S-41S.

[63] Blevins FT, Steadman JR, Rodrigo JJ. Silliman Treatment of articular cartilage defects in athletes: an analysis of functional outcome and lesion appearance. Orthopedics, 1998,21(7):761-767. (discussion 767-768)

[64] Bonner KF, Daner W, Yao JQ. 2-year postoperative evaluation of a patient with a symptomatic full-thickness patellar cartilage defect repaired with particulated juvenile cartilage tissue. J Knee Surg,2010,23(2):109-114.

[65] Hatic SO 2nd, Berlet GC. Particulated juvenile articular cartilage graft (DeNovo NT Graft) for treatment of osteochondral lesions of the talus.

Foot Ankle Spec, 2010,3(6):361-364.

[66] Farr J, Yao JK. Chondral defect repair with particulated juvenile cartilage allograft. Cartilage,2011,2:346-353.

[67] Bartlett W, Gooding CR, Carrington RW, et al. Autologous chondrocyte implantation at the knee using a bilayer collagen membrane with bone graft. A preliminary report. J Bone Joint Surg Br,2005,87(3):330-332.

[68] Hunt HE, Sadr K, Deyoung AJ, et al. The role of immunologic response in fresh osteochondral allografting of the knee. Am J Sports Med, 2014, 42(4):886-891.

[69] Gomoll AH, Flik KR, Hayden JK, et al. Internal fixation of unstable Cahill Type-2 C osteochondritis dissecans lesions of the knee in adolescent patients. Orthopedics, 2007,30(6):487-490.

[70] Pascual-Garrido C, Friel NA, Kirk SS, et al. Midterm results of surgical treatment for adult osteochondritis dissecans of the knee. Am J Sports Med, 2009,37(Suppl 1):125S-130S.

[71] Gudas R, Simonaityte R, Cekanauskas E,et al. A prospective, randomized clinical study of osteochondral autologous transplantation versus microfracture for te treatment of osteochondritis dis secans in the knee joint in children. J Pediatr Orthop,2009,29(7):741-748.

[72] Krishnan SP, Skinner JA, Carrington RW, et al. Collagen-covered autologous chondrocyte implantation for osteochondritis dissecans of the knee: two- to seven-year results. J Bone Joint Surg Br, 2006,88(2):203-205.

[73] Peterson L, Minas T, Brittberg M.Lindahl Treatment of osteochondritis dissecans of the knee with autologous chondrocyte transplantation: results at two to ten years. J Bone Joint Surg Am, 2003,85-A(Suppl 2):17-24.

第5章
膝关节剥脱性骨软骨炎

Camila Maftoum Cavalheiro, Eric J. Cotter, Brian R. Waterman,

Brian J. Cole

引 言

剥脱性骨软骨炎（OCD）是一种后天的、特发性的局灶性软骨下骨病变，影响关节软骨的稳定性，可导致继发性损伤，包括软化、肿胀、分离、部分脱落或完全剥脱从而形成游离体[1-5]。OCD的损伤特点是骨质吸收、塌陷、局灶性坏死和软骨分层；其不同于急性软骨骨折（图5.1）[4]。骨与软骨碎片会导致早期关节退行性改变，由于软骨游离体的磨损及关节功能损伤，最终导致早期骨性关节炎的形成（OA）[1,4,6]。

OCD的发病率为（15~29）/100 000人[3,7-10]，然而，随着更好的检测手段及更多人在较小的年龄参加竞技性运动，发病率可能会上升[1,8]。据报道，12~19岁的患者的OCD发病率最高，这也是年轻患者膝关节疼痛和功能障碍最常见的原因之一[7,11]。一般来说，男性比女性更容易受到影响，据报道男女比例高达5∶3[7,12]。此外，非裔美国人和外侧盘状半月板患者的OCD发病率更高（表5.1）[6,13]。

损伤可发生在肘、踝、股骨头和腕，但是最常累及的关节为膝关节，其中，内侧髁[MFC（70%~80%）]，外侧髁[LFC（15%~20%）]，髌骨（5%~10%），内侧髁为膝关节的主要病变部位[9,13,14]。多达15%~30%的病例还会出现双侧病变[14,15]。

OCD可分为幼年型和成年型。幼年型剥脱性骨软骨炎（JOCD）发生在骨骺未闭的儿童和青少年，成年型剥脱性骨软骨炎（AOCD）发生在骨骺已闭的成年人。AOCD可为新发，但一般认为是无症状性JOCD未痊愈所致。

这种分型很重要，因为幼年型和成年型剥脱性骨软骨炎在治疗和预后上差别很大。一般来说，大多数JOCD患者经过保守治疗能痊愈，但AOCD患者经常会变得不稳定而需要手术干预[3,12,13]。

C. M. Cavalheiro
Department of Orthopedic Surgery, Universidade de
Sao Paulo, Brazil, Butanta, Sao Paulo, Brazil

E. J. Cotter · B. R. Waterman · B. J. Cole (✉)
Department of Orthopedic Surgery, Rush University
Medical Center, Chicago, IL, USA
e-mail: bcole@rushortho.com

© Springer International Publishing AG, part of Springer Nature 2018
J. Farr, A. H. Gomoll (eds.), *Cartilage Restoration*, https://doi.org/10.1007/978-3-319-77152-6_5

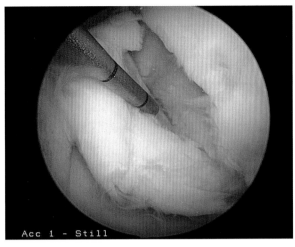

图 5.1　19 岁男性患者，患剥脱性股骨髁骨软骨炎

表 5.1　膝关节剥脱性骨软骨炎的危险因素

危险因素
男性
青少年（年龄 <14 岁）
积极参加运动
非裔美国人
盘状半月板

病因学

尽管对 OCD 的病因学探讨由来已久，但关于其潜在病因的争论仍在继续。许多假设的病因包括炎症、血管异常、遗传和（或）体质因素、创伤和骨化缺陷[5]。反复的微损伤是目前最普遍接受的病因，但 OCD 如何发生以及为什么发生尚不清楚。Smillie 倡导的关于 Fairbanks 的理论指出，MFC 外侧与胫骨反复接触是潜在的病因[4,5]。此外，与压力相关的或不全骨折进一步损害局部血管也相关[5]。而 LFC 的 OCD 与盘状半月板具有相关性。这些发现表明异常的机械压力可能对 OCD 的发展具有促进作用[4,16]。

另一种假说涉及骨骺软骨内成骨的作用。其理念是，副骨化中心会比较容易发展为 OCD，OCD 是局部创伤的进一步发展。骨骼的发育过程中，未受伤区域骨骺继续正常骨化，受伤区域的骨骺则终止骨化或暂停发育[1,4]。最终，OCD 在病因学上并没有达成共识，这也反映了该病病因的多因素性（表 5.2）。

临床表现及体格检查

OCD 的临床表现依赖于疾病分期以及病变的大小和稳定性。剥脱性骨软骨炎一般无症状，可偶然发现于一些不相关损伤的影像学检查中。早期症状定位不明确，也没有特异性，只有不超过 20% 的患者会出现关节积液[2,12,13]。进一步发展可出现疼痛、僵硬、绞锁或"打软腿"、积液等机械症状，是由关节不稳及关节内游离体导致的。

查体也可能产生非特异性表现，包括局部触痛和压痛（40%~70%）[2,13]。股

表 5.2　膝关节剥脱性骨软骨炎的病因学理论

病因	提出者	说明
炎症	Paget[17]	骨与软骨的炎症反应导致自发性坏死
血管畸形	Green, Banks[18]	血管闭塞导致软骨下骨坏死
遗传或原发性因素	Mubarak[19]	遗传倾向即孟德尔遗传
创伤	Fairbanks[20]	股骨内侧髁外侧与胫骨棘反复接触是导致骨坏死的原因
骨化缺陷	Ribbing[21]	副骨化中心后来发展为剥脱性骨软骨炎

骨髁病变在膝关节不同屈曲角度触诊时会出现一个明显的痛点，股骨内髁损伤常常在股骨前髁触及疼痛。病变早期膝关节活动范围一般不受影响，随病情进展会出现机械卡压及被动伸膝疼痛，股四头肌萎缩也随时间延长逐渐明显[2,9,12]。患者行走时患肢会表现出防痛步态，以避免内侧胫骨棘与股骨内侧髁之间的压力[2,13]。必须注意排除因韧带稳定性、半月板病变、髋关节相关病变导致的膝关节疼痛[7]。

影像学诊断

由于缺乏特异性体征，OCD 常常利用影像学方法确诊。膝关节影像包括标准负重前后位片、侧位片、屈膝 45° 前后位片和 Merchant 位片，后者分别用于鉴别股骨内侧髁损伤和髌骨损伤[2]。X 线片有利于显示局部病灶部位，排除其他骨性病变，评估骨骼成熟程度。对侧 X 线片也可用于评估非对称性生长状态、不规则成骨及潜在的无症状损伤。典型的平片显示为：一个边界完整的、新月形的骨碎片和软骨下骨透亮线的病变（图 5.2A、B）[12,13]。

由于 OCD 的 X 线片在评估关节稳定性和形合度上存在困难，所以临床上常使用 CTA、MRI 或 MRA 检查。真正的 OCD 常发生在股骨后髁，蔓延至髁间并伴随明显的软骨下骨水肿。MRI 可明确区分异常骨化和剥脱性骨软骨炎，并且可测量损伤大小、位置、深度和游离体（表 5.3）。MRI 可以很好地显示骨水肿及软骨下骨分离（病变和正常骨之间 T2 像显示线性高信号）及关节软骨的完整性（纹理、厚度或含水量；图 5.3）[4]。然而，尽管 MRI 有很强的特异性和敏感性，但是关节镜仍然是诊断和分期的金标准。

保守治疗及预后

保守治疗证明对损伤愈合有一定效果，尤其针对幼年型剥脱性骨软骨炎[2]。保守治疗可明显减少骨骺闭合从而限制保守治疗的有效性。成年型剥脱性骨软骨炎常常需手术治疗，而且预后较差。作者描述的非手术治疗失败的一般特征包括骨骼已发育成熟、损伤面积大 [>（160~200）mm²]、异常位置（如股骨外髁非负重面）和以机械症状为主[12]。病灶的稳定性影响最终治疗效果及预后。稳定的病灶通过保守治疗，症状可明显

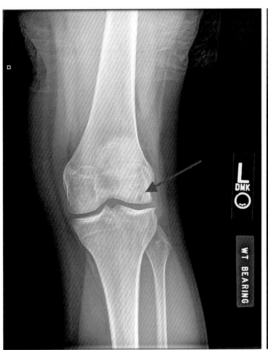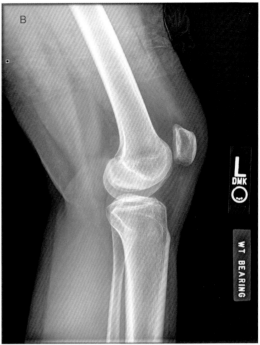

图 5.2 A.15 岁男性患者的左膝关节正位片，左股骨外髁剥脱性骨软骨炎。B.15 岁男性患者的左膝关节侧位片，左股骨外髁剥脱性骨软骨炎

表 5.3 MRI 和 MRA 对剥脱性骨软骨炎的病灶分期：Dipaola 和 Kramer 分类

Dipaola 等[22]	分期	MRI 表现
	I	软骨完整，但软骨信号有改变
	II	高信号显示软骨断裂
	III	骨软骨碎片后方延伸出一个薄的、高信号的边缘，表示碎片周围的滑液
	IV	位于病变中心或关节内的混合的或低信号游离体
Kramer 等[23]	分期	MRA 表现
	I	碎片周围边界不清的小的信号改变
	II	碎片边界清楚，周围无软骨下骨及液体
	III	碎片和软骨下骨之间可见液体
	IV	碎片周围充满液体但无移位
	V	碎片完全剥脱和分离（游离体）

MRI：核磁共振成像；MRA：核磁共振关节造影

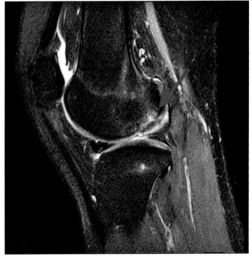

图 5.3 15 岁男性患者的左膝 T2 加权快速回波显像显示股骨外髁骨软骨剥脱病变（箭头所示）

缓解，影像学也有改善，而不稳定病灶通过手术治疗可得到更好的结果[4]。

OCD 非手术治疗包括 3 种主要方法：药物治疗、活动方式改变和制动。

药物治疗对于症状的缓解是否有效取决于病理类型；活动方式改变可减轻因撞击或体育运动引起的症状，但仍不能确定能否改变其自然病程。近年来，使用管型石膏或支架来进行制动存在争议并已很少应用。

大多数作者建议调整活动方式，重点是限制运动，特别是高冲击或高负荷活动 4~8 周，但允许依从性好的患者进行正常负重活动。建议在最初 3~4 个月进行轻度活动，如散步、骑自行车和游泳。4~6 个月后恢复日常活动和运动[2,12]。通常，保守治疗 3 个月后摄片了解疾病进展。如果病灶显示完全愈合或无进一步发展迹象，患者则可以重新恢复正常活动。然而，如果相关影像学检查结果或症状持续存在，则继续有限负重或固定[2,12]。幼年型剥脱性骨软骨炎经非手术治疗 6~18 个月痊愈率为 50%~94%[4,7,12]。

Linden 的长期回顾性随访（33 年）的结论是，在骺闭合之前发生的 OCD（JOCD）不会导致后期其他并发症，但是骺闭合之后出现 OCD 的患者（AOCD）往往较正常人早 10 年发展成骨性关节炎[3,24]。然而，其他研究发现尽管许多患者取出不稳定碎片后感觉无症状，但有 50% 的 JOCD 患者在年龄增大后出现骨性关节炎的影像学征象。研究还发现骨性关节炎的发展和所涉及的区域大小成正比[25]。

进一步强调固定碎片可降低继发性骨性关节炎的发生率。近期报道表明，取出碎片来缓解疼痛可能是暂时的，强调尽量修复碎片的重要性[3]。另外，还需要考虑二次修复软骨，也会改变剥脱性骨软骨炎的自然进程。

手术治疗选择与临床结果

手术治疗主要用于病灶分离或不稳定的年轻患者，或保守治疗无效的骺已闭或正在闭合的患者。手术治疗的目标：维持关节软骨的形合度，对不稳定碎片进行坚强固定，修复或重建骨软骨单元。虽然存在多种手术选择，但没有一种方法可作为确切的治疗标准。外科治疗可分为姑息性、修复性和重建手术[13]。治疗方法从微创的方式开始选择，避免将来失去补救处理的机会（图 5.4）[13]。应根据患者损伤的大小、稳定性、生长状态和活动需求制订个体化治疗方案。常用的 OCD 关节镜下分类标准见表 5.4。

姑息治疗

姑息治疗主要包括游离体取出

表 5.4 Guhl 和 ICRS 的关节镜下 OCD 分型

Guhl[26]	分型	关节镜下表现
	I	完整性正常
	II	原位破裂（早期损伤）
	III	局部分离
	IV	完全分离，游离体
ICRS[27]	分期	关节镜下表现
	I	软骨表面完整但局部软化的稳定病变
	II	部分中断但稳定
	III	完全中断但未脱落
	IV	碎片脱落或者形成游离体

ICRS：国际软骨修复协会

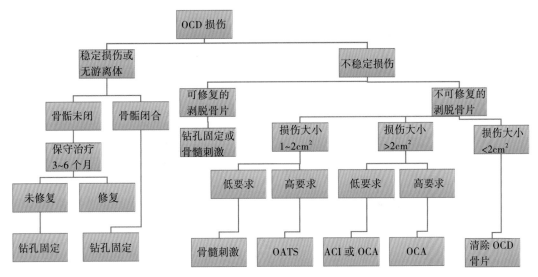

图 5.4 治疗骨软骨炎患者的决策树图

（loose body removal，LBR）或病灶清除术。骨软骨碎片可能会脱落并引起疼痛、绞锁和卡顿。对 OCD 粉碎、血管变或变形的病例，行碎片去除术是一种合适的选择。很多慢性损伤的纤维组织可能会阻碍其解剖重建和影响愈合[3]。清理碎片手术通常能很好地缓解机械症状并减少症状性渗出物，但是不能解决骨软骨缺损，可能产生不良的长期结果。

虽然 OCD 病灶应该复位、固定、植骨或在可能的情况下解剖学修复，但小病灶或非负重区的病灶仅采用游离体取出术即可获得良好的结果[13]。Lin 等报道了 28 例膝关节 OCD 患者，经游离体取出后 Lysholm 评分明显改善，但 30 年、40 年后在受累间室中却发现了关节退变的证据[25]。Anderson 和 Pagnani 对 11 例 JOCD 患者及 9 例 AOCD 患者进行碎片取出。术后平均随访 9 年，5 例失败，6 例预后不良，幼年型和成年型剥脱性骨软骨炎均出现了令人失望的结果[28]。这些研究证明游离碎片取出术在缓解症状

方面有效；然而，75% 的患者长期随访（2~20 年）显示疗效欠佳[13]。鉴于上述结果，在其他治疗失败后，辅助性修复、修复或重建技术是一种合理选择。

修复手术
软骨下钻孔

关节镜软骨下钻孔在软骨下骨内形成新生的通道，可改善局部血运，并增加骨髓干细胞流入以促进愈合。在骨骺未闭患者中，建议用于损伤面积小于 2.5cm^2 的稳定病变[13]。一般来说，这些病变并无严重不稳，软骨完整或轻微分离（分别为 1 级、2 级）[3]。经软骨（顺行）和经骨（逆行）钻孔方法都有报道。目前尚无研究表明哪种技术更具有优势，但仍应积极处置以避免骨软骨碎片不稳或引起医源性骨损伤[13]。

根据术前影像学制订计划，关节镜下经完整软骨表面进行软骨下骨顺行钻孔[2]。如果通过标准入路不宜处理，则需建立辅助入路以便垂直软骨钻孔。尽

可能通过髁间窝或沿股骨远端关节外侧边缘钻孔，以免损伤关节表面[13]。这种方法的缺点是很难到达股骨髁后部的损伤以及会损伤关节软骨表面[13]。相反，逆行钻孔可以避免关节软骨损伤，而且更易处理股骨髁后方病变，但是对手术技术要求更高[2]。通过透视和前叉定位器精准定位，钻头可进入OCD的软骨下骨下方，同时可避免损伤软骨和进入关节腔。

通常OCD患者通过钻孔手术后临床疗效满意，其中年龄为主要的预后影响因素。AOCD的影像学愈合和症状改善均欠佳，可能原因是其更偏晚期或不稳定病变的发病率更高，导致自发愈合的可能性更低（5%~50%）[3,29]。总的来说，超过80%的青少年患者临床疗效优良，70%~100%的患者可恢复正常运动[13]。

切开复位和内固定

分期较高的OCD伴有部分分离碎片或关节内游离体（3、4期）的患者不适合保守治疗，可行碎片复位并解剖固定术[13,30]。部分或完全分离的OCD复位适合于大的骨软骨碎片、具有足够软骨下骨的病变以及水肿局限或变形不大的急性病变。较低分期病变（1、2期）在经过保守治疗失败或疾病进展或出现不稳定碎片后也可行手术治疗[30]。

OCD的内固定通常使用生物复合材料或不可吸收钉，PLLA（poly-L latic acid）钉或螺钉，这取决于外科医生的偏好，一般选择经髌腱入路。在大多数情况下，为了防止旋转不稳定，选择两点固定，并且经常需打压植入物来提高稳定性和抗剪切负荷[3]。在固定前，行软骨下骨打磨或骨髓钻孔以便在底部形成出血点。这可能会有一定的技术难度，但是为了增强愈合必须这样处理。同时，手术时必须确保内固定物埋于软骨下，以避免产生医源性软骨磨损（图5.5、5.6）。如果发现明显的骨丢失，在内固定前需行自体胫骨或髂骨移植，以免软骨块复位失败[13]。

术后患者应避免负重，立即使用

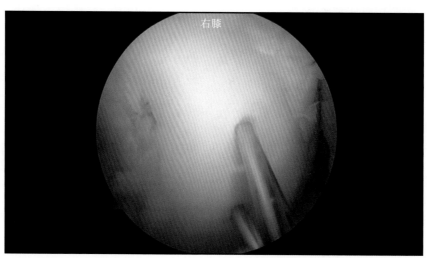

图5.5 16岁男性患者，在右膝关节镜下将2枚导针打入股骨内髁剥脱性骨软骨炎病灶

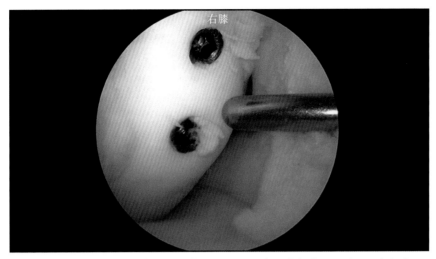

图 5.6　16 岁男性患者，在右膝关节镜下股骨内髁剥脱性骨软骨炎病灶处置入 2 枚螺钉

CPM 机进行屈伸活动训练。通常金属螺钉在术后 6~8 周，或有足够证据表明骨折已愈合时取出[13,31]。内固定取出后检查软骨稳定性，同时清理碎片。内固定取出术同时也为关节镜复检提供了机会，有利于在完全恢复运动之前对损伤愈合情况进行评估。为确保稳定的骨性愈合，恢复较高的对抗性活动通常要再延迟 8~12 周，软骨碎裂严重的患者可进一步推迟[13]。

修复手术

　　修复手术采用透明软骨、类透明软骨组织修复受损的关节软骨，通常也复合细胞、化学和基质复合物进行增强。如果固定不牢、首次采取切除碎片或初次固定失败，后继手术可考虑采用修复手术[2,13]。尽管骨移植和（或）所谓的"三明治"技术可用于恢复正常的软骨下骨，但骨髓刺激和自体软骨细胞移植（ACI）更适合于表面缺损。自体骨软骨移植（OATS）或同种异体骨软骨移植（allograft transplantation, OCA）也是重建自体骨软

骨单位的选择[2]。

骨髓刺激

　　如软骨下钻孔一样，骨髓刺激在软骨下骨中制造通路，允许多能干细胞从骨髓流入缺损部位，最终发展为纤维软骨。对于软骨缺损较小（<2cm^2）、软骨下骨完整且活动需求低的患者，可作为一线治疗[13,32]。在穿透软骨下骨之前，病灶应该被清理至周围正常软骨，形成一个垂直壁，然后用刮匙刮除下面的钙化软骨层（图 5.7、5.8）。

　　股骨髁部病变术后康复需要 6 周的非负重治疗，每天使用 CPM 6h，而滑车和（或）髌骨病变术后即刻可在支架保护下完全负重。限制髁部病变的负重有助于确保血凝块在缺损内保留，而 CPM 可促进修复组织生成并减轻僵硬相关的并发症[32,33]。虽然短期结果一般都很好，但长期效果有限，原因可能是纤维软骨抵抗剪切应力的能力低于天然透明软骨[34]。

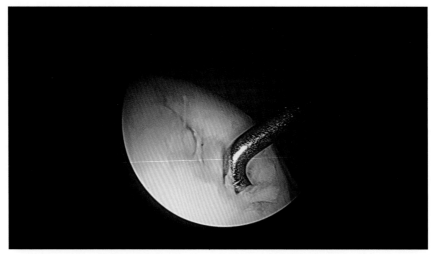

图 5.7 25 岁男性患者的右膝股骨内侧髁剥脱性骨软骨炎的关节镜术中照片

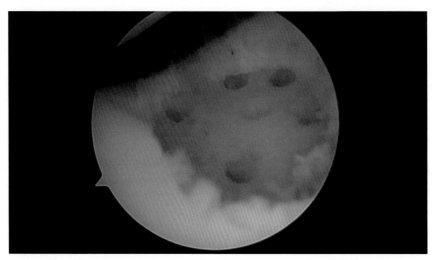

图 5.8 25 岁男性患者的右膝滑车剥脱性骨软骨炎在关节镜下行微骨折术的照片

Gudas 等[35] 对 50 例儿童膝关节 OCD 患者行微骨折和自体骨软骨移植随机对照研究。作者证明，在第一年两组都取得了很好的效果；然而，在最后的随访（平均 4.2 年）中，微骨折组（$n=22$）患者的 ICRS 评分明显变差，41% 的患者进展为失败，而自体骨软骨移植组则持续改善。只有 14% 的微骨折组患者在 4.2 年内恢复到损伤前水平，而在自体骨软骨移植组该概率则为 81%[13]。作者指出缺损的大小和结果之间存在负相关[35]。该研究增强了微骨折用于治疗面积小于 2.5cm^2 病灶的有效性，并突出了其在治疗较大缺损病变中的缺点[8,13]。

自体软骨细胞移植

自体软骨细胞移植（ACI）是一种两阶段的基于自体细胞的移植技术。ACI 的目的是产生类似于 Ⅱ 型透明软骨的修复组织，从而恢复膝关节的耐久性和自然功能。ACI 的理想适应证是：症状性、单极性、明显大于 2cm^2（2~10cm^2）的软骨缺损，且没有明显的骨丢失的病例。软骨下骨损失大于 8mm 的患者，也可以使用"三明治"技术[2,32]。术后可立即进行 CPM 锻炼，6 周避免负重，体育活动推迟到 9~12 个月以后[13]。

报道显示，ACI 的结果是可靠的，患者反馈报告中疼痛和功能改善显著。一些作者回顾了行 ACI 手术（包含做或未做骨移植）的患者，结果获得了 73%~86% 的优良率[36,37]。Peterson 等报告 58 例膝关节 OCD 患者行 ACI 术，2~10 年内有 91% 的优良率[37]。女性和高龄患者预后最差。在 JOCD 患者中，骨骼成熟前患者结果的优良率约为 91%，而骨骼成熟后治疗的患者优良率为 77%，表明早期治疗的效果更佳[37]。

自体骨软骨移植

自体骨软骨移植（OATS）手术包括将自体骨软骨组织从低负重区移植到剥脱性骨软骨炎区域，该手术可考虑作为较小面积软骨损伤行微骨折术失败后的一线或二线治疗[3,32]。自体骨软骨移植手术的经典适应证是存在软骨下骨破坏不适合行微骨折术，以及病变虽小于 2cm^2，但要求较高的患者[13]。

尽管一些作者采用骨软骨移植术治疗面积大于 4cm^2 的较大病变，但单个骨栓自体移植通常是首选[3]。将剥脱性骨软骨炎病变区域首先准备成圆形，清除所有病变骨和软骨。从内侧 / 外侧滑车或髁间窝的边缘取出骨软骨桩，进行修整以匹配受体缺损部位的大小和曲率半径。将骨软骨栓轻轻压入缺损处，直至与周围软骨齐平。植入时应尽量减少力学刺激，以增加软骨细胞的存活率[13]。

术后 6 周鼓励在支具保护下全程负重活动[32]。自体骨软骨移植技术的优点包括：一阶段手术，使用患者自身移植物的成本较低，没有疾病传播风险。限制因素包括：供区并发症、供区有限、恢复正常髁轮廓困难，以及镶嵌填充不完全。因此，最好使用单个栓子，并尽可能用自体移植治疗较小病变，用同种异体移植治疗较大病变[13]。

尽管有这些限制，小到中等大小的股骨髁孤立性病变经手术后，均显示出积极的临床结果。超过 3 年的随访，91% 的病例得出了优良的结果[33]。自体骨软骨移植治疗股骨内侧髁病变和小的病灶比外侧髁或髌股间室病变具有更好的临床效果[13]。

同种异体骨软骨移植

同种异体骨软骨移植（OCA）适用于较大病变或其他修复技术失败的病变（图 5.9）。新鲜的 OCA 具有同时解决骨骼和软骨缺损的能力，同时提供良好的疼痛缓解和成熟的透明软骨，特别是对于高需求和病变大于 2cm^2 的患者可考虑应用该方法[13]。

清除患者膝关节的 OCD 病变，去除硬化骨，从而形成圆柱孔，边界到达周围健康的骨骼和软骨（图 5.10）。为了维持正常的软骨表面合度和厚度，需要从尸体标本中采集 1 个或多个新鲜的骨软骨柱，大小和位置需要匹配。市售的器械系统可保证所取的圆柱形同种异体移植骨栓与缺损区大小一致并匹配。移植物理想的植入方式是压配，如需要可以使用生物可吸收螺钉或无头钛钉进行加强固定（图 5.11）[38]。

术后康复类似于 OATS 和 ACI，允许限制性负重 8 周。潜在的缺陷包括：移植物有限，细胞活力降低，免疫原性和疾病传播[33]。据报道，新鲜 OCA 通过长期随访，临床效果优良，90% 以上的患者主观症状得到改善[13,38]。

结 论

OCD 是一种被认识很久，却知之甚少的疾病。确切的病因和自然病史在文献中仍然不明确，而高的伤残率使其成为一个具有挑战性的问题。膝关节 OCD 需要及时诊断，以防止关节软骨受损，并最大限度地进行手术修复。稳定的 JOCD 非手术治疗非常有效，手术治疗

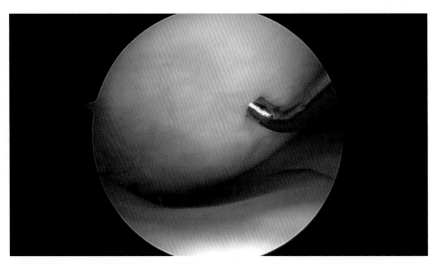

图 5.9　19 岁女性患者，微骨折治疗股骨内侧髁剥脱性骨软骨炎失败的关节镜术中照片

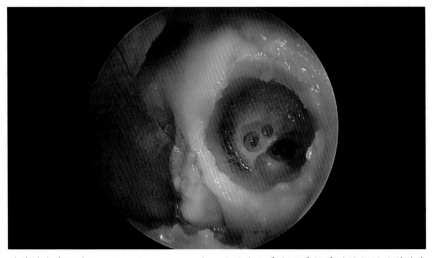

图 5.10　关节镜术中照片显示钻孔至 6~8mm 深度，为接受股骨内髁骨软骨移植物供体作准备

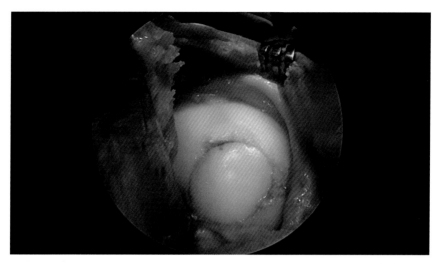

图 5.11 关节镜术中照片显示股骨髁内侧同种异体骨软骨移植物植入

的适应证是基于病变稳定性、骺板是否闭合和临床症状。重建关节表面、改善碎片的血液供应、坚强固定和早期运动是保留骨软骨碎片的主要目标。如果碎片不能保留，则应尝试软骨修复技术，根据病变的大小和患者的需要行修复或重建技术，如微骨折、ACI、OATS 和 OCA。治疗 AOCD 病变的总体目标是减轻疼痛，恢复功能，并防止继发性骨关节炎的发展。

（齐波 史冲 项毅 译，施洪臣 审校）

参考文献

[1]Grimm NL, Weiss JM, Kessler JI, et al. Osteochondritis dissecans of the knee: pathoanato-my, epidemiology, and diagnosis. Clin Sports Med, 2014, 33(2):181-188.

[2]Pascual-Garrido C, Moran CJ, Green DW, et al. Osteochondritis dissecans of the knee in children and adolescents. Curr Opin Pediatr, 2013, 25(1):46-51.

[3] Pascual-Garrido C, McNickle AG, Cole BJ. Surgical treatment options for osteochondritis dissecans of the knee. Sports health, 2009, 1(4):326-334.

[4] Edmonds EW, Polousky J. A review of knowledge in osteochondritis dissecans: 123 years of minimal evolution from Konig to the ROCK study group. Clin Orthop Relat Res, 2013, 471(4):1118-1126.

[5] Shea KG, Jacobs JC Jr, Carey JL, et al. Osteochondritis dissecans knee histology studies have variable findings and theories of etiology. Clin Orthop Relat Res, 2013,471(4):1127-1136.

[6] Jacobs JC Jr, Archibald-Seiffer N, Grimm NL, et al. A review of arthroscopic classification systems for osteochondritis dissecans of the knee. Clin Sports Med, 2014,33(2):189-197.

[7]Yang JS, Bogunovic L, Wright RW. Nonoperative treatment of osteochondritis dissecans of the knee. Clin Sports Med.2014,33(2):295-304.

[8]Trinh TQ, Harris JD, Flanigan DC. Surgical management of juvenile osteochondritis dissecans of the knee. Knee surgery, sports traumatology, arthroscopy: official journal of the ESSKA, 2012,20(12):2419-2429.

[9]Kocher MS, Tucker R, Ganley TJ,et al. Management of osteochondritis dissecans of the knee: current concepts review. Am J Sports Med, 2006, 34(7):1181-1191.

[10] Gun BKFR, Gratton RW, Kusnezov N, et al.

Epidemiology of symptomatic Avascular necrosis: demographic risk factors from 13,820,906 United States military Servicemembers. Mil Med, 2017.

[11] Kessler JI, Nikizad H, Shea KG, et al. The demographics and epidemiology of osteochondritis dissecans of the knee in children and adolescents. Am J Sports Med, 2014, 42(2): 320-326.

[12] Cruz AI Jr, Shea KG, Ganley TJ. Pediatric knee Osteochondritis Dissecans lesions. Orthop Clin North Am, 2016,47(4):763-775.

[13] Erickson BJ, Chalmers PN, Yanke AB, et al. Surgical management of osteochondritis dissecans of the knee. Curr Rev Muscoskelet Med, 2013,6(2): 102-114.

[14] Kon E, Vannini F, Buda R, et al. How to treat osteochondritis dissecans of the knee: surgical techniques and new trends: AAOS exhibit selection. J Bone Joint Surg Am Vol, 2012,94(1):e1-8.

[15] Gomoll AH, Flik KR, Hayden JK, et al. Internal fixation of unstable Cahill type-2C osteochondritis dissecans lesions of the knee in adolescent patients. Orthopedics. 2007. 30(6):487-490.

[16] Mestriner LA. Osteochondritis Dissecans of the knee: diagnosis and treatment. Rev Bras Ortop, 2015,47(5):553-562.

[17] Paget J. On the production of some of the loose bodies in joints. Saint Bartholomew's Hospital Reports, 1870:6.

[18] Green WT, Banks HH. Osteochondritis dissecans in children. J Bone Joint Surg Am,1953,35:26-47.

[19] Mubarak SJ, Carroll NC. Familial osteochondritis dissecans of the knee. Clin Orthop Relat Res, 1979,140:131-136.

[20] Fairbanks H. Osteo-chondritis dissecans. Br J Surg, 1933,21:67-82.

[21] Ribbing S. Studies on hereditary, multiple epiphyseal disorder. Acta Radiol,1937,34:1-107.

[22] Dipaola JD, Nelson DW, Colville MR. Characterizing osteochondral lesions by magnetic resonance imag-ing. Arthroscopy, 1991, 7(1):101-104.

[23] Kramer J, Stiglbauer R, Engel A, et al. MR contrast arthrography (MRA) in osteochondrosis dissecans. J Comput, Assist Tomogr, 1992, 16(2):254-260.

[24] Linden B. The incidence of osteochondritis dissecans in the condyles of the femur. Acta Orthop Scand, 1976, 47(6):664-667.

[25] Lim HC, Bae JH, Park YE, et al. Long-term results of arthroscopic excision of unstable osteochondral lesions of the lateral femoral condyle. J Bone Joint Surg Br Vol,2012,94(2):185-189.

[26] Guhl JF. Arthroscopic treatment of osteochondritis dissecans: preliminary report. Orthop Clin North Am,1979,10(3):671-683.

[27] Brittberg M, Winalski CS. Evaluation of cartilage injuries and repair. J Bone Joint Surg Am, 2003,85-A (Suppl 2):58-69.

[28] Anderson AF, Pagnani MJ. Osteochondritis dissecans of the femoral condyles. Long-term results of excision of the fragment. Am J Sports Med, 1997,25(6):830-834.

[29] Winthrop Z, Pinkowsky G, Hennrikus W. Surgical treatment for osteochondritis dessicans of the knee. Curr Rev Muscoskelet Med, 2015,8(4):467-475.

[30] Barrett I, King AH, Riester S, et al. Internal fixation of unstable Osteochondritis Dissecans in the skeletally mature knee with metal screws. Cartilage, 2016,7(2):157-162.

[31] Webb JE, Lewallen LW, Christophersen C, et al. Clinical outcome of internal fixation of unstable juvenile osteochondritis dissecans lesions of the knee. Orthopedics,2013,36(11): e1444-1449.

[32] Richter DL, Schenck RC Jr, Wascher DC, et al. Knee Articular cartilage repair and restoration techniques: a review of the literature. Sports Heal,2016,8(2):153-160.

[33]Pascual-Garrido C, Friel NA, Kirk SS, et al. Midterm results of surgical treatment for adult osteochondritis dissecans of the knee. Am J

Sports Med, 2009, 37(Suppl 1): 125S-130S.

[34] Frank RM, Cotter EJ, Nassar I, et al. Failure of bone marrow stimulation techniques. Sports Med Arthrosc Rev, 2017,25(1):2-9.

[35] Gudas R, Simonaityte R, Cekanauskas E, et al. A prospective, randomized clinical study of osteochondral autologous transplantation versus microfracture for the treatment of osteochondritis dissecans in the knee joint in children. J Pediatr Orthop, 2009,29(7):741-748.

[36] Bartlett W, Gooding CR, Carrington RW, et al. Autologous chondrocyte implantation at the knee using a bilayer collagen membrane with bone graft. A preliminary report. J Bone Joint Surg Br Vol, 2005,87(3):330-332.

[37] Peterson L, Minas T, Brittberg M, et al. Treatment of osteochondritis dissecans of the knee with autologous chondrocyte transplantation: results at two to ten years. J Bone Joint Surg Am Vol,2003,85-A(Suppl 2):17-24.

[38] Sadr KN, Pulido PA, McCauley JC, et al. Osteochondral allograft transplantation in patients with Osteochondritis Dissecans of the knee. Am J Sports Med, 2016,44(11):2870-2875.

第 6 章
胫股关节力线不良

Andreas H. Gomoll

生物力学原理

正常的膝关节应该可以伴随我们一生，通常不会出现退行性改变。超过关节软骨承受范围的过度负重可能来源于急性创伤或者慢性过度负荷[1-3]，例如力线不良。

力线不良指偏离正常下肢力线，正常情况下胫股关节力线是一条直线，成180°或0°。根据定义，如果连接髋关节和踝关节的直线（机械轴）在膝关节向内侧间室偏离，则称为内翻畸形；同理，向膝关节外侧间室偏离，称为外翻畸形。这种偏差可以是特发性（先天性或者遗传性）、创伤性或者由于某个间室内出现的退行性改变而伴随软骨厚度丢失。

在正常力线的膝关节中，行走步态时的负重分布（不是机械轴）稍微偏向膝关节内侧，中心位于胫骨中心内侧4~8mm处[4]，这对正常人的步态来说是次要的：臀部的外展肌群可以让盆骨保持中立位。在单腿站立同时骨盆处于中立位时，重心偏向肢体内侧。这将导致膝关节内侧间室承担了膝关节总负荷的60%~70%[5]，甚至在外翻0°~4°时仍然符合这种关节负荷分布[6]。当正常行走时，膝关节负荷的平均峰值将会达到体重的3倍；当高速运动时，平均峰值可以达到体重的6倍[7,8]。机械轴的偏差会对膝关节的负荷分布产生负面影响。生物力学研究已经证明，在中立位左右3°的偏差会明显提高关节内应力峰值[9]，当内翻达到4°~6°时将会使内侧关节腔负荷额外增加20%[10]。毫无疑问，无论是通过预测关节炎的进展还是传统影像学检查[11-14]如MRI[15-17]判断关节炎的进程，力线不良已经被确定为独立的预测指标。在短短18个月的时间内，膝内翻的内侧关节骨性关节炎的进程很有可能是中立位情况下的4倍，而在膝外翻中，外侧关节炎的风险将会增加到5倍[14]，由此造成的软骨损伤和关节间隙的丢失又加重了力线不良，从而形成了恶性循环[18,19]。

A. H. Gomoll (✉)
Department of Orthopedic Surgery, Hospital fo
Special Surgery, New York, NY, USA
e-mail: GomollA@HSS.edu

© Springer International Publishing AG, part of Springer Nature 2018
J. Farr, A. H. Gomoll (eds.), *Cartilage Restoration*, https://doi.org/10.1007/978-3-319-77152-6_6

通过恢复正常的机械轴线或者采用更常用的做法即过度矫正该轴线到对侧关节，可以减少膝关节的异常压力，有助于缓解疼痛并潜在性地通过优化膝关节应力环境增加相关软骨修复过程的效果[20]。尽管目前尚无对力线调整是否对软骨修复有修复效应的相关对照研究，但一些研究人员已经注意到在单纯截骨术后非负重区软骨的阳性组织反应。根据第二次关节镜探查[21-23]下的肉眼检查和样本的组织学活检[24]发现，剩余软骨的外观有所改善，尽管镜下增生的组织主要是纤维软骨[24,25]。另一项研究通过增强磁共振扫描（dGEMRIC）证明了胫骨高位截骨术（high tibial osteotomy，HTO）对软骨的糖胺聚糖含量有明显的增量效果[26]。Van Thiel 等[27]研究了HTO 对内侧关节负荷的影响，特别是同时行内侧半月板移植时，发现在中立位和外翻 3° 之间整体关节和内侧关节间室的压力会显著下降，这就提出一个问题：轻度的"过度"矫正是否对中立位时膝关节内侧间室的关节软骨缺损有益？

截骨术的适应证和禁忌证

截骨术的适应证是下肢力线极度不良和有症状的单间室骨性关节炎、软骨损伤、半月板缺损和韧带不稳[28-31]。特别是对于软骨修复和半月板移植而言，当机械轴偏离中线超过 3° ~5° 时，为了更快恢复，应该考虑加行截骨术。根据不同损伤的类型、大小和位置而决定截骨的程度：对于外伤引起的小的、靠近中线的损伤或其他间室正常的损伤在截骨时可偏保守；对于超过单一间室的较大损伤、退变或双侧损伤以及合并半月板损伤时，应根据截骨指征甚至过度矫正。例如，在拥有正常半月板和边界完整的股骨内侧髁 OCD 的年轻患者中，如果内翻大于 5° 就符合截骨指征，在这种情况下应避免过度矫正，使最后的机械轴位于胫骨脊之间。相反，由于既往行内侧半月板切除导致内侧股骨髁损伤的中年患者，如果半月板和软骨病变已经修复可以过度矫正至外翻 5°，如果行单纯 HTO 应纠正力线至外侧胫骨脊。

一般情况下，术前应行 MRI 或关节镜检查来评估所有 3 个间室关节软骨的情况和半月板的状态。虽然有相关研究表明，HTO 的疗效与外侧间室的情况无明显相关性，但回顾其他研究时可以发现，因此，仍建议将对侧间室的半月板损伤或退行性改变作为截骨术的禁忌证，此时应考虑行关节置换。然而，髌股关节炎的临床表现似乎更为温和，一些研究表明，对于髌股关节炎无论行 HTO、股骨远端截骨术（distal femur osteotomy，DFO）还是单髁置换术[32-34]，都可以取得良好的临床疗效。其他禁忌证包括关节感染，活动受限（<90° 的屈曲，> 15° 的屈曲挛缩），胫骨半脱位 >1cm，肥胖，吸烟和骨质疏松症[28,35-39]。

知情同意程序

应与患者充分讨论可选择的治疗方案，包括非手术治疗选择如非甾体抗炎药（NSAIDs）、注射疗法（类固醇激素和透明质酸）、减压支具和指导活动。如果保守治疗失败且已经满足手术指征时，可以考虑手术治疗。替代治疗方案包括单髁置换术或全膝关节置换术，关于截骨术和关节成形术目前尚未达成一致意见。一般来说，截骨术适用于年龄<60 岁，运动需求较大的患者（体力劳动者或运动员），以及不愿意或不能接受因假体置换而致活动受限的患者[28]。虽然 Cochrane 中心的 meta 分析表明 HTO 是改善疼痛和功能的"银标准"，但并没有把 HTO 与保守治疗进行比较[40]。

该过程的风险包括常规手术风险如感染，疼痛不完全缓解，神经血管损伤，以及血栓栓塞性疾病。截骨术的特异性风险包括截骨部位的延迟愈合或不愈合，器质性损伤，以及疼痛部位需要切除。此外，术后膝外翻的外观矫形应该与患者沟通，尤其是准备过度矫正时。

患者的既往史

评　估

患者存在膝关节内侧或外侧疼痛时常伴有外伤史或既往手术史，例如前交叉韧带（ACL）重建或半月板切除术。通常情况下，肿胀和疼痛的症状与活动有关，在数月内症状可能缓解或加重。应该详细说明患者的吸烟状况、一般健康状况、合并疾病以及完整的手术史。

体格检查

记录患者的身高和体重，因为这些因素会影响固定钢板的选择和截骨类型的

选择。髋关节活动受限暗示可能会存在髋关节骨关节炎（OA），也会引起膝关节疼痛。评估双下肢力线，包括双腿和单腿两种站立姿势；通过步态判断是否存在动态不稳，例如膝内翻合并外侧副韧带损伤或者膝内翻合并过伸。观察是否存在患肢肿胀，肌肉萎缩，疤痕或切口，以及软组织条件和皮肤情况。检查膝关节的被动活动度，然后检查 ACL，后交叉韧带（posterior cruciate ligament，PCL），后外侧角，内外侧副韧带的稳定性；评估内外侧关节线的压痛情况以及是否存在捻发音和摩擦音等机械症状。最后，评估小腿，足部的血管和神经情况。

影像学检查

应根据截骨术的具体适应证（OA 与软骨修复）来拍摄标准负重状态下前后伸直位，屈曲后前位（PA；Rosenberg），侧位和髌骨轴位的 X 线片以确认是否存在单间室关节炎。注意既往手术史或创伤后畸形，以及髌骨高度和胫骨平台后倾角。应在负重位拍摄双腿站立和单腿站立的双下肢全长 X 线片，以纠正膝关节松弛导致内翻。

MRI 能够更全面地评估关节面、韧带和半月板的情况。对侧间室软骨或半月板损伤是截骨术的禁忌证，因为加速破坏可以引起早期手术失败。

手术计划

截骨类型

开放和闭合楔形截骨都可用于力线

不良，从历史上看，闭合楔形截骨术（图6.1）是最常见的术式[41,42]，然而，由于开放楔形截骨技术相对简单，安全性更高，甚至在截骨后仍然可以调整矫正程度，因此已成为首选的术式。特别是对于胫骨，内侧开放楔形HTO不需要松解后外侧结构，因此保留了胫腓关节的功能，该术式对腓神经损伤的风险非常低，并且更容易调整胫骨的倾斜角度。但是，开放楔形截骨术式的缺点是存在骨延迟或不愈合的可能并伴有矫枉过正，较长时间的负重限制，低位髌骨发生率较高，以及胫骨后倾角度增大（图6.2）。相反，外侧闭合楔形HTO不需要骨移植，允许较早负重，并且具有较小的不愈合、矫枉过正、低位髌骨和增加胫骨后倾程度的风险。然而，闭合楔形截骨术比开放楔形HTO更能改变胫骨形状，可能导致将来关节置换时效果不尽如人意。此外，

如果行腓骨截骨术将出现额外的风险（如骨不连和腓总神经麻痹）。有骨不连风险的患者，如病变重度患者或吸烟者，若符合手术指征，则应优先考虑闭合楔形截骨术。总结：开放楔形HTO是当前主流的标准术式，如果患者先前就存在低位髌骨或担心骨不连，则优先考虑闭合HTO。

孤立性外侧间室OA较内侧间室OA少见，例如，外侧间室仅占单间室膝关节置换的5%~10%[43]。最常见的做法是针对股骨远端治疗外翻畸形和外侧间室OA。在胫骨侧进行矫正也是可行的，但即便是非常小的矫正或处理创伤后胫骨畸形如外侧胫骨平台塌陷性骨折时经常会导致关节线倾斜。然而，HTO使力线内翻可以在屈伸膝时减轻外侧间室的压力，而DFO仅在完全伸直时具有该生物力学效果[44-46]。因此，在主要以股骨

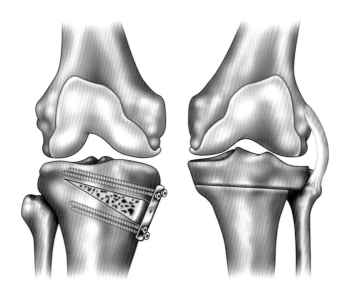

图6.1 左图：开放楔形截骨；右图：闭合楔形截骨。值得注意的是，相对于闭合楔形截骨，开放楔形截骨相对较好地保存了胫骨近端解剖结构，胫骨平台和胫骨干之间的横向台阶可能会使后续的关节成形术复杂化。另外，如果胫腓近端关节松脱（而不是进行腓骨截骨），腓骨头相对于胫骨平台向近端移动，会导致后外侧结构松动

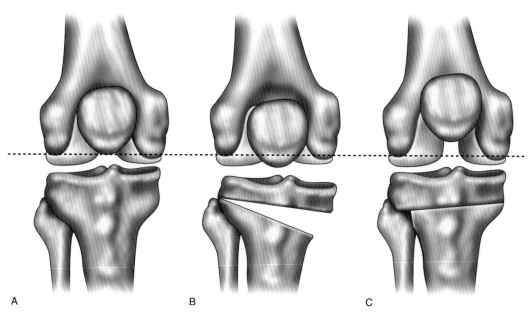

A   B   C

图 6.2 A. 正常膝关节。B. 开放楔形胫骨高位截骨术。C. 闭合楔形胫骨高位截骨术。虚线显示髌骨高度随两种截骨术式而变化：随开放截骨而降低高度（低位髌骨）和随闭合截骨增加高度（高位髌骨）

髁后方磨损，并且过伸位 X 线上关节线正常、屈曲前后位 X 线上存在塌陷的情况下可以考虑矫正胫骨。类似于 HTO，DFO 存在开放和闭合楔形技术。髌骨高度和胫骨后倾不受股骨手术的影响，虽然考虑到部分患者存在骨不连可能应行闭合楔形截骨术，但是这两种技术之间的取舍主要受外科医生的偏好影响。

矫正计划

  根据从髋关节到踝关节的下肢全长片来设计矫正角度。机械轴是指连接股骨头中心到踝关节中心的直线，理想情况下，该直线应经过平台中心（中立线）。为了计算矫正角度，从胫骨平台中心分别向股骨头中心和踝关节中心画两条直线，其夹角就是需要矫正的角度。根据不同的截骨需要，选择不同的点来

恢复下肢机械轴。如果治疗内侧间室的 OA，机械轴应该被矫正到外侧间室中：Hernigou 建议矫正至 3° ~6° 的外翻[47]；Fujisawa（除其他外）更喜欢选择跨过胫骨平台 62% 的点（图 6.4）[23]。然而，如果截骨术是作为孤立的较小软骨病变修复的辅助手段进行的，应尽量矫正到中线，将机械轴矫正到胫骨平台的中心（50%）。如果需要更广泛的软骨修复，应采取上述两种矫正方法之一。

  通过测量截骨水平的胫骨宽度，外科医生可以将所需的矫正角度转换成楔形尺寸（图 6.5）[48]，此外，还需考虑后倾角度的变化。一般来说，开放性楔形截骨术有增加后倾角的趋势，除非采取特定的技术步骤来抵消这种趋势（详见第 25 章 "胫股截骨术"）；闭合楔形截骨术可以保持或减少后倾角度。在 ACL 缺损的膝关节中需要特殊计划截骨术以

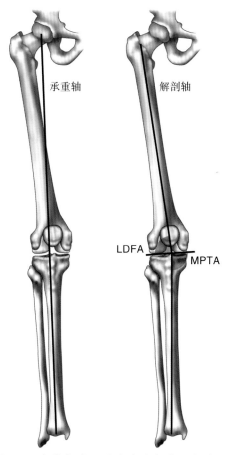

图6.3　截骨术前规划的重要角度。左图：通过连接髋关节和踝关节中心形成的机械轴。右图：股骨和胫骨的解剖轴、股骨解剖轴和关节线之间的股骨远端外侧角（LDFA）和关节线与胫骨解剖轴之间的胫骨近端内侧角（MPTA）或 α 角（更小、更深色的1/4圆）

减少胫骨后倾，从而减少 ACL 上的应力[49]。相反，在 PCL 损伤的膝关节中，必须增加胫骨后倾，使胫骨前移并减少PCL 上的应力[50]。

对于 DFO，建议不要过度矫正至内侧间室，因为有快速退行性变的高风险（参见前文"中立膝关节较高的内侧间室应力"）[51]。因此，DFO 的截骨目的是使膝关节接近中线而且机械轴落在胫骨棘的内侧附近。

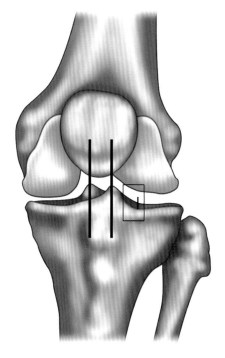

图6.4　膝关节站立位片，显示胫骨棘（粗黑线）交界处的中间区，以及过度矫正的两个建议：Hernigou区（3°～6°外翻；方框）和 Fujisawa 点（跨过胫骨平台62%；短线）

结　果

HTO 主要局限于治疗单间室骨关节炎的患者，其研究结果很大程度也受限于此。在此前提下，70%～80% 的患者在术后5～10年可以获得较高的优良率；术后15年左右降至50%～60%（表6.1）[29,47,53,55-63]。一项 Cochrane 系统综述总结了外翻截骨治疗膝骨关节炎后疼痛明显减轻，WOMAC 评分也有明显提高[40]。近期的系统综述报告了利用导航进行 HTO 的研究，术后机械轴线和胫骨后倾较术前明显改善。然而，这些改善尚未反映在临床结果评分中[64]。一些研究结果表明，开放截骨和闭合 HTO 无统

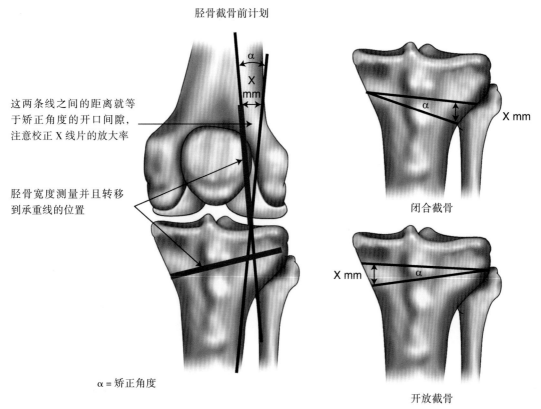

胫骨截骨前计划

这两条线之间的距离就等于矫正角度的开口间隙，注意校正 X 线片的放大率

胫骨宽度测量并且转移到承重线的位置

α = 矫正角度

X mm

闭合截骨

X mm

开放截骨

图 6.5 校正角度的规划。测量胫骨宽度，并将该长度转换到一条承重线，如从胫骨平台处的交点测量，在此处，两条线之间测量的宽度对应于所需的间隙开口，以达到所需的校正角度

计学差异[57,65-67]。

术前内侧间室的退变程度与术后临床结果呈负相关：Ahlback 1 级术后优良率达 70%；而 2 级和 3 级优良率为 50% 和 40%[56,68]。一般来说，尽管患者还是希望能够保持既往的运动水平和能力，但事实上很少能够回到竞技和高强度的运动水平[69]。将机械轴矫正至 183°~186°（外翻 3°~6°）可以获得最佳的临床效果，过度矫正会加快外侧间室骨关节炎的进展，而矫正不足会导致疼痛缓解不够充分，尤其是肥胖患者[47]。8° 外翻和（或）体重小于 1.32 倍理想体重（IBM）的患者术后 5 年生存率达 90%，相对而言，患者体重大于 1.32 倍理想体重（IBM）和外翻小于 8° 的患者 5 年、10 年生存率只有 38% 和 19%[52]。术前心理健康状况较差的患者行 HTO 术后，其临床效果和恢复运动水平的能力也较差[70]。最后，吸烟也是影响治疗结果的消极因素之一[39]。一些研究表明，即使是对老年患者进行较大角度的矫正，对关节软骨也有很大帮助[22,25,71]。

股骨远端截骨治疗外侧间室关节炎的研究相对较少，但是比较相关研究发现其 10 年生存率在 80%~90%（表 6.2）[78-81]。

表 6.1　HTO 临床结果

作者	研究类型	样本量	随访时间	并发症	优良率和生存率
Coventry 等[52]	回顾性研究	87	10 年 （3~14 年）	N/A	优良率 64%； 5 年生存率 87%， 10 年生存率 66%
Tang, Henderson[53]	回顾性研究	67	6.5 年 （1~21 年）	5 例延迟愈合，2 例 DVT，1 例腓总神经 麻痹	优良率 39%； 5 年生存率 89.5%， 10 年生存率 74.7%
Naudie 等[54]	回顾性研究	106	10 年		5 年生存率 73%， 10 年生存率 51%， 15 年生存率 39%， 20 年生存率 30%
Sprenger, Doerzbacher[55]	回顾性研究	76	10.8 年	11 例并发症，7 例腓 侧麻木	5 年生存率 86%， 10 年生存率 74%， 15 年生存率 56%
Spahn 等[39]	观察研究	84	4 年 （2.5~5 年）	3 例 DVT，2 例感染	优良率 70.2% （根据 KOOS 评分）
Noyes 等[31]	回顾性研究	41	4.5 年	无	优良率 71%
Efe 等[56]	回顾性研究	199	9.6 年 （1~18 年）	38 例（19%）并发症， 8 例 DVT，1 例血管损 伤，6 例腓侧麻木，3 例感染，9 例不愈合	优良率 64%； 5 年生存率 93%， 10 年生存率 84%， 15 年生存率 68%
Polat 等[57]	回顾性研究	168	12.4 年 （5~22 年）	13 例（8%）并发症， 1 例腓侧麻木，3 例 内植物失败；2 例延 迟愈合，1 例不愈合， 3 例浅表感染；1 例 深部感染，2 例 DVT	5 年生存率 93.4%， 10 年生存率 71.2%
Bode 等[58]	回顾性研究	51	5 年 （60 个月）	并发症 8.6%，1 例 外侧胫骨平台骨折， 3 例矫正过度，2 例 延迟愈合	5 年生存率 96%
Hui 等[59]	回顾性研究	413	12 年 （1~19 年）	16 例并发症，5 例肺 栓塞，8 例 DVT，1 例腓侧麻木，1 例不 愈合	满意度 85%； 5 年生存率 95%， 10 年生存率 79%， 15 年生存率 56%
Schallberge 等[60]	回顾性研究	71	16.5 年 （13~21 年）		满意度 80%； 5 年生存率 98%， 10 年生存率 92%， 15 年生存率 71%

DVT : deep vein thrombosis, 深静脉血栓；KOOS：knee injury and osteoarthritis，膝关节损伤和关节炎评分；
N/A：不适用

表 6.2　DFO 临床结果

作者	研究类型	样本量	随访时间	并发症	优良率和生存率
Healy 等[45]	回顾性研究	23	4 年（2~9 年）	2 例不愈合，1 例骨折，2 例钢板移位	优良率 83%
McDermott 等[72]	回顾性研究	24	4 年（2~11 年）	1 例内固定失败，1 例肺栓塞，1 例感染	优良率 92%
Terry, Cimino [73]	回顾性研究	34	5.4 年（2~19 年）	N/A	优良率 60%
Edgerton 等[74]	回顾性研究	24	8.3 年（5~11 年）	6 例不愈合，5 例矫正角度丢失	优良率 71%
Wang，Hsu [75]	回顾性研究	30	8.3 年（5~14 年）	1 例不愈合，1 例骨折	优良率 83%（10 年生存率 87%）
Finkelstein 等[76]	回顾性研究	21	11 年（8~20 年）	1 例矫正角度丢失，1 例肺栓塞，1 例感染	10 年生存率 64%
Kosashvili 等[77]	回顾性研究	31	15.6 年（6~21.5 年）	N/A	优良率 30.3%，15 年失败率 48.5%
Backstein 等[78]	回顾性研究	40	10.3 年（3~20 年）	N/A	优良率 60%；10 年生存率 82%，15 年生存率 45%
Wylie 等[79]	系统综述	372	6.5 年（3.75~15 年）	34 例（9.1%），并发症 9.1%，11 例矫正角度丢失，6 例骨折，4 例感染，4 例内固定失败，2 例肺栓塞	总体再手术率 34%，TKA（15%），内固定拆除＋其他（19%）
Chahla，等[80]	系统综述	319	开放截骨 [4.6 年（2.8~6.5 年）] 闭合截骨 [8 年（2.5~15.1 年）]	开放截骨（0~30%）闭合截骨（0~73%）	10 年平均生存率 80%（64%~90%），15 年生存率 58%，20 年生存率 21.5%

DFO: distal femoral osteotomy，股骨远端截骨；PE: pulmonary embolism，肺动脉栓塞；N/A: 不适用；TKA: total knee arthroplasty，全膝关节置换

（刘云鹏 译，崔运利 韩梅 审校）

参考文献

[1] Buckwalter JA, Martin JA, Brown TD. Perspectives on chondrocyte mechanobiology and osteoarthritis. Biorheology, 2006, 43（3-4）: 603-609.

[2] van Dijk CN, Lim LS, Poortman A, et al. Degenerative joint disease in female ballet dancers. Am J Sport Med, 1995, 23（3）:295-300.

[3] Buckwalter JA, Mankin HJ, Grodzinsky AJ. Articular cartilage and osteoarthritis. Instr Course Lect, 2005, 54:465-480.

[4] Paley D, Pfeil J. Principles of deformity correc-tion around the knee. Orthopade, 2000, 29（1）: 18-38.

[5] Andriacchi TP. Dynamics of knee malalignment. Orthop Clin North Am, 1994, 25（3）:395-403.

[6] Mina C, Garrett WE Jr, Pietrobon R, et al. High tibial osteotomy for unloading osteochondral defects in the medial compartment of the knee. Am J Sports Med, 2008, 36（5）:949-955.

[7] Shelburne KB, Torry MR, Pandy MG. Contributions of muscles, ligaments, and the ground-reaction force to tibiofemoral joint loading during normal gait. J Orthop Res, 2006, 24（10）:1983-1990.

[8] Taylor WR, Heller MO, Bergmann G, et al. Tibio-femoral loading during human gait and stair climbing. J Orthop Res, 2004, 22（3）:625-632.

[9] Guettler J, Glisson R, Stubbs A, et al. The triad of varus malalignment, meniscectomy, and chondral damage: a biomechanical explanation for joint degeneration. Orthopedics, 2007,30（7）:558-566.

[10] Tetsworth K, Malalignment PD. Degenerative arthropathy. Orthop Clin North Am, 1994, 25（3）:367–377.

[11] Brouwer GM, van Tol AW, Bergink AP, et al. Association between valgus and varus alignment and the develop ment and progression of radiographic osteoarthritis of the knee. Arthritis Rheum, 2007,56（4）:1204-1211.

[12] Cerejo R, Dunlop DD, Cahue S, et al. The influence of alignment on risk of knee osteoar-thritis progression according to baseline stage of disease. Arthritis Rheum, 2002, 46（10）: 2632-2636.

[13] Miyazaki T, Wada M, Kawahara H, et al. Dynamic load at baseline can predict radiographic disease progression in medial compartment knee osteoarthritis. Ann Rheum Dis, 2002, 61（7）: 617-622.

[14] Sharma L, Song J, Felson DT, et al. The role of knee alignment in disease progression and functional decline in knee osteoarthritis. JAMA, 2001, 286（2）:188-195.

[15] Cicuttini F, Wluka A, Hankin J, et al. Longitudinal study of the relationship between knee angle and tibiofemoral cartilage volume in subjects with knee osteoarthritis. Rheumatology（Oxford）, 2004, 43（3）:321-324.

[16] Felson DT, Gale DR, Elon Gale M, et al. Osteophytes and progression of knee osteoarth-ritis. Rheumatology（Oxford）, 2005, 44（1）:100-104.

[17] Tanamas S, Hanna FS, Cicuttini FM, et al. Does knee malalignment increase the risk of development and progression of knee osteoarthritis. A systematic review. Arthritis Rheum, 2009, 61（4）:459-467.

[18] Neogi T, Felson D, Niu J, et al. Cartilage loss occurs in the same subregions as subchondral bone attrition: a within-knee subregion-matched approach from the multicenter Osteo-arthritis study. Arthritis Rheum, 2009, 61（11）:1539-1544.

[19] Neogi T, Nevitt M, Niu J, et al. Subchondral bone attrition may be a reflection of com-partment-specific mechanical load: the MOST study. Ann Rheum Dis,2010,69（5）:841-844.

[20] Hunter DJ, Zhang Y, Niu J, et al. Structural factors associated with malalignment in knee osteoarthritis: the Boston osteoarthritis knee study. J Rheumatol, 2005,32（11）:2192-2199.

[21] Wakabayashi S, Akizuki S, Takizawa T, et al. Comparison of the healing potential of fibrillated cartilage versus eburnated bone in osteoarthritic knees after high tibial osteotomy: an arthroscopic study with 1-year follow-up. Arthroscopy,2002,18（3）:272-278.

[22] Kanamiya T, Naito M, Hara M, et al. The influences of biomechanical factors on cartilage regeneration after high tibial osteotomy for knees with medial compartment osteo-arthritis. clinical and arthroscopic observations Arthroscopy,2002,18（7）:725-729.

[23] Fujisawa Y, Masuhara K, Shiomi S. The effect of high tibial osteotomy on osteoarthritis of the knee. An arthroscopic study of 54 knee joints. Orthop Clin North Am, 1979,10（3）:585-608.

[24] Akizuki S, Yasukawa Y, Takizawa T. Does arthroscopic abrasion arthroplasty promote

cartilage regeneration in osteoarthritic knees with eburnation. A prospective study of high tibial osteotomy with abrasion arthroplasty versus high tibial osteotomy alone. Arthroscopy,1997,13（1）:9-17.

[25] Koshino T, Wada S, Ara Y, et al. Regeneration of degenerated articular cartilage after high tibial valgus osteotomy for medial compartmental osteoarthritis of the knee. Knee, 2003,10（3）:229-236.

[26] Parker DA, Beatty KT, Giuffre B, et al. Articular cartilage changes in patients with osteoarthritis after osteotomy. Am J Sports Med, 2011, 39（5）: 1039-1045.

[27] Van Thiel GS, Frank RM, Gupta A, et al. Biomechanical evaluation of a high tibial osteotomy with a meniscal transplant. J Knee Surg, 2011,24（1）:45-53.

[28] Wright JM, Crockett HC, Slawski DP, et al. High tibial osteotomy. J Am Acad Orthop Surg,2005,13（4）:279-289.

[29] Badhe NP, Forster IW. High tibial osteotomy in knee instability: the rationale of treatment and early results. Knee Surg Sports Traumatol Arthrosc, 2002,10（1）:38-43.

[30] Naudie DD, Amendola A, Fowler PJ. Opening wedge high tibial osteotomy for symptomatic hyperextensionvarus thrust. Am J Sports Med,2004,32（1）:60-70.

[31] Noyes FR, Barber-Westin SD, Hewett TE. High tibial osteotomy and ligament reconstruction for varus angulated anterior cruciate ligament-deficient knees. Am J Sports Med, 2000, 28（3）:282-296.

[32] Majima T, Yasuda K, Aoki Y, et al. Impact of patellofemoral osteoarthritis on long-term outcome of high tibial osteotomy and effects of ventralization of tibial tubercle. J Orthop Sci,2008,13（3）:192-197.

[33] Kang SN, Smith TO, De Rover WB, et al. Preoperative patellofemoral degenerative changes do not affect the outcome after medial Oxford unicompartmental knee replacement: a report from an independent Centre. J Bone Joint Surg Br, 2011,93（4）:476-478.

[34] Zarrouk A, Bouzidi R, Karray B, et al. Distal femoral varus osteotomy outcome: is associated femoropatellar osteoarthritis consequential. Orthop Traumatol Surg Res, 2010, 96（6）:632-636.

[35] Brinkman JM, Lobenhoffer P, Agneskirchner JD, et al. Osteotomies around the knee: patient selection, stability of fixation and bone healing in high tibial osteotomies. J Bone Joint Surg Br,2008,90（12）:1548-1557.

[36] Miller BS, Downie B, McDonough EB, et al. Complications after medial opening wedge high tibial osteotomy. Arthroscopy, 2009, 25（6）:639-646.

[37] Noyes FR, Mayfield W, Barber-Westin SD, et al. Opening wedge high tibial osteotomy: an operative technique and rehabilitation program to decrease complications and promote early union and function. Am J Sports Med, 2006, 34（8）:1262-1273.

[38] Spahn G. Complications in high tibial（medial opening wedge）osteotomy. Arch Orthop Trauma Surg, 2004, 124（10）:649-653.

[39] Spahn G, Kirschbaum S, Kahl E. Factors that influence high tibial osteotomy results in patients with medial gonarthritis: a score to predict the results. Osteoarthr Cartil, 2006, 14（2）:190-195.

[40] Brouwer RW, van TM R, Bierma-Zeinstra SM, et al. Osteotomy for treating knee osteoarthritis. Cochrane Database Syst Rev, 2007,3:CD00401-CD004019.

[41] Coventry MB. Osteotomy of the upper portion of the tibia for degenerative arthritis of the knee. A preliminary report J Bone Joint Surg Am, 1965,47:984-990.

[42] Insall JN, Joseph DM, Msika C. High tibial osteotomy for varus gonarthrosis. A long-term follow-up study. J Bone Joint Surg Am, 1984,66（7）:1040-1048.

[43] Sah AP, Scott RD. Lateral unicompartmental knee arthroplasty through a medial approach. Surgical technique. J Bone Joint Surg Am,

2008,90（Suppl 2, Pt 2）:195-205.

[44] Chambat P, Selmi TA, DeJour D, et al. Varus tibial osteotomy. Oper Tech Sports Med, 2000,8:44-47.

[45] Healy WL, Anglen JO, Wasilewski SA, et al. Distal femoral varus osteotomy. J Bone Joint Surg, 1988,70（1）:102-109.

[46] Marti RK, Verhagen RA, Kerkhoffs GM, et al. Proximal tibial varus osteotomy. Indications, technique, and five to twenty-one-year results. J Bone Joint Surg Am, 2001,83（2）:164-170.

[47] Hernigou P, Medevielle D, Debeyre J, et al. Proximal tibial osteotomy for osteoarthritis with varus deformity. A ten to thirteen-year follow-up study. J Bone Joint Surg Am, 1987, 69（3）:332-354.

[48] Poignard A, Flouzat Lachaniette CH, Amzallag J, et al. Revisiting high tibial osteotomy: fifty years of experience with the opening-wedge technique. J Bone Joint Surg, 2010,92（Suppl 2）:187-195.

[49] Giffin JR, Shannon FJ. The role of the high tibial osteotomy in the unstable knee. Sports Med Arthrosc Rev, 2007,15（1）:23-31.

[50] Savarese E, Bisicchia S, Romeo R, et al. Role of high tibial osteotomy in chronic injuries of posterior cruciate ligament and posterolateral corner. J Orthop Traumatol,2011,12（1）:1-17.

[51] Puddu G, Cipolla M, Cerullo G, et al. Which osteotomy for a valgus knee? Int Orthop, 2010, 34（2）:239-247.

[52] Coventry MB, Ilstrup DM, Wallrichs SL. Proximal tibial osteotomy. A critical long-term study of eighty-seven cases. J Bone Joint Surg Am, 1993,75（2）:196-201.

[53] Tang WC, Henderson IJ. High tibial osteotomy: long term survival analysis and patients' perspective. Knee, 2005,12（6）:410-413.

[54] Naudie D, Bourne RB, Rorabeck CH, et al. The install award. Survivorship of the high tibial valgus osteotomy. A 10 to 22-year followup study. Clin Orthop Relat Res,1999,367:18-27.

[55] Sprenger TR, Doerzbacher JF. Tibial osteotomy for the treatment of varus gonarthrosis. Survival and failure analysis to twenty-two years. J Bone Joint Surg Am, 2003,85（3）:469-474.

[56] Efe T, Ahmed G, Heyse TJ, et al. Closing-wedge high tibial osteotomy: survival and risk factor analysis at long-term follow up. BMC Musculoskelet Disord, 2011,12:46.

[57] Polat G, Balci HI, Cakmak MF, et al. Long-term results and comparison of the three different high tibial osteotomy and fixation techniques in medial compartment arthrosis. J Orthop Surg Res, 2017,12（1）:44.

[58] Bode GJ, von Heyden J, Pestka H, et al. Prospective 5-year survival rate data following open-wedge valgus high tibial osteotomy. Knee Surg Sports Traumatol Arthrosc, 2015, 23（7）:1949-1955.

[59] Hui C, Salmon LJ, Kok A, et al. Long-term survival of high tibial osteotomy for medial compartment osteoarthritis of the knee. Am J Sports Med, 2011,39（1）:64-70.

[60] Schallberger A, Jacobi M, Wahl P, et al. High tibial valgus osteotomy in unicompartmental medial osteoarthritis of the knee: a retrospective follow-up study over 13-21 years. Knee Surg Sports Traumatol Arthrosc, 2011,19（1）:122-127.

[61] Asik M, Sen C, Kilic B, et al. High tibial osteotomy with Pud-du plate for the treatment of varus gonarthrosis. Knee Surg Sports Traumatol Arthrosc, 2006,14（10）:948-954.

[62] Gstottner M, Pedross F, Liebensteiner M,et al. Long-term outcome after high tibial osteotomy. Arch Orthop Trauma Surg, 2008, 128（1）: 111-115.

[63] Saragaglia D, Blaysat M, Inman D, et al. Outcome of opening wedge high tibial osteotomy augmented with a biosorb（R）wedge and fixed with a plate and screws in 124 patients with a mean of ten years follow-up. Int Orthop, 2011,35（8）:1151-1156.

[64] Yan J, Musahl V, Kay J, et al. Outcome reporting following navigated high tibial osteotomy of the knee: a systematic review. Knee Surg Sports Traumatol Arthrosc, 2016,

24（11）:3529-3255.

[65] Smith TO, Sexton D, Mitchell P, et al. Opening or closing-wedged high tibial osteotomy: a meta analysis of clinical and radiological outcomes. Knee, 2011,18（6）:361-368.

[66] Song EK, Seon JK, Park SJ, et al. The complications of high tibial osteotomy: closing-versus opening-wedge methods. J Bone Joint Surg Br,2010,92（9）:1245-1252.

[67] Brouwer RW, Bierma-Zeinstra SM, van Raaij TM, et al. Osteotomy for medial compartment arthritis of the knee using a closing wedge or an opening wedge controlled by a Puddu plate. A one-year randomised, controlled study. J Bone Joint Surg Br,2006,88（11）:1454-1459.

[68] Rinonapoli E, Mancini GB, Corvaglia A, et al. Tibial osteotomy for varus gonarthrosis. A 10- to 21-year followup study. Clin Orthop Relat Res,1998,353:185-193.

[69] Salzmann GM, Ahrens P, Naal FD, et al. Sporting activity after high tibial osteotomy for the treatment of 6 Tibiofemoral Malalignment 76 medial compartment knee osteoarthritis. Am J Sports Med, 2009,37（2）:312-318.

[70] Ihle C, Ateschrang A, Grunwald L, et al. Healthrelated quality of life and clinical outcomes following medial open wedge high tibial osteotomy: a prospective study. BMC Musculoskelet Disord, 2016,17:215.

[71] Odenbring S, Egund N, Lindstrand A, et al. Cartilage regeneration after proximal tibial osteotomy for medial gonarthrosis. An arthroscopic, roentgenographic, and histologic study. Clin Orthop Relat Res, 1992,277:210-216.

[72] McDermott AG, Finklestein JA, Farine I, et al. Distal femoral varus osteotomy for valgus deformity of the knee. J Bone Joint Surg Am, 1988,70（1）:110-116.

[73] Terry GC, Cimino PM. Distal femoral osteotomy for valgus deformity of the knee.

Orthopedics, 1992,15（11）: 1283-1289; discussion 1289-1290.

[74] Edgerton BC, Mariani EM, Morrey BF. Distal femoral varus osteotomy for painful genu valgum. A five to-11-year follow-up study. Clin Orthop Relat Res, 1993,288:263-269.

[75] Wang JW, Hsu CC. Distal femoral varus osteotomy for osteoarthritis of the knee. J Bone Joint Surg Am, 2005,87（1）:127-133.

[76] Finkelstein JA, Gross AE, Davis A. Varus osteotomy of the distal part of the femur. A survivorship analysis. J Bone Joint Surg Am, 1996,78（9）:1348-1352.

[77] Kosashvili Y, Safir O, Gross A, et al. Distal femoral varus osteotomy for lateral osteoarthritis of the knee: a minimum ten-year follow-up. Int Orthop, 2010, 34（2）: 249-254.

[78] Backstein D, Morag G, Hanna S, et al. Long-term follow-up of distal femoral varus osteotomy of the knee. J Arthroplast, 2007, 22（4 Suppl 1）:2-6.

[79] Wylie JD, Jones DL, Hartley MK, et al. Distal femoral osteotomy for the valgus knee: medial closing wedge versus lateral opening wedge: a systematic review.Arthroscopy, 2016, 32（10）:2141-2147.

[80] Chahla J, Mitchell JJ, Liechti DJ, et al. Opening and closing-wedge distal femoral osteotomy: a systematic review of outcomes for isolated lateral compartment osteoarthritis. Orthop J Sports Med,2016,4（6）:2325967116649901.

[81] Sternheim A, Garbedian S, Backstein D. Distal femoral varus osteotomy: unloading the lateral compartment: long-term follow-up of 45 medial closing wedge osteotomies. Orthopedics, 2011,34（9）:e488-e490.

第 7 章

软骨手术中的半月板处理原则

Christian Lattermann, Chaitu Malempati

背 景

半月板损伤是膝关节运动损伤中最常见的疾病。据前期全美数据统计，正常人群发病率约为 66/100 000 人，且大部分患者都接受了手术治疗。这促使我们外科医生改进目前的手术技巧，以达到保留半月板的目的[1]。1948 年，Fairbanks 首次提出内侧半月板全切手术将快速导致内侧间室的骨关节炎（OA）[2]。34 年之后，Gillquist 在前期经验的基础上，用关节镜的方式完成了部分半月板切除手术，保留住了部分半月板，结果显示 OA 的发生率降低[3]。20 年前，Henning 等创立的半月板修复手术目前已在全世界范围内得到了广泛应用[4-6]。

截至目前，学者对于半月板是膝关节最重要的结构之一没有任何异议。虽

然内、外侧半月板的生物力学特性不同，但共同特点都是能够改善膝关节的应力分布，且在关节润滑和稳定方面也发挥着极其重要的作用。正常半月板的形状和大小决定了其属性，是缓冲并分散股骨髁对胫骨平台的冲击力。当构成半月板的纵行纤维胶原束完整时，它可以将股骨髁传下的垂直应力分散为环形。正常的纵行纤维束相互交织构成了半月板的根部。半月板根部的完整性决定了其功能是否正常，同时也阐述了半月板全切术和部分切除术对临床结果和生物力学的差异原因，这里指的差异主要是关节间应力分布和早期 OA 发生率的不同。由于内、外侧股骨髁和胫骨平台形态的不同，内、外侧半月板也存在差异，正常外侧半月板覆盖 75%~93% 的外侧胫骨平台，而内侧半月板只覆盖 51%~74% 的内侧胫骨平台[7]。半月板的大小因人而异，个体变异较大，这也是某些"特定"患者易出现半月板损伤的原因。而且，有些患者行切除术后恢复很快，而部分患者即使做了部分切除，仍然会出现术

C. Lattermann (✉)
Department of Orthopedics, Division of Sports
Medicine, Brigham and Women's Hospital, Harvard
University, Boston, MA, USA

C. Malempati
Orthopedic Department, U
Bowling Green, KY, USA

© Springer International Publishing AG, part of Springer Nature 2018
J. Farr, A. H. Gomoll (eds.), *Cartilage Restoration*, https://doi.org/10.1007/978-3-319-77152-6_7

后关节反复肿痛。虽然我们暂时无法预计半月板部分切除术给个体带来的远期影响，但是有一些已知的"高危"外在因素在术前就需要仔细评估，比如肥胖、下肢力线不良、术前骨挫伤或前交叉韧带（ACL）损伤等。半月板修复目前也只能修复一些特殊类型的撕裂伤，其中，急性半月板撕裂中"红区"或"红-白区"放射状撕裂修复术后的愈合概率较高，而复合型撕裂和退变性撕裂则概率较低，具体修复术式暂无定论。如半月板部分撕裂无法修补，可以考虑部分半月板置换术（将在第19章中详细讨论）。当然，如果患者出现完全半月板缺失的情况还可以考虑半月板移植术（将在第18章详细讨论）。

半月板损伤修复策略

直到关节镜技术出现后，医生才充分认识到处理半月板损伤时应尽可能保留或部分切除，而不是全切半月板。实际上，在开放手术治疗半月板的年代，完全有条件进行半月板部分切除，但是医生们并未这样做，这可能是陈旧的观念决定的。当时人们认为，只有完整移除撕裂的半月板才能缓解膝关节疼痛，而且有部分学者提出，只有半月板全切才是组织再生的先决条件。事实上，虽然全切后一些组织会再生，但后来研究发现这些再生的组织是无功能的。1982年，Gillquist 发表了一组患者的临床随访结果，这些患者接受了关节镜下部分切除术[3]。如今，半月板部分切除术已经成为世界上应用最广泛的关节镜手术。

广义上讲，任何半月板组织的切除都可以称为部分切除术，软骨修复外科医生应该认识到这一点，其包含的撕裂范围和种类繁多。另外，了解半月板切除部位的特点和撕裂的类型也非常重要。我们可以用一张图阐释这一点，图7.1 显示了两种"半月板部分切除术"导致膝关节出现明显不同的生物力学改变。不同外科医生对"半月板部分切除术"的描述存在主观上的差异，所以在关节软骨修复之前，经常需要记录前期半月板切除术后膝关节的各项数据。表7.1 是国际关节镜及运动医学协会（International Society of Arthroscopy, Knee Surgery and Orthopedic Sports

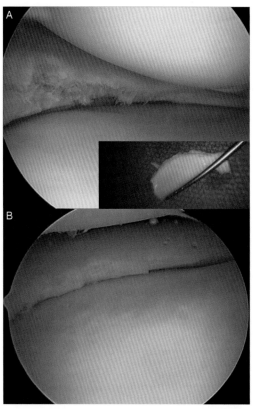

图7.1 A.内侧半月板后角次全切除术（图示取出撕裂部分）。B.内侧半月板后角部分切除，75%仍完整

Medicine, ISAKOS）提出的半月板撕裂分型方法。

部分半月板切除术对生物力学的影响

临床上尚未证实半月板部分切除与 OA 的发生之间是否相关，但术后患者罹患 OA 的概率增加却是不争的事实[9]。临床上，外侧半月板的缺失相比内侧半月板部分切除，会让患者更早出现 OA 的症状。外侧半月板在应力分散中的作用较内侧更为重要[10,11]。如果进行了半月板部分切除术，各关节间室的生物力学环境就会发生实质性改变，对应的关节软骨表面将承受更高的冲击力。

利用有限元建模（finite element modeling, FEM），Zielinska 等建立了 10 种不同内侧半月板部分切除模型，发现半月板损伤大小与内侧应力增加呈线性关系。如果切除 60% 的内侧半月板长度，残余的半月板将增加 65% 或更高

表 7.1　ISAKOS 半月板损伤分型

分型依据	损伤分型
损伤深度	部分撕裂 / 完全撕裂
撕裂部位	1~3 区
放射状撕裂	后方 / 体部 / 前方；1~3 区
与腘肌腱裂孔距离	远 / 近
撕裂形态	桶柄样撕裂，水平撕裂，放射状撕裂，纵形撕裂，横形撕裂，混合型撕裂
组织质量	非退变性，退变性，不详
撕裂长度记录单位	mm
部分切除范围	标记在膝关节示意图上
内侧半月板部分切除范围百分比	标记在膝关节示意图上

引自参考文献 8

的应力冲击，且内侧胫骨平台应力将增加 55%[12]。相关生物力学研究还发现，50% 的半月板宽度切除可以导致接触应力增加 24%，而且 75% 的切除则会引起应力增加 58%。如果切除内侧半月板后角，则这些变化更明显，分别显示接触应力增加 43% 和 95%[10]。研究还表明，50% 或更多的半月板切除导致胫股关节接触应力增加两倍，其中半月板后方的缺失比体部或前角切除更加显著。放射状半月板完全撕裂范围可延伸到周边结构，导致半月板的功能完全丧失，这种损伤与半月板次全切或全切术引起的生物力学改变相似[10]。

有研究证实，部分半月板切除术显著影响膝关节内的流体力学特性。膝关节负压状态对膝关节内负荷分散起着至关重要的作用，这是以往尸体研究和传统的有限元方法都未考虑到的因素。Kazemi 等建立的有限元模型填补了这一领域的不足，研究提示简单的蠕变、接触应力的改变或蠕变加扭转都导致接触应力的显著增加。有意思的一点是，即使是小的部分半月板切除也会导致相应的股骨髁中的压力增加。比如外侧半月板前角切除后，股骨外侧髁接触面积增加，接触应力增加导致流体压力分布减少。而且这种效应将会使接触应力增加到两倍[11]。Chang 等得到了骨关节炎研究组织（Osteoarthritis Initiative, OAI）的资助，研究和评估 OA 患者合并半月板缺失给软骨损伤带来的风险。研究发现，尽管这些患者无法进行软骨修复手术，内侧半月板的缺失，尤其是后角的进行性缺失将导致胫骨平台后方和边缘软骨损

伤。这种效应在内外侧间室都有所发现，以内侧为重；其次，外侧半月板卡压是对软骨造成进行性损伤的高危风险[13]。

此外，半月板损伤后关节内环境的稳定机制被打破。Brophy等发现，关节内包括降解酶在内的一些炎症细胞因子（MMP-1、ADAMTS-4、IL-1、TNF-α）分泌增加[14]。尽管产生机制目前尚未研究清楚，但这种内环境可能会造成软骨细胞坏死，进而造成患者软骨损伤。

研究显示，半月板撕裂合并ACL损伤是OA发生的最直接风险之一[15]。即使ACL重建术后，内侧半月板的缺失也会使OA发展的概率增加4%~7%。部分内侧半月板切除术后，膝关节稳定性有可能先受到影响。Allen等建立的机器人辅助的尸体研究发现，内侧半月板对前方稳定性有显著作用。实验数据表明，如果内侧半月板丢失，重建术后的ACL应力显著增加，术后远期可能导致膝关节前方的位移[16]。Seon等的研究表明，内侧半月板次全切除术后膝关节屈曲30°和60°时，胫骨前移度增加100%。此外，在ACL缺失的膝关节中实施内侧半月板次全切除术后，外侧胫骨移位显著增加。然而，这种移位可在ACL重建术后得到矫正[17]。这些数据证明，内侧半月板是ACL缺失的膝关节中第二重要的稳定结构，但目前对外侧半月板的作用机制所知甚少。事实上，外侧半月板是膝关节前后位稳定的次要结构，所以当部分切除或全切术后，不会对前后位的稳定造成太大影响，但是外侧半月板对关节旋转时的关节稳定性发挥着重大作用。Musahl等提出，虽然内侧半月板是前后方稳定的第二重要结构，但外侧半月板为ACL损伤的膝关节在旋转和外翻时提供显著的稳定性。外翻和轴向旋转试验是临床查体（轴移试验）的重要方法，它提示外侧半月板可能对膝关节的功能和旋转发挥更重要的作用，要比常规检查静态稳定性的Lachman试验更加准确[18]。

此外，外侧半月板切除合并股骨外侧髁软骨缺损可显著增加膝关节前移。如果对应的胫骨平台软骨也有损伤，这种前移会增加100%[13]。内侧半月板缺失合并软骨损伤也会导致这种现象，再次证明膝关节内所有结构（半月板、软骨和ACL/PCL），都对整个膝关节维系稳定发挥着重要的生物力学作用[19]。

综上所述，半月板部分切除术后会明显增加各关节间室的负荷和应力。由于胫股关节直接接触面积增加，半月板切除术会影响到损伤部位胫骨平台未被覆盖的软骨。因为胫骨平台半月板的局部缺失，股骨关节面与胫骨平台的接触面积会显著增加。任何数量的半月板损伤后胫股总接触力都会增加，接触应力也相应增加。这种应力的增加为50%~200%以上，由于应力的变化甚至可以传导至相邻关节间室，使之发生相应负荷变化。虽然我们不能制定标准来定义部分切除的大小，但毋庸置疑的一点是，保留半月板结构应作为首选。尽可能少地切除组织，以获得稳定的残端，才能降低术后OA的发生率[20]。

半月板撕裂和局灶性软骨缺损

部分半月板撕裂常常伴随着小的、

部分或全层软骨损伤。有良好边缘的小的局灶性软骨损伤大多不需要治疗。然而在膝关节半月板切除术中状况则完全不同。体外生物力学实验表明，直径 <1 cm（$0.79cm^2$）的软骨缺损，其边缘带软骨中的应力没有明显增加；而在大的软骨缺损中应力则渐进性地增加[21]。最近，Flanigan 等计算了能引起对侧软骨面应力增加的最小软骨缺损面积，其在股骨外髁是 $1.6cm^2$，在内髁是 $1.9cm^2$[22]。这些"关键"的数值是在与人类膝关节面积近似的牛的关节标本中通过实验计算得来。该原则被 Schinhan 等用于构建一个山羊的膝关节骨关节炎动物模型。软骨缺损本身并没有导致骨关节炎，而当合并半月板部分切除时，这些动物模型毫无例外地都在几个月内进展为骨关节炎[23]。这些证据提示，当合并有部分半月板切除时，等于或小于一定阈值面积的软骨缺损会引起渐进性软骨丢失。目前仍需要更多的研究来确定合并半月板切除时构成软骨损伤的面积阈值。现有的资料表明，外科医生需要重视合并部分半月板切除的患者：对他们来说，即使达不到通常认为的有临床意义的软骨缺损面积，往往也会引起相应的症状。

半月板修复

半月板损伤的危害更加体现了保留半月板的重要性。本章节将阐述半月板修复的重要内容，而本书第 27 章将着重阐述半月板功能完全缺失后的重建。目前仍然缺少高等级的循证医学证据来指导临床医生把握半月板撕裂的修复时机。

迄今为止，仅有一篇 Level 1 循证等级的研究对比了在不合并韧带损伤导致的膝关节不稳，不同的半月板修复策略对比半月板部分切除术的临床效果[24]。最近的一篇系统性回顾分析表明只包含 3 篇 Level 3 循证等级的研究，而绝大多单纯涉及半月板修复或与半月板部分切除对比的研究都仅是 Level 4 或 5 等级[25]。由于目前的临床证据不足，医生只能根据前述仅有的文献和体外实验数据做出的推断来指导临床治疗。表 7.2 中列举了一些半月板修复的适应证和禁忌证（大多是经验性的），其中的一些观点与软骨手术密切相关，将在本章后面的内容中被重点提及。

半月板撕裂的特性

目前尚缺少高等级的循证医学证据指导哪些类型半月板损伤可以修复而哪些不可以。退变性半月板并不提倡修复，因其具有较高的失败风险[4,6,26]；而 40 岁以上的患者中仅有一小部分（6%）具备修复条件[27]。

表 7.2　半月板修复的适应证与禁忌证

适应证	禁忌证
年龄 <50 岁	年龄 >60 岁
有临床症状	无临床症状
撕裂部分可复位，组织质量好	退变性撕裂，组织菲薄伴混合型撕裂
红区或红 – 白区撕裂	白区撕裂
同时行 ACL 重建术	不稳定撕裂伴随 ACL 损伤，半月板高度不足 1 cm
患者术后康复训练依从性高	不完全放射状撕裂

ACL: anterior cruciate ligament, 前交叉韧带

合并 ACL 损伤和外侧半月板撕裂的患者是一个独特的群体。在这些患者中，没有明显移位的撕裂，甚至一些退变性撕裂在不加干预的情况下往往也能愈合或维持无症状。因此保留较切除半月板对膝关节更加有利[28]。

可修复的半月板损伤的形态特征决定于半月板的愈合能力和适宜的修复缝合技术。因此，半月板能否缝合不但取决于损伤的特征，也取决于手术医生。

一般来说，已被水份浸朽的人体组织是难以进行修复缝合的。然而在组织条件好的时候，鸟嘴样撕裂、桶柄裂，甚至合并放射状撕裂的复杂性桶柄裂都有修复缝合的机会。尤其是对年轻的患者，应该详细检查这些撕裂的特征以确定缝合的可能性。一种可能的合理方法是让这些撕裂"说服手术医生其无法被修复缝合"。

半月板的修复缝合像肩袖一样，有多种技术方式可供选择，例如由内向外缝合、由外向内缝合、全内缝合等，或上述技术联合使用。大量不同的半月板缝合技术和工具已经商业化。目前已发展至第三代缝合技术，尚没有证据表明某一种技术优于其他，因此，外科医生应该掌握多种不同的技术以应对潜在的半月板修复的需求。Noyes 总结了应对不同半月板撕裂的缝合方式，其中列举了一系列可以在不同缝合技术中采用的缝线配置方式[6]。这些技术的共同目标均是通过固定损伤部位来为半月板愈合提供条件。与手术技术同等重要的是术后的康复过程，其共同目的是减少半月板损伤部位的分离，具体方式可以包括限制负重和关节活动度。

撕裂部位

总的来说，外侧半月板缝合较内侧半月板缝合具有更低的翻修率（13.9% *vs.* 20.7%），这可能是由于外侧半月板具有较大的活动度因而可以更好地耐受康复过程。合并 ACL 重建的半月板缝合则具有更低的翻修率（内侧 17.5%，外侧 8%）[25]。另一个影响因素是，内侧半月板所承受的负荷远高于外侧半月板，尤其是在伴有 ACL 重建欠佳时。总的来说，文献推荐仅缝合红区以及红 – 白区的半月板撕裂，因为白区的修复成功率极低。这些观点是建立在 Arnoczky 等关于半月板血供的研究基础上的，该研究提示半月板白区的营养供应仅仅依赖于关节液的渗入，而非直接的血液供应[29]。然而，最近的一些研究提出了不同的观点，他们在动物模型及小样本人群中发现，白区的半月板损伤在关节内血凝块的帮助下可以愈合，愈合处主要是滑膜源性细胞[4,30]。而在那些白区半月板仍有残余血供的年轻患者中，白区半月板损伤的修复应当有着不同的机制[31]。

总体来讲，遵循标准指导原则的半月板修复缝合具有较高的成功率。文献提示使用由内向外技术缝合半月板具有约 20% 的失败率[28]。Noyes 等对患者基于年龄进行分组，显示失败率与年龄无显著相关性[32]。他们同时发现，内侧半月板较外侧具有更高的失败率。29 例患者中仅 2 例表现出关节间隙狭窄，3 例通过 MRI 评估证明缝合失败。此外，在一个平均年龄小于 20 岁，平均随访了 16.8 年的分组中，失败率等同于总体失败率，由此可见，半月板损伤一旦成功愈合，其将长期保持功能[32]。上述这些数据同 Paxton 进行的系统性分析一致[25]。半月板缝合中一个值得警惕的问题是全内缝合器的使用逐渐取代了传统的 4~6 针的由内向外缝合技术。这些缝合器可以提供同水平缝合甚至可与某些垂直缝合相媲美的生物力学强度。但是，由于每次缝合的针数减少了（由于缝合器的价格以及其在半月板上所造成的孔洞大小等原因），半月板愈合过程中的生物力学稳定性是潜在降低的。这些缝合器的长期效果仍需要时间来检验。基于上述因素，外科医生不应仅仅因为"更加方便"而使用全内缝合器，从而影响半月板修复的效果。全部使用由内向外缝合或联合使用由内而外和全内缝合在某些情况下才是最佳选择。

半月板修复的生物增强治疗

半月板红区的损伤具有较好的愈合能力，而白区则愈合欠佳。为克服这一问题，学者们寻找到了许多有意义的方法。最早的方法仅停留在修复缝合的技术方面[4,6,33]，随后则是对损伤部位、周围组织以及半月板周边滑膜的新鲜化处理；研究表明损伤周边区域的滑膜细胞可以经半月板的表面迁移至损伤处[26]。一些创新性的方法也被用来解决血供差和愈合不佳的问题。Henning 等在 1990 年代首先提出"血块"技术，并且报道了高达 64% 的总体成功率[4,34,35]。该技术可以制造一个可塑形的组织支架，从而可以放置在半月板水平撕裂后方；或者可以填充一个小的组织缺损，如放射

性撕裂。这个血块可以承载大量的生长因子，这方面的特性与更加昂贵及可溶的富血小板血浆（platelet rich plasma, PRP）产品相类似，不同的是，前者具有可塑性强和更加坚固的优势，可以经受住 Vicryl 缝线的缝合。结合使用定向的由内向外缝合套管，血块修复的操作将更加可控（图 7.2）。

然而，Henning 等的患者群体构成较多样化，包含了很多非白区的半月板损伤[4]。Van Trommel 等报道了使用血块修复以腘肌腱为中心的外侧半月板撕裂的结果。在 3 例患者中，损伤的半月板全部愈合，并且获得了良好的功能恢复[34]。作者也将血块技术用于存在不良愈合环境的儿童患者当中（图 7.3）。

Piontek 等所报道的技术则可以更好地输送和稳定血块[36]。在他们治疗的 53 例患者中，先将血块注入碎裂的半月板，再使用可生物降解的 I/III 型胶原包覆。2 年的随访结果提示修复的半月板恢复了张力，且 80% 的患者的临床症状得到了显著改善（图 7.4）。

Okuda 等对合并有 ACL 损伤的长度 <1cm 的半月板损伤进行磨锉新鲜化处理，并报道了良好的结果[30]。同时，一些新技术也在实验条件下表现出良好的前景，比如使用小的管状内置物支架（Bioduct，美国 Stryker 公司；暂未上市）[37]，使用滑膜组织进行游离或带蒂植入，同种异体组织移植等。然而，这些技术除了 Bioduct（暂未上市）之外尚未接受过临床的检验。使用干细胞治疗半月板部分缺损（Chondrogen，美国 Osiris 公司）在犬类中具有成效，但在前期的人体临

85

床试验中并无作用[38]。生长因子的使用由于缺少合适的递载和度量技术而受到限制。值得注意的是，Whitehouse 等报道了一种新方法，在人体试验中，他们将从血液中提取培养的间充质干细胞种植在胶原支架中，并将后者植入 5 例半月板损伤患者的体内。这 5 例患者有 3 例是桶柄样撕裂，2 例是鸟嘴样撕裂。术后 2 年复查 MRI 显示 5 例患者的半月板全部愈合，且无 1 例接受二次手术[39]。随着今后试验数据的不断完善，我们可以期待这些新技术将被用于临床治疗当中，它们包括假体植入物、含生长因子涂层的缝线材料，以及其他递载方法。

结　论

半月板的功能对于膝关节至关重

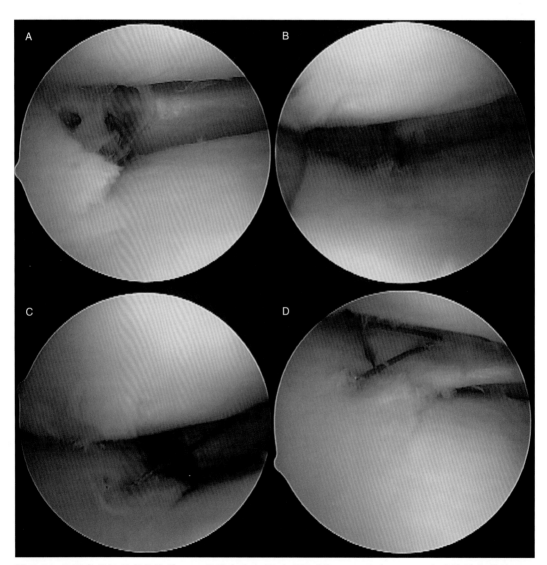

图 7.2　内侧半月板放射状撕裂，A. 断裂部分之间的"间隙"。B. 通过 8.5mm 肩关节镜套管将血凝块推入撕裂间隙内。C. 由内向外行褥式缝合。D. 打结固定后半月板完全复位，血凝块稳定

要，对于关节外科医生来说，应将其最大限度地保留。这就要求关节外科医生站在半月板保留的最前线，对损伤的识别和治疗有良好的认识。尽管如此，半月板修复缝合后仍有 20% 左右的翻修率。半月板丢失后发生骨关节炎的高风险更凸显了再撕裂的危险性。作为维持关节完整性和稳定性的重要结构，完整或得到良好修复的半月板将提高关节软骨修复的成功率；反之，半月板的缺失将对软骨修复的远期效果产生负面的影响。

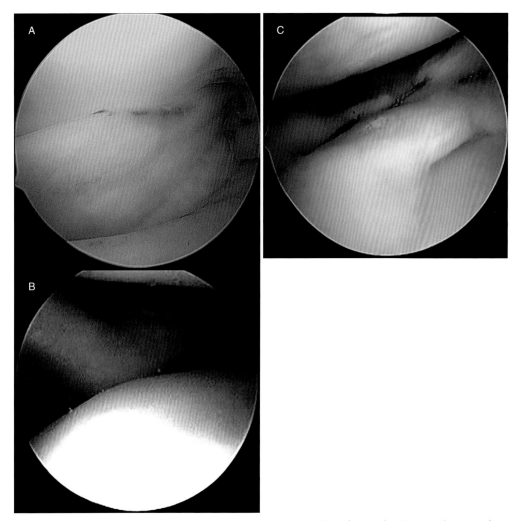

图 7.3　患者 8 岁，前期行外侧盘状半月板手术，现发生桶柄样撕裂。A. 外侧半月板外侧间室卡压。B. 桶柄样撕裂边缘与关节囊完全分离。C. 半月板经完全缝合并植入血凝块后复位

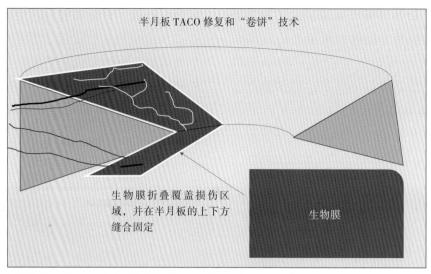

图 7.4　Ⅰ或Ⅲ型可降解胶原膜"卷饼"技术治疗半月板损伤示意图

（尹力 张颖 译，谭洪波 审校）

参考文献

[1] Hede A, Jensen DB, Blyme P, et al. Epidemiology of meniscal lesions in the knee. 1215 open operations in Copenhagen 1982–1984. Acta Orthop Scand, 1990, 61(5):435–437.

[2] Fairbank TJ. Knee joint changes after meniscectomy. J Bone Joint Surg Br, 1948, 30B(4):664–670.

[3] Gillquist J, Oretorp N. Arthroscopic partial meniscec-tomy. Technique and long-term results. Clin Orthop Relat Res, 1982, 167:29–33.

[4] Henning CE. Current status of meniscus salvage. Clin Sports Med, 1990, 9(3):567–576.

[5] Majewski M, Stoll R, Widmer H, et al. Midterm and long-term results after arthroscopic suture repair of isolated, longitudinal, vertical meniscal tears in stable knees. Am J Sports Med, 2006, 34(7):1072–1076.

[6] Noyes FR, Barber-Westin SD, et al. Repair of complex and avascular meniscal tears and meniscal transplantation. Instr Course Lect, 2011, 60:415–437.

[7] Clark CR, Ogden JA. Development of the menisci of the human knee joint. Morphological changes and their potential role in childhood meniscal injury. J Bone Joint Surg Am, 1983, 65(4):538–547.

[8] Anderson AF, Irrgang JJ, Dunn W, et al. Interobserver reliability of the International Society of Arthroscopy, Knee Surgery and Orthopedic Sports Medicine (ISAKOS) classiication of meniscal tears. Am J Sports Med. 2011, 39(5):926–932

[9] Wang Y, Dempsey AR, Lloyd DG, et al. Patellofemoral and tibiofemoral articular cartilage and subchondral bone health following arthroscopic partial medial meniscectomy. Knee Surg Sports Traumatol Arthrosc, 2012, 20(5):970–978.

[10] Lee SJ, Aadalen KJ, Malaviya P, et al. Tibiofemoral contact mechanics after serial medial meniscectomies in the human cadaveric knee. Am J Sports Med, 2006, 34(8):1334–1344.

[11] Kazemi M, Li LP, Savard P, et al. Creep behavior of the intact and meniscectomy knee joints. J Mech Behav Biomed Mater, 2011, 4(7):1351–1358.

[12] Zielinska B, Donahue TL. 3D inite element model of meniscectomy: changes in joint

contact behavior. J Biomech Eng, 2006, 128(1):115–123.

[13] Chang A, Moisio K, Chmiel JS, et al. Subregional effects of meniscal tears on cartilage loss over 2 years in knee osteoarthritis. Ann Rheum Dis, 2011, 70(1):74–79.

[14] Brophy RH, Farooq Rai M, Zhang Z, et al. Molecular analysis of age and sex-related gene expression in meniscal tears with and without a concomitant anterior cruciate ligament tear. J Bone Joint Surg Am, 2012, 94(5):385–393.

[15] Lohmander LS, Englund PM, Dahl LL, et al. The long-term consequence of anterior cruciate ligament and meniscus injuries: osteoarthritis. Am J Sports Med, 2007, 35(10):1756–1769.

[16] Allen CR, Wong EK, Livesay GA, et al. Importance of the medial meniscus in the anterior cruciate ligament-deicient knee. J Orthop Res, 2000, 18(1):109–115.

[17] Seon JK, Gadikota HR, Kozanek M, et al. The effect of anterior cruciate ligament reconstruction on kinematics of the knee with combined anterior cruciate ligament injury and subtotal medial meniscectomy: an in vitro robotic investigation. Arthroscopy, 2009, 25(2):123–130.

[18] Musahl V, Bedi A, Citak M, et al. Effect of single-bundle and double- bundle anterior cruciate ligament reconstructions on pivot-shift kinematics in anterior cruciate ligament- and meniscus-deicient knees. Am J Sports Med, 2011, 39(2):289–295.

[19] Wieser K, Betz M, Farshad M, et al. Experimental loss of menisci, cartilage and subchondral bone gradually increases antero-posterior knee laxity. Knee Surg Sports Traumatol Arthrosc, 2012, 20(10):2104–2108.

[20] Englund M, Roos EM, Roos HP, et al. Patient-relevant outcomes fourteen years after meniscectomy: inluence of type of meniscal tear and size of resection. Rheumatology (Oxford), 2001, 40(6):631–639.

[21] Gratz KR, Wong BL, Bae WC, et al. The effects of focal articular defects on cartilage contact mechan-ics. J Orthop Res, 2009, 27(5):584–592.

[22] Flanigan DC, Harris JD, Brockmeier PM, et al. The effects of lesion size and location on sub-chondral bone contact in experimental knee articu-lar cartilage defects in a bovine model. Arthroscopy, 2010, 26(12):1655–1661.

[23] Schinhan M, Gruber M, Vavken P, et al. Critical-size defect induces unicompartmental osteoarthritis in a stable ovine knee. J Orthop Res, 2012, 30(2):214–220.

[24] Biedert RM. Treatment of intrasubstance meniscal lesions: a randomized prospective study of four different methods. Knee Surg Sports Traumatol Arthrosc, 2000, 8(2):104–108.

[25] Paxton ES, Stock MV, Brophy RH. Meniscal repair versus partial meniscectomy: a systematic review comparing reoperation rates and clinical outcomes. Arthroscopy, 2011, 27(9): 1275–1288.

[26] Maak TG, Fabricant PD, Wickiewicz TL. Indications for meniscus repair. Clin Sports Med, 2012, 31(1):1–14.

[27] Barrett GR, Field MH, Treacy SH, et al. Clinical results of meniscus repair in patients 40 years and older. Arthroscopy, 1998, 14(8):824–829.

[28] Shelbourne KD, Gray T. Meniscus tears that can be left in situ, with or without trephination or synovial abrasion to stimulate healing. Sports Med Arthrosc, 2012, 20(2):62–67.

[29] Arnoczky SP, Warren RF. The microvasculature of the meniscus and its response to injury. An experimental study in the dog. Am J Sports Med, 1983, 11(3):131–141.

[30] Okuda K, Ochi M, Shu N, et al. Meniscal rasping for repair of meniscal tear in the avascular zone. Arthroscopy, 1999, 15(3):281–286.

[31] Vanderhave KL, Moravek JE, Sekiya JK, et al. Meniscus tears in the young athlete: results of arthroscopic repair. J Pediatr Orthop, 2011, 31(5):496–500.

[32] Noyes FR, Chen RC, Barber-Westin SD, et

al. Greater than 10-year results of red-white longi-tudinal meniscal repairs in patients 20 years of age or younger. Am J Sports Med, 2011, 39(5):1008–1017.

[33] Papachristou G, Efstathopoulos N, Plessas S, et al. Isolated meniscal repair in the avascular area. Acta Orthop Belg, 2003, 69(4):341–345.

[34] van Trommel MF, Simonian PT, Potter HG, et al. Arthroscopic meniscal repair with ibrin clot of complete radial tears of the lateral meniscus in the avascular zone. Arthroscopy, 1998, 14(4):360–365.

[35] Sethi PM, Cooper A, Jokl P. Technical tips in ortho-paedics: meniscal repair with use of an in situ ibrin clot. Arthroscopy, 2003, 19(5):E44.

[36] Piontek T, Ciemniewska-Gorzela K, Naczk J, et al. Complex meniscus tears treated with collagen matrix wrapping and bone marrow blood injection: a 2-year clinical follow-up. Cartilage, 2016, 7(2):123–139.

[37] Tienen TG, Heijkants RG, Buma P, et al. A porous polymer scaffold for meniscal lesion repair–a study in dogs. Biomaterials, 2003, 24(14):2541–2548.

[38] Vangsness CT Jr, Farr J 2nd, Boyd J, et al. Adult human mesenchymal stem cells delivered via intra-articular injection to the knee following partial medial meniscectomy: a randomized, double-blind controlled study. J Bone Joint Surg Am, 2014, 96(2):90–98.

[39] Whitehouse MR, Howells NR, Parry MC, et al. Repair of torn avascular meniscal cartilage using undifferentiated autologous mesenchymal stem cells: from in vitro optimization to a irst-in-human study. Stem Cells Transl Med, 2017, 6(4):1237–1248.

第 8 章 膝关节韧带的病理性松弛

Mitchell lung Kennedy, Zachary S.Aman, Robert F. LaPrade

引 言

膝关节韧带损伤的成功治疗需要两个方面的能力：于膝关节多韧带损伤中辨识出特殊的韧带撕裂类型，以及在诸多典型的膝关节损伤症状中发现一些潜在不典型的细微症状[1]。辨识出与特殊类型损伤相关的合并伤有助于准确诊断，此外也有助于制订必要的治疗方案使患者在运动学重建后可完全恢复到受伤之前的运动水平。膝关节韧带损伤中撕裂或撕脱的组织往往对膝关节的稳定性起着重要的作用，误诊或漏诊会对膝关节其余组织结构造成更多的负担，因此恢复膝关节运动学稳定性非常重要。膝关节后外侧角（posterolateral corner, PLC）由膝关节初级及次级稳定结构组成，所以未治疗的 PLC 损伤是肌腱移植重建前交叉韧带（ACL）手术失败的主要原因[2]。随着文献记载的多韧带损伤特别是涉及 ACL 和 PCL 的多韧带损伤的增多，人们对于诸如此类的严重损伤的认识也有所提高[3]。

肌腱移植物位置不当或未能完全修复损伤的韧带将影响膝关节原有解剖及运动学功能，加上漏诊或误诊，会严重影响术后疗效并进一步加重膝关节的病理状态。本章着重介绍经不同方案治疗后的膝关节韧带损伤（单纯损伤或合并伤）及膝关节骨性关节炎（OA）的预后及转归。

前交叉韧带（ACL）

Junkin 等估算美国每年有 400 000 例 ACL 损伤病例[4]。此外，在 ACL 重建术（ACL reconstruction, ACLR）之后，5 年内通常有 25% 的患者进展为骨性关节炎（OA），而术后 7 年及 13 年内该比例分别可高达 41% 及 79%[5]。当 ACL 损

M. I. Kennedy
Clinical Outcomes-Based Orthopedic Research, Steadman Philippon Research Institute, Vail, CO, USA

Z. S. Aman
Department of BioMedical Engineering, Steadman-Philippon Research Institute, Vail, CO, USA

R. F. LaPrade (✉)
The Steadman Clinic, Vail, CO, USA
e-mail: drprade@sprivail.org

© Springer International Publishing AG, part of Springer Nature 2018
J. Farr, A. H. Gomoll (eds.), *Cartilage Restoration*, https://doi.org/10.1007/978-3-319-77152-6_8

伤患者前来就诊时将这一比例纳入考量相当重要，因为这会导致患者膝关节活动范围减少和（或）运动后肿胀，更加重要的是，这可能会引起邻近重要结构的合并伤，以上两点对于年轻且活动量大的患者应该重点考虑。OA 的成因可能与多种因素有关，例如腱移植物位置不当以及采用单束（single bundle, SB）而不是双束（double-bundle, DB）重建的方式。相较于正常的膝关节，以上情况最终都未能恢复正常的解剖学及运动学特性[6]。有关 ACL 合并伤的文章并没有发现短期及长期预后之间的联系，但是可以假定：损伤对膝关节生物力学的影响越大 OA 的发生概率越高[2,6-11]。对于膝关节不稳定的患者我们强烈推荐行重建手术，因为不进行手术重建，损伤的 ACL 无法自行恢复，但目前为止韧带重建的结果不尽相同；在减少 OA 发生率方面，解剖学重建 ACL 是第一要务。

并发后外侧角（PLC）损伤

PLC 由 3 种主要的静态稳定结构组成，包括腓（外）侧副韧带（FCL）、腘肌腱（PLT）和腘腓韧带（PFL）[12]。FCL 和腘肌复合体（PLT 和 PFL）在外旋时作为次级稳定结构：在膝关节近伸直的状态下 FCL 起主要的限制作用，而腘肌复合体的限制作用随着屈曲角度的增加而增加[12]。

近年来，人们越来越熟知 PLC 损伤的诊断和可供选择的治疗方式。通过对股骨前内侧髁的影像学检查，在急性单纯 PLC 损伤与合并 PLC 损伤的患者中经常发现内侧间室骨挫伤[8]。因此，出现内侧间室骨挫伤是 PLC 损伤的有力证据[8]。Kannus 等描述了外侧间室静态不稳定的差动补偿在 II 级和 III 级损伤中的作用[13]。膝关节肌肉及韧带提供的动态稳定性可以抵消 II 级损伤产生的静态不稳；而 III 级损伤会有严重的韧带松弛，这会导致创伤性骨关节炎[13]（图 8.1）。

LaPrade 等证实 III 级后外侧损伤不能自行愈合，而需手术治疗松弛的韧带，如果不进行手术会导致内侧间室创伤性关节炎[10]。此外，在合并 ACL 损伤的情况下，与正常的膝关节相比，未能充分修复的 PLC 会显著增加 ACLR 移植物上的力量荷载[14]（图 8.2）。

治　疗

损伤后，ACL 功能障碍会改变胫股关节软骨接触点，并可能导致关节软骨接触应力的改变[15]。ACL 损伤会引起胫骨前后方向上的平移[15]。内侧平移会引起内侧和外侧室接触点的外侧移位，最终改变胫股软骨中的应力分布，而这可能导致退行性关节炎[15]。

Defrate 等的研究比较了在分别使用非胫骨隧道入路及经胫骨隧道入路技术的情况下，将腱移植物置于解剖位置和股骨前近侧的差异，然后测量术后的膝关节运动学参数[6]。将这些运动学参数与 ACL 完好的膝关节运动学参数相比较，体内的负荷试验中 ACL 移植物的方向和长度反映了上述各种手术方式恢复正常膝关节运动学的能力[6]。总的来说，Defrate 等发现股骨前近端肌腱移植时 ACL 移植物较长，并且在矢状面和冠

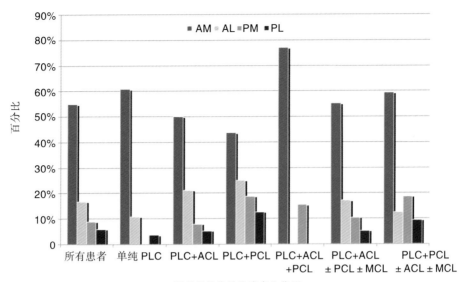

A. 股骨骨挫伤的发病率和位置

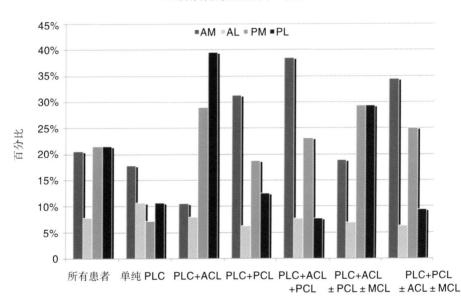

B. 胫骨骨挫伤的发病率和位置

图 8.1　股骨（A）和胫骨（B）骨挫伤的发病率及位置，以百分比表示，以诊断区分亚组 AM：前内侧；AL：前外侧；PM：后内侧；PL：后外侧（引自参考文献 8；获得 SAGE 出版公司许可）

状面的方向均相对垂直，更类似于原始解剖结构，可以更精确地恢复肌腱原有的长度和方向[6]。相对于完好的 ACL，位于股骨前近端的 ACL 移植物在膝关节屈曲时更垂直，在矢状面和冠状面上分别为 0°～60°和 30°～90°，而解剖学植入的移植物在屈曲时没有显示出明显方向上的差异[6]。此外，位于股骨前近端的移植物长度显著大于置于解剖位置的肌腱移植物，测量长度分别为 5.6mm 和 2.1mm[6]。

手术治疗主要分为 SB 和 DB 重建方法。Yagi 等分析了 SB 重建与 DB 重建方式在膝关节运动学和原位张力方面的

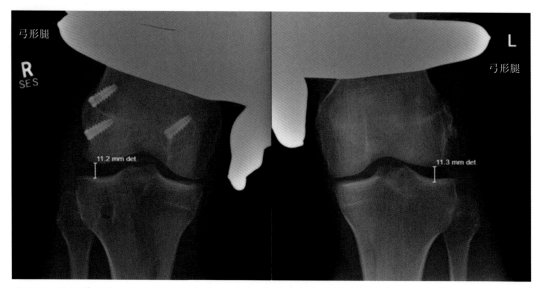

弓形腿　R SES　　L 弓形腿

11.2 mm det　　11.3 mm det

图 8.2　多韧带损伤后行外侧角重建（PLCR）术后 6 个月拍摄的双侧内翻应力位 X 线片。X 线检查显示外侧关节间隙分别为 11.2mm 和 11.3mm，侧别差异可以忽略不计

差异，发现 DB 重建在胫骨前移方面与正常膝关节更加相似，而且在复合的旋转载荷下 DB 重建在原位张力方面与正常膝关节更接近[16]。理论上讲，在修复 ACL 前内侧（AM）和后外侧（PL）束方面，DB 重建方式更接近于膝关节原本的解剖结构。在膝关节屈曲过程中，上述两束的作用不同：PL 束的原位张力受膝关节屈曲角度的影响较大，而 AM 束的原位张力则较为恒定[17]。此外，由于减少了软骨的接触面积，SB 重建会导致关节面接触应力增加，而 DB 重建在接触面积和接触应力方面与正常的 ACL 更为相似[16]。但是迄今为止，临床研究尚未证实 SB 和 DB 在 ACLR 方面有显著差异，且 SB 重建的临床应用更加广泛。接下来将会继续讨论复杂解剖学（"束带状解剖学"）以及理论上证明在生物力学环境中最好的（也许来自全矩形股骨骨道或三束重建）和患者的手术过程中可行的方法[18]。

膝关节多韧带损伤（MLIs）

ACL、后交叉韧带（PCL）、后内侧角（PMC）和 PLC 为膝关节的四大主要韧带。膝关节多韧带损伤（multiligame-ntous injuries, MLIs）的定义是：上述四大主要韧带中至少 2 条韧带撕裂[19]。该损伤通常与前后交叉韧带的撕裂有关，然而也有研究报道显示，在膝关节多韧带损伤中至少有 1 条交叉韧带完整。在所有与骨科相关的损伤中，膝关节脱位占 0.02%~0.2%，其中高能和低能损伤分布大致相似，分别为 50.3% 和 49.7%[20]。25.1% 的膝关节多韧带损伤是由高能量的交通事故造成的，而 44.2% 的损伤发生于低能量的体育运动中[20]。

如今，外科医生广泛采用 Schenck 分型方式，分型有助于诊断及确定诊疗计划，从而有助于减少 OA 的发生率。手术方式的选择、准确的诊断、手术时间和复建方案均可以延缓 OA 的进展，从而保证患者的长期健康，并且可以降低重建失败的比例（表 8.1）。

　　Moatshe 等的研究发现大多数患者（80.5%）是 3 条主要韧带撕裂[21]，其中 KD-Ⅲ-M 型损伤占 52.4%[20]。KD-Ⅲ-L 分型是第二多的诊断，而 KD-Ⅳ和 KD-Ⅱ 分型的发生率较低[20]。每种类型损伤的发生频率与 Robertson 的报告相似，其报告中 41% 的患者发生 KD-Ⅲ-M 型损伤，28% 的患者发生 KD-Ⅲ-L 型损伤[17]。KD-Ⅳ 和 KD-Ⅱ 损伤的发生率也较低[17]。然而，这些结果与 Becker 等 2013 年的研究数据截然不同：在 106 例患者中，KD-Ⅲ-L 型损伤居多，占患者总数的 43%[22]（表 8.2）。

合并伤的发生率

　　多韧带损伤通常合并半月板及关节软骨损伤。以往的文献发现有 39% 的患者合并半月板损伤，有 39% 的患者合并关节软骨损伤[23]。同样，在另一个报道多韧带损伤的人口统计学研究中发现 37.3% 的患者同时有半月板损伤[20]。据

表 8.1　改良 Schenck 分型系统，将多韧带损伤分为不同的类型

分型	损伤
KD-Ⅰ	一条交叉韧带损伤 + 侧副韧带
KD-Ⅱ	ACL 和 PCL 损伤，侧副韧带完好
KD-Ⅲ-M	ACL、PCL、MCL 损伤
KD-Ⅲ-L	ACL、PCL、LCL 损伤
KD-Ⅳ	ACL、PCL、MCL、LCL 均损伤
KD-Ⅴ	脱位伴骨折

引自参考文献 21；获得 British Medical Journal 许可
ACL：前交叉韧带；PCL：后交叉韧带；MCL：内侧副韧带；LCL：外侧副韧带

表 8.2　根据 Schenck 分型系统的膝关节脱位患者分布图[a]

KD 分型	患者数（例）	百分比
KD-Ⅱ	16	5.3%
KD-Ⅲ-M	159	52.4%
KD-Ⅲ-L	85	28.1%
KD-Ⅳ	39	12.9%
NC	4	1.3%
总数	303	100%

引自参考文献 20；获得 SAGE 出版公司授权
a: KD, knee dislocation, 膝关节脱位；L: 侧面；M: 中间；NC：未分型

报道，内侧和外侧半月板撕裂的比例大致相同（分别为 16.5% 和 15.8%），其中 5.0% 的患者被诊断为双侧半月板撕裂[20]。此外，28.3% 的患者有关节软骨损伤，12.5% 的患者存在股骨髁上损伤[20]，其中 20.1% 的急性损伤和 47.7% 的慢性损伤与关节软骨损伤有关[20]。半月板损伤合并 ACL 撕裂的预后在不同文献中的结果也不相同。Øiestad 等报道，手术及非手术治疗单纯 ACL 损伤后 10 年随访 OA 的发生率分别为 0 及 13%。该比例显著低于 ACL 合并半月板损伤时 OA 的发生率（手术及非手术治疗的概率分别为 21% 和 48%）[24]。一项随访时间至少 10 年的荟萃分析发现，ACLR 后 OA 的发生率为 16%，同期行半月板切除患者的 OA 发生率高达 50%[7]。

　　文献报告的合并伤发生率变化较大[25,26]。Richter 等发现伴有半月板撕裂的患者较少，占 15%[26]。在更大样本的研究中，Krych 等发现多发韧带损伤的患者中有 55% 伴有半月板撕裂，此外 48% 的患者合并软骨损伤[25]。在合并半

月板或关节软骨损伤的情况下，建议在修复相关撕裂韧带的同时处理这些结构，以避免关节僵硬和手术失败[23]。总的来说，了解膝关节多韧带损伤的类型和识别潜在的合并损伤可以极大地提高诊断的准确率并完善术前准备，最终将改善患者的膝关节功能以及主、客观疗效（图8.3）[23]。

治 疗

鉴于交叉韧带合并后外侧角损伤的复发率及再手术率较高，采用解剖修复重建的手术方式效果更好[1]。生物力学及临床预后文献发现，在行肌腱移植及固定之前，骨道会聚是除半月板和关节软骨损伤之外的另一个重要问题[11,14,21]（图8.4）。

接受多韧带损伤重建的患者大部分可以获得满意的功能及主观疗效[19,23,26]。然而在短期及中期的随访中发现，23%~87%的患者存在OA[19,26]。报告的客观评分相对来说并不令人满意，

因为42%的患者于手术的膝关节上发生OA，而未治疗的对侧膝关节OA发生率则为4%[23]。然而Fanelli等及Hirchman等报告：手术治疗的膝关节中分别只有23%和30.9%的患者发生退行性变[27]。

虽然手术治疗的膝关节发生OA的概率较高，但还是强烈推荐手术治疗，因为未予治疗会产生更差的结果[23]。文献表明，接受手术治疗的患者中有47.4%发生膝关节退行性变，远低于接受非手术治疗的患者（88%）[23]。对发生OA的危险因素进行统计学分析，发现其与年龄和BMI呈正相关[23]。

后交叉韧带（PCL）

PCL由两个束组成，即较大的前外侧束（ALB）和较小的后内侧束（PMB）。定位股骨和胫骨的起止点可以区分两个束。PCL撕裂以往主要采用非手术治疗或SB重建手术治疗。然而最近一项由Kennedy等进行的生物动力学实验发现

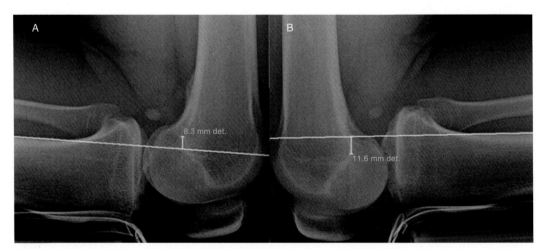

图8.3 双侧膝关节应力片，测量相对于最后方的Blumensaat线的后移（PTT）。A.Blumensaat线前方8.3mm。B.Blumensaat线后方11.6mm；PTT与对侧差异>12mm通常表示后交叉韧带（PCL）和侧副韧带联合损伤

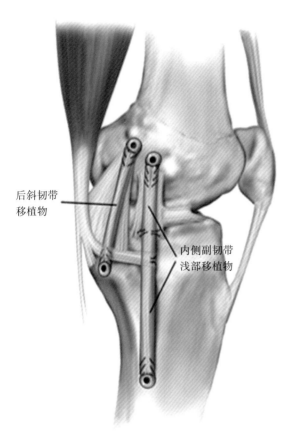

增加[29]。此外，膝关节运动学的改变可能会导致软骨的退行性变，同时也可能会增加膝关节内侧间室及髌骨前外侧面OA 的风险。

在所有膝关节器质性损伤中，PCL撕裂占 3%~37%，但很少单发（18%）[30]。早期研究发现，PCL 撕裂常与 ACL（46%）、MCL（31%）或 PLC（62%）损伤并发[27]。此外，79% 的 Ⅲ 级 PCL 撕裂与膝关节多韧带损伤有关[22]。Fanelli 等也报道了男性 Ⅲ 级 PCL 撕裂发生率较高，单发或并发的概率为 73%~97%[27]。

图 8.4　图示（左膝）内侧副韧带浅部（sMCL）和后斜韧带（POL）的解剖重建（引自参考文献 41；获得 SAGE 出版公司许可）

这两束相互协同作用，并且与 SB 重建方法相比，DB 重建技术更加符合正常解剖关系，可以更好地恢复膝关节正常的运动学参数[28]。

当向后的力作用于胫骨前方时会发生 PCL 损伤[27]。这种力通常发生于高能量的机动车碰撞中，约占所有 PCL 损伤的 57%[27]。此外，据报道 PCL 撕裂在运动员中普遍存在，占所有运动损伤的 2%[27]。PCL 损伤引起的膝关节不稳定可以通过增加髌股关节压力、股骨内旋和胫骨后移来改变膝关节的运动学特性，这些终会导致髌软骨负荷和接触压力的

合并伤发生率

PCL 相关损伤影响关节软骨的概率最大[31]。在一篇共纳入 25 例患者的文章中，13 例患者（52%）在手术时表现出软骨损伤的迹象，其中 10 例患者表现为内侧间室软骨软化[31]。由此，医生应该警惕可能与 PCL 撕裂相关的内侧间室软骨软化，以便在检查过程中得到完整和准确的诊断[31]。总之，半月板撕裂及关节软骨损伤是由于伤后未能及时手术和 PCL 重建术后膝关节后方依然松弛导致的[31]。上述手术时出现软骨软化的 13 例患者中，最初发病后 1 年内治疗的患者中软骨软化发生率为 41%，而 1 年后治疗的患者中该比例为 75%[31]。由此可以得出结论：PCL 损伤后，未能及时手术不利于患者整体的健康状况和客观的手术预后。

治　疗

PCL 有着丰富的血运，其本质有自愈能力[26]。尽管新的解剖学重建技术已经

促使医生们选择手术治疗，但是单发的PCL损伤依然采用非手术方法治疗[9]。PCL重建（PCLR）的适应证通常是：合并多韧带损伤，或者半月板体部或根部撕裂的可修复的Ⅲ度PCL撕裂[32]。DB技术需要钻2个股骨隧道和1个胫骨隧道，在解剖学上代替两个束的附着点[32]。尽管据报道DB PCLR可以更符合解剖学且可客观恢复膝关节原本的生物力学特性，但SB（ALB重建）及DB重建方式仍可选择[9]（图8.5）。

单发的PCL撕裂已经被证明会增加内侧间室的接触应力，从而增加半月板损伤和进展为OA的风险[29]。此外，非手术治疗单发的PCL撕裂时OA的发生率较高[31,33]。在7年的随访中，23%的单发PCL撕裂患者进展为OA，11%的患者发展为中、重度OA。在14年的随访中，同一患者组的OA发病率增加到41%[33]。该文献提示采用非手术治疗的单发PCL损伤患者中也可能会有良好的功能恢复及膝关节主观评分，然而人们认为非手术治疗可能不利于防止OA的发展[33]。

SB PCLR可通过经胫骨隧道固定技术（transtibial）或胫骨骨块镶嵌技术（tibial inlay）完成，因为这两种方法的预后相似[9]。经胫骨隧道技术治疗PCL损伤的IKDC结果评分显示，75%的患者主观功能正常或接近正常，而膝关节

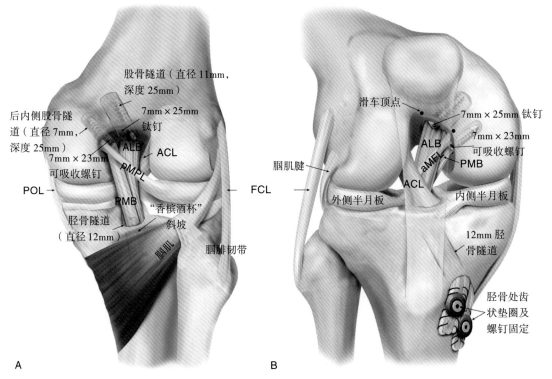

A

B

图8.5 图示双束（DB）后交叉韧带重建（PCLR）的前面观（A）及后面观（B）。描述了相对于前外侧束（ALB）和后内侧束（PMB）股骨隧道和胫骨隧道的大小、形状和位置。所描述的其他韧带包括FCL（腓侧副韧带）、PFL（腘腓韧带）、pMFL（后半月板股韧带）、ACL（前交叉韧带）、POL（后斜韧带；引自参考文献42；获得SAGE出版公司许可）

后方松弛度从术前的 8.4~12.3mm 改善到术后的 2.0~5.9mm[31]。然而，研究表明，膝关节的整体功能尚未完全恢复[31]。此外 Hermans 等发现 60% 的膝关节有 OA 的迹象，但与非手术治疗的受伤膝盖相比，后者的膝关节松弛明显更严重（分别为 4.7mm 和 2.1mm）[31]。SB PCLR 手术的长期随访结果（平均 9.2 年）发现，在软骨软化（与最初损伤有关）患者中有 92% 出现轻度到中度的软骨缺损[31]。在未出现软骨软化的病例中，相较于非手术治疗方式，SB PCLR 可以降低发展至 OA 的概率[31]。然而，膝关节后方松弛是 SB PCLR 的常见问题，可能导致运动学参数及接触应力的改变并继发关节炎[31]。

理论上讲，由于 PCL 的两束协同作用，所以非解剖性的 SB PCLR 不能恢复膝关节原本的运动学参数。而 DB PCLR 可以通过改善生物力学和稳定性来预防软骨损伤的发生和发展。对 DB PCLR 的临床结果分析发现：IKDC 主观结果评分显著提高[30]。此外，侧别后移显著减少，范围为 0.9~3.2mm，在多韧带损伤时该范围较大[34]。据报道胫骨骨块镶嵌技术的结果相似，侧别后移改善至 2.6~5.1mm[34]。与 SB PCLR 技术相比，DB PCLR 改善了膝关节后部的松弛，可使膝关节更接近正常的生物力学，并改善了患者的长期预后[32]。但是，长期的客观结果尚待报道。

生物学制品的未来

近年来，OA 的治疗方式已经慢慢由手术治疗转向生物制品干预。最近的研究发现，这些生物治疗方法可以用来改善患者的预后[10,35]。骨科常用的生物制剂包括富血小板血浆（PRP）、间充质干细胞（mesenchymal stem cell, MSC）和自体骨髓浓缩物（bone marrow aspirate con-centrate, BMAC）[35, 36]。PRP 和 MSC 在以往的文献中已经表明有助于促进膝关节多发损伤的愈合，而 BMAC 治疗轻度 OA 已显示出潜在的应用前景[35,36]。最近发表的一些研究数据已经支持通过生物疗法治疗膝关节损伤，但是这种方法在骨科中仍然是一个有争议的话题，因为依然有文献表明以上各种生物制品并无益处。就像 ACL 在破裂后无法通过非手术治疗自行愈合（恢复功能及稳定性）一样，从生物制品辅助到解剖学重的过程中膝关节损伤的管理有着显著的提升[35]（表 8.3）。

富血小板血浆

PRP 具有利用多种生长因子促进组织愈合的潜能，这些生长因子可作为细胞增殖的趋化剂和激动剂，包括转化生长因子（transforming growth factor, TGF）–ß、血小板衍生生长因子、胰岛素样生长因子和血管内皮生长因子（vascular endothelial growth factor, VEGF）[35]。基于这些生长因子的存在，PRP 可能是有效的。Anderson 等的一项研究发现使用骨形态发生蛋白（BMP–2）治疗后，ACL 移植物骨 – 肌腱界面的愈合和拔出强度有所改善[37]。

然而，PRP 也可能含有炎性细胞因子和基质金属蛋白酶（MMP），它们可能会增加组织的损伤并抵消其潜在的益

表 8.3 PRP 的主要成分及其内含物 / 释放物 [a]

成分	内含物 / 释放物
血小板	
α 颗粒	生长因子（如 PDEGF、PDGF、TGFβ1、IGF1、bFGF、PDAF、PF4、EGF、VEGF、CTGF、HGF、SDF1α），止血因子（如因子 V、vWF、纤维蛋白原），血管生成因子（如血管生成素、VEGF）、抗血管生成因子（如血管抑素、PF4），蛋白酶（如 MMP2、MMP9），坏死因子（如 TNFα、TNFβ）和其他细胞因子
致密颗粒 / 小体	ADP，钙，血清素
溶酶体	溶酶体酶
血浆	蛋白质（如白蛋白、纤维蛋白原、球蛋白、补体、凝血因子），电解质（如钠、氯、钾、钙），激素（如雌激素、黄体酮、雄激素、IGF1、ACTH、HGH），生物标志物（如骨钙素、CD11b、蛋白 C）
白细胞	
中性粒细胞	细胞因子（如 IL4、IL8、TNF-α），蛋白酶，杀菌分子，溶菌酶
嗜酸性粒细胞	细胞因子和生长因子（如 VEGF、PDGF、TGFα、TGFβ、ILs），纤溶酶原
嗜碱性粒细胞	组胺，蛋白酶，肝素，白三烯
单核细胞	细胞因子和生长因子（如 IL1、IL6、FGF、EGF、PDGF、VEGF TGFβ）
红细胞（最小数量）	ATP，一氧化氮，血红蛋白，自由基

引自参考文献 35；获得 SAGE 出版公司许可
ATCH：促肾上腺皮质激素；ADP：二磷酸腺苷；ATP：三磷酸腺苷；bFGF：碱性成纤维细胞生长因子；CTGF：结缔组织生长因子；EGF：内皮生长因子；HGF：肝细胞生长因子；HGH：人生长激素；IGF：胰岛素样生长因子；IL：白细胞介素；MMP：基质金属蛋白酶；PDAF：血小板衍生血管生成因子，PDEGF：血小板衍生内皮细胞生长因子；PDGF：血小板衍生生长因子，PF：血小板因子；SDF：基质细胞衍生因子；TGF：转化生长因子；TNF：肿瘤坏死因子；VEGF：血管内皮生长因子；vWF：von Willebrand 因子

处 [35]。存在于 PRP 中的 TGF-β1 可能对关节软骨产生不利的影响，并且此前人们已经注意到 VEGF 可促进血管生成（组织愈合），但是会对关节软骨愈合产生负面影响 [35]。此外，白细胞的存在或其浓度可能会降低预期效果，进而充当基于较高血小板的负反馈通路 [35]（表 8.4）。

间充质干细胞

间充质干细胞（或称为药物信号细胞）通过间接刺激血管生成，限制炎症，募集局部组织特异性祖细胞和直接分化为受损细胞类型等方式影响组织再生 [35]。生长因子在骨髓间充质干细胞中的应用日益增加，因为后者能够分化为骨、脂肪、肌肉和软骨，同时又能创造促进骨骼肌再生的微环境 [38]。生长因子对细胞增殖、迁移、存活和分化以及血管生成的促进作用与生物技术（如间充质干细胞）以及生物制品的未来方向（LaPrade

表 8.4 治疗韧带损伤的生物制品：未来研究的目标领域和临床应用的障碍

目标领域

应用生物制剂促进自体和同种异体韧带重建的愈合，特别是移植隧道愈合和移植物成熟

进一步开展生物促进移植隧道愈合和移植物成熟的基础科学研究，指导临床研究的发展

重建术中客观评价移植愈合的影像学方法及生物治疗的效果

ACL 修复的可行性及目标 ACL 修复的最佳标准

支架、细胞和生长因子的比较实验研究

障碍

主要依靠前临床研究来支持生物制品扩增

生物制品疗法在肌腱损伤患者中的异质性

引自参考文献 35，获得 SAGE 出版公司许可

2016 biologics）均有着重要的作用。一项通过间充质干细胞治疗赛马肌腱病的研究发现：实验组的复发率（27%）较对照组（56%）有明显的改善，但是在其（间充质干细胞）临床效果方面，仍有诸多问题有待解答[39]（图 8.6）。

自体骨髓浓缩物

鉴于 BMAC 是少数几种可用于转运干细胞的方法之一，且不需要美国 FDA 的批准（截至本文写作时），有关 BMAC 的研究相当普及[36]。BMAC 含有很多生长因子，包括血小板衍生生长因子、TGF-β 和 BMP-2 等[36]。除了干细胞的作用以外，这些生长因子可能有助于软骨的再生和保护，并且既往已经证实其对注射后的组织具有抗炎及促进合成代谢的作用[36]。有关 BMAC 治疗膝关节软骨缺损结果的报告很少，但结果似乎很好[36]。Gobbi 等采用浸泡在 BMAC 中的透明质酸基支架治疗一组患者，结果发现：相比于对照组，试验组的软骨缺损较小（轻度 OA），患者的 IKDC 和 KOOS 评分明显改善，但这种方法并不

适用于软骨缺损较大的患者[40]。总之，相较于重度 OA，BMAC 对于轻度 OA 的效果较好。

结　论

本章重点强调的是正确诊断和治疗单发和多发韧带损伤的重要性，更具体地说是强调解剖重建。虽然人们普遍选择 SB 技术进行 ACLR，但是因为 ACL 在解剖学上是由两束组成的，故解剖修复是降低 OA 发病率最重要的因素，并且解剖修复可以从整体上处理膝关节多韧带损伤。误诊会导致不能有效处理合并伤，这样就很难恢复膝关节正常的解剖及运动学特征。未能及时治疗会导致不同程度的韧带松弛，这将导致胫股关节接触应力发生变化，进而引起关节软骨的退行性变。生物制品显示出了可喜的成果，尽管资料不一致。在不久的将来，解剖上的手术治疗辅以生物制品不仅可以显著提高膝关节韧带损伤的愈合质量，而且可以保护甚至再生胫股关节软骨。

（田少奇译，谭洪波 胡炜 审校）

参考文献

[1] Geeslin AG, Geeslin MG, LaPrade RF. Ligamentous reconstruction of the knee: what orthopaedic surgeons want radiologists to know. Semin Musculoskelet Radiol, 2017, 21(2): 75–88.

[2] Kennedy NI, LaPrade CM, LaPrade RF. Surgical management and treatment of the anterior cruciate ligament/posterolateral corner injured knee. Clin Sports Med, 2017, 36(1):105–117.

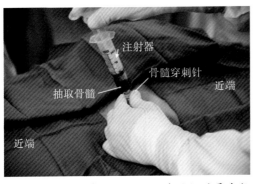

图 8.6　以骨髓穿刺针插入髂嵴的松质骨中抽取骨髓穿刺液。图中样本由左侧髂后上棘抽取（引自参考文献 43，获得 Elsevier 公司许可）

[3] LaPrade RF, Wentorf FA, Fritts H, et al. A prospective magnetic resonance imaging study of the incidence of posterolateral and multiple ligament injuries in acute knee injuries presenting with a hemarthrosis. Arthroscopy, 2007, 23(12):1341–1347.

[4] Junkin D, Johnston D, Fu F. Knee ligament injuries. Am Acad Orthop Surg, 2009, 135–154.

[5] Salmon LJ, Russell VJ, Refshauge K, et al. Long-term outcome of endoscopic anterior cruciate ligament reconstruction with patellar tendon autograft: minimum 13-year review. Am J Sports Med, 2006, 34(5):721–732.

[6] DeFrate LE. Effects of ACL graft placement on in vivo knee function and cartilage thickness distribu-tions. J Orthop Res, 2017, 35(6):1160–1170.

[7] Claes S, Hermie L, Verdonk R, et al. Is osteoart-hritis an inevitable consequence of anterior cruciate ligament reconstruction? A meta-analysis. Knee Surg Sports Traumatol Arthrosc, 2013, 21(9):1967–1976.

[8] Geeslin AG, LaPrade RF. Location of bone bruises and other osseous injuries associated with acute grade Ⅲ isolated and combined posterolateral knee injuries. Am J Sports Med, 2010, 38(12):2502–2508.

[9] LaPrade CM, Civitarese DM, Rasmussen MT, et al. Emerging updates on the posterior cruci-ate ligament: a review of the current literature. Am J Sports Med, 2015, 43(12):3077–3092.

[10] Laprade RF, Grifith CJ, Coobs BR, et al. Improving outcomes for posterolateral knee injuries. J Orthop Res, 2014, 32(4):485–491.

[11] LaPrade RF, Johansen S, Wentorf FA, et al. An analysis of an anatomical posterolateral knee reconstruction: an in vitro biome-chanical study and development of a surgical tech-nique. Am J Sports Med, 2004, 32(6):1405–1414.

[12] LaPrade RF, Tso A, Wentorf FA. Force measu-rements on the ibular collateral ligament, popliteoibular ligament, and popliteus tendon to applied loads. Am J Sports Med, 2004, 32(7):1695–1701.

[13] Kannus P. Nonoperative treatment of grade II and III sprains of the lateral ligament compartment of the knee. Am J Sports Med, 1989, 17(1):83–88.

[14] LaPrade RF, Resig S, Wentorf F, et al. The effects of grade III posterolateral knee complex injuries on anterior cruciate ligament graft force. A biomechanical analysis. Am J Sports Med, 1999, 27(4):469–475.

[15] Li G, Moses JM, Papannagari R, et al. Anterior cruciate ligament deiciency alters the in vivo motion of the tibiofemoral car-tilage contact points in both the anteroposterior and mediolateral directions. J Bone Joint Surg Am, 2006, 88(8):1826–1834.

[16] Yagi M, Wong EK, Kanamori A, et al. Biome-chanical analysis of an anatomic ante-rior cruciate ligament reconstruction. Am J Sports Med, 2002, 30(5):660–666.

[17] Robertson A, Nutton RW, Keating JF. Disloca-tion of the knee. J Bone Joint Surg Br. 2006; 88(6):706–711.

[18] Shino K, Mae T, Tachibana Y, et al. Reconstru-ction: rectangular tunnel/bone-patellar tendon-bone or triple-bundle/semitendinosus tendon grafting. J Orthop Sci, 2015, 20(3):457–468.

[19] Levy BA, Dajani KA, Whelan DB, et al. Decision making in the multiligament-injured knee: an evidence-based sys-tematic review. Arthroscopy, 2009, 25(4):430–438.

[20] Moatshe G, Dornan GJ, Loken S, et al. Demographics and injuries associated with knee dislocation: a prospective review of 303 patients. Orthop J Sports Med, 2017, 5(5): 2325967117706521.

[21] Moatshe G, Chahla J, LaPrade RF, et al. Diagnosis and treatment of multiligament knee injury: state of the art. J ISAKOS: Joint Disord Orthop Sports Med, 2017, 2(3): 152–161.

[22] Becker EH, Watson JD, Dreese JC. Investig-ation of multiligamentous knee injury patterns with associated injuries presenting at a level I trauma center. J Orthop Trauma, 2013, 27(4):226–231.

[23] Moatshe G, Dornan GJ, Ludvigsen T, et al. High prevalence of knee osteoarthritis at a minimum 10-year follow-up after knee dislocation surgery. Knee Surg Sports Traumatol Arthrosc, 2017, 25:3914–3922.

[24] Øiestad BE, Engebretsen L, Storheim K, et al. Knee osteoarthritis after anterior cruciate ligament injury: a systematic review. Am J Sports Med, 2009, 37(7):1434–1443.

[25] Krych AJ, Sousa PL, King AH, et al. Meniscal tears and articular cartilage damage in the dislocated knee. Knee Surg Sports Traumatol Arthrosc, 2015, 23(10):3019–3025.

[26] Richter M, Bosch U, Wippermann B, et al. Comparison of surgical repair or reconstruction of the cruciate ligaments versus nonsurgical treatment in patients with traumatic knee dislocations. Am J Sports Med, 2002, 30(5):718–727.

[27] Fanelli GC, Edson CJ. Posterior cruciate ligament injuries in trauma patients: Part II. Arthroscopy. 1995, 11(5):526–529.

[28] Kennedy NI, Wijdicks CA, Goldsmith MT, et al. Kinematic analysis of the posterior cruciate ligament, Part 1: the individual and collective function of the anterolateral and posteromedial bundles. Am J Sports Med. 2013, 41(12):2828–2838.

[29] Skyhar MJ, Warren RF, Ortiz GJ, et al. The effects of sectioning of the posterior cruciate ligament and the posterolateral complex on the articular contact pressures within the knee. J Bone Joint Surg Am, 1993, 75(5):694–699.

[30] Spiridonov SI, Slinkard NJ, LaPrade RF. Isolated and combined grade-Ⅲ posterior cruciate ligament tears treated with double-bundle reconstruction with use of endoscopically placed femoral tunnels and grafts: operative technique and clinical outcomes. J Bone Joint Surg Am, 2011, 93(19):1773–1780.

[31] Hermans S, Corten K, Bellemans J. Long-term results of isolated anterolateral bundle reconstructions of the posterior cruciate ligament: a 6-to 12-year follow-up study. Am J Sports Med, 2009, 37(8):1499–1507.

[32] Chahla J, Nitri M, Civitarese D, et al. Anatomic double-bundle poste-rior cruciate ligament reconstruction. Arthrosc Tech, 2016, 5(1):e149–156.

[33] Shelbourne KD, Clark M, Gray T. Minimum 10-year follow-up of patients after an acute, isolated posterior cruciate ligament injury treated nonoperatively. Am J Sports Med, 2013, 41(7):1526–1533.

[34] Kim SJ, Kim SH, Jung M, et al. Does sequence of graft tensioning affect outcomes in combined anterior and posterior cruciate ligament reconstructions. Clin Orthop Relat Res, 2015, 473(1):235–243.

[35] LaPrade RF, Geeslin AG, Murray IR, et al. Biologic treatments for sports injuries II think tank-current concepts, future research, and barriers to advancement, Part 1: biologics overview, ligament injury, Tendinopathy. Am J Sports Med, 2016, 44(12):3270–3283.

[36] Chahla J, Dean CS, Moatshe G, et al. Concentrated bone marrow aspirate for the treatment of chondral injuries and osteoarthritis of the knee: a systematic review of outcomes. Orthop J Sports Med, 2016, 4(1): 2325967115625481.

[37] Anderson K, Seneviratne AM, Izawa K, et al. Augmentation of tendon healing in an intraarticular bone tunnel with use of a bone growth factor. Am J Sports Med, 2001, 29(6):689–698.

[38] Caplan AI. Mesenchymal stem cells. J Orthop Res, 1991, 9(5):641–650.

[39] Smith RK, Werling NJ, Dakin SG, et al. Beneicial effects of autologous bone marrow-derived mesenchymal stem cells in naturally occurring tendinopathy. PLoS One, 2013, 8(9):e75697.

[40] Gobbi A, Whyte GP. One-stage cartilage repair

using a hyaluronic acid-based scaffold with activated bone marrow-derived mesenchymal stem cells compared with microfracture: ive-year follow-up. Am J Sports Med, 2016, 44(11):2846–2854.

[41] Coobs BR, Wijdicks CA, Armitage BM, et al. An in vitro analysis of an anatomic medial knee reconstruction. Am J Sports Med, 2010, 38:339–347.

[42] Wijdicks CA, et al. Kinematic analysis of the poste-rior cruciate ligament, Part 2: a comparison of ana-tomic single- versus double-bundle reconstruction. Am J Sports Med. 2013, 41(12):2839–2848.

[43] Chahla J, Mannava S, Cinque ME, et al. Bone Marrow aspirate concentrate harvesting and processing technique. J Arthrosc Relat Surg, 2017, 6(2):e441–445.

第 9 章

髋股关节问题

Dean Wang, Beth E. Shubin Stein, Sabrina M. Strickland

背 景

在前膝疼痛的患者中，在把其膝前痛的病因归咎为髋股（patellofemoral，PF）间室问题之前，有许多诊断要点需要被识别或者和（或）排除。如果病因涉及髋股间室，则需要更多彻底的评估来确定膝前疼痛是否由髋股间室明显的软骨炎或者软骨缺损所导致。关于髋股的特殊问题，在实施治疗计划之前的第一个步骤是明确膝关节的症状是如何与潜在的病理变化相关的。患者的初始症状通常集中表现为疼痛和（或）不稳定，而次级症状可能包括积液、软组织肿胀、活动受限、打软腿、捻发音、游离体的感觉，以及包括运动丧失在内的功能损害。在临床上，两大类症状（疼痛和不稳定）的极端情况分别是：复发性髋骨脱位且在脱位发作过程中无痛的患者，以及膝关节稳定但从始至终一直把疼痛作为主诉的患者。当然，许多患者会同时存在疼痛和不稳定两种要素。

髋骨不稳定

正如 Power 等所证实的，应用动态实时负重位 MRI 扫描发现，"髌骨"不稳定对于某些病例来说可能有点用词不当[1]。膝关节动态 MR 提示，显著的股骨功能性内旋通常会随着膝关节的伸直而增加，另外，股骨滑车会出现以髋骨为中心位置向内下的旋转。虽然这种膝关节运动集中于某一参考点，但强调了应该将髋骨不稳更多考虑为髋股不稳。明确这些患者髋股不稳的风险因素有助于指导治疗复发性髋骨外侧脱位中存在的软骨损伤。

复发性髋骨外侧脱位是一个涉及多因素的临床问题，因为髋股的稳定性同时取决于下肢力线、髋骨和滑车的骨性结构，静力和动力软组织限制结构的完整性以及是否存在广义的韧带松弛。导致髋骨脱位的能量大小通常与软骨损伤的风险相关。对于解剖结构正常的患者，髋股间室

D. Wang (✉) · B. E. Shubin Stein · S. M. Strickland
Sports Medicine and Shoulder Service, Hospital for
Special Surgery, New York, NY, USA

© Springer International Publishing AG, part of Springer Nature 2018
J. Farr, A. H. Gomoll (eds.), *Cartilage Restoration*, https://doi.org/10.1007/978-3-319-77152-6_9

同时具有能预防髌骨脱位的软组织和骨性限制性结构。结果是，此类患者髌骨脱位较为少见，仅发生于高能量创伤时，例如膝关节突然发生力量较大的方向变化（非接触性髌骨脱位能够模拟损伤前交叉韧带的断裂机制）或者直接撞击引起的高能量创伤。如果患者具备"正常"的解剖结构，需要高能量才能将其髌骨从滑车中脱位，所以，在此类髌骨脱位患者中，显著的软骨或骨软骨损伤发生率可高达70%~96%[2-5]。

另一方面，如果一例患者在形态学上具有髌骨脱位的风险因素（如滑车发育不良）[6]，则不具备能预防髌骨脱位的正常解剖结构，结果将导致其髌骨脱位的发生率更高。幸运的是，虽然形态发育不良患者的髌骨脱位发生率较高，但与高能量髌骨脱位患者相比，这类患者软骨破坏的程度明显较低。许多髌骨不稳的病理解剖因素已经被识别并归于这一"高风险"群体中（表9.1）。很多患者将存在1或多种此类风险因素，例如：

表9.1　髌骨脱位的病理解剖危险因素

股骨滑车发育不良：Dejour 分型 A、B、C、D（图9.1）

高位髌骨：Caton-Deschamps 或 Blackburn-peel 分型（图9.2）

慢性外侧髌骨静态位置：Fulkerson 分型（图9.3）

内侧髌股韧带的病理性松弛

胫骨结节过于偏外的位置（单独存在或者合并胫骨扭转）

股骨过度内旋 / 胫骨外旋

下肢机械轴过度外翻（图9.4）

PF：髌股关节

股骨滑车发育不良，高位髌骨和内侧髌股韧带的病理性松弛，这三者经常同时存在。基于从 Lyon 标准[7] 以及 Walch 和 Dejour[8] 前期研究中学习到的原则，理想的诊疗方案在于系统地识别患者解剖方面存在的每项病理性要素，并计划出能够处理和改善每项病理要素的特殊治疗方法。图9.5 中阐明的治疗流程则提供了一个框架，提示了髌股关节不稳问题能够得到处理并使膝关节的整个运动链正常化。优化髌骨的稳定性和接触应力将最终为关节软骨的恢复过程提供最佳的长期环境。

存在髌股问题患者的评估

病　史

正如医学的所有方面一样，在诊疗髌股问题患者时，掌握其翔实的病史、疼痛、不稳和任何脱位事件的相关信息非常重要。年龄、骨骼成熟度、性别、患者的活动水平都会影响诊疗的决策过程。了解患者重返运动的期望值很重要，特别当他（她）是一名正处于赛季中的运动员时。对于疼痛而言，明确疼痛的位置和激发因素很重要。应该将疼痛的症状和力弱、不稳区别开来。损伤机制将使我们洞察可导致髌骨脱位能量的大小。正如前面关于不稳定的讨论，髌骨脱位所需的能量越少，则患者通常会有更多的不稳定因素和更大的复发风险。患者可能涉及复发性髌骨脱位以及有症状的游离体。

体格检查

髌股关节检查的第一个步骤通常是

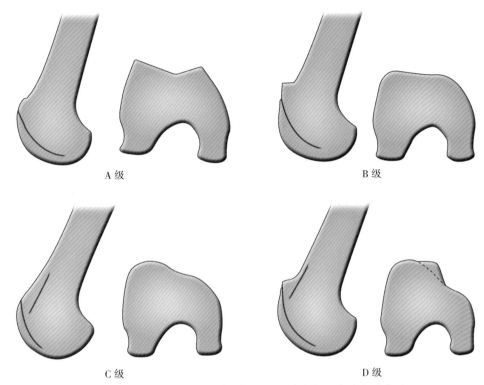

图 9.1 滑车发育不良的 Dejour 分型在侧位（左）和轴位（右）X 线片上的表现

A 级

B 级

C 级

D 级

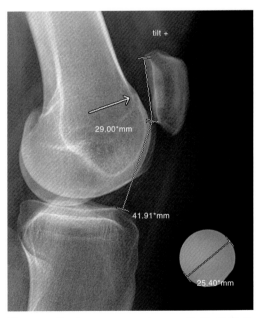

图 9.2 按照 Caton-Deschamps 法测定高位髌骨。在图例中，用髌骨软骨下骨长度与髌骨软骨下骨远端到胫骨近端前方距离的比值来表示

进行一系列标准的膝关节查体，因为可能出现共同存在的韧带和半月板损伤等病理情况。髌股的特殊查体涵盖的范围很广泛。下肢力线异常，包括股骨前倾增加、足过度旋前、胫骨外旋，以上情况均会导致患者站立时肢体外翻。这一系列解剖变异被 James 等学者称为"悲哀的错乱排列综合征"，并通常与髌股不稳相关联（图 9.3）[9]。应该用 Beighton 过度移动评分表来评估一般的韧带松弛情况[10]。功能评估应该包括步态观察和髋关节外展肌力减弱的评定，特别要注意功能性的股骨内旋增加。步行过程中下肢的外翻应力会使膝关节产生外旋力矩，同时合并一个作用于髌骨的直接横行外向力。如同近端核心肌肉、骨盆肌肉、髋关节

错乱排列类型

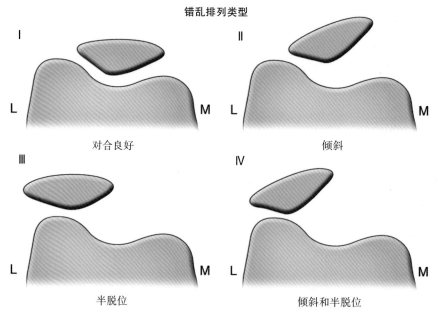

图9.3 基于静态位置的Fulkerson力线异常分类（轴位X线片、MRI、CT）：对合良好，倾斜，半脱位，倾斜和半脱位

肌肉、腘绳肌和髂胫束的评估，股四头肌的肌力和灵活性测试也应该被评估。

应该对比双侧关节活动度和双下肢肌力。在髌股内侧韧带（MPFL）起点上的触痛被称为"Bassett征"，该征阳性提示MPFL断裂[11]。同时，应该在髌骨各个面上评估其存在的任何压痛，髌骨被动外移时的恐惧征以及将髌骨翻转至中间的能力。应该用J征来检查髌骨运动轨迹。记录下某些特定活动范围内髌股关节会出现瓣啪作响和疼痛。Ahmad等描述的外推髌骨恐惧试验是诊断髌骨不稳最敏感和最特异的查体方法[12]。

影像学检查

髌股关节影像学检查应该从标准X线片开始，包括屈曲负重的后前位片、Merchant片和标准侧位片（图9.4）。Merchant位片可以评估髌骨位置和髌股关节的形态。在典型的屈曲45°或屈曲30°位片上，髌骨到髁间窝顶的距离小于髌骨到滑车入口区域的距离。因此，髌股关节在轴位片上的表面形态学通常比实际形态学表现得"更正常"（图9.6）。股骨内外侧髁后方重叠的真正侧位像可以用来评估髌骨的高度（Caton-Deschamps；Blackburn-Peel法）、髌骨倾斜、髌骨半脱位和股骨滑车形态分型（DejourA、B、C、D型；图9.7~9.9）。值得注意的是，必须记住，基于X线骨性部位的相对测量数据并不总是与实际关节软骨的轮廓大小相一致，从功能的角度认识到这一点很重要。

MRI可以评估MPFL撕裂、骨挫伤模式、软骨和骨软骨损伤，以及测量胫骨结节到滑车沟（TT-TG）的距离（图9.10A）。值得注意的是，与CT测量值相比，MRI测得的TT-TG距离可能偏

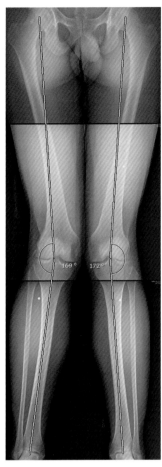

图 9.4 一例膝外翻明显的患者从髋到踝的站立全长位片，该情况会导致髌骨外侧力矢量增加

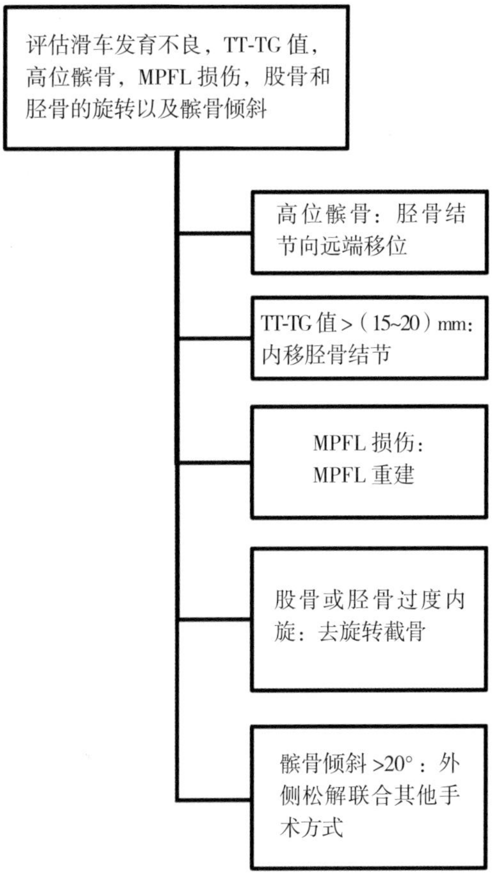

评估滑车发育不良，TT-TG 值，高位髌骨，MPFL 损伤，股骨和胫骨的旋转以及髌骨倾斜

高位髌骨：胫骨结节向远端移位

TT-TG 值 >（15~20）mm：内移胫骨结节

MPFL 损伤：MPFL 重建

股骨或胫骨过度内旋：去旋转截骨

髌骨倾斜 >20°：外侧松解联合其他手术方式

图 9.5 骨骼成熟患者髌骨不稳的治疗流程图。注意，考虑到技术挑战性和具有争议的临床结果，流程图中并未提到滑车成形术对滑车发育不良的治疗，特别是在软骨损伤的情况下

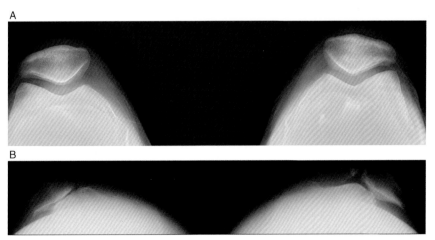

图 9.6 Merchant 位片显示：A. 位于中间位置的正常髌股间室形态和关节间隙。B. 有明显髌骨半脱位和关节间隙狭窄的股骨滑车发育不良患者。注意在轴位片上无法诊断髌骨倾斜，因为后踝不能作为参考标志

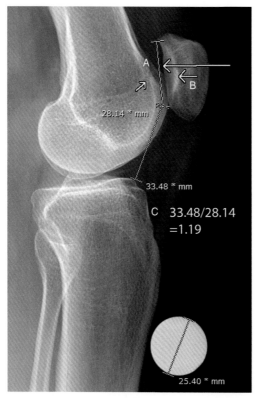

图9.7 标准侧位X线片（内外侧后髁对线重叠）显示：A.滑车沟线与滑车小关节线分离（无交叉征）。B.髌骨中间和外侧关节面的正常双线（无倾斜）。C.用Caton-Deschamps技术测量的正常髌骨高度

低（图9.5）[13]。另外，滑车发育不良越严重，越难以测量TT-TG值。对于扁平或凸起的滑车，无法完成对滑车沟最深部分的测量。在此情况下，可能需要使用不同的参考点，如后交叉韧带在胫骨的附着点（TT-PCL；图9.10B）或者滑车的最远部位。

如果MRI上的软骨细节显示不清楚，或者不能选择MRI作为检查方式，薄层CT关节摄像就可以提供软骨损伤的详细图像。此外，如果合并有潜在非典型疼痛，骨扫描可以作为腰椎旁交感神经阻滞的补充，以帮助评估复

杂区域疼痛综合征（complex regional pain syndrome，CRPS）的变体。

优化髌股环境的手术方式

通常情况下，膝关节和髌股间室不能很好地承受多次手术，每次手术都会造成一定程度的疤痕组织形成和乏力。

患者即使接受了一次"技术上完美"的手术，其髌股间室存在的以上情况仍然会导致疼痛。因此，确定所有参与患者疼痛或不稳定的因素并精确识别软骨的病理情况很重要。我们的目标是：在单一环境下，设计一种能够同时治疗机械和软骨病理状态的手术。原因是之前的研究表明，如果某种手术只能处理一种病理状态而无法处理另一种，则临床结局会很差[14,15]。

许多涉及髌股关节的手术都是与软骨修复重建相结合的，本章将简要描述这些手术；而关于不同软骨修复手术和截骨术的各种特殊技术在其他章节中将进行详细阐述。

胫骨结节（TT）截骨术

很多年来，胫骨结节（tibial tubercle，TT）截骨术在髌股矫正中一直发挥着作用，但随着时间的推移，截骨方式逐渐发生了变化。经典的内侧平移（Elmslie-Trillat）术最初用于治疗外侧髌骨不稳定[16]，并根据经验来确定内移的量。现在我们知道，最初限制髌骨外移或脱位的结构是MPFL，而内侧平移术不会改变或降低PF载荷。因此，当软骨修复与

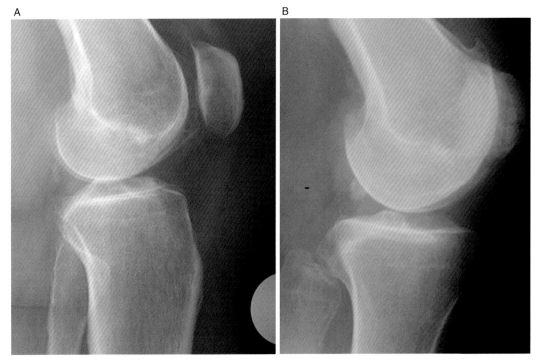

图 9.8　A. 髌骨发育障碍患者的标准侧位片，可以注意到一个交叉征，同样的是内侧棘和关节面软骨下骨重叠，可被诊断为髌骨倾斜。B. 重度发育不良患者的标准侧位片提示，滑车入口"掌控"并标志着髌骨的半脱位

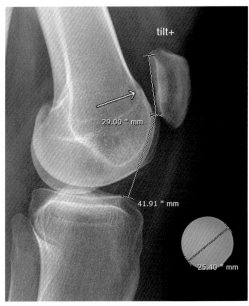

图 9.9　高位髌骨患者的标准侧位片，此病例中 Caton-Deschamps 比例为 1.45

PF 手术同时进行时，胫骨结节内侧平移术通常不是首选的技术。在异常或过度偏外 TT-TG 距离（一般认为 > 15mm）的情况下，以及在外侧髌骨或滑车软骨炎、胫骨结节外偏程度较小的情况下，大多数外科医生推荐胫骨结节前内移位术（anteromedialization，AMZ），通常称为 Fulkerson 截骨术[17]。

前内侧移位术

　　Fulkerson 将 AMZ 描述为一种倾斜的 TT 截骨术，该技术既可以达到 Elmslie-Trillat 术的内侧平移效果，也可以达到 Maquet 术的前移效果[18]。据 Pandit 和 Dejour 的报告，用正常的 TT-TG 距离值（10~13mm）减去患者的 TT-TG 值[19,20]，计算得出胫骨结节需要内移的量。重要的一点在于，应该避免胫骨结节的过度内移[21]。胫骨结节推荐

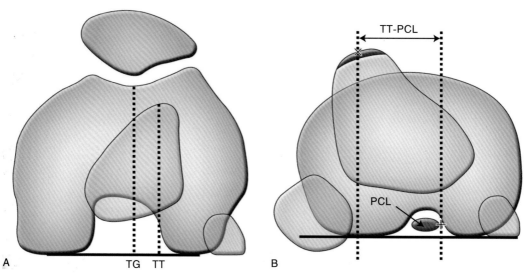

图 9.10 A. 关于胫骨结节 – 股骨滑车沟距离（TT-TG 值）的测量方法如下：紧贴内外侧股骨髁后方做一条参考线，垂直于该线再做两条垂线，分别通过胫骨结节（TT）和股骨滑车最深面（TG）。B. 对于滑车发育不良的患者来说，有用的参考包括胫骨结节 – 后交叉韧带（TT-PCL）距离测量法

前移的量是基于许多学者所做的体外力学测试（Ferrandez 10mm[22]，Ferguson 12.5mm[23] 和 Fulkerson 15mm[15]），通常为 10~15mm。据 Fulkerson 叙述，按照 CT 测量的相关研究（测量平面从髌腱内侧边界开始，直到胫骨外侧壁后沿），最陡峭的截骨斜率可达到 60°。用三角函数法计算，对于 60° 的斜率，15mm 的前移将导致 8.7mm 的内移，对于 45° 的斜率，前移和内移的距离相当。由于大多数异常的 TT-TG 距离值大于（15 ~ 20）mm，所以，如果符合以下情况，则胫骨结节位置在理论上可以被矫正，即截骨斜率在 45° 至 60° 之间变化，而前移距离在 10mm 至 15mm 之间变化（图 9.11）。值得注意的是，最近 Liu 等报道的一项 MRI 研究显示，不危及后方血管神经结构的截骨平面可能的最大倾斜角度是 46° [24]。前内侧移位的临床结果总结见表 9.2。

表 9.2　胫骨结节前内移位术的临床结果

研究者	随访时间（平均）	结果
Akgün 等 [25]	2.6 年	12/17 良好和极佳
Bellemans 等 [26]	32 个月	Lysholm 评分：术前 62 分；术后 92 分
Buuck, Fulkerson [27]	8.2 年	86% 良好和极佳
Cameron 等 [28]	2 年	82% 良好和极佳
Carofino 等 [29]	2 年	12/17 良好和极佳
Fulkerson [17]		经报道所有患者获得疼痛的缓解
Fulkerson 等 [30]	35 个月	89% 良好和极佳
Karamehmetoğlu [31]	28 个月	85.7% 极佳，非常好或满意
Koëter 等 [32]	28 个月	经报道所有患者的疼痛和功能得到改善
Pidoriano 等 [15]	46.8 个月	72% 改善
Sakai 等 [33]	5 年	20/21 满意
Shen 等 [34]	67.3 个月	Kujala 评分：术前 43.9 分；术后 88.9 分
Tjoumakaris 等 [35]	46 个月	97% 可以恢复到受伤前的运动状态

AMZ：前内侧移位

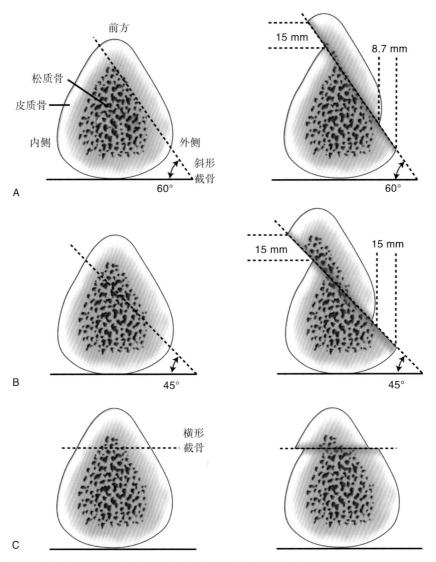

前方

松质骨

皮质骨

内侧 外侧

斜形
截骨

A 60°

15 mm 8.7 mm

60°

B 45°

15 mm 15 mm

45°

横形
截骨

C

图 9.11 图示在（A）60°、（B）45° 和（C）0° 的截骨斜率下，行胫骨结节截骨及前内侧移位

前向平移

对于髌股关节有软骨损伤及下肢力线正常（正常 TT-TG 值）的患者来说，内移胫骨结节是禁忌。相反，对于此类患者，在软骨修复的情况下行胫骨结节前向平移可能会使其获益，因为该技术降低了髌股关节压力。Maquet 提出的初始二维数学计算法指出，胫骨结节前向平移可以使髌股关节压力下降大约 50%[18]。Ateshian 和 Cohen 利用有限元法分析后发现，胫骨结节抬高 10~15mm 可以在不同程度上更多地降低髌股压力[36]。近来，Rue 等的研究提示，用 Tekscan 压力传感探测器[37] 测量得出，将胫骨结节向前平移后，滑车峰值应力降低 20%~25%。当然，也可以用髂骨行经典的 Maquet 胫骨结节瓦片状抬高术，然而，此方法存在对皮肤愈合问题的担忧以及髂骨取骨区的疼痛。Fulkerson 描述了另外一种可选的术式，即改良的前

内侧移位术，该方法取代了倾斜切割，是用第二个切口从前到后，与第一个切口垂直，以便抬高结节[38]。

远端和近端移位

复发性髌骨外侧脱位患者合并高位髌骨的情况并不罕见。将胫骨结节向远端移位增加了髌骨在滑车内的接触面积——然而，如果不同时将胫骨结节适当前移，将会增加总的髌股接触压力。在标准侧位片上，可以用放大校正Caton-Deschamps法（图9.2）来计算胫骨结节向远端移位的量。此方法的目的在于将髌骨高度比例调节到正常范围，以避免过度纠正并造成低位髌骨。通常情况下，此矫正术需要10mm或更少的远端位移。将胫骨结节临时固定后，检查髌骨的位置，注意髌骨（正常高度）在屈膝10°之前开始进入股骨滑车。

还有一种情况，有手术史或者创伤史的患者可能存在下位或低位髌骨。如果以上髌骨位置不良的病因多涉及与瘢痕或者纤维化有关的生物学反应，那么，治疗就非常复杂，且超出了本书讨论的范围。如果存在与轻度下位髌骨相关的轻微瘢痕形成，那么靠近胫骨结节附着点且长约10mm的髌腱会"成骨化"。手术中将髌腱远端新生成可暴露的骨切除，将胫骨结节向近端移位，这个步骤维持了髌腱相对于胫骨平台的附着点位置，也将髌腱有效延长了10mm。

外侧延长术

髌骨外侧支持带中有6个不连续的层次结构被详细描述[39]，尽管从外科的观点来看，最初只描述了3个更容易触及和操作的层次结构[40,41]。浅层结构由髂胫束斜向髌骨外侧缘走行，接着更深层次的结构从股骨外侧髁到外侧髌骨中腰部呈横向走行，这层结构被命名为深部横向支持带或外侧髌股韧带。该结构不连续并和关节囊分离，是外侧结构的最深层次（图9.12）。

进行外侧结构延长术时，邻近髌骨的表浅层次被直接切开并从深部横向层次中提拉起来。接着，深层横向层次被

A 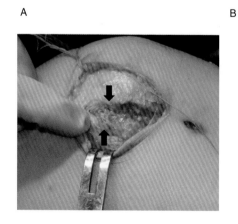 B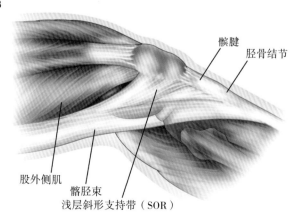

图9.12 A.邻近髌骨的外侧支持带浅部斜行层已被切开（相向的黑箭头所示），并从下方深部横行层中被提上来。B.外侧支持带浅部斜行层的图例

纵向切除，切口方向与第一个浅层切口平行，但更偏髌骨后方，仅留下深层结构与髌骨相连的一层袖状组织结构。注意，保留的这层袖套状结构的宽度将决定外侧延长的长度（通常为 1.5cm）。第二个更深的切口通常穿过深部横行层和关节囊层。通过将深部横行纤维和关节囊袖套状结构缝合在一起来完成外侧结构延长术，这些步骤可以使外侧结构保持与髌骨和先前抬高表层结构的连接（图 9.13）。这个方法可以应用于孤立的髌骨或者滑车软骨损伤，因为这样可以在不干扰股内侧斜肌（vastus medialis obliquus，VMO）的情况下直接接近病变，并保持外侧软组织的完整性，以抵抗广泛外侧松解后可能发生的内侧半脱位。

内侧髌股韧带（MPFL）重建

对于发生与软骨损害和不稳定相关的髌股疼痛患者，其髌股位置通常表现为下列两种形式之一：不稳定的髌骨处于静态外偏位置，或复发性外侧脱位的

髌骨处于居中位置。MPFL 的作用不是把髌骨拉到一定位置，而是和缰绳一样，将髌骨限制在滑车 1~2 个 1/4 象限范围内，防止其向外侧偏移。因此，对于存在静态外偏位置的髌骨，应该首先应用胫骨结节移位手术来使髌骨位置居中，之后再考虑处理 MPFL 的病理性松弛。正常的 MPFL 附着在髌骨内侧近端 2/3 处。在 MPFL 重建中，虽然移植物的长度变化对髌骨附着点位置的变化敏感度最低，但对股骨附着点的位置呈高度敏感。因此，MPFL 的股骨附着点是解剖重建的关键。大多数作者表明，髌骨和股骨附着点之间最长的距离在膝关节屈曲大约 20° 的位置（MPFL 变松弛）。因此，防止髌骨向外侧移位的抵抗力在屈膝 20°~30° 时最大，这也是日常生活和运动过程中，最易发生髌骨脱位的位置。注意甚至在屈膝 20°~30° 时，髌骨仍然能够横向外侧移动几毫米，这是因为 MPFL 仅仅是一个类似缰绳的结构，而非有弹性的拉力装置。髌骨不恰

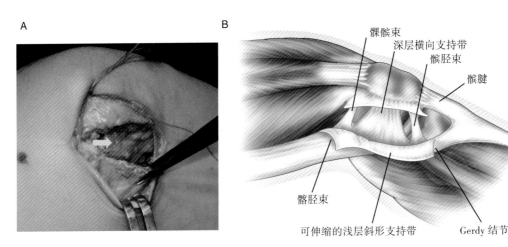

图 9.13 A. 钳夹住外侧支持带的浅斜层。深部横向层、关节囊和滑膜（黄色箭头）切开 1.5cm，显示髌骨侧止点的最后一层。通过将这两层的边缘一起缝合，可以完成横向延长。B. 外侧支持带的浅层和深部横向层的图示

当的位置或者 MPFL 移植物过度拉紧产生髌骨的过度负荷，可能破坏用于软骨修复后的植入物。

一般情况下，外科医生使用单独的解剖标记点来决定重建术中移植物的股骨附着点，Schöttle 对 9 例尸体进行解剖和计算并基于相关研究结果[42]，推广了 X 线辅助定点的概念。然而，由于不同患者的 MPFL 股骨附着点解剖位置和髌骨高度存在差异，使用 X 线标志点来定位股骨附着点仍然会导致不同患者之间移植物长度变化的显著差异[43]。这就表明，相关的解剖标记点首先可以很好地辅助定位股骨附着点，然后根据术中移植物的等距测量来进行调整。X 线可用于最后证实定位点。另外，如果 MPFL 重建与胫骨结节移位手术同时进行，理想情况是在行 MPFL 重建之前先行胫骨结节移位。

本章介绍了作者首选的 MPFL 重建技术（图 9.14）。我们通常使用同种异体腘绳肌腱（对折时直径为 6~7mm）作为移植物，以避免取腱供区的并发症。最近的证据也报道了自体和同种异体移植物的对比性结果研究[44,45]。在诊断性关节镜探查后，在髌骨内侧缘做一个 2cm 的切口，向下延伸至存留的 MPFL 部位（第 2 层），但未及关节囊（第 3 层）。牵引缝线放置在两侧的切口层，显露髌骨内侧缘偏近端的一半并用刮匙对骨面做新鲜化准备，将 2 枚 2.4mm 不可吸收缝线锚钉放置于髌骨内侧近端 1/3 处，两枚锚钉大约相距 1cm，注意避免伤及髌骨关节面软骨和背侧骨皮层。肌腱移植物的中部纵向覆盖于近远端两个

锚钉缝线末端之间区域，用锚钉上的缝线将移植物拴紧并固定于髌骨内侧边缘（图 9.14A）。紧贴股骨内侧髁后方做第二个长约 2cm 的切口。将一枚导针放置于股骨内侧髁和内收肌结节之间的"鞍形区域"，并在偏前和偏近的位置沿轨迹推进（图 9.14B）。放置导针时用 X 线检查来确认其位置（图 9.14C）。移植物的主体在第 2 层和第 3 层之间穿过并缠绕导针。在膝关节完全伸直到超过 90° 过程中持续拉住并牵引移植物末端，进行移植物的等长测试，观察在屈膝过程中移植物是否会松弛。必要时可以调整导针的位置来完成移植物最佳等长点的调节。一旦导针的最佳位置确定，将移植物在股骨隧道内的部分锁边缝合起来（图 9.14D），将移植物拉入股骨隧道，用 1 枚 7mm×23mm 的可吸收螺钉在确定好的股骨附着点将其固定（图 9.14E）。股骨端固定后，髌骨应该不会再发生脱位，并且应该存在一个髌骨外侧移位固有的点。

关于髌骨软骨修复的独特考虑

关于髌股软骨修复手术，除了要考虑非软骨方面因素，髌骨和股骨滑车部位的软骨修复也具有其独特之处，相比股骨远端的软骨修复，这些部位的软骨修复更具有挑战性，

髌股关节形态在不同患者间存在差异，且髌骨和滑车软骨的厚度大于股骨髁部位。这使得修复天然软骨表面轮廓的工作变得复杂化，并且在通常情况下，供体的软骨栓与受体软骨缺损周围的厚度不匹配。软骨移植后留下的错层和骨 –

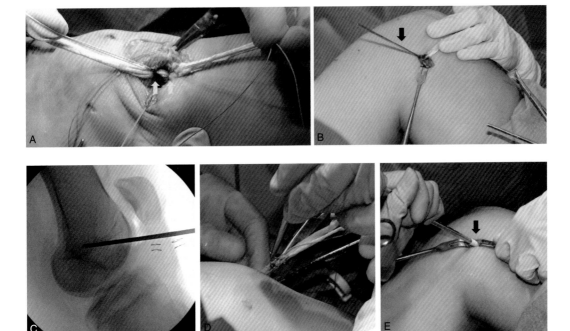

图 9.14　A. 用放置于髌骨内的 2 枚 2.4 mm 的缝合锚钉将移植物的中心缝合固定于髌骨近端 1/3 处（黄色箭头所示）。B. 将一枚导针（黑色箭头所示）放于股骨内侧髁和内收肌结节之间的"鞍形区域"，并（C）用侧位 X 线片来验证。D. 在评估好移植物的等长性和确定好导针的正确位置后，用锁边缝合法将移植物进入股骨隧道的部分编织缝合并（E）用 1 枚 7mm × 23mm 规格的可吸收肌腱固定螺钉将其固定（黑色箭头所示）

软骨深度不匹配会导致关节受力时软骨应力的升高。另外，很难找到原始的同种异体髌骨骨块，更不用说大小和形态匹配的组织了。这样的结果是，髌骨和滑车软骨的局限性病变可能更适合于接受细胞或微粒状软骨移植治疗技术，该技术能使移植物与受体的软骨缺损周围更平整（图 9.15），然而，这些技术要求软骨下骨必须是完整的。对于较大的非局限性软骨病变，髌骨和滑车软骨可以被替换为全断层的表面置换。另外，如果条件许可，可在软骨缺损的开放边缘植入同种异体骨软骨移植物栓，将非局限性病变转化为局限性病变，并用同种异体软骨微粒来对剩余软骨缺损区域进行处理。最后，虽然单独的滑车软骨

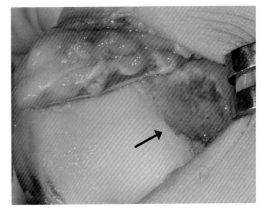

图 9.15　髌骨的颗粒状幼年软骨同种异体移植（黑色箭头所示），该方法使得植入物的轮廓与缺损区和周围软骨平齐

缺损患者的修复效果优于髌骨软骨缺损患者，但报道显示髌股关节的软骨移植的结果良好[46-49]。

（何川 译，崔运利 谢峰 审校）

参考文献

[1] Powers CM, Ward SR, Fredericson M, et al. Patellofemoral kinematics during weight-bearing and non-weight-bearing knee extension in persons with lateral subluxation of the patella: a preliminary study. J Orthop Sports Phys Ther, 2003, 33(11):677–685.

[2] Farr J, Covell DJ, Lattermann C. Cartilage lesions in patellofemoral dislocations: incidents/locations/when to treat. Sports Med Arthrosc Rev, 2012, 20(3):181–186.

[3] Elias DA, White LM, Fithian DC. Acute lateral patel-lar dislocation at MR imaging: injury patterns of medial patellar soft-tissue restraints and osteochondral injuries of the inferomedial patella. Radiology, 2002, 225(3):736–743.

[4] Nomura E, Inoue M. Cartilage lesions of the patella in recurrent patellar dislocation. Am J Sports Med, 2004, 32(2):498–502.

[5] Nomura E, Inoue M. Second-look arthroscopy of cartilage changes of the patellofemoral joint, especially the patella, following acute and recurrent patellar dis-location. Osteoarthr Cartil, 2005, 13(11):1029–1036.

[6] Askenberger M, Janarv PM, Finnbogason T, et al. Morphology and anatomic patellar instability risk factors in irst-time traumatic lateral patellar dislocations: a prospective magnetic resonance imaging study in skeletally immature children. Am J Sports Med, 2017, 45(1):50–58.

[7] Fithian DC, Neyret P, Servien E. Patellar instability: the Lyon experience. Curr Orthop Pract, 2008, 19(3):328–338.

[8] Walch G, Dejour H. Radiology in femoro-patellar pathology. Acta Orthop Belg, 1989, 55(3):371–380.

[9] James SL, Bates BT, Osternig LR. Injuries to runners. Am J Sports Med, 1978, 6(2):40–50.

[10] Beighton P, Solomon L, Soskolne CL. Articular mobility in an African population. Ann Rheum Dis, 1973, 32(5):413–418.

[11] Smith TO, Davies L, O'Driscoll ML, et al. An evaluation of the clinical tests and outcome mea-sures used to assess patellar instability. Knee, 2008, 15(4):255–262.

[12] Ahmad CS, McCarthy M, Gomez JA, et al. The moving patellar apprehension test for lateral patellar instability. Am J Sports Med, 2009, 37(4):791–796.

[13] Camp CL, Stuart MJ, Krych AJ, et al. CT and MRI measurements of tibial tubercle-trochlear groove distances are not equivalent in patients with patellar instability. Am J Sports Med, 2013, 41(8):1835–1840.

[14] Brittberg M, Lindahl A, Nilsson A, et al. Treatment of deep cartilage defects in the knee with autologous chondrocyte transplantation. N Engl J Med, 1994, 331(14):889–895.

[15] Pidoriano AJ, Weinstein RN, Buuck DA, et al. Correlation of patellar articular lesions with results from anteromedial tibial tubercle transfer. Am J Sports Med, 1997, 25(4):533–537.

[16] Trillat A, Dejour H, Couette A. Diagnostic et traitement des subluxations recidivantes de la rotule. Rev Chir Orthop Reparatrice Appar Mot, 1964, 50:813–824.

[17] Fulkerson JP. Anteromedialization of the tibial tuberosity for patellofemoral malalignment. Clin Orthop Relat Res, 1983, 177:176–181.

[18] Maquet P. Advancement of the tibial tuberosity. Clin Orthop Relat Res, 1976, 115:225–230.

[19] Dejour H, Walch G, Nove-Josserand L, et al. Factors of patellar instability: an anatomic radiographic study. Knee Surg Sports Traumatol Arthrosc, 1994, 2(1):19–26.

[20] Pandit S, Frampton C, Stoddart J, et al. Magnetic resonance imaging assessment of tibial tuberosity-trochlear groove distance: normal values for males and females. Int Orthop, 2011, 35(12):1799–1803.

[21] Kuroda R, Kambic H, Valdevit A, et al. Articular cartilage contact pressure after tibialtuberosity transfer. A cadaveric study. Am J Sports Med, 2001, 29(4):403–409.

[22] Ferrandez L, Usabiaga J, Yubero J, et al. An experimental study of the redistribution of

patellofemoral pressures by the anterior displacement of the anterior tuberosity of the tibia. Clin Orthop Relat Res, 1989, 238:183–189.

[23] Ferguson AB Jr, Brown TD, Fu FH, et al. Relief of patellofemoral contact stress by anterior displacement of the tibial tubercle. J Bone Joint Surg Am, 1979, 61(2):159–166.

[24] Liu J, Strickland SM, Mintz D, et al. MRI Validation of Tibial Tubercle Transfer Distance: A Clinical and Cadaveric Study. 2017 ISAKOS Biennial Congress; Shanghai, China, 2017. p. ePoster #1701.

[25] Akgun U, Nuran R, Karahan M. Modiied Fulkerson osteotomy in recurrent patellofemoral dislocations. Acta Orthop Traumatol Turc, 2010, 44(1):27–35.

[26] Bellemans J, Cauwenberghs F, Witvrouw E, et al. Anteromedial tibial tubercle transfer in patients with chronic anterior knee pain and a subluxation- type patellar malalignment. Am J Sports Med, 1997, 25(3):375–381.

[27] Buuck DA, Fulkerson J. Anteromedialization of the tibial tubercle: a 4 to 12-year follow-up. Oper Tech Sports Med, 2000, 8:131–137.

[28] Cameron HU, Huffer B, Cameron GM. Antero-medial displacement of the tibial tubercle for patellofemoral arthralgia. Can J Surg, 1986, 29(6): 456–458.

[29] Caroino BC, Fulkerson JP. Anteromedialization of the tibial tubercle for patellofemoral arthritis in patients > 50 years. J Knee Surg, 2008, 21(2):101–105.

[30] Fulkerson JP, Shea KP. Disorders of patellof-emoral alignment. J Bone Joint Surg Am, 1990, 72(9):1424–1429.

[31] Karamehmetoglu M, Ozturkmen Y, Azboy I, et al. Fulkerson osteotomy for the treatment of chronic patellofemoral malalignment. Acta Orthop Traumatol Turc, 2007, 41(1):21–30.

[32] Koeter S, Diks MJ, Anderson PG, et al. A modiied tibial tubercle osteotomy for patellar mal-tracking: results at two years. J Bone Joint Surg Br, 2007, 89(2):180–185.

[33] Sakai N, Koshino T, Okamoto R. Pain reduction after anteromedial displacement of the tibial tuberosity: 5-year follow-up in 21 knees with patellofemoral arthrosis. Acta Orthop Scand, 1996, 67(1):13–15.

[34] Shen HC, Chao KH, Huang GS, et al. Combined proximal and distal realignment procedures to treat the habitual dislocation of the patella in adults. Am J Sports Med, 2007, 35(12):2101–2108.

[35] Tjoumakaris FP, Forsythe B, Bradley JP. Patellofemoral instability in athletes: treatment via modiied Fulkerson osteotomy and lateral release. Am J Sports Med, 2010, 38(5):992–999.

[36] Cohen ZA, Henry JH, McCarthy DM, et al. Computer simulations of patellofemo-ral joint surgery. Patient-speciic models for tuberosity transfer. Am J Sports Med, 2003, 31(1):87–98.

[37] Rue JP, Colton A, Zare SM, et al. Trochlear contact pressures after straight anteriorization of the tibial tuberosity. Am J Sports Med, 2008, 36(10):1953–1959.

[38] Fulkerson JP. Disorders of the patellofemoral joint. 4th ed. Baltimore: Williams and Wilkins, 1997.

[39] Merican AM, Amis AA. Anatomy of the lateral retinaculum of the knee. J Bone Joint Surg Br, 2008, 90(4):527–534.

[40] Fulkerson JP, Gossling HR. Anatomy of the knee joint lateral retinaculum. Clin Orthop Relat Res, 1980, 153:183–188.

[41] Fox JM, Del Pizzo W. The patellofemoral joint. New York: McGraw-Hill, 1999.

[42] Schottle PB, Schmeling A, Rosenstiel N, et al. Radiographic landmarks for femoral tunnel placement in medial patellofemoral ligament reconstruction. Am J Sports Med, 2007, 35(5):801–804.

[43] Tateishi T, Tsuchiya M, Motosugi N, et al. Graft length change and radiographic assessment of femoral drill hole position for medial patellofemoral ligament reconstruction. Knee Surg Sports Traumatol Arthrosc, 2011, 19(3):400–407.

[44] Hohn E, Pandya NK. Does the utilization of allograft tissue in medial Patellofemoral ligament reconstruction in pediatric and adolescent patients restore patellar stability. Clin Orthop Relat Res, 2017, 475(6):1563–1569.

[45] Weinberger JM, Fabricant PD, Taylor SA, et al. Inluence of graft source and coniguration on revision rate and patient-reported outcomes after MPFL reconstruction: a systematic review and meta-analysis. Knee Surg Sports Traumatol Arthrosc, 2016, 25:2511–2519.

[46] Steadman JR, Briggs KK, Rodrigo JJ, et al. Outcomes of microfracture for traumatic chondral defects of the knee: average 11-year follow-up. Arthroscopy, 2003, 19(5):477–484.

[47] Gracitelli GC, Meric G, Pulido PA, et al. Fresh osteochondral allograft transplantation for isolated patellar cartilage injury. Am J Sports Med, 2015, 43(4):879–884.

[48] Filardo G, Kon E, Andriolo L, et al. Treatment of "patellofemoral" cartilage lesions with matrix-assisted autologous chondrocyte transplantation: a comparison of patellar and trochlear lesions. Am J Sports Med, 2014, 42(3): 626–634.

[49] Cameron JI, Pulido PA, McCauley JC, et al. Osteochondral allograft transplantation of the femoral trochlea. Am J Sports Med, 2016, 44(3): 633–638.

第 10 章

复杂病例分期和治疗中的实际问题

David R. Christian, Lucy Oliver-Welsh, Adam B. Yanke, Brian J. Cole

引 言

关节软骨损伤可导致患者的活动能力降低，目前该病的治疗难度很大。关节软骨损伤不仅会发生于运动损伤后的年轻人群，也可由慢性机械应力导致的软骨退变或者软骨下骨代谢障碍引起[1]。由于关节软骨的再生潜力较低，为了重建关节面，经常需要对患者进行侵入性手术。如果局部的软骨损伤不予治疗，最终可发展为骨关节炎。很多软骨损伤患者无症状，而是偶然被更先进的影像学技术发现[1]，对于此类病例，何时开始干预以及如何制订个体化的治疗方案是极具挑战性的。

外科医生在治疗软骨损伤过程中，应该坚持以患者为中心的治疗原则，综合考虑所有相关因素，包括软骨损伤类型、影像学表现以及患者的特点及目标。

上述因素对于选择合适的治疗策略至关重要，有些病例可能适宜行诸如物理治疗和关节腔注射等非手术方法治疗，而其他病例可能采用手术治疗方法更合适，包括软骨清理成形术、微骨折术、胶原支架强化微骨折术、自体软骨细胞移植、骨软骨自体移植和骨软骨异体移植。

此外，半月板病变或者力线异常等伴随问题也需要同步或分期处理，否则容易导致治疗失败或者疾病复发。只要病例选择合适，无论采用上述哪种治疗方法都是有效的，因此从各个角度评估每一个病例以确定最佳治疗方案非常有必要。

临床评估和软骨损伤诊断

病 史

全面的病史采集对于关节软骨损伤的个体化治疗至关重要。病史包括症状的持续时间（急性或慢性），损伤机制（直接创伤、扭伤或隐匿性创伤），症状严重程度，症状性质（剧痛、钝痛、局灶

D. R. Christian · A. B. Yanke · B. J. Cole (✉)
Department of Orthopedic Surgery, Rush University
Medical Center, Chicago, IL, USA
e-mail: bcole@rushortho.com

L. Oliver-Welsh
Department of Surgery, St Peter's Hospital,
Chertsey, UK

© Springer International Publishing AG, part of Springer Nature 2018
J. Farr, A. H. Gomoll (eds.), *Cartilage Restoration*, https://doi.org/10.1007/978-3-319-77152-6_10

性或弥漫性疼痛），以及伴随症状（弹响、交锁、肿胀或不稳定）。此外，注意患者的症状加重因素、关节功能及生活习惯都有助于更好地了解其病情。

有症状的软骨损伤患者，常表现在负重活动时关节疼痛加重，疼痛局限于存在软骨损伤的间室。有些患者表现为活动后关节积液，但积液的量与软骨损伤程度并不总是存在相关性。目前尚无证据支持无症状软骨损伤的治疗，所以临床症状结合关节镜或影像学发现对于患者治疗方式的选择非常重要。

患者的目标和运动需求对于个体化治疗方案的制订也十分重要。患者是期望恢复运动或工作，还是仅仅期望恢复日常活动，对选择手术治疗还是非手术治疗非常重要。因此作者非常提倡患者和医生之间应进行充分和全面的沟通，相互理解，最终制订出最合适的治疗方案。

体格检查

对于怀疑存在软骨损伤的患者进行膝关节查体前应先确定其临床症状。在对患者进行全面的体格检查时，首先应该观察步态和大体肌肉萎缩情况，随后检查病变部位和特定肌肉异常情况。由于异常的下肢力线可导致一侧间室压力增加，导致软骨损伤，因此在检查中应重点评估患者有无异常的下肢力线。下肢力线异常的患者有时需要进行手术矫正，从而重新分配关节应力，以提高治疗效果，预防复发。软骨损伤患者常伴发韧带损伤和不稳定，因此在对此类患者的体格检查中应进行 Lachman 试验，必要时可行轴移试验、前后抽屉试验和内外侧应力试验等。膝关节积液和关节活动度检查有助于评估由关节内病变导致的关节功能受限。半月板查体有助于鉴别是否存在伴随的半月板病变。

影像学诊断

影像学技术对于软骨损伤的诊断和治疗非常重要。X 线检查可用来评估是否存在骨关节炎表现，严重的骨关节炎是一些软骨修复手术的禁忌证，如果非手术治疗无效，常需进行关节置换手术。胫股关节的评估需要行膝关节负重前后位和屈曲后前位 X 线检查，而髌股关节的评估适宜行髌骨轴位和膝关节侧位 X 线检查。立位下肢全长片则有助于评估有无下肢力线异常，后者可能需要采用截骨术进行外科矫形。

X 线检查对于局灶性软骨损伤敏感性较低，MRI 比较适用。MRI 除了能评估关节软骨的状态外，还可以诊断半月板或韧带病变、软骨下骨是否受累、分离性骨软骨炎、缺血性坏死和骨折。局灶性软骨损伤的面积和特点可通过二维抑脂序列和三维快速自旋回波序列检测，同时软骨质量状态可通过钆增强序列评估。尽管可以使用这些先进的影像学技术，但其检查结果也必须与患者的临床症状、诊断性关节镜检查（关节内病变检查的金标准）以及患者的主诉、症状及体格检查结果相结合。

诊断性关节镜检查

诊断性关节镜检查和关节清理术是软骨损伤诊断的金标准，通常也是最佳的初步治疗措施。对于部分存在软骨损伤和相关并发症的患者，诊断性关节镜检查可以达到治疗目的。对于其他患者，关节镜检查也可以对关节内韧带、半月板和关节面进行全面评估，从而为治疗方案的选择提供信息。

　　在关节镜检查中，为了更好地确定治疗方案，需要先测量软骨损伤的面积，并且依据损伤深度和外观按照Outerbridge 分级方法或国际软骨修复协会（ICRS）的标准进行分级（表10.1；图10.1）。需要精确测量软骨损伤的面积，因其对确定最适合的患者和最容易成功的治疗方式非常重要[2]。然而，患者的既往治疗信息、目标和期望值以及软骨下骨的状态在确定治疗方案时也具有重要作用。

软骨缺损治疗复杂性的影响因素

　　软骨修复手术的复杂性是多方面的，不仅仅是进行微骨折术、胶原支架强化的微骨折术、自体软骨细胞移植

表 10.1　软骨缺损分级标准

Outerbridge 分级	ICRS 分级
0 级：正常软骨	0 级：正常软骨
1 级：轻度软骨软化或肿胀	1 级：浅表病变、软压痕或浅表裂隙
2 级：软骨深度的 50% 以下磨损或裂开	2 级：病变范围小于软骨深度的 50%
3 级：局部厚度损失伴局部溃疡超过软骨厚度的 50%	3a 级：病变范围超过软骨深度的 50%
4 级：全层软骨缺损，软骨下骨外露	3b 级：病变范围超过软骨深度的 50%，直至钙化层
	3c 级：病变超过软骨深度的 50% 并延伸至软骨下骨
	3d 级：病变范围超过软骨深度的 50% 并伴有水疱
	4 级：全层软骨缺损延伸至软骨下骨

ICRS：International Cartilage Repair Society，国际软骨修复学会

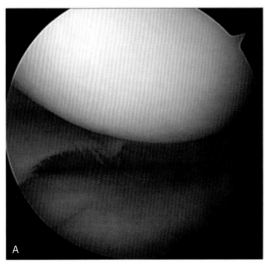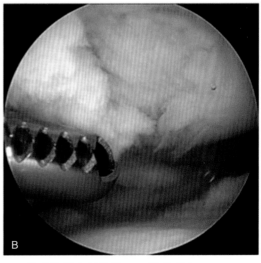

图 10.1　软骨缺损。左膝关节镜术中图像显示：A. 正常股骨髁内侧软骨。B. 髌骨存在 Outerbridge Ⅳ级软骨损伤伴软骨下骨外露

（ACI）或者骨软骨移植的技术难度，还包括患者的人口统计学资料，软骨损伤类型和伴随病变（图10.2、10.3）。为了最大限度地使患者获得成功的预后，在制订治疗策略时，必须综合考虑所有这些影响因素。

人口统计学资料

对于存在局灶性软骨损伤的患者，在制订治疗计划时，也需要考虑一些内在因素，如年龄、症状持续时间、身体质量指数（BMI）、职业、治疗目标和吸烟史[3]。在包括骨软骨异体移植和软骨细胞自体移植在内的各种软骨修复手术中，年轻人群，尤其是年龄小于30岁的患者，通常较年龄较大的患者预后更

好，且失败率更低[4-6]。此外，一项研究表明，BMI>35kg/m^2 的患者，骨软骨异体移植后失败率可增加4倍[7]。此外，在关于ACI和基质诱导ACI（MACI）预后的研究中发现，症状持续时间与治疗成功率呈负相关[8,9]。因此在选择治疗方案时，必须考虑到这些因素，以帮助预测哪些患者将从治疗中获益。

患者的职业或生活习惯及其治疗目标对于合适治疗方案的确定也很重要。一些不需要手术治疗的患者，采用物理治疗、非甾体抗炎药、关节腔注射激素、玻璃酸钠或者生物制剂也可能取得良好的效果。此外，有些患者可能是职业运动员或者活跃的业余运动员，而另一些患者可能仅仅希望能恢复日常

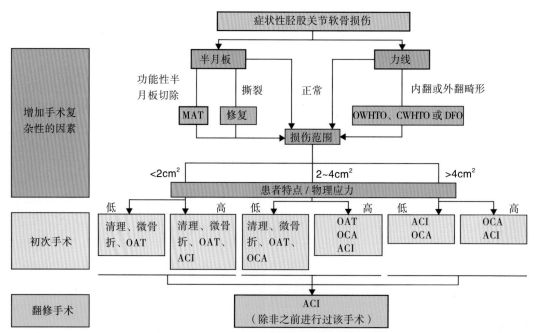

图10.2 症状性胫股关节局灶性软骨缺损的治疗。蓝色表示增加手术管理复杂性的因素，包括半月板状态、冠状面力线、患者概况，以及最重要的损伤范围。橙色表示可以同时执行或分阶段执行的处理这些因素的过程。黄色代表基于所有考虑因素的主要手术选择。绿色表示必要时进行手术修复的选项。OWHTO：开放楔形胫骨高位截骨；CWHTO：闭合楔形胫骨高位截骨；DFO：股骨远端截骨术；OTA：自体骨软骨移植；ACI：自体软骨细胞移植；OCA：同种异体骨软骨移植

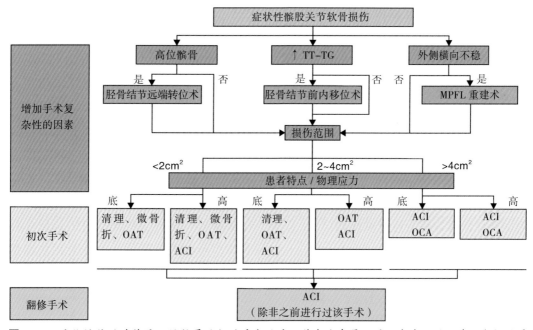

图 10.3　症状性髌股关节局灶性软骨缺损的手术治疗。蓝色代表导致病例复杂性的因素，包括髌骨高度、胫骨结节到滑车沟（TT-TG）的距离、肩骨不稳定性、患者轮廓，以及最重要的缺陷大小。橙色代表过程，可以根据形式来处理这些复杂的层次，同时或在一个阶段的方式。考虑到各种因素，黄色代表主要的手术治疗方案。绿色表示必要时进行手术翻修的选项。TT-TG：胫骨结节至滑车沟距离；MPFL：髌股内侧韧带；OAT：自体骨软骨移植；ACI：自体软骨细胞移植；OCA：同种异体骨软骨移植

活动即可。运动员关节在运动中需要承受非常大的应力，因此治疗中需要选择使关节更加耐用的治疗方案。上述这些因素在选择治疗方式时非常有必要考虑在内。

应该让患者理解，大多数情况下治疗后仍会遗留一些高强度运动后的残存症状。此外，对于高运动水平运动员的治疗，应该考虑选择能耐受弹跳活动或对抗运动的治疗措施，如单纯截骨术，或截骨同时行骨软骨异体移植，同时尽可能避免行半月板异体移植。最后，对软骨缺损治疗最大的挑战是确定如何使用最小的手术达到最满意的预后，并且恰好能匹配患者的期望值。

损伤位置

局灶性软骨损伤的位置很大程度上会影响治疗的选择。股骨髁损伤是最常见的膝关节软骨损伤类型，其次是胫骨和髌股间室[10]。基于胫股间室的负重特点，此部位的损伤通常需要更持久的治疗方式[10]，如骨软骨异体移植手术，并且治疗方式的选择也应依据患者的软骨损伤特点和个体化因素。由于髌股关节面的复杂外形，以及常伴随的髌骨不稳，髌骨或股骨滑车的软骨损伤被认为是比较难处理的临床问题，尽管最近的研究提示，骨软骨异体移植能对此类病变达到满意的临床效果，但由于在匹配关节面形态方面仍存在困难，因此目前采用

骨软骨异体移植治疗髌股关节软骨损伤仍存在争议[11,12]。因此，很多外科医生在对此类软骨损伤的治疗中，倾向于选择表面异体移植（例如，ProChondrix，AlloSource, Denver CO; Cartiform, Arthrex, Naples, FL; DeNovo NT, Zimmer/Biomet, Warsaw, IN）或者 ACI、MACI 等细胞治疗方式。随着相关文献数据的积累以及我们对此问题认识的深入，各个损伤位置的最佳治疗方式会逐渐被阐明。

损伤尺寸

损伤尺寸会影响治疗的选择，不同的治疗功效对软骨的损伤取决于损伤尺寸。小尺寸的软骨损伤（$<2cm^2$）通常可以通过单纯关节清理术治疗，必要时可同时行微骨折术，以使损伤部位填充纤维软骨。由于纤维软骨耐磨性相比原有的关节软骨差，因此采用微骨折术治疗大的软骨缺损时效果较差[13,14]。当患者具有参与体育活动等的需求时，骨软骨自体移植在小的软骨损伤中也是一个适宜的选择。中等尺寸的软骨损伤（$2\sim4cm^2$）使用微骨折术治疗时临床

效果不稳定，更适宜采用骨软骨异体移植、骨软骨自体移植、表面异体移植或者 ACI/MACI，这些治疗方式的疗效更持久。更大尺寸的软骨损伤则必须使用骨软骨异体移植或者 ACI/MACI 治疗，其疗效持久性和软骨缺损的填充能力更强（图 10.4）[6,10]。因为软骨供体部位的发病率，骨软骨自体移植或者马赛克移植术通常不是治疗这些较大软骨缺损的适宜选择[15]。因此，应用先进的影像学技术和诊断学关节镜检查对软骨损伤部位进行精确测量，是制订手术计划的重中之重。

双极损伤

双极关节软骨损伤是指相对关节面的软骨损伤，如内侧胫骨和内侧股骨髁软骨同时损伤，或髌骨和股骨滑车软骨同时损伤。这种损伤类型是一个独一无二的临床难题，因为不充分的治疗将会导致骨关节炎的加速进展，最佳的治疗手段为关节置换手术[16]。膝关节双极软骨管理已经研究出几种治疗选择。Gomoll 等报道应用 ACI 治疗髌股关节单

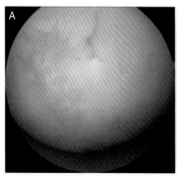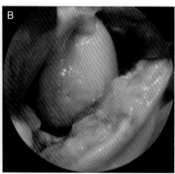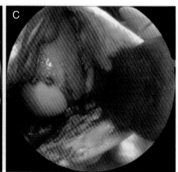

图 10.4　同种异体骨软骨移植治疗大面积局灶性软骨缺损。A. 右膝关节镜下可见股骨内侧髁大面积（$>4cm^2$）的 Ⅲ / Ⅳ 级软骨损伤。B. 进行骨软骨移植前切开可见同样的软骨改变

极和双极软骨损伤都能获得显著的临床效果，并且两者之间没有显著的疗效差异[17]。骨软骨异体移植可以匹配重建部位的关节软骨和软骨下骨形态，治疗胫股关节和髌股关节双极软骨损伤的研究表明，双极骨软骨异体移植的成功率为40%~53%，失败率则达46%[16]。髌股关节中应用双极 OCA 的治疗失败率低于胫股关节，原因可能是胫股关节的负重特点[16]。患者的移植物一旦存活，可以获得非常显著的临床效果。高失败率使双极软骨损伤治疗更加复杂，患者有很大的可能无法获得很好的疗效，不得不再次接受其他手术治疗。

半月板损伤

半月板和关节软骨关系密切，在处理软骨损伤时，半月板问题不应被忽视（图 10.5）。研究证明，当患者存在半月板损伤时，会出现相应的关节内改变，尤其是增加的接触压力和随着时间逐渐进展的软骨退变[18,19]。当术中发现半月板存在损伤时，应该同时进行半月板修复。存在半月板损伤的患者在进行软骨修复手术后，施加在移植的软骨细胞、移植物或生成的纤维软骨表面的接触压力增加，会影响手术效果。因此，术前全面评估患者的半月板情况，对确定术中是否进行半月板异体移植十分重要。

力线异常

关节力线异常可以发生于胫股关节，表现为内翻或外翻畸形，也可以发生于髌股关节，表现为髌骨轨迹异常或高位髌骨。内翻或外翻畸形会导致两侧间室的应力分布不均，分别导致内侧或外侧的应力增加。如果力线异常得不到纠正，容易导致软骨手术失败，表现为术后症状改善不明显或者软骨手术彻底失败[20]。在软骨缺损的治疗中，可以通过同时进行股骨远端截骨或胫骨高位截骨来纠正关节的力线异常（图 10.6）。

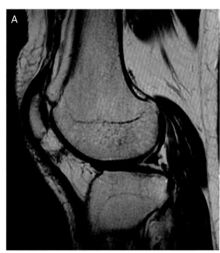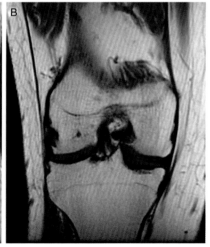

图 10.5　需要进行半月板同种异体移植的半月板缺损。A. 右膝关节矢状位 MR T1 像显示外侧胫骨平台、外侧髁和外侧半月板的后角。B. 右膝关节冠状位 MR T1 像显示外侧半月板损伤

当膝关节进行屈曲活动时，如蹲下或爬楼梯时，由于髌骨和股骨滑车间压力增加，髌骨不稳或者轨迹异常将变得非常麻烦。影响髌骨负荷的因素很多，如高位髌骨和髌骨外侧脱位，这将增加胫骨结节与滑车沟/后交叉韧带的距离，这种情况可以通过胫骨结节远端转位术或胫骨结节抬高内移术纠正。有时患者可能会有复发性髌骨外侧脱位，可以通过内侧髌股韧带（MPFL）重建和相关手术治疗。作者（B.J.C）倾向于一期进行力线异常治疗与软骨手术，但是纠正力线异常也可以分期进行。单纯纠正力线异常的优势是治疗效果持久，能够耐受高水平的体育运动，而不必妥协于移植物是否存活，但是其缺点也很明显，即治疗效果可能不能达到患者的预期，并且每次手术都会导致肌肉萎缩，并存在瘢痕形成增多和影响生活的风险。

疑难病例

半月板损伤合并股骨髁损伤

如前所述，由于半月板和关节面的共栖关系，在为股骨髁软骨损伤患者制订合适的治疗方案之前，对半月板进行评估很有必要。对于之前进行过同侧半月板部分切除术的有症状的股骨髁软骨损伤患者，在进行软骨手术时，应同时进行半月板同种异体移植（meniscal allograft transplant, MAT），以减小治疗部位软骨的应力。目前已知的 MAT 手术技术很多，包括骨桥技术、骨栓技术、Dovetail 技术和软组织固定，但作

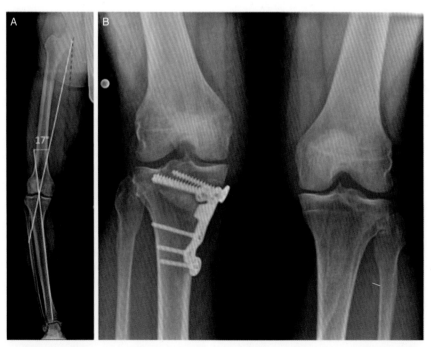

图 10.6　开放楔形胫骨高位截骨术矫正冠状位不正。A. 右膝站立负重前后位 X 线片显示内翻畸形，导致内侧间隙机械应力过大。黄色实线表示股骨和胫骨解剖轴，红色虚线表示右下肢机械轴。患者存在 17° 内翻畸形。B. 术后 X 线正位片显示通过开放胫骨高位截骨，内翻畸形得到纠正

者（B.J.C.）比较倾向于使用骨桥技术进行内侧和外侧 MAT。软骨损伤的治疗方式与单纯软骨损伤相同，主要依据损伤尺寸和预计承受的压力。小尺寸的软骨缺损（<2cm^2）可以用关节镜清理或者微骨折术 [附加或不附加支架和生物制剂，如生物软骨（Arthrex, Inc., Naples, FL）]，中等尺寸软骨损伤（2~4cm^2）需要使用软骨同种异体移植（Cartiform, ProChondrix, DeNovo NT）、OATS 或 OCA 进行表面治疗，而大尺寸软骨损伤（>4cm^2）最好使用 OCA 或 ACI/MACI 进行治疗。

有文献证实，MAT 联合软骨修复的治疗策略可以达到非常良好且可靠的治疗效果。在手术操作时，应首先进行 MAT 操作，以防对新修复的软骨面造成医源性损伤。作者（B.J.C.）喜欢使用开放关节镜技术进行 MAT 操作，然后选择合适的技术进行软骨修复手术（如关节镜下 MFX 或 ACI，切开 OCA）。一项系统综述评估了 6 项共计 110 例进行 MAT 联合软骨修复手术的患者，平均随访时间为 36 个月，与单纯进行软骨修复手术的患者相比，除了再手术率更高外，临床效果（联合应用 Lysholm 评分、KOOS 评分、IKDC 评分、Tegner 评分、改良 HSS 评分和 SF-36 评分评价）提高显著，总失败率为 12%[21]。总之，当软骨损伤合并半月板损伤时，联合应用 MAT 手术治疗股骨髁软骨损伤可以获得良好的临床效果。

软骨损伤合并韧带损伤

在计划进行膝关节韧带重建的患者中，常偶然发现伴随软骨损伤，这将增加这些患者的治疗难度。治疗方法的选择取决于这类软骨损伤有无症状。当急性韧带损伤时，我们一般认为软骨损伤无症状，此时仅需要进行简单的关节清理。而慢性韧带损伤时，由于存在长时间的关节不稳，软骨损伤常会存在症状。随着韧带损伤时间的延长，疼痛频率和软骨损伤或半月板病变的严重程度都会增加[22-24]。因此，当治疗慢性韧带损伤时，通常需要根据软骨损伤情况同时进行相应的软骨手术。

软骨损伤合并力线异常

胫股关节的内外翻畸形分别会增加内侧和外侧间室的机械应力。内翻畸形可以应用开放楔形胫骨高位截骨术（OWHTO）纠正，以减轻内侧间室的机械应力。而外翻畸形可以通过闭合楔形胫骨高位截骨术（CWHTO）、股骨远端截骨术（DFO）或胫骨近端外侧开放性内翻截骨术[25]纠正，以减轻外侧间室的机械压力。髌股关节可以通过 Fulkerson 改良前侧（Maquet）或前内侧（Fulkerson）胫骨结节截骨术，以减轻关节负荷。未纠正异常力线的软骨损伤患者，术后效果通常不好[26]。因此，在年轻患者中，与单髁置换等通常未必能获得满意效果的治疗方式相比，软骨修复联合力线纠正手术逐渐流行。

截骨联合软骨修复手术能达到可靠的症状缓解和功能恢复效果。Kahlenberg 等近期对 18 项研究、共计 827 例行 HTO 联合软骨修复手术的患者进行了系统综述，患者的随访时间至少 2 年。结果证明：联合手术可以获得临床效果，并发症发生率为 10.3%；关节置换率为 6.3%，由 HTO 到关节置换的间隔时间为 4.9~13 年[27]。总之，最近的研究证明 HTO 联合软骨手术对软骨损伤合并力线异常的患者可以达到满意的临床效果。

半月板损伤、软骨损伤合并力线异常

半月板损伤常同时导致患者发生软骨损伤[18,19]。半月板损伤合并力线异常时，作用在内侧或外侧间室的压力明显增加，可以引起软骨严重、迅速地退变。通常认为，由于力线异常可以增加治疗间室的压力，半月板损伤合并软骨损伤及力线异常的患者是进行 MAT 手术的禁忌。然而，最近的文献报道，对于存在上述联合病变的患者，进行股骨远端或胫骨近端高位截骨术联合 MAT 和 OCA 手术可以获得令人满意的疗效。

Harris 等报道了一项包含 18 例患者，平均随访时间 6.5 年的队列研究，这些患者进行了股骨远端或胫骨近端高位截骨联合 MAT 和 OCA 手术，其术后 IKDC 评分、Lysholm 评分和 KOOS 评分显著改善。此外，尽管存在 55.5% 的再手术率，他们的翻修率和关节置换率均仅为 5.6%[28]。此前，Gomoll 等还报道了一项包含 7 例患者的队列研究，这些患者取得了良好的临床改善，其中 6 例患者恢复了无限制的活动水平[29]。尽管存在比较高的再手术率，这些结果仍然证明了半月板损伤、力线异常和股骨髁软骨损伤三联征仍然能够得到成功治疗，而不必行关节置换手术。

作者（B.J.C.）倾向于对存在上述三联损伤的患者进行联合手术。首先进行 MAT 手术，因为显著的内翻或外翻压力需要先移植半月板进行支撑、占位和固定，此外这样做还可以避免对修复后的软骨面造成医源性损伤。此后，软骨修复和截骨术可以根据术者的习惯先后进行。如果需要行 ACI/MACI 手术，应选择最后进行，以免破坏覆盖在移植的软骨细胞表面的 I ~ III 型胶原膜或骨膜。

软骨修复失败

之前进行过软骨修复手术、术后症状复发的患者，治疗上非常有挑战性，治疗选择范围很小。治疗这些患者时，必须首先寻找手术失败的原因，如未纠正力线异常，患者术后活动量过大，或者不恰当的康复训练，从而在翻修手术时及时纠正。翻修手术的选择需要依据与初次手术相同的治疗标准，同时结合上次手术的治疗方式。比如股骨髁小尺寸软骨损伤患者进行过微骨折术的翻修手术，可以应用 OATS 治疗，而大尺寸的软骨损伤，则最好进行 OCA 手术。对于髌骨，微骨折术后的翻修手术可以使用 ACI/MACI 或者 OCA 手术治疗；而 ACI/MACI 术后的髌股关节翻修手术，则只能进行 OCA 手术。人们普遍认为，OCA 手术是处理局灶性软骨损伤最好的补救措施[30-32]。ACI 也可用于翻修手术，但比起用于初次手术，失败率高 3%~5%[33,34]。

软骨修复的翻修手术，尤其是使用 OCA 术式时，可以获得可靠的长期效果。Gracitelli 等观察了微骨折失败术后应用 OCA 翻修技术，与初次 OCA 相比，尽管微骨折失败术组的再手术率较高，但两组的疗效和失败率没有差异[30]。此外，Gracitelli 等随后进行的一项对微骨折术、OAT 或 ACI 手术失败患者应用 OCA 进行翻修手术的研究中，平均随访时间 2.6 年，失败率为 16%，但 5 年和 10 年的患者总生存率分别为 87.8% 和 82%。该队列研究显示了显著的手术效果和 89% 的翻修手术满意度[31]。这些研究结果表明，患者进行翻修手术的效果是令人鼓舞的，通过翻修手术可以推迟甚至避免进行关节置换手术。

结　论

骨科医生在治疗局灶性软骨损伤时的选择很多，但很多因素可以增加治疗的复杂性，必须考虑在内。在确定合适的治疗措施时，对患者的病史、人口统计学资料、治疗目标、症状、损伤类型、影像学发现和伴随病变进行全面评估十分重要。伴随病变如半月板损伤、冠状面下肢力线异常、韧带损伤和髌骨不稳等必须分期或同期处理，以避免软骨修复手术的失败或复发。即使是在处理复杂病例时，只要正确应用上述推荐方法，软骨修复手术就可以获得成功的临床效果。

（王军锋 杨滨 胡炜 译，
项毅 谭洪波 审校）

参考文献

[1] Flanigan DC, et al. Prevalence of chondral defects in athletes' knees: a systematic review. Med Sci Sports Exerc, 2010,42(10):1795-1801.

[2] Farr J, Lewis P, Cole BJ. Patient evaluation and surgical decision making. J Knee Surg, 2004,17(4):219-228.

[3] Carnes J, et al. Knee cartilage defects in a sample of older adults: natural history, clinical significance and factors influencing change over 2.9 years. Osteoarthr Cartil, 2012,20(12):1541-1547.

[4] Bekkers JE, Inklaar M, Saris DB. Treatment selection in articular cartilage lesions of the knee: a systematic review. Am J Sports Med, 2009,37(Suppl 1):148S-155S.

[5] Steadman JR, et al. Outcomes of microfracture for traumatic chondral defects of the knee: average 11-year follow-up. Arthroscopy, 2003,19(5):477-484.

[6] Knutsen G, et al. A randomized multicenter trial comparing autologous chondrocyte implantation with microfracture: long-term follow-up at 14 to 15 years. J Bone Joint Surg Am, 2016,98(16):1332-1339.

[7] Nuelle CW, et al. Patient factors, donor age, and graft storage duration affect osteochondral allograft outcomes in knees with or without comorbidities. J Knee Surg, 2017,30(2):179-184.

[8] Ebert JR, et al. Factors predictive of outcome 5 years after matrix-induced autologous chondrocyte implantation in the tibiofemoral joint. Am J Sports Med, 2013,41(6):1245-1254.

[9] DiBartola AC, et al. Clinical outcomes after autologous chondrocyte implantation in adolescents' knees: a systematic review. Arthroscopy, 2016,32(9):1905-1916.

[10] Assenmacher AT, et al. Long-term outcomes after osteochondral allograft: a systematic review at long-term follow-up of 12.3 years. Arthroscopy, 2016,32(10):2160-2168.

[11] Gracitelli GC, et al. Fresh osteochondral allograft transplantation for isolated patellar cartilage injury. Am J Sports Med, 2015, 43(4): 879-884.

[12] Cameron JI, et al. Osteochondral allograft transplan- tation of the femoral trochlea. Am J Sports Med,2016,44(3):633-638.

[13] Solheim E, et al. Results at 10-14 years after micro- fracture treatment of articular cartilage

defects in the knee. Knee Surg Sports Traumatol Arthrosc,2016,24(5):1587-1593.

[14] Gobbi A, Karnatzikos G, Kumar A. Long-term results after microfracture treatment for full-thickness knee chondral lesions in athletes. Knee Surg Sports Traumatol Arthrosc, 2014,22(9):1986-1996.

[15] Pareek A, et al. Long-term outcomes after osteochondral autograft transfer: a systematic review at mean follow-up of 10.2 years. Arthroscopy, 2016, 32(6):1174-1184.

[16] Meric G, et al. Fresh osteochondral allograft transplantation for bipolar reciprocal osteochondral lesions of the knee. Am J Sports Med, 2015,43(3):709-714.

[17] Gomoll AH, et al. Autologous chondrocyte implantation in the patella: a multicenter experience. Am J Sports Med, 2014,42(5):1074-1081.

[18] Rue JP, et al. Prospective evaluation of concurrent meniscus transplantation and articular cartilage repair: minimum 2-year follow-up. Am J Sports Med, 2008,36(9):1770-1778.

[19] Abrams GD, et al. Clinical results of combined meniscus and femoral osteochondral allograft transplantation: minimum 2-year follow-up. Arthroscopy, 2014,30(8):964-970.

[20] Weber AE, et al. Malalignment: a requirement for cartilage and organ restoration. Sports Med Arthrosc Rev, 2016,24(2):e14-22.

[21] Harris JD, et al. Biological knee reconstruction: a systematic review of combined meniscal allograft transplantation and cartilage repair or restoration. Arthroscopy, 2011,27(3):409-418.

[22] Chhadia AM, et al. Are meniscus and cartilage injuries related to time to anterior cruciate ligament reconstruction? Am J Sports Med, 2011,39(9):1894-1899.

[23] Fok AW, Yau WP. Delay in ACL reconstruction is associated with more severe and painful meniscal and chondral injuries. Knee Surg Sports Traumatol Arthrosc,2013,21(4):928-933.

[24] Maffulli N, Binfield PM, King JB. Articular cartilage lesions in the symptomatic anterior cruciate ligament- deficient knee. Arthroscopy,

2003,19(7):685-690.

[25] Marti RK, et al. Proximal tibial varus osteotomy. Indications, technique, and five to twenty-one-year results. J Bone Joint Surg Am, 2001,83-A(2):164-170.

[26] Bode G, et al. A non-randomized controlled clinical trial on autologous chondrocyte implantation (ACI) in cartilage defects of the medial femoral condyle with or without high tibial osteotomy in patients with varus deformity of less than 5°. Arch Orthop Trauma Surg, 2013,133(1):43-49.

[27] Kahlenberg CA, et al. Analysis of outcomes for high tibial osteotomies performed with cartilage restoration techniques. Arthroscopy, 2017,33(2):486-492.

[28] Harris JD, et al. Biological knee reconstruction for combined malalignment, meniscal deficiency, and articular cartilage disease. Arthroscopy, 2015,31(2):275-282.

[29] Gomoll AH, et al. Triad of cartilage restoration for unicompartmental arthritis treatment in young patients: meniscus allograft transplantation, cartilage repair and osteotomy. J Knee Surg, 2009,22(2):137-141.

[30] Gracitelli GC, et al. Fresh osteochondral allografts in the knee: comparison of primary transplantation versus transplantation after failure of previous subchondral marrow stimulation. Am J Sports Med, 2015,43(4):885-891.

[31] Gracitelli GC, et al. Osteochondral allograft transplantation for knee lesions after failure of cartilage repair surgery. Cartilage, 2015,6(2):98-105.

[32] Chui K, Jeys L, Snow M. Knee salvage procedures: the indications, techniques and outcomes of large osteochondral allografts. World J Orthop, 2015, 6(3):340-350.

[33] Minas T, et al. Increased failure rate of autologous chondrocyte implantation after previous treatment with marrow stimulation techniques. Am J Sports Med, 2009,37(5):902-908.

[34] Nawaz SZ, et al. Autologous chondrocyte implantation in the knee: mid-term to longterm results. J Bone Joint Surg Am, 2014,96(10):824-830.

第 11 章

骨生物制品的现状与未来展望

Zaamin B. Hussain, Jorge Chahla,

Robert F. LaPrade, Bert R. Mandelbaum

引 言

过去十年来，采用生物技术治疗软骨疾病愈发普及，因其与手术相比具有微创、强大的愈合潜能、快速康复、费用低的优势，被视为运动医学的未来。

这些生物治疗方案很可能对局灶性软骨缺损、早期骨关节炎（OA）具有强大的治疗潜力。晚期伴有疼痛的骨关节炎出现广泛结构性改变，已无法行非手术治疗，因此早期骨关节炎的诊断和治疗已成为焦点。此外，另一种常见的病变——局灶性软骨缺损，在退行性变进展前，生物治疗方案也可使其受益。

软骨修复的生物治疗包括：富血小板血浆（platelet-rich plasma, PRP）、骨髓浓缩物（bone marrow aspirate concentrate, BMAC）、细胞疗法和组织工程。本章节旨在回顾软骨修复生物治疗方法的现有文献，指出其潜在的发展方向。

富血小板血浆（PRP）

过去十年来，PRP 疗法治疗软骨损伤及其他骨骼肌肉损伤的技术得到快速发展。PRP（图 11.1）的目标在于向局部提供丰富的生长因子，从而调节炎症反应并影响细胞增殖和分化[1]。PRP 最早被定义为血小板含量高于基线值的血浆[2]。然而，该定义最近已被修订，增加了定量标准，每毫升血清中需含大于 1×10^6 的血小板或者血小板含量是基线值的 5 倍以上[3]。研究认为，PRP 中血小板含量达到该水平才具有靶向损伤细胞增殖的功能[4,5]。

已有研究探索血小板促进肌肉骨骼愈合的最佳浓度[6-8]，但血小板的最佳治疗浓度可能与损伤组织类型有关，因此其促进软骨修复的最佳浓度仍未确定。在

Z. B. Hussain
School of Clinical Medicine, University of
Cambridge, Cambridge, UK

J. Chahla
Department of Sports Medicine, Santa Monica
Orthopedic and Sports Medicine Group,
Santa Monica, CA, USA

R. F. LaPrade
The Steadman Clinic, Vail, CO, USA

B. R. Mandelbaum (✉)
Cedars Sinai – Kerlan Jobe Institute,
Santa Monica, CA, USA

© Springer International Publishing AG, part of Springer Nature 2018
J. Farr, A. H. Gomoll (eds.), *Cartilage Restoration*, https://doi.org/10.1007/978-3-319-77152-6_11

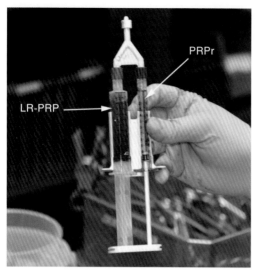

图 11.1 双注射器装置。该装置可使两种同源溶液混合：左侧 LR-PRP 和右侧 PRP 激活剂

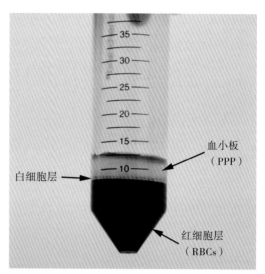

图 11.2 首次离心后细胞材料分为 3 层：最上层为血浆；中层为白细胞层，富含大量血小板；底层为红细胞层（RBCs）

对其他组织的近期研究中，Fleming 等[6]通过微型猪前交叉韧带重建模型探索不同浓度的 PRP[1 倍（n=10）、3 倍（n=10）、5 倍（n=10）] 对移植物愈合的影响。有趣的是，只有 1 倍血小板浓度的 PRP 能够促进前交叉韧带重建术后韧带的愈合。同样地，Yoshida 等[8] 的研究也发现，与 5 倍浓度的 PRP 相比，体外悬浮培养猪前交叉韧带成纤维细胞时加入 1 倍浓度的 PRP 能够显著促进 I 型、III 型胶原纤维基因表达，抑制细胞凋亡，刺激细胞代谢。然而，Weibrich 等[7] 发现在兔模型中，促进移植物周围骨再生最佳效果的血小板浓度为中等浓度（2~6 倍）。这些结果表明最佳促进组织愈合的血小板浓度因组织类型而异。

此外，还有文献提及除控制血小板浓度外，还可改变白细胞的含量，如富白细胞 – 富血小板血浆（LR-PRP）和去白细胞 – 富血小板血浆（LP-PRP）（图 11.2~11.4）。尽管最近的一项 meta 分析

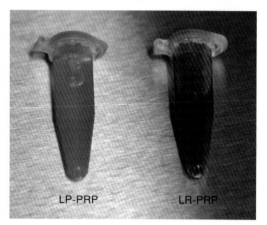

图 11.3 LP-PRP（左侧）和 LR-PRP（右侧）外观。两种都见于软骨损伤修复的文献中。然而，有很多缺乏白细胞的 PRP 在关节腔内使用的证据

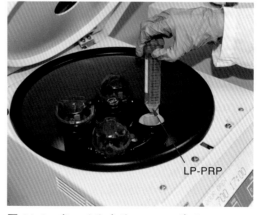

图 11.4 离心后取出的 LP-PRP 外观

发现 LR-PRP 对膝关节骨关节炎的疗效功能评分优于玻璃酸钠和安慰剂[10]，但目前还没有随机对照研究和前瞻性研究比较 LR-PRP 和 LP-PRP 的疗效[9]。相当一部分随机对照试验（RCTs）表明 LP-PRP 对骨关节炎的疗效优于安慰剂[11]和玻璃酸钠[12,13]。而两项 RCT 研究证实 LR-PRP 与玻璃酸钠治疗骨关节炎的疗效无明显差异[14,15]。这些研究结果提供了有力的证据支持 LP-PRP 在关节腔内的使用，原因可能是注射富含白细胞的制剂可引起炎症反应，对关节腔环境不利。尽管部分无对照的研究报道 LP-PRP 和 LR-PRP 关节内治疗能够减轻疼痛、促进功能恢复、降低手术率和关节纤维化，但还需进一步研究 LP-PRP 或者 LR-PRP 对膝关节的治疗效果，并评价哪种制剂效果更好。

PRP 治疗骨关节炎

在关节软骨不可逆性广泛损伤发生前，早期骨关节炎具有可再生的条件。在细胞层面，基础研究结果表明 PRP 在骨关节炎中的作用具有争议。部分作者认为 PRP 的作用是抗炎而非改变骨关节炎的进展[17]，但有证据表明其在体外可促进软骨形成和分化，动物模型研究结果表明其在体内可促进软骨修复[18]。

Duif 等[19]设计了一项随机对照试验，在软骨损伤 Kellgren-Lawrence 分级 Ⅱ~Ⅳ级的膝关节骨关节炎患者中，与对照组相比，接受关节镜手术并行关节腔注射的 PRP 组患者的术后短期疗效显著。术后随访 6 个月，与对照组相比，干预组患者的 VAS 评分（$P=0.008$）、

Lysholm 评分（$P=0.033$）、SF-36 健康简明量表评分（$P=0.027$）显著改善。然而，在术后 12 个月，干预组和对照组在疼痛和 SF-36 评分两项指标上无明显差异。

在另一项随机对照试验中，Filardo 等[14]在 192 例单膝骨关节炎（K-L 分级 0~Ⅲ级）患者中对比关节腔内注射 LR-PRP 和玻璃酸钠的治疗效果，每 3 周随访一次。在 12 个月时，两组患者的膝关节功能主观评分（International Knee Documentation Committee, IKDC）和 Tenger 评分均较治疗前明显改善。然而，在治疗后 2 个月、6 个月、12 个月随访时，两组间的 IKDC 评分、Tenger 评分、KOOS 和 EQ-VAS 评分无明显差异。

还有少量研究探讨 PRP 对髋关节骨关节炎的治疗效果。最近，Dallari 等[20]设计了一项随机对照试验，比较自体 PRP、玻璃酸钠和两者联合使用对 111 例髋关节骨关节炎患者的治疗效果。研究过程中，对数据采集、分析人员采用盲法，但对患者和医疗服务人员未采用盲法。接受门诊手术的患者，每隔 1 周（共 3 次）在超声引导下行关节腔注射，但文中未提及手术操作方式及 PRP 制剂中白细胞浓度。术后 2 个月、6 个月、12 个月评价患者的治疗效果。在所有随访的时间点，接受 PRP 治疗的患者 VAS 疼痛评分最低，且在 2 个月、6 个月随访时，PRP 组的 WOMAC 评分显著改善。

同样地，Battaglia 等[21]设计了一项非盲、随机试验对 100 例髋关节骨关节炎患者行超声引导下 PRP 和玻璃酸钠治疗并评价其效果。患者每两周接受 5mL 自体 PRP 或者 2mL 玻璃酸钠注射，共

3 次。PRP 样品通过双回旋技术获取，其浓度为 6 倍基线浓度。随访发现，术后 1 个月、3 个月，两组患者的 Harris 髋关节评分（Harris Hip Score, HHS）和 VAS 评分显著改善。尽管患者在术后 6 个月、12 个月时临床症状进行性恶化，评分仍较基线明显改善（$P<0.005$）。然而，PRP 和玻璃酸钠组间的治疗效果无明显差异。

PRP 治疗局灶性软骨缺损

对 PRP 治疗局灶性软骨缺损（focal chondral defects, FCDs）的研究较少。Lui 等[22] 的研究表明，在兔局灶性软骨缺损 5mm 模型中，关节腔内注射 PRP 或玻璃酸钠后 6 周、12 周，PRP 组的软骨愈合效果显著优于玻璃酸钠组。Milano 等[23] 评价了局部注射自体条件血浆（autologous conditioned plasma, ACP）对羊内侧股骨髁局灶性软骨缺损模型的效果，在治疗后 6 个月，组织学形态表现较未治疗的对照组显著改善，而在 12 个月时两组无明显差异。Goodrich 等[24] 在马全层软骨缺损模型中，发现自体 PRP–纤维蛋白支架组修复的软骨厚度与骨髓来源的间充质干细胞支架组效果相当。目前，虽然 PRP 在人体内应用的证据有限，但这仍是未来的一个研究方向。

PRP 研究报告及未来方向

不同的临床研究中缺少标准化的制备程序可能是研究报告中 PRP 治疗效果产生差异的原因。最近，Chahla 等[16] 系统性复习了文献中的 PRP 制备程序，发现仅 11.5% 的研究报道了 PRP 制备过程中所有的必要参数以重复其制备方案。

短期和长达 12 个月的随访结果表明，关节腔内注射 PRP 治疗膝、髋关节骨关节炎取得了不错的疗效。然而，这些治疗的长期效果仍不明确，其与玻璃酸钠关节腔内注射（黏性补充治疗）的疗效比较仍未确定。而且，PRP 注射治疗局灶性软骨缺损的临床试验还未展开。在文献中，缺少 PRP 制剂制备及活化的统一方案，导致不同研究间难以重复与 PRP 治疗相似的临床效果，以及难以比较 PRP 与其他治疗方法对各种肌肉骨骼疾病的效果。

骨髓浓缩物（BMAC）

骨髓浓缩物作为软骨修复技术因其符合目前美国 FDA 的指南，使用较少步骤提供前体细胞，单次操作即可完成植入的优点，近来备受欢迎[25]。

骨髓通常取自髂嵴（图 11.5），因前体细胞位于松质骨，通过调整穿刺针方向更易抽取，通过小注射器多处抽吸可改善吸取物质量[26]。Hernigou 等[26] 发

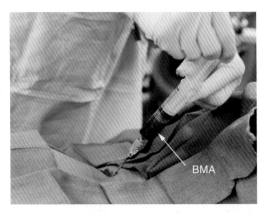

图 11.5 术中患者取俯卧位，在左侧髂嵴抽取骨髓（BMA）

现在髂峰抽取骨髓时，用 10mL 注射器抽取物中前体细胞浓度是 50mL 注射器的 3 倍（$P<0.01$）。

离心骨髓可浓缩并分离单核细胞 [白细胞（WBC）、间充质干细胞（MSC）、造血干细胞（HSC）和血小板]。间充质干细胞因能自我复制并分化为骨骼肌、骨和软骨而备受关注 [27]。尽管通过离心分离，骨髓浓缩物中干细胞的浓度仍相对较低（0.001%~0.01%），但间充质干细胞可通过归巢能力募集更多的干细胞至损伤部位参与修复过程 [28,29]。间充质干细胞具有再生潜能，并可调节周围组织分泌生长因子调节免疫反应、促进损伤部位修复，这些作用表明即使在缺少血供的组织（如关节软骨等）中，骨髓浓缩物中的间充质干细胞也可赋予其强大的再生潜能。骨髓浓缩物含有较高浓度的 IL-1 受体拮抗剂（IL-1RA）、IL-1β、生长因子如血小板源性生长因子（PDGF）、TGF-β、骨形成蛋白（BMP-2 和 BMP-7）[30]，具有抗炎、促进合成代谢的功能，在关节修复过程中通过免疫调节起到关键作用 [27,31]。这些因子中，IL-1RA 可抑制 IL-1 的降解，其作用至关重要。Cassano 及其同事 [32] 报道了骨髓浓缩物含有高浓度的单核细胞和 IL-1RA，这两种成分促使生物自体血清早期取得良好的疗效 [33]。与 PRP 相似，在关节广泛病变之前，骨髓浓缩物可能对治疗早期骨关节炎和局灶性软骨缺损效果最佳。

骨髓浓缩物（BMAC）治疗骨关节炎

若干研究评价了骨髓浓缩物治疗骨关节炎的效果。Kim 等 [34] 评价了骨髓浓缩物联合脂肪组织注射对 41 例膝关节骨关节炎（K-L 分级，Ⅰ~Ⅳ级）患者（共 75 膝）的治疗效果。术后 12 个月随访时，VAS 评分、IKDC、SF-36、KOOS 和 Lysholm 评分较术前明显改善，但文中未提及统计学结果。随访发现，软骨损伤分级高低与临床疗效显著相关。

Hauser 等 [35] 在一项小样本髋、膝、踝关节骨关节炎的病例研究中，给予 7 例受试者关节腔注射普通肝素处理的全骨髓（WBM）- 高张右旋葡萄糖（平均每例注射 4.1 次）。术后短期（6 周）随访，其中 5 例（共 7 例）患者的症状完全缓解或关节功能显著提高。视觉模拟评分量表从 0 分（完全不痛）到 10 分（疼痛程度最强）的结果表明，平均疼痛强度评分从术前的 6.2 分下降至术后的 0.07 分（$P=0.002$）。同样地，关节僵硬评分从 7 分下降至 0.7 分（$P=0.002$）。

有趣的是，在中、重度骨关节炎（OA）患者中，骨髓浓缩物注射治疗在提高活动能力评分和减轻疼痛方面取得了令人鼓舞的结果 [36]。然而，与这些研究结果相反，Shapiro 等 [37] 在双侧骨关节炎患者中实施了一项前瞻性、单盲、安慰剂对照研究，6 个月随访时发现一侧注射骨髓浓缩物与对侧注射生理盐水在缓解膝关节疼痛、提升活动水平方面效果相当。这项研究的结果需要长期随访，包括进行 MRI 等检查显示软骨结构变化，从而进一步证实研究结果，基于目前的数据，我们还不完全清楚骨髓浓缩物对骨关节炎的治疗效果以及如何更好地发挥其作用。

骨髓浓缩物（BMAC）治疗局灶性软骨缺损

更多研究关注了骨髓浓缩物对局灶性软骨缺损的治疗效果。Gobbi 和 Whyte[38] 发现，使用玻璃酸钠 - 骨髓浓缩物支架（HA-BMAC）治疗 4 级软骨缺损的 50 例患者，2 年随访时，患者的活动能力和疼痛评分显著改善，5 年随访时其关节功能正常或接近正常。另一方面，4 级软骨缺损接受微骨折治疗的患者与接收玻璃酸钠 - 骨髓浓缩物支架治疗相比，患者的术后功能迅速下降，2 年随访时仅 68% 的患者膝关节功能正常或接近正常，5 年随访时这一数据仅为 28%[38]。然而，Enea 及其同事 [39] 发现，在微骨折治疗基础上增加胶原蛋白膜和骨髓浓缩物，术后 1 年随访时在软骨缺损部位长出新生的胶原基质。

Krych 等 [40] 的研究支持上述阳性结果，该研究同样发现，术后 1 年的 MRI 检查提示，Ⅲ~Ⅳ级软骨缺损接受 PRP 或骨髓浓缩物联合人工软骨支架治疗的患者较单纯人工软骨支架治疗组有更多的新生软骨填充。然而，仅骨髓浓缩物组 T2 相弛豫时间值与透明软骨相当[41]。同样地，25 例活动量大的Ⅳ级软骨缺损患者接受软骨支架复合骨髓浓缩物治疗，3 年随访时的 MRI 检查发现，88% 的患者软骨与支架整合，80% 的患者软骨缺损部位完全填充。

与 Gobbi 和 Whyte[38] 的研究结果相似，Skowronski 及其合作者 [42] 利用骨髓浓缩物治疗大面积软骨缺损取得良好的效果，他们还发现，外周血治疗大面积软骨缺损比骨髓浓缩物效果更佳[43]。

上述研究发现，将骨髓浓缩物加入支架后都取得了良好的结果，而 Skowronski 和 Shapiro 等的研究发现单用骨髓浓缩物治疗的结果呈阴性，且结论尚不确定。因此，尽管有数据支持骨髓浓缩物在关节软骨修复方面的作用，其对组织稳态的作用和修复机制仍未完全清楚。该领域仍需进一步行基础研究探寻机制，并进行随机对照临床研究以最小化研究者间的观察偏倚，使用有效的对照，并使用 MRI 和组织学检查以合适地评价骨髓浓缩物对软骨再生的效果。

骨髓浓缩物研究报告及未来方向

Chahla 等 [30] 的一项系统评价纳入了 11 项骨髓浓缩物治疗膝关节的研究，结果表明，尽管研究者对用骨髓浓缩物表现出日益增长的兴趣，但仍缺乏高质量的研究。他们还报道了使用骨髓浓缩物安全有效，然而，在治疗关节软骨缺损和早期骨关节炎方面，骨髓浓缩物单独或联合其他治疗措施的效果差异较大。

总之，早期的基础研究和临床研究已经证明了骨髓浓缩物在治疗人和动物模型软骨疾病方面的优良表现。在骨关节炎患者中，注射骨髓浓缩物同样提高了临床效果，然而，这些研究使用了不同的治疗方案且随访时间短 [34-36]。研究报道，局灶性软骨缺损的患者单次注射骨髓浓缩物的效果显著 [9-11]。然而，与 PRP 类似，骨髓浓缩物的最佳注射次数、注射剂量和注射时机仍不清楚，需要进一步的临床研究以标准化其制备和使用程序。

细胞疗法

前体细胞依周围生化环境可增殖、分化，在软骨修复中被视为极具吸引力的工具。然而，前体细胞的有效性和安全性方面的证据有限，并且疗效相关的结果不统一，因此，很有必要建立标准化术语，以便交流该疗法的处理过程和治疗效果[30,44-48]。

结缔组织前体细胞（connective tissue progenitor, CTP）的定义为能够分化为多种结缔组织细胞表型的可增殖细胞[49]。因此，结缔组织前体细胞这一术语不仅包含多能干细胞，还包含干细胞来源的前体细胞，可处于细胞分化的不同阶段。

干细胞的定义为能够增殖、再生、自我更新和复制的未分化细胞[50]。人胚胎干细胞（hESCs）、诱导多能干细胞（iPSCs）和间充质干细胞（MSCs）都已用于治疗骨关节炎[17]。根据获取的便捷性，间充质干细胞在软骨修复中最受欢迎[51]。而且，人胚胎干细胞和诱导多能干细胞与间充质干细胞相比，在细胞分裂过程中更难以保证同质性[52]。此外，多种组织中都含有间充质干细胞，其具有抗炎功效，能够大量获取，还可以产生有益于软骨再生的蛋白[53]。2006年，国际细胞治疗协会间充质和组织干细胞分会（the Mesenchymal and Tissue Stem Cell Committeeof the International Society for Cellular Therapy）确定了人体细胞可被归类为间充质干细胞的最低标准：①在标准培养条件下可黏附于塑料；②表达 CD105、CD73 和 CD90；③不表达 CD45、CD34、CD14、CD11b、CD79α、CD19 以 及 HLA-DR 表面分子；④具有在体外分为骨细胞、脂肪细胞和软骨细胞的能力[54]。如果不能满足以上标准，则不能称为间充质干细胞（图 11.6）。

Chang 等[51]在小型哺乳动物体内的临床前研究中观察到间充质干细胞还可以抑制炎症反应，认为其还应具有

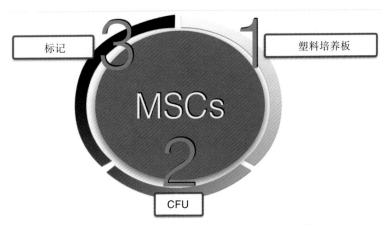

图 11.6　人前体细胞可归类为间充质干细胞的最低标准：①在标准培养条件下黏附于塑料培养板；②能够在体外分化并增殖形成骨细胞、脂肪细胞、软骨细胞集落（CFU，集落形成单位）；③表达或不表达特定的细胞表面标记

抗炎功效。脂肪来源的干细胞因获取方便、获取时损伤小且产量高，近来备受关注[55]。而且，脂肪来源的干细胞较骨髓来源的干细胞（BMSCs）生长能力更强[55]。脂肪干细胞可通过吸脂手术或髌下脂肪垫获取[1]。当加入合适的生长因子（TGF-β、BMP-2、BMP-6、BMP-7），脂肪干细胞可在体内或体外分化为软骨细胞[56]。

骨髓间充质干细胞因其易于收集（操作过程微创）且有广泛的表征而广受欢迎[1,57]。来源于脂肪、外周血和滑膜的干细胞也可利用。然而，骨髓抽取所获得的干细胞量少，因此，这些干细胞必须经过分离、培养扩增后才能用于临床。常用的抽取骨髓的部位为髂棘、胫骨和股骨[51]。同一组织的不同解剖部位来源的骨髓间充质干细胞的产量和特征可能不同[58]。以间充质干细胞为例，移植前3周需将骨髓抽出，抽出的细胞通过单层培养扩增。若干因素可诱导间充质干细胞分化为宿主的间叶组织如软骨和骨组织。这些细胞可在支架上进一步培养以便植入损伤关节。滑膜来源的间充质干细胞有很强的成软骨能力，但很少有研究探索这一领域[51]。

有两种方法可将间充质干细胞整合至关节软骨：①通过手术植入载有细胞的支架；②关节腔内注射[57]。若干动物模型研究了基质或支架辅助间充质干细胞移植及关节腔内注射间充质干细胞治疗局灶性软骨缺损的疗效[59,60]，通过显微镜和组织学观察，总体疗效显著[61]。然而，对人体内的单纯骨缺损还未进行类似的研究。

细胞疗法与临床疗效

最近的一项系统性回顾研究中，Chahla等查阅了证据等级Ⅲ级及以上、膝关节腔内注射细胞疗效的文献，仅有6项研究被纳入，这些研究从细胞来源、细胞特征、辅助疗法和疗效评价等方面差异较大。所有的研究都报道了关节腔内注射细胞治疗骨关节炎和局灶性软骨缺损的效果良好且没有严重不良反应。然而，研究者也承认其功能恢复有限且文献证据较差。作者建议，需集中提高研究方法学如盲法、细胞采集的定量特征、处理及传代，标准化的临床报告和结构化的结果。

组织工程

组织工程技术将细胞与三维（3D）生物材料支架相结合，以帮助修复损伤组织。设计三维支架，构建类似特定的组织的三维微环境，通过细胞-基质和细胞-细胞相互作用促进原位组织再生，能够促进细胞分化和组织生长[62-64]。

正如前所述，单纯使用细胞疗法的效果有限。使用有缺陷的支架或者单纯细胞疗法可能导致细胞存活困难、细胞死亡或细胞从损伤部位流失[65]。此外，非正常的细胞分布，细胞分化不良和与宿主组织整合不佳是细胞移植技术的常见缺陷。通过优化支架结构、生物力学和生物化学特性可促进细胞存活和分化。因此，理想的支架应在移植初始有助于细胞迁移，而且能够维持体内生物力学微环境，更明确地说，可被酶促降解或生物降解，不产生炎症反应。若干支架已被推荐用于软骨组织工程[65]。

合成生物可降解支架

Uemastu 等[66]设计了一种新型的可为间充质干细胞分化和软骨形成提供空间结构的聚乳酸－羟基乙酸共聚物（PLGA）三维支架，以修复软骨缺损而不使用任何生长因子。PLGA 支架复合间充质干细胞在体内促进软骨分化、体外促进细胞外基质（ECM）生成，对全层软骨缺损的模型修复效果显著，应用前景良好。然而，因 PLGA 的疏水性能，骨细胞、软骨细胞和间充质干细胞黏附和增殖受限，难以模仿原生软骨中胶原和细胞外基质的分布特征。有研究正不断地组合天然和合成可生物降解材料，修饰 PLGA 支架表面特征，使其更好地模拟天然软骨细胞外基质。

复合（天然－合成）支架

大量的研究尝试将天然分子组合到合成支架中以提高性能。科学家研制出了一种在体、内外表现出极好的结构和生物机械性能、降解特征、细胞培养性能、组织生物相容性和组织整合性能的明胶－PLGA 复合支架[67]。而且，使用 genipin 可进一步提高胶原、明胶和壳聚糖的交联程度，增加了支架的机械强度。此外，胶原、硫酸软骨素和透明质酸被广泛用于提高支架性能，调整这些添加剂的比例，可获取支架的最佳力学性能、生物力学性能和可生物降解性能，从而促进细胞存活和增殖[65]。

天然可生物降解支架

在所有的支架中，可生物降解水凝胶因包含特殊的结构与天然的细胞外基质相似，被认为是一种修复关节软骨的理想支架。水凝胶由可溶性聚合物交联而成，不溶于水，在水环境中可吸水膨胀。水凝胶含水量可调节至 80% 左右，与天然软骨接近或者更高（>90% 的水），可使嵌入的细胞快速交换营养和代谢废物[68]。

这些支架具有可注射植入，可控的原位聚合促使水凝胶与周围环境黏合，与新生组织合成相适应的可控降解过程等优势。水凝胶系统与软骨或间充质干细胞结合产生可观的应用前景，新的细胞来源如诱导多能干细胞可能同样有效。

最后，水凝胶可生物打印的特征使其更接近原始组织构造，最终实现全关节表面生物学修复。水凝胶的持续改进在未来将更有希望作为关节软骨修复的理想材料。

在动物模型中出现了大量关于关节软骨组织工程学的文献，然而，据报道 90% 最初在动物模型中应用有效的新方法最终证实在临床试验中无效[69]。因此，所有组织工程技术方法的有效转化将更严格，而且，在产品上市前，需要高质量的临床研究恰当地评估这些治疗方案。

未来方向及结论

随着骨科学界愈加重视软骨疾病的早期诊断，科学家们正尝试使用新的治疗模式以阻止或延缓软骨疾病进展为骨关节炎。尽管对于局灶性软骨缺损有成功的手术治疗方案，但生物学治疗具有创伤小和费用低的优点。这一章节中的研究报道了一般性的阳性结果，尚缺乏关于生物治疗关节软骨损伤的高质量等级的证据。

尽管本章节许多研究使用了单一的治疗方案，这些方案可以并已被相互组合。PRP可提高骨髓浓缩物的疗效，但这些治疗方法能否产生额外或者叠加的效果仍不清楚[30]。此外，将来的研究仍需评价骨髓浓缩物治疗方案是否需要支架辅助，如需要，最佳方案是选择哪种支架。在治疗局灶性软骨缺损中，支架引起了越来越多的关注，因此，需要进一步研究以设计理想的生物力学和生物学性能支架治疗局灶性软骨缺损。

这篇综述中讨论的每种生物治疗方案都有许多变量。针对每种治疗方案中存在的变量，需要进一步的研究：①为每种生物治疗方案制备和剂型制定设置基准；②在不同的生物学方案间作比较：如骨髓间充质干细胞或干细胞疗法的可行性和效率容易受获取部位，细胞浓度，捐赠者性别[70,71]、年龄[71,72]、健康状况[73]的影响。同样地，PRP的治疗效果很可能与白细胞浓度相关[10]。

本章所描述的生物学方案的最终确定性的结论，尤其是长期效果，仍需大量研究证实。研究中的这些技术大部分应用于膝关节，其结果可能不能直接转化用于髋关节、肩关节和其他关节。

（宗海洋 译，谭洪波 肖洪 审校）

参考文献

[1] LaPrade RF, Geeslin AG, Murray IR, et al. Biologic treatments for sports injuries II think tank-current concepts, future research, and bar-riers to advancement, part 1: biologics overview, ligament injury, Tendinopathy. Am J Sports Med, 2016, 44(12):3270-3283.

[2] Zhu Y, Yuan M, Meng HY, et al. Basic science and clinical application of platelet-rich plasma for cartilage defects and osteoarthritis: a review. Osteoarthritis Cartilage/OARS, Osteoarthritis Res Soc, 2013, 21: 1627-1637.

[3] Dhillon RS, Schwarz EM, Maloney MD. Plate-letrich plasma therapy-future or trend? Arthritis Res Ther, 2012, 14:219.

[4] Marx RE. Platelet-rich plasma (PRP): what is PRP and what is not PRP.Implant Dent，2001，10:225-228.

[5] Rughetti A, Giusti I, D'Ascenzo S, et al. Platelet gelreleased supernatant modulates the angiogenic capability of human endothelial cells. Blood Transfus，2008，6:12-17.

[6] Fleming BC, Proffen BL, Vavken P, et al. Increased platelet concentration does not improve functional graft healing in bio-enhanced ACL reconstruction. Knee Surg Sports Traumatol Arthrosc, 2015, 23: 1161-1170.

[7] Weibrich G, Hansen T, Kleis W, et al. Effect of platelet concentration in platelet-rich plasma on peri-implant bone regeneration. Bone, 2004, 34: 665-671.

[8] YoshidaR,ChengM,MurrayMM.Increasingplatelet concentration in platelet-rich plasma inhibits anterior cruciate ligament cell function in three-dimensional culture. J Orthop Res: Off Publ Orthop Res Soc, 2014,32:291-295.

[9] Kraeutler MJ, Garabekyan T, Mei-Dan O. The use of platelet-rich plasma to augment conservative and surgical treatment of hip and pelvic disorders. Muscles Ligaments Tendons J, 2016, 6: 410-419.

[10] Riboh JC, Saltzman BM, Yanke AB, et al. Effect of leukocyte concentration on the efficacy of platelet-rich plasma in the treatment of knee osteoarthritis. Am J Sports Med, 2016, 44:792-800.

[11] PatelS,DhillonMS,AggarwalS, et al. Treatment with platelet-rich plasma is more effective than

placebo for knee osteoarthritis: a prospective, double-blind, randomized trial. Am J Sports Med, 2013,41:356-364.

[12] Cerza F, Carni S, Carcangiu A, et al. Comparison between hyaluronic acid and platelet-rich plasma, intraarticular infiltration in the treatment of gonarthrosis. Am J Sports Med,2012,40:2822-2827.

[13] Sanchez M, Fiz N, Azofra J, et al. A randomized clinical trial evaluating plasma rich in growth factors (PRGF-Endoret) versus hyaluronic acid in the short-term treatment of symptomatic knee osteoarthritis.Arthroscopy:J.Arthrosc.Relat.Surg.:Off Publ Arthroscopy Assoc North Am Int ArthroscopyAssoc, 2012,28:1070-1078.

[14] Filardo G, Di Matteo B, Di Martino A, et al. Platelet-rich plasma intra-articular knee injections show no superiority versus viscosupplementation: a randomized controlled trial. Am J Sports Med, 2015,43:1575-1582.

[15] Filardo G, Kon E, Di Martino A, et al. Platelet-rich plasma vs hyaluronic acid to treat knee degenerative pathology: study design and preliminary results of a randomized controlled trial. BMC Musculoskelet Disord,2012,13:229.

[16] Chahla J, Cinque ME, Piuzzi NS, et al. Acallforstandardization in platelet-rich plasma preparation protocols and composition reporting: a systematic review of the clinical orthopedic literature. J Bone Joint Surg Am, 2017.

[17] Wolfstadt JI,Cole BJ,Ogilvie-Harris DJ, et al. Current concepts: the role of mesenchymalstemcellsinthemanagementofkneeosteoarthritis. Sports health, 2015,7:38-44.

[18] Abrams GD, Frank RM, Fortier LA, et al. Platelet- rich plasma for articular cartilage repair. Sports Med Arthrosc,2013,21:213-219.

[19] Duif C,Vogel T,Topcuoglu F, et al. Does intraoperative application of leukocyte-poor platelet-rich plasma during arthroscopy for knee degeneration affect postoperative pain, function and quality of life.A 12-month randomized controlled double-blind trial. Arch Orthop Trauma Surg, 2015, 135: 971-977.

[20] Dallari D, Stagni C, Rani N, et al. Ultrasound-guided injection of platelet-rich plasma and hyaluronic acid, separately and in combination, for hip osteoarthritis: a randomized controlled study. Am J Sports Med, 2016,44:664-671.

[21] Battaglia M, Guaraldi F, Vannini F, et al. Efficacy of ultrasound-guided intra-articular injections of platelet-rich plasma versus hyaluronic acid for hip osteoarthritis. Orthopedics, 2013,36:e1501-1508.

[22] Liu J,Song W,Yuan T, et al. Acomparison between platelet-rich plasma (PRP) and hyaluronate acid on the healing of cartilage defects. PLoS One, 2014, 9:e97293.

[23] Milano G, Deriu L, Sanna Passino E, et al. The effect of autologous conditioned plasma on the treatment of focal chondral defects of the knee. An experimental study. Int J Immunopathol Pharmacol,2011,24:117-124.

[24] Goodrich LR, Chen AC, Werpy NM, et al. Addition of mesenchymal stem cells to autologous platelet- enhanced fibrin scaffolds in chondral defects: does it enhancerepair?JBoneJointSurgAm, 2016, 98:23-34.

[25] Gobbi A, Chaurasia S, Karnatzikos G, et al. Matrix-induced autologous chondrocyte implantation versus multipotent stem cells for the treatment of large patellofemoral chondral lesions: a nonrandomized prospective trial. Cartilage, 2015, 6:82-97.

[26] Hernigou P, Homma Y, Flouzat Lachaniette CH et al. Benefits of small volume and small syringe for bone marrow aspirations of mesenchymal stem cells. Int Orthop, 2013, 37:2279-2287.

[27] Fortier LA, Potter HG, Rickey EJ, et al.Concentrated bone marrow aspirate improves full-thickness cartilagerepaircomparedwithmicrofractureintheequine model. J Bone Joint Surg Am,2010,92:1927-1937.

[28] Simmons PJ, Torok-Storb B. Identification of stromal cell precursors in human bone marrow by a novel monoclonal antibody, STRO-1. Blood, 1991,78:55-62.

[29] Dar A, Goichberg P, Shinder V, et al. Chemokine receptor CXCR4-dependent internalization and res- ecretion of functional chemokine SDF-1 by bone marrow endothelial and stromal cells. Nat Immunol,2005,6:1038-1046.

[30] Chahla J, Dean CS, Moatshe G, et al. Concentrated bone marrow aspirate for the treatment of chondral injuries and osteoarthritis of the knee: a systematic review of outcomes. Orthop J Sports Med,2016,4:2325967115625481.

[31] Oliver KS, Bayes M, Crane D, et al. Clinical outcome of bone marrow concentrate in kneeosteoar-thritis. J Prolotherapy, 2015, 7:e937-3946.

[32] Cassano JM, Kennedy JG, Ross KA, et al. Bone marrow concentrate and platelet-rich plasma differ in cell distribution and interleukin 1 receptor antagonist protein concentration. Knee Surg Sports Traumatol Arthrosc,2016.

[33] Wehling P,Moser C,Frisbie D,et al.Autologous conditionedseruminthetreatmentoforthopedicdi seases: the orthokine therapy. BioDrugs, 2007, 21: 323-332.

[34] Kim JD, Lee GW, Jung GH, et al. Clinical outcome of autologous bone marrow aspirates concentrate (BMAC)injectionindegenera tivearthritisoftheknee. Eur J Orthop Surg Traumatol,2014,24:1505-1511.

[35] Hauser RA, Orlofsky A. Regenerative inje-ction therapywithwholebonemarrowaspiratefor degenerative jointdisease:acaseseries.Clin Med In-sights Arthritis Musculoskelet Disord, 2013, 6: 65-72.

[36] Centeno C,Pitts J,Al-Sayegh H, et al.Efficacy of autologous bone marrow concentrate for knee osteoarthritis with and without adipose graft. Biomed Res Int, 2014,2014:370621.

[37] Shapiro SA, Kazmerchak SE, Heckman MG, et al. A prospective, single-blind, placebo-controlled trial of bone marrow aspirate concentrate for knee osteoarthritis. Am J Sports Med,2017,45:82-90.

[38] Gobbi A, Whyte GP. One-stage cartilage repair using a hyaluronic acid-based scaffold with activated bone marrow-derived mesenchymal stem cells compared with microfracture: five-year follow-up. Am J Sports Med, 2016,44:2846-2854.

[39] Enea D,Cecconi S,Calcagno S, et al.One-stepc artilagerepairintheknee:collagen-coveredmicrof ractureandautologousbonemar- rowconcentrate. Apilotstudy. Knee, 2015, 22: 30-35.

[40] Krych AJ, Nawabi DH, Farshad-Amacker NA, et al. Bone marrow concentrate improves early cartilage phase maturation of a scaffold plug in the knee: a comparative magnetic resonance imaging analysis to platelet-rich plasma and control. Am J Sports Med, 2016,44:91-98.

[41] management of articular cartilage lesions in the knee: a meta-analysis. Knee Surg Sports Traumatol Arthrosc, 2016.

[42] Skowronski J, Skowronski R, Rutka M. Large cartilage lesions of the knee treated with bone marrow concentrate and collagen membrane-results. Ortop Traumatol Rehabil,2013,15:69-76.

[43] Skowronski J, Rutka M. Osteochondral lesions of the knee reconstructed with mesenchymal stem cells-results. Ortop Traumatol Rehabil, 2013, 15: 195-204.

[44] Chahla J, LaPrade RF, Mardones R, et al. Biological therapies for cartilage lesions in the hip: a new horizon. Orthopedics, 2016, 39: e715-723.

[45] Chahla J, Piuzzi NS, Mitchell JJ, et al. Intra-articular cellular therapy for osteoarthritis and focal cartilage defects of the knee: a systematic review of the litera- tureandstudyqualityanalysis. JBoneJointSurgAm, 2016,98:1511-1521.

[46] Kraeutler MJ, Mitchell JJ, Chahla J, et al. Intra-articular implantation of mesenchymal stem cells, part 1: a review of the literature for prevention of postmenis- cectomy osteoarthritis. Orthop J Sports Med, 2017, 5:2325967116680815.

[47] Kraeutler MJ, Mitchell JJ, Chahla J, et al. Intra-articular implantation ofmesenchyma lstemcells,part2:areviewoftheliterature for meniscal regeneration. Orthop J Sports Med, 2017,5:2325967116680814.

[48] Piuzzi NS, Chahla J, Schrock JB, et al. Evidence for the use of cell-based therapy for the treatment of osteonecrosisofthefemor alhead:asystematicreview of the literature. J Arthroplast,2017,32:1698-1708.

[49] Muschler GF, Midura RJ. Connective tissue progenitors: practical concepts for clinical applications. Clin Orthop Relat Res, 2002, 395: 66-80.

[50] Potten CS, Loeffler M. Stem cells: attributes, cycles, spirals, pitfalls and uncertainties. Lessons for and from the crypt. Development,1990,110:1001-1020.

[51] Chang YH,Liu HW,Wu KC, et al. Mesenchymal stem cells and their clinical applications in osteoarthritis. Cell Transplant,2016,25:937-950.

[52] Lietman SA. Induced pluripotent stem cells in carti- lage repair. World J Orthop,2016,7:149-155.

[53] Zlotnicki JP, Geeslin AG, Murray IR, et al. Biologic treatments for sports injuries II think tank-current concepts, future research, and barriers to advancement, part 3: articular cartilage. Orthop J Sports Med,2016,4:2325967116642433.

[54] Dominici M, Le Blanc K, Mueller I, et al. Minimal criteriafordefiningmultipotentmesenc hymalstromal cells. The International Society for Cellular Therapy position statement. Cytotherapy,2006,8:315-317.

[55] Ruetze M, Richter W. Adipose-derived stromal cells for osteoarticular repair: trophic function versus stem cell activity. Expert Rev Mol Med,2014,16:e9.

[56] Wu L,Cai X,Zhang S, et al. Regeneration of articular cartilage by adipose tissue derived mesenchymal stem cells: perspectives froms temcellbiologyandmolecularmedicine.JCell Physiol,2013,228:938-944.

[57] Filardo G, Madry H, Jelic M, et al. Mesenchymal stem cells for the treatment of cartilage lesions: from preclinical findings to clinical application in orthopedics. Knee Surg Sports Traumatol Arthrosc,2013,21:1717-1729.

[58] LaPrade RF, Dragoo JL, Koh JL, et al. AAOS research symposium updates and consensus: biologic treatment of orthopedic injuries. J Am Acad Orthop Surg,2016,24:e62-78.

[59] Jang KM, Lee JH, Park CM, et al. Xenotrans plantation of human mesenchymal stem cells for repair of osteochondral defects in rabbits using osteochondral biphasic composite constructs. Knee Surg Sports Traumatol Arthrosc, 2014,22:1434-1444.

[60] Jung M, Kaszap B, Redohl A, et al. Enhanced early tissue regeneration after matrix-assisted autolo-gous mesenchymal stem cell transplantation in full thickness chondral defects in a minipig model. Cell Transplant,2009,18:923-932.

[61] Nam HY, Karunanithi P, Loo WC, et al. The effectsof staged intra-articular injection of cultured autologous mesenchymal stromal cells on the repair of damaged cartilage: a pilot study in caprine model. Arthritis Res Ther,2013,15:R129.

[62] Elisseeff J, Puleo C, Yang F, et al. Advances in skeletal tissue engineering with hydrogels. Orthod Craniofac Res,2005,8:150-161.

[63] Castagnini F, Pellegrini C,Perazzo L, et al. Joint sparing treatments in early ankle osteoarthri-tis: current procedures and future perspectives. J Exp Orthop,2016,3:3.

[64] Chen C, Bang S, Cho Y, et al. Research trends in biomimetic medical materials for tissue engineering: 3D bioprinting, surface modification, nano/microtechnology and clinical aspects in tissue engineering of cartilage and bone. Biomater Res, 2016,20:10.

[65] Rai V, Dilisio MF, Dietz NE, et al. Recent strategies in cartilage repair: a systemic review of the scaffold development and tissue engineering.J Biomed Mater Res A,2017.

[66] Uematsu K, Hattori K, Ishimoto Y, et al. Cartilage regeneration using mesenchymal stem cells and a three-dimensional poly-lactic-glycolic acid (PLGA) scaffold. Biomaterials,2005,26:4273-4279.

[67] Thiem A, Bagheri M, Grosse-Siestrup C, et al. Gelatin-poly(lactic-co-glycolic acid) scaffolds withorientedporechannelarchitecture– frominvitro to in vivo testing. Mater Sci Eng C

Mater Biol Appl, 2016,62:585-595.

[68] Nicodemus GD, Bryant SJ. Cell encapsulation in biodegradable hydrogels for tissue engineering applications. Tissue Eng Part B Rev, 2008, 14:149-165.

[69] Hay M, Thomas DW, Craighead JL, et al. Clinical development success rates for investigationaldrugs. NatBiotechnol, 2014, 32:40-51.

[70] Matsumoto T,Kubo S, Meszaros LB, et al. The influence of sex on the chondrogenic potential of muscle-derived stem cells: implications for cartilage regeneration and repair. Arthritis Rheum, 2008,58:3809-3819.

[71] Payne KA, Didiano DM, Chu CR. Donor sex and age influence the chondrogenic potential of human femoral bone marrow stem cells. Osteoarthr Cartil,2010,18:705-713.

[72] Choudhery MS, Badowski M, Muise A, et al. Donor age negatively impacts adipose tissue-derived mesenchymal stem cell expansion and differentiation. J Transl Med,2014,12:8.

[73] Chandran P, Le Y, Li Y, et al. Mesenchymal stromal cells from patients with acute myeloid leukemia have altered capacity to expand differentiated hematopoietic progenitors. Leuk Res, 2015,39:486-493.

第 12 章
新兴软骨修复技术的监管环境

Adam W. Anz, Caleb O. Pinegar

简介：安全性和有效性

临床医生总是不遗余力地为患者提供安全有效的治疗方法。虽然这是医学实践发展进步的规律，但对于美国食品和药品监督管理局（Federal Food and Drug, FDA）来说，安全性和有效性只是食品药品监督管理的操作规范，并非临床专业术语，更不是常识。有时，FDA对安全性和有效性的追求似乎与临床发展不一致。美国FDA的"安全"是对产品予以适当的监管，确保产品不会以直接或间接的方式对接受者造成伤害或损失。安全起见，美国FDA最关心的是传染性疾病引入、传播和播散的可能，以及确保治疗不会引起不良事件。"有效性"通常包括治疗措施能否具有其所宣称的效果。虽然临床医生有时认为监管与改善患者的治疗之间存在矛盾，但也可以辩称为，临床医生并不总是能够完全理解建立安全性和疗效的必要性。其他复杂因素包括证明安全性和有效性所需的时间和费用，公众对改进和提高治疗措施的需求，以及开发者提供新治疗措施的渴望。

在过去的40年中，软骨修复技术的进步主要集中在细胞疗法上。虽然许多技术在动物体外和体内研究中显示出了诱人的前景，但这种进步在从实验室工作台到患者床旁的转化过程中遇到瓶颈，在过去的20年中，仅有两种软骨修复技术成果通过了美国FDA的监管审批，一个是在1997年，最近的一个是在2016年12月。通常情况下，FDA的分阶段随机对照试验标准总是被归咎于试验进展缓慢。软骨修复技术在随机对照试验中存在固有的困难，包括登记、费用、随机化以及从开始干预到观察到可供判断疗效结果的时间点。事实上，如Lyman等所阐述的，随机对照试验可能不是研究手术的最佳手段[1]，而且美国FDA接受了一项新的关键性研究，其中使用历史对照是第一步[2]。监管审批的

A. W. Anz (✉)
Andrews Institute, Gulf Breeze, FL, USA

C. O. Pinegar
St Peter's Hospital, Chertsey, UK

© Springer International Publishing AG, part of Springer Nature 2018
J. Farr, A. H. Gomoll (eds.), *Cartilage Restoration*, https://doi.org/10.1007/978-3-319-77152-6_12

通过取决于拟议的治疗是被归类为需要三个阶段的临床试验的"药物"，还是被归类为审批过程相对不那么严格、仅需要初步和关键研究的"设备"[3]。对监管程序的了解可以极大地帮助临床医生和科学家组织他们的工作并促进对新产品的安全评估。在"转化医学"阶段，我们对该监管过程的了解将有助于预防相关监管机构的谴责，降低患者群体不理解的风险，并成功为患者开发出更好的软骨修复技术。

美国食品药品监督管理局（FDA）的历史

美国 FDA 是由美国政府创建的部门，旨在保护美国公民免受消费品市场滥用的影响[4]。政府对产品的监测和对消费者的保护始于 1848 年，当时美国专利局任命 Lewis Caleb Beck 利用化学测试分析测试农产品的质量。到 1862 年，由于工作体量的增加，需要建立一个独立的部门，这就是后来的农业部[5]。在世纪之交，Harvey Washington Wiley 在农业部内部推行禁止州际贸易中质量差、违规食品和药品流通的措施。他的工作直接诱生了 1906 年的"纯净食品和药品法案（Pure Food and Drug Act）"，该法案启动了 FDA 的现代监管职能框架。其所声明的任务今天仍在继续：保护和促进公共健康。

20 世纪 30 年代，食品、药品引起的消费者严重反应和死亡引起了公众的关注。例如，针对儿科患者的磺胺类药物与 100 例包括儿童的死亡相关。1938 年 6 月 25 日，Franklin D.Roosevelt 批准了"食品、药品和化妆品法案"，该法案要求产品标签必须包含产品安全使用说明，且须在药品上市和销售之前获得上市前的批准。产品制造公司必须在营销和销售之前提供药物安全性的证据。随后几年，随着市场销量的增长以及新产品和技术的发展，进一步的立法逐步完善形成。1944 年颁布的联邦法律——公共卫生服务法案（the Public Health Service，PHSA）指出，联邦政府具有保护生物治疗对公众健康影响的权利。PHSA 第 351 节（PHSA 351）明确了生物制品的定义，并赋予了 FDA 监督这些产品开发的权力。PHSA 第 361 节（PHSA 361）指出，政府具有预防和阻止传染病传播的义务。PHSA 所赋予的权利已成为 FDA 对于细胞及生物技术监管的法律基础。1976 年放置于子宫内的装置使数千名妇女受到伤害后，医疗器械成为监管关注的焦点。"1976 年医疗器械修正案"将医疗器械分为三类，对每类器械都有不同的要求。

如今美国 FDA 已发展为涵盖美国卫生和公共服务的机构（图 12.1）。FDA 的现代责任分为 5 个基本类别：通过确保食品安全和适当标识来保护公众健康（与美国农业部共同负责）；确保用于人类的药物、疫苗、其他生物制品和医疗器械安全有效；保护公众免受电子产品辐射；保证化妆品和膳食补充剂是安全且具有适当标识的；监管烟草制品；通过帮助加速产品创新来推动公众健康[6]。

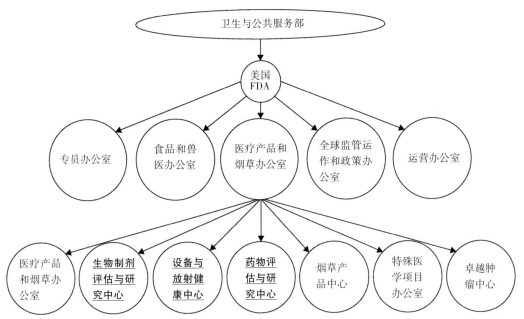

图 12.1　美国 FDA 的组织构成。软骨修复技术要考虑到生物、药物和设备，以及这三者的结合。生物制剂评估与研究中心（CBER）主要负责监管生物制品，设备与放射健康中心（CDRH）主要负责监管设备，药物评估与研究中心（CDER）负责监管药物

分层法规：351 类产品对比 361 类产品

许多有前景的实验室体外和动物体内研究表明，软骨修复的未来进展将集中于细胞或生物疗法。由于不同生物技术的风险不同，美国 FDA 根据可预知的风险制定了分层法规。联邦法规文件每年都要更新，描述了联邦公报中公布的条款。这份文档详细说明了 FDA 制定的政策，并包含了对制造商、医疗保健品提供商和赞助商在产品开发或制造方面的具体说明和指导。第 21 条特别关注了 FDA 的规则。第 21 条（21 CFR 1271）第 1271 款的标题为人类细胞、组织、基于细胞和组织的产品，或简称为 HCT/Ps，并特别关注"含有或由人类细胞组织组成的，用于植入、移植、输注或转

移到人类受体中的制品"。

第 21 条的第 1271 款规定，HCT/P 仅受 PHSA 第 361 条的监管，如果符合以下 4 个标准，则必须按照第 21 条的第 1271 款的要求进行生产：

（1）HCT/P 受到最低限度的人为操纵。

（2）HCT/P 仅限于同源使用。

（3）除了水、晶体或者消毒剂、保存剂或储存剂之外，HCT/P 的制造不可涉及另一个物种的细胞或组织。

（4）① HCT/P 不具有全身作用，且其主要功能不依赖于活细胞的代谢活动；②如果 HCT/P 确实具有全身作用或其主要功能依赖于活细胞的代谢活动，则应为（a）自体的或（b）在一级或二级血亲中的同种异体或（c）用于生殖用途（图 12.2）。

符合上述 4 个标准的 HCT/P 通常被

根据公共卫生服务法案（PHSA）第 361 条和美国联邦法规（CFR）第 21 条第 1271 款制定的 4 条 HCT/P 监管标准

1. 最低限度的人为操作：
   HCT/P 要求最少的人为操作
2. 仅限于同源使用：
   HCT/P 仅限于同源使用，标签、广告或制造商的其他目标意图均应对此说明
3. 非组合产品：
   HCT/P 的制造不涉及另一个物种的细胞或组织，水、晶体或消毒剂、保存剂或储存剂除外，前提是需添加的水、晶体或消毒剂、保存剂或储存剂不会对 HCT/P 产生新的临床安全问题
4. 无全身作用或用于自体移植
   以下两点满足其一：
   I   HCT/P 不具有全身作用，并且其主要功能不依赖于活细胞的代谢活性
   II   HCT/P 具有全身作用或其主要功能依赖于活细胞的代谢活性，但用于：
        a. 自体
        b. 一级或二级血亲中的同种异体
        c. 生殖用途

图 12.2   PHSA 第 361 条和 CFR 第 21 条第 1271 款对人类细胞、组织和基于细胞和组织的产品标准的规定

称为"361 类产品"。

不符合第 21 条第 1271 款中描述的标准的 HCT/Ps 将被"联邦食品、药品和化妆品法案 201（g）"或"PHS 法案中的 PHSA 351 描述的装置或生物制品的管理条款"监管。这些产品在上市前必须符合上市前和上市后的要求以及获得美国 FDA 的批准。此外，制造商必须遵守当前良好的管理实践和生产规范。研发要求涉及一系列步骤，从临床前实验室和动物实验开始，以表明研究用途对人类是安全的。在开始人体临床研究之前，如果该技术是生物制剂或药物，则必须按照第 21 条第 312 款中的规定进行研究性新药（investigational new drug，IND）申请。随后的临床试验将分阶段证明其安全性和有效性，最常见的顺序包括第一步的小样本人体试验研究（I 期），小型单因素随机对照试验（II 期）和大型多中心随机对照试验（III 期），见图 12.3。随后向美国 FDA 提交可证明对适应证安全和有效的结果。通过无标题的信件、警告信、组织参考组声明和指导文件草案，美国 FDA 已经开创了脂肪组织、从人胎盘中提取的产物、同种异体移植细胞产物、培养细胞产物和造血干细胞产品的先例，这样做表明他们并不认为这些仅根据 PHSA 361 进行监管的产品风险较低，而是认为满足上市前的要求是必须的。

另一方面，如果可以将治疗归类为某种"装置"，则可以通过不同的途径获得批准[7]。这是符合 Regentis GelrinC（Regentis Biomaterials，Princeton，

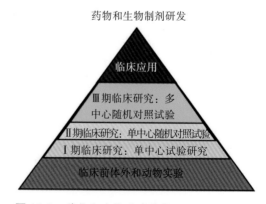

图 12.3   药物和生物治疗途径

NJ）的情况 [2]。作为一种"装置"，其传统的获批阶段如下：

（1）对 10 个或更少受试者进行早期测试的"早期可行性研究"（或试点研究）。

（2）可包括在原始试验研究中的"第一例人体（First in human, FIH）研究"。

（3）"传统可行性研究"，以获取近期或最终设备设计的初步安全性和有效性的数据。这项领先于早期可行性研究的传统研究并非强制性的。

（4）"关键研究"是针对基于统计学上有显著性数量的受试者，收集其安全性和有效性证据的临床研究。

在满足 Regentis GelrinC 的情况下，若基于先前历史数据的早期部分已经完成，则允许其进入关键研究阶段。在该审批途径中前 3 个步骤可能基于一项试验性研究。在通过最后阶段（关键研究）之后，设备可获得最终进入市场的批准，但仍需要在"上市后阶段"进行长期的随访研究。

软骨产品谱

根据技术的具体情况，研发的软骨治疗方法可被认为是药物、装置或生物制品，或者药物 / 装置 / 生物制品的组合。尽管药物和生物制剂的获批途径相似，但其最终归类会决定 FDA 审批部门和其发展的机制及策略。在 FDA 的审批部门中，生物制品评估和研究中心（the Center for Biologics Evaluation and Research, CBER）监测生物产品、设备和放射健康中心（the Center for Devices and Radiological Health, CDRH）监测设备，药物评估和研究中心（the Center for Drug Evaluation and Research, CDER）监测药物。当技术是由多学科交叉时，FDA 的交叉学科产品办公室将根据产品主要的作用机制确定哪个 FDA 部门对其具有管辖权。在某些情况下，需要多个中心的审查和批准（表 12.1）。

同种异体移植软骨产品

近年来，同种异体移植软骨产品已被认为是 361 类产品。例如，BioCartilage（Arthrex，Naples，FL）是一种经过低温、脱水后制成的同种异体移植软骨产品，其颗粒尺寸为 100~300μm；DeNovo NT（Zimmer，

表 12.1　美国 FDA 监管软骨修复技术的组织机构

产品种类	产品示例	管理机构	临床研究启动申请	审批程序	最终批准提交
生物治疗	细胞疗法	生物制剂评估与研究中心（CBER）	研究性新药（IND）	IND 批准，三阶段试验，生物制剂许可申请	生物制剂许可证申请（BLA）
设备	支架	设备与放射健康中心（CDRH）	研究性设备豁免（IDE）	与现有技术相比的安全性和有效性试验	上市前申请（PMA）
药品	注射用刺激生长化合物	药物评估与研究中心（CDER）	研究性新药（IND）	IND 批准，三阶段试验，生物制剂许可申请	新药申请（NDA）

Warsaw，IN）是一种颗粒状的幼年软骨，ProChondrix（Stryker，Kalamazoo，MI）是一种含少量基底骨的可存活关节软骨盘，而 Cartiform（Arthrex, Naples，FL）是一种低温保存的骨软骨同种异体移植物。此外，骨软骨同种异体移植物被归类为大的移植物，例如膝盖半髁，其在被制成植入物在手术过程中使用（或者可以作为预成形的圆柱体运输；AlloSource, Centennial, CO）。这些产品在没有美国 FDA 的干预下已经提供和使用多年，需确认产品符合 CFR 第 21 条第 2171 款的要求，以确保 GTP 合规[8]。

近期软骨产品的批准

1997 年批准的自体软骨细胞移植（ACI）和 2016 年批准的基质相关软骨细胞移植（matrix-associated chondrocyte implantation, MACI）提供了产品批准流程的范例。1995 年 Genzyme 根据美国 FDA 的许可开始销售 ACI，因为 ACI 是一种自体细胞产品，因此不会受到监管。然而，在 1995 年末，CBER 通知 Genzyme 需要获得上市批准。Genzyme 提交关于确定产品型号的请求，而后被告知允许其继续上市，同时考虑产品的被管辖权和制定相关政策。经过审议，确定 ACI 涉及生物制品的生产，这些产品只能在获批或 IND 豁免的情况下使用。1997 年，在与文献报道对比后，CBER 接受了其功能相关结果与文献中报道的结果进行比较，功能相关结果以及与同一患者单独进行清创术后的功能结果进行比较，活检组织学结果有效符合 CFR 第 21 条

第 601.41 款加速批准的标准，即为针对严重和危及生命的疾病的产品提供加速批准的途径。作为加速批准的一部分，Genzyme 进行了两个上市后的对照试验，包括关于细胞特定作用的确定性研究和评估长期疗效的对照试验。2007 年，Genzyme 向 FDA 提交了一份前瞻性、纵向、多中心研究的数据，以履行其承诺[9]。

在 ACI 获得批准后，美国 FDA 在随后的 10 年中完善了他们关于细胞疗法的监管政策。在 ACI 获批后没有其他的软骨修复技术获得批准，直到基质相关的软骨细胞移植（MACI；Vericel Corporation, Cambridge，MA）获批。MACI 的生物制剂许可证申请（biologics license application, BLA）于 2016 年 12 月获得批准，主要用于修复成人膝关节单个或多个症状性全层软骨缺损。MACI 产品是将取自自体的体外培养的软骨细胞种植到猪胶原膜（ACI-Maix，Matricel GmbH，Herzogenrath，Germany）上。培养的软骨细胞属于生物制剂，而猪胶原膜属于一种内植物，使 MACI 成为一种交叉产品。美国 FDA 的审查涉及 CBER 和 CDRH 的相关条款[10]。支持治疗有效的最终Ⅲ期数据包括 2008 年 7 月至 2012 年 3 月在欧盟 7 个国家的 16 个地点进行的多中心、随机对照试验的 2 年随访数据。在这项研究中，72 名受试者接受 MACI 治疗，72 名受试者作为对照接受微骨折治疗。虽然研究设计符合美国 FDA 和欧洲的指南，但该研究并未计划或接受 FDA 的介入。随访 2 年后，两个治疗组的疼痛和功能评分均从基线水平得到显著改善，但与微骨折组相比，MACI 组的改善程

度更高。60 例行 MACI 治疗的患者和 56 例行微骨折治疗的患者的组织学标本在 ICRS Ⅱ 评分中无统计学差异，69 例行 MACI 治疗的患者和 65 例行微骨折治疗的患者的 MRI 检查显示两组的缺损填充均有改善，但组间差异无统计学意义[10]。

　　尽管 MACI 在美国 FDA 的审批过程中取得了成功，但多中心随机对照试验对于研发软骨疗法非常困难。事实上，在美国许多研发技术因多中心随机对照试验的进行过于困难而被推迟、停止或转移到国外进行[1]，原因包括费用，难以获得总体样本量，不愿意随机化和受试者的聘请。例如，一个精心设计的 RCT（第Ⅱ阶段，第Ⅲ阶段或关键试验）的估计成本为数千万美元，而多中心试验的成本可能高达数亿美元。此外，为了研究软骨修复，纳入和排除标准造成了可纳入人群数量的减少，这使得注册变得缓慢而困难。患者通常也对最新和最好的疗法感兴趣，但并不总是对以随机化为控制方式的想法持开放态度。最后，因为结果的评测方式需要数年才能成熟，所以这些试验需要在较长时间内进行监测随访，最长可能超过 5 年。最后一个障碍是受试者的聘请，由于美国人口的流动性使得长期随访变得困难。所有这些单独的因素（学习费用，受试者的注册、聘请和随访）加在一起会成为巨大的障碍。

　　在存在困难的情况下，作者和研究人员推荐使用替代方式替换用于监管目的、评估软骨技术的随机对照试验[1]（表 12.2）。精心设计的多中心、前瞻性观察性研究已经足以作为更昂贵、更严格

表 12.2　Lyman 等[1]推荐的随机对照试验（RCT）研究设计替代方案[1]

RCT 替代方案
多中心前瞻性观察研究
社区和国家注册管理机构的数据分析，此类注册管理的实施正在进行中

引自参考文献 1

和难以进行的随机对照试验的替代方案。这些前瞻性研究的数据可以在一个集体数据库中进行监测和比较，并可进行组间比较。如果监管机构能够意识到开展这些大型随机试验的困难，认可前瞻性研究的有效性并将其视为一种适当的替代方案，那么更多的技术可能通过这个改进条款实现临床转化。

监管的未来

　　由于研发软骨技术的重点是干细胞和其他生物机制，因此干细胞监管一直处于世界范围内关注的焦点。发达国家认为，随着技术的发展，需要采取监管措施来保护处于弱势的患者，监管的改革是将这些技术转化为治疗患者的关键。从历史上看，美国 FDA 一直是监管的全球领导者，包括但不限于欧盟、加拿大和澳大利亚在内的工业化国家率先建立了具有类似机制的现代化监管机构。2014 年，日本通过将这些细胞治疗定义为"再生医学产品"，将干细胞治疗与其他药物治疗区分开来，在这一领域向前迈进了一步；还创建了一个新的审批系统，并允许在安全性和有效性审查要求低得多的情况下通过偿付进行早期商业化；在技术可以转化为对研发的财务

支持前，这一变化降低了初始的财务投资。随着监管方式的这种变化，日本将成为软骨修复领域的领导者。

2016年3月，我们曾试图改进美国的审批制度。美国参议院和众议院提出了"改善健康的再生健康选择的可靠性和有效增长（Reliable and Effective Growth for Regenerative Health Options that Improve Wellness, REGROW）"法案，并建议参照日本的监管变革改变监管措施。REGROW法案提议专门针对新兴技术增加"公共卫生服务法"第351B条。研发产品在达到某些发展里程碑之后，第351B条允许有条件地对其进行批准。具体而言，在进行适当的动物研究，完成Ⅰ期检测和获得Ⅱ期检测的早期结果后，将有条件批准允许治疗产品的研发者在5年试验期间治疗患者和上市。在5年试验结束时，研发者将申请批准产品作为生物产品，目的是降低产品上市前所需的初始研发经费，同时仍然要求技术证明其安全性和有效性[11]。

2016年底，REGROW法案的讨论和指导被纳入"21世纪治愈法案"。该法案于2015年1月首次引入美国众议院，于2016年1月由众议院通过，2016年10月由参议院通过，并于2016年12月由总统Barack Obama签署颁发。该法案得到大型制药公司的支持和影响，但遭到消费者组织的反对。整个过程讨论了第351B条款的建立，但遭到了生物制药代表的反对。不同于建立351B路径，"21世纪治愈法案"创立了再生医学高级治疗（regenerative medicine advanced therapy, RMAT）方案，RMAT方案可由技术赞助商与IND同时申请或作为IND申请的修正案提出请求。RMAT资格基于以下3个条件：

（1）该产品是一种再生医学疗法，被定义为细胞疗法、治疗性组织工程产品、人体细胞和组织产品或使用此类疗法或产品的任何组合产品，361类产品除外。

（2）该产品旨在治疗、改变、逆转或治愈严重或危及生命的疾病或症状。

（3）有初步临床证据表明该药物有解决此类具有医疗需求的疾病或症状的潜能。

美国FDA在确定该技术符合要求后，可允许该治疗进入FDA的4种严重疾病加速计划之一[12]。此外，在某些情况下，该法案允许公司使用观察研究、保险索赔数据、患者数据和V级证据，而不是传统的药物试验设计[13]。时间将决定RMAT方案是否会提高软骨修复技术的临床转化。

结 论

由于软骨治疗的发展目前聚焦于细胞疗法，监管障碍似乎难以克服，并已成为行业和临床挫败的根源。随着全世界正在探索用于软骨修复的细胞技术，将会出现清晰和务实的监管措施。骨科学界必须始终以科学证据和真相为基础。更多的临床医生必须了解研发/监管的程序，以便更好地参与其中。一如既往，对精心设计的临床试验和动物研究的无止境追求仍是我们未来研究的方向。

（张一 译，谭洪波 崔运利 审校）

参考文献

[1] Lyman S, et al. Cartilage-repair innovation at a stand-still methodologic and regulatory pathways to breaking free. J Bone Joint Surg Am, 2016, 98(1–8):e63.

[2] FDA Oks Regentis Biomaterials trial for GelrinC knee cartilage treatment// DEVICETALKS, 2016. Available at http://www.massdevice.com/fda-oks-regentis-biomaterials-trial-gelrinc-knee-cartilage-treatment/. Accessed 13 Sept 2017.

[3] FDA guidance: "Design considerations for pivotal clinical investigations for medical devices". In: cdrhlearn. 2013. Available at: https://www.fda.gov/downloads/training/cdrhlearn/ucm377490.pdf. Accessed 13 Sept 2017.

[4] When and why was FDA formed//FDA basics,2017. Available at https://www.fda.gov/AboutFDA/Transparency/Basics/ucm214403.htm. Accessed 24 March 2017.

[5] History//What we do, 2015. Available at https://www.fda.gov/AboutFDA/WhatWeDo/History/default.htm. Accessed 24 March 2017.

[6] What does FDA do//FDA basics,2017. Available at https://www.fda.gov/AboutFDA/Transparency/Basics/ucm194877.htm. Accessed 24 March 2017.

[7] Investigational Device Exemptions (IDEs) for early feasibility medical device clinical studies, including certain First in Human (FIH) studies//Guidance documents, 2013. Available at https://www.fda.gov/downloads/medicaldevices/deviceregulationandguid-ance/guidancedocuments/ucm279103. Accessed 13 Sept 2017.

[8] McGowan KB. Regulatory challenges for cartilage repair technologies. Cartilage, 2013, 4(1):4–11.

[9] Carticel//Approved products, 2017. Available at https://www.fda.gov/BiologicsBloodVaccines/CellularGeneTherapyProducts/ApprovedProducts/ucm134025.htm. Accessed 28 Aug 2017.

[10] MACI// Approved products, 2017. Available at https://www.fda.gov/BiologicsBloodVaccines/CellularGeneTherapyProducts/ApprovedProducts/ucm 533177.htm. Accessed 28 Aug 2017.

[11] S.2689–REGROW Act//114th Congress (2015–2016), 2016. Available at https://www.congress.gov/bill/114th-congress/senate-bill/2689. Accessed 24 March 2017.

[12] Guidance for industry expedited programs for serious conditions-drugs and biologics//Guidances,2014. Available at https://www.fda.gov/downloads/Drugs/GuidanceComplianceRegulatoryInformation/Guidances/UCM358301.pdf. Accessed 10 July 2017.

[13] Inside the 21st Century Cures Act//Spring, 2017. Available at http://www.cancertodaymag.org/Spring2017/Pages/Inside-the-21st-Century-Cures-Act.aspx. Accessed 10 July 2017.

第13章

干细胞在修复手术中的作用

Adam W. Anz, Caleb O. Pinegar

引　言

人体是由单一细胞产生的，或者可以说是由单一细胞增殖和分化形成的。起初，单一细胞包含两个单倍体（子细胞），单倍体结合形成一个细胞或者胚胎。人体由这种单一、不成熟、多能细胞或干细胞发育而来，涉及细胞分裂、细胞分化和细胞间信号传导的复杂过程。干细胞发展成由许多组织类型和细胞系组成的多器官组织。身体内部分细胞保有这些未成熟细胞的能力，也被称为干细胞。

目前，干细胞主要有三大类：胚胎干细胞（embryonic stem cell, ESC）、诱导多能干细胞（induced plaripotent stem cell, iPSCs）和成体干细胞。一般认为，大多数成体干细胞是多能细胞，即它们只能向其衍生的生殖层的终末期细胞系分化。有一个例外是动员的外周血干细胞在动物研究中被发现是多能的[1,2]。

ESCs 和 iPSCs 被认为是多能的，即它们可以分化为所有三胚层的终末期细胞系。ESCs 来源于胚胎组织，由于可能涉及伦理问题，现研究较少。诱导多能干细胞 iPSCs 是通过体细胞的基因干预获得的，存在安全问题，尚需进一步的基础开发阶段。成体干细胞可从多种人体组织中获得，已得到充分的基础研究，但仍需临床转化的有效研究，因此已成为当前临床研究的主要焦点。由于大多数再生软骨的研究和开发都集中在成体干细胞上，因此这将是本章的重点。

干细胞不同于我们体内的其他细胞，干细胞具有 4 种能力：自我更新的能力，分化成不同末期细胞类型的能力，监测和应答环境变化的能力，以及释放多种分子影响环境的能力[3]。在许多组织中，包括脂肪组织、关节滑膜、软骨浅层和深层、血液、肌腱组织和肌肉组织中，都存在具有干细胞能力的细胞。虽然这些细胞的初步体外研究集中在它们的分裂和分化能力上，但是最近的动物和人体试验已经在研究这些细胞在体

A. W. Anz (✉)
Andrews Institute, Gulf Breeze, FL, USA

C. O. Pinegar
St Peter's Hospital, Chertsey, UK

J. Farr, A. H. Gomoll (eds.), *Cartilage Restoration*, https://doi.org/10.1007/978-3-319-77152-6_13

内的自然功能。现已知道，一些成体干细胞有能力监测他们的局部和全身环境的刺激，在危害环境中局部和（或）系统地动员，通过旁分泌作用与周围环境相互作用，以及在必要时分化成终末细胞 [1,2,4-9]（图 13.1）。干细胞可以通过分泌性管道释放一系列大分子物质，有时称为外泌体或分泌体，可能含有蛋白质、趋化因子和信使 RNA，它们依赖于环境刺激而具有营养、趋化和免疫调节潜能 [1]。通过这些具有旁分泌细胞效应的分泌体，或通过分化，它们参与损伤反应、组织愈合和组织再生 [9]。考虑到这些特性，很明显，这些细胞对身体的维护、修复和应激反应系统是天生的。

细胞来源和处理的相关问题

为了获得干细胞的特性，研究人员和临床医生研究了不同来源的组织和制备过程。辨别清楚是培养扩增的浓缩干细胞和（或）简单处理的组织非常重要，因为这些方法获得不同的细胞数。例如，成人骨髓含有血浆、红细胞、血小板、红细胞/血小板前体以及其他有核细胞。通过离心和分离提取，可以获得具有干细胞能力的有核细胞的部分骨髓，定量研究表明每毫升骨髓中 30~317 400 个细胞是可用的 [12]。此外，通过培养一小部分骨髓，培养后选择贴壁细胞，然后继续培养这些贴壁细胞，可以获得更多的干细胞。从骨髓培养过程中获得的细胞被称为"骨髓来源间充质干细胞"（bone marrow-derived mesenchymal stem cells, BM MSCs）。类似地，脂肪组织可以通过酶消化法或机械法获取、加工、离心，经过或未经培养扩增即可使用。非培养产物通常被称为基质血管部分（stromal vascular fraction, SVF），其产量从脂肪组织的 4 737 个细胞/毫升到 1 550 000 个细胞/毫升不等 [12]。SVF 也可以通过培养以提高干细胞产量，该产物被称为

干细胞

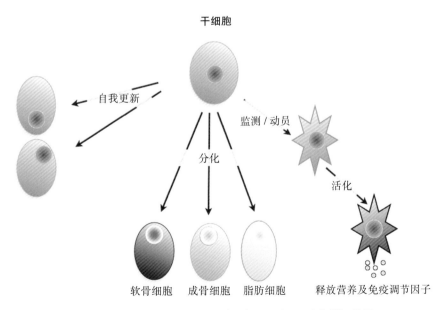

图 13.1 干细胞的 4 种特性：复制，分化，监视/动员，旁分泌（Anz 重印 [10]；获得 Springer Verlag 许可）

脂肪源性干细胞（adipose-derived stem cells, ADSCs）。必须考虑产品准备过程中涉及的所有步骤，以评估其潜在价值。培养扩增的发展障碍包括细菌污染和细胞转化的风险。FDA 规定：在美国，培养的细胞作为药物使用在上市前需要经过研发和批准程序[13]。

临床前体外研究进展

Alexander Maximow 出生于俄国，他被认为是最早发现干细胞的科学家。20世纪 20 年代他在芝加哥大学的工作包括"间充质反应的形态学"以及"细胞在体外分化为成纤维细胞"[14,15]。关于骨髓细胞的进一步研究始于 20 世纪60 年代[16]，但将干细胞应用于软骨修复的基础工作始于 20 世纪 70 年代末的 Arnold Caplan 实验室[17,18]。Caplan 和其同事首次将骨髓抽吸物中培养的细胞分化成多种组织，包括软骨细胞、脂肪细胞和骨细胞。最初的研究从诱导胚胎鸡肢体间充质细胞分化成软骨细胞开始。由于终末细胞起源于中胚层，因此被命名为间充质干细胞（MSC）[19]。Caplan将自己的研究进展及其骨科临床应用情况写成了一篇论文，题目为 *Mesenchymal Stem cells*，于 1991 年发表在 *Journal of Orthopeclic Research* 上。他在论文中提出在 1d 内可以从自体组织中分离出干细胞，经体外培养扩增，再植入以分化为软骨或骨等修复组织[7]。

全世界的科学家都在继续研究不同来源的干细胞，以揭示细胞分化和细胞分化的机制。回顾所有的体外研究并非

本文的讨论范围，本文将重点介绍在实践中的教训。很明显，干细胞可以被诱导成软骨细胞，最早的研究是骨髓来源的培养细胞[20]。此外，来自其他组织来源的细胞显示出向软骨分化的潜力，包括来自脂肪、骨膜、滑膜和肌肉的细胞[20-24]。最初的对比研究证明，骨髓来源的细胞比脂肪来源的细胞具有更强的软骨形成潜能[25,26]。进一步的分化研究比较了来自骨髓、滑膜、骨膜、脂肪和肌肉的细胞比来自骨髓和滑膜的细胞有更好的软骨生长[23]（图 13.2）。后来，滑膜和骨髓的直接比较证实，滑膜来源的细胞具有最大的软骨形成潜能[23,27]。最近的研究已经证实不同软骨层中的干细胞在软骨维持和修复反应中具有新兴的机制[28-32]。早期的体外和体内研究正在对比这些干细胞与其他间充质来源细胞的潜能[24,33]。考虑到多种细胞来源已被证实在基础研究中是有效的，根据管理 / 开发要求，有关处理和应用的流程将可能指导临床应用。

临床前期动物研究进展

与基础回顾性研究相似，所有动物试验均超出了本文的讨论范围，我们只回顾焦点问题。Benchtop 首次引入动物研究是在 20 世纪 90 年代初。基于 Caplan 团队的研究，Wakitani 等[34]首次将骨髓来源的骨髓间充质干细胞复合胶原凝胶植入兔软骨缺损。植入后第 2周，骨髓间充质干细胞分化为软骨细胞，第 24 周组织已分化为软骨组织，并形成软骨下骨板（图 13.3）。该研究证实了

图 13.2 对经过 3 代培养的潜在软骨细胞再进行颗粒化和培养 21d。A. 显示在 1mm 比例尺旁边的外观。B. 显示了甲苯胺蓝染色后的组织学外观。C. 来源于 6 个供体颗粒的湿重。3 个供体颗粒的平均值和标准差（引自参考文献 23；获得 John Wiley&Sons 公司授权）

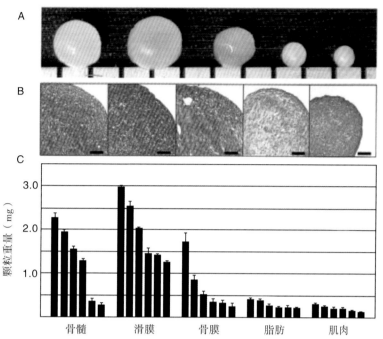

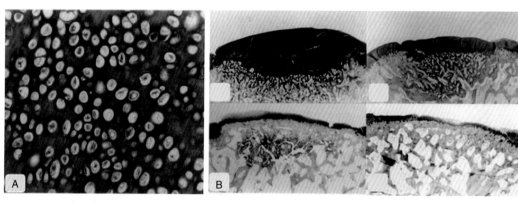

图 13.3 将骨髓来源的骨髓间充质干细胞复合胶原凝胶植入兔软骨缺损。植入后第 2 周，骨髓间充质干细胞分化为软骨细胞，第 24 周组织已分化为软骨组织，并形成软骨下骨板（引自参考文献 34；获得 Wolters Kluwer Health 公司许可）

Caplan 的观点，即细胞可以被获取、体外培养并用于组织修复的再植入，对脂肪组织[35,36]、滑膜[37,38]、骨膜[39]也进行过类似的研究。在一项犬模型的对比研究中发现，骨髓来源的干细胞软骨形成能力优于脂肪来源干细胞[40]。

除了植入细胞和支架外，另一个观点是将干细胞进行局部注射，例如关节内，可归巢（或定位）到损伤区域并参与软骨愈合，Lee 等在小型猪实验中证实了这个观点[41]。实验过程为：软骨缺损形成后，一组接受骨髓间充质干细胞（BM MSC 平均 700 万个细胞）关节内注射，细胞悬浮在透明质酸（hyaluronic acid, HA）中，随后两周再进行每周一次 HA 注射；另一组是随后 3 周接受每周一次 HA 注射；第三组接受 3 次盐水注射。HA 组和 MSC 组均优于生理盐水组，MSC 组有较好的组织学和形态学评价。用羧基荧光素标记骨髓间充质干细胞，经组织学检查，标记的细胞归巢并整合到修复组织中（图 13.4）。在半月板损伤模型中 [42] 进行了类似的研究，用干细胞注射法替代直接植入法，培养的滑膜源性干细胞（synovial-derived stem cell, SDSC）和 BM MSC[43] 得出的结论相同 [43]。

未成熟干细胞或向软骨细胞分化的干细胞是否在软骨修复模型中发挥作用尚无定论。在猪模型中，BM MSC 胶原支架材料组与 TFG-β 预处理 BM MSC 组进行比较，细胞向软骨细胞系分化。未分化组修复组织的组织学和形态学较佳。相比之下，在绵羊模型中，研究人员在体外用软骨培养基诱导 MSC 分化来确定 MSC 的最佳诱导期；然后将预分化细胞植入水凝胶中，并与未分化的 MSC 复合水凝胶进行比较。预分化细胞在形态学和免疫组织化学方面均显示出较好的组织学评分 [44]。

考虑到发育和调节障碍，研究人员还对骨髓抽吸浓缩物作为软骨修复过程的辅助物进行了研究。在骨髓刺激手术中植入骨髓抽吸浓缩物，以及在骨髓刺激术后进行单一或一系列注射已被证明能改善马和山羊模型中的软骨修复效果 [45,46]。

临床研究进展回顾

干细胞在人类研究中的应用已经出现并分为 3 个阶段：病例报告 / 系列设计、对比治疗研究和随机对照研究。2016 年最新系统回顾发现 60 项临床研究，包括 9 个病例报告、31 个病例系列、13 个对比试验和 7 个随机对照研究，其中 20 项研究 BM MSC，16 项研究 SVF，16 项研究 BMC，5 项研究外周血干细胞（peripheral blood stem cells, PBSC），1 项研究 ADSC，1 项研究 SDSC，以及 1 项研究比较 BMC 与 PBSC。60 项研究中有 26 项涉及关节内注射细胞，33 项研究以开放或关节镜的方式行手术植入 [47]。总的来说，干细胞治疗软骨修复是安全有效的，但需要总的精心设计的对比研究进一步证实。接下来将讨论每个细胞源的进展，并深入讨论里程碑式的研究。

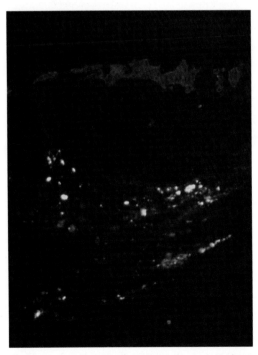

图 13.4 小型猪软骨缺损形成后，接受用羧基荧光素标记骨髓间充质干细胞关节内注射，经组织学检查，标记的细胞归巢并整合到修复组织中（引自参考文献 41；获得 John Wiley&Sons 公司许可）

BM MSC 临床研究进展

BM MSC 最早的研究记录源于日本。2002 年，Wakitani 发表了一项对比研究，12 例患者接受胫骨高位截骨术（HTO）和手术植入 BM MSC 复合支架，与 12 例仅接受 HTO 患者进行比较[48]。16 个月时，两组的临床结果相似，而组织学和关节镜检查显示 MSC 组的组织较好。随后采用不同手术方法行开放性手术植入的病例报告和病例组均获得了令人鼓舞的组织学和临床结果评分[49-55]。此外，接下来的病例系列研究采用注射 BM MSC 对症治疗骨性关节炎，早期结果可期[56-61]。

自 2010 年以来，新加坡的一组研究人员报道了一项比较性研究[62,63]。基于临床前动物研究部分中的小型猪研究，该小组比较了骨膜下置入 BM MSC 与骨膜下培养软骨细胞即自体软骨细胞移植（ACI）[62]。在匹配的人群中，治疗后 24 个月组间的临床结果没有差异。队列内分析显示，采用 ACI 法治疗，老年患者的结果不如年轻患者，而采用 BM MSC 法治疗，老年患者的结果与年轻患者无差异，因此得出结论，干细胞法创作更小，成本较低，并发症少。随后，第二项对比研究评估关节镜下骨髓刺激后关节内注射 BM MSCs 与开放手术骨膜下置入 BM MSCs[63] 的效果，治疗后 24 个月时，两组患者都有相似的改善，作者认为注射法由于并发症率低而更优越。2013 年，该团队报道了单间室骨性关节炎和力线内翻患者的随机对照试验结果。半数患者被随机分组行 HTO、关节镜下微骨折和术后注射 HA。另一半患者随机分组行 HTO、关节镜下微骨折以及术后注射骨髓间充质干细胞复合 HA。在两年的随访中，两组患者均显示出改善及相似的临床效果，而 BM MSC 组的 MRI 评分更好[64]。

SVF 和 ADSC 的临床研究进展

迄今为止，除了一项研究涉及 ADSC 外，脂肪来源组织的研究均涉及 SVF。大部分研究都来自韩国，他们研究 SVF 在关节镜手术和截骨术中的应用，以及 SVF 在骨关节炎中的作用。研究最初从髌下脂肪垫中获取脂肪组织，进展到从臀部区域抽脂。该团队利用离心和胶原酶处理组织，有效地从 120mL 的脂肪抽吸物中获得 400 万个 ADSCs。该团队还通过关节内注射、无支架 PRP 的关节镜植入和纤维蛋白支架的关节镜植入，确定了一个给药时间点。结论是关节镜下纤维蛋白支架植入术是安全、有效的 SVF 给药方法。他们发现这样可以改善简单的关节镜清创、骨髓刺激和截骨术的临床结果。目前缺乏该技术与其他软骨修复手术的比较。当用 MRI 评估时，该团队报道了显著的临床和形态学改善，但是组织学结果显示有进一步发展的空间。研究者们已经确定，在所有研究中，年龄大、BMI 高、缺损尺寸大都是阴性预测因子[65-74]。

一项研究探讨了注射 ADSC 治疗退行性软骨病变的剂量－效应关系。该研究的第一个阶段比较了 1 000 万细胞注射、5 000 万细胞注射和 1 亿细胞注射，其中 1 亿细胞注射组的效果最好。第二个阶段随访了 9 例接受单次 1 亿细胞注射的患者，无治疗相关不良事件报告。在高剂量组注射后 6 个月，WOMAC 评分仍有改善。第二次关节镜检查和组织学显示高剂量组软骨再生[75]。

PBSC 的临床研究进展

PBSC 研究的临床结果也有报道。骨髓干细胞移植的发展紧随血液肿瘤专业的脚步。最初骨髓移植需要抽吸骨髓，后来发展到通过药物动员和静脉血浆分离置换法获取。药物动员刺激骨髓中干细胞产生增加，并将这些细胞释放到外周循环。血浆分离置换法需要一台机器，通过离心、光学、连续静脉通路 1~4h 收集 PBSC。例如，考虑到矫形外科临床的需要，每 140mL 获取物中平均含有 1.4 亿 PBSC，并且获取物可被取出并储存用于连续或多次注射[76]（图 13.5）。该细胞源已经建立了涉及大量细胞注册和细胞特性的安全数据，提示它们比 BM MSC 更不成熟，并且具有类似于 ESC[1,77] 的功能特性。这种细胞来源的一个显著优点是能够在一个时间点采集数百万个细胞，在软骨愈合的成熟阶段，这些细胞可以被取出并储存用于连续注射。这种方法利用了身体产生干细胞的潜能，不需要细胞培养就能产生数以亿计的细胞。

大多数 PBSC 在软骨修复方面的开

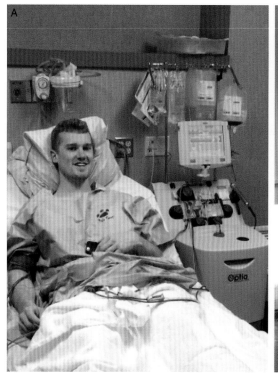
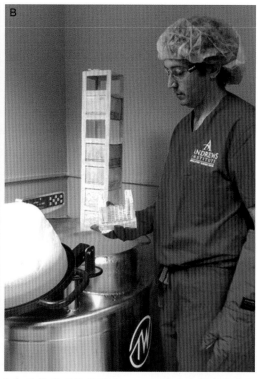

图 13.5 药物动员刺激骨髓中干细胞产生，并将这些细胞释放到外周循环。A. 通过连续静脉通路血浆分离置换 1~4h，收集几百万个取出并储存的骨髓干细胞，（B）并可用于连续注射（引自参考文献 10；获得 Springer 出版公司许可）

发工作来源于马来西亚的研究团队。Saw 等首次报道了 5 例关节镜下骨髓刺激术后多次关节内注射的病例，安全性数据和组织学显示软骨修复组织良好[76]。此后进行 RCT，行关节镜下骨髓刺激后，将 8 例行 PBSC 关节内注射 6 个月的患者与 8 例行 HA 关节内注射的患者进行比较。2 年时，治疗组的组织学和 MRI 结果较佳，但临床结果评分未显示优势。平均而言，干预组中的每个干细胞注射包含 800 万个干细胞[78]。该团队最近发表了一组接受软骨手术与 HTO 联合治疗的病例。采用 ICRS 评分系统分级，软骨修复率接近正常关节软骨的 95%。类似的令人鼓舞的结果见于另外两个涉及 PBSC 的病例系列和一个开放 PBSC 植入 BMC 的对比研究[79-81]。

SDSC 的临床研究进展

涉及滑膜来源的培养细胞的研究源于日本。在一项研究中，用滑膜来源的培养细胞修复 10 例平均大小为 $2cm^2$ 单侧软骨缺损的病例，3 年内表现良好，提示 MRI 评分、定性组织学和结果评分改善。给药包括扩增培养 14d，然后关节镜下应用，使悬浮液在水平放置的缺陷处停留 10min 以便细胞黏附[82]（图 13.6）。其他研究开发了不需要支架的 SDSC 组织工程构架。2015 年完成了 10

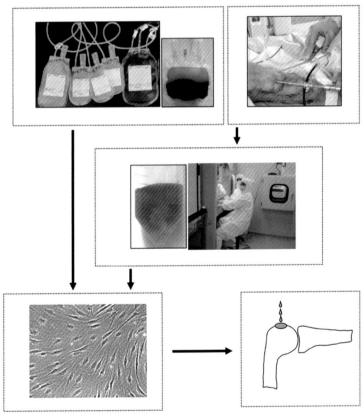

图 13.6　一项利用滑膜来源的细胞培养的研究已经进行了 3 年，表现良好。方法涉及通过扩增培养 14d，然后关节镜下应用，保持缺损向上，并使悬浮液停留 10min（引自参考文献 82；获得国际知识产权共享许可；网址为 http://creativecommons.org/licenses/by/4.0/）

例患者的安全试验，其中治疗后 1 年的结果令人满意[83]。

BMC 的临床研究进展

为了克服现代国家对人工培养细胞应用于临床时的监管障碍，意大利的临床研究人员率先开展含有透明质酸基质的骨髓浓缩物手术。2009 年，前瞻性临床研究报告了 48 例距骨骨软骨损伤的修复，治疗后随访最少 24 个月，临床效果明显改善。组织学结果显示出不同程度的组织质量，没有完全的透明软骨[84]。继续进行包括膝盖和踝部的多病例系列研究，对踝关节病变进行随机对照试验，对膝关节病变进行前瞻性对比研究[85-97]，其中，一项前瞻性膝关节研究评估了 37 例大型髌股关节软骨缺损患者，并将带 HA 支架的 BMC 植入与基质诱导的自体软骨细胞植入（matrix-induced autologous chondrocyte implantation, MACI）进行比较。两组的临床评分均有显著改善，组

间无显著性差异；但观察到了 BMAC 组的 IKDC 主观评分较佳[97]。并 BMC 组具备一些细微的优势，MACI 组在治疗后 2 年到最终随访的恶化和解剖学缺损位置均不利用 MACI 组。MRI 检查后，76% 的 MACI 患者和 81% 的 BMAC 患者的软骨缺损被修复组织填满，4 例患者的活检结果显示透明软骨特征（图 13.7）。对 80 例距骨软骨病变患者进行了类似的比较研究。在治疗后 48 个月时，两组的临床结果相似，BMC 组在恢复运动和 MRI 评估方面略优[94]。

结　论

采用干细胞治疗软骨损伤目前已取得了长足的进展。虽然转化研究已经进行了 40 年，但仅在几个试验中显示临床成功。由于监管要求的不同和不断发展，世界各地也出现了很多不同的方法。高细胞数及重复给药方式在关节腔内注射是可行的，而一步法手术植入对于低细

活检标本报告

病例		组织病理学[a]					
	外观	结构	蛋白聚糖	细胞	软骨下骨	免疫组织化学
MACI	1 光滑	组织无序	未发现	未发现	积极重建	Col 1: E/C, Col 2:I/C
	3 光滑	组织良好且纤维较少	有	柱状杂乱无章分布	积极重建	Col 1: 一些阳性细胞, Col 2:E/C
	4 光滑	组组有序	有	柱状杂乱无章分布	积极重建	Col 1: 缺乏, Col 2:E/C
	5 光滑	组组有序	有	柱状杂乱无章分布	积极重建	Col 1: 缺乏, col 2:E/C
BMAC	1 光滑	组组有序	有	柱状杂乱无章分布	积极重建	Col 1: 缺乏, col 2:E/C
	2 光滑	组组有序	有	柱状杂乱无章分布	积极重建	Col 1: 缺乏, col 2:E/C
	4 光滑	组织无序	未发现	未发现	积极重建	Col 1:E/C, Col 2:I/C
	5 光滑	组织良好且纤维较少	有	柱状杂乱无章分布	积极重建	Col 1: 缺乏, Col 2: E/C

MACI：基质诱导自体软骨细胞移植；BMAC：骨髓浓缩物；Col：胶原类型；E/C：细胞外；I/C：细胞内
a: 苏木精 – 伊红或番红 O– 固绿染色

图 13.7　将带 HA 支架的 BMC 植入，与基质诱导的自体软骨细胞植入进行比较，提示在两组中有 75% 的标本可以显示透明软骨特征（引自参考文献 97；获得 SAGE 出版公司的许可）

胞数和一次性给药技术即细胞浓缩技术
是首选。我们期待并相信在未来 10 年，
会有更多的技术出现，以使患者获益。

（孙立 钟娟 译，谭洪波 审校）

参考文献

[1] Cesselli D, Beltrami AP, Rigo S, et al. Multipotent progenitor cells are present in human peripheral blood. Circ Res, 2009, 104(10):1225–1234.

[2] Ogawa M, LaRue AC, Mehrotra M. Hematopoietic stem cells are pluripotent and not just "hematopoietic". Blood Cell Mol Dis, 2013, 51:3–8.

[3] Caplan AI. New era of cell-based orthopedic therapies. Tissue Eng Part B Rev, 2009,15:195–200.

[4] Spencer NG, Caplan AI. Mesenchymal stem cells: mechanisms of inlammation. Annu Rev Pathol, 2011, 6:457–478.

[5] Rochefort GY, Delorme B, Lopez A, et al. Multipotential mesenchymal stem cells are mobilized into peripheral blood by hypoxia. Stem Cells, 2006, 24(10):2202–2208.

[6] Marycz K, Mierzejewska K, Smieszek A, et al. Endurance exercise mobilizes developmentally early stem cells into peripheral blood and increases their number in bone marrow: implications for tissue regeneration. Stem Cells Intm,2016. Available at https://www.hindawi.com/journals/sci/2016/5756901/. Accessed 13 Aug 2017.

[7] Caplan AI. Mesenchymal stem cells. J Orthop Res, 1991, 9:641–650.

[8] Wright DE, Wagers AJ, Gulati AP, et al. Physiological migration of hemato-poietic stem and progenitor cells. Science, 2001, 294:1933–1936.

[9] Caplan AI. Adult mesenchymal stem cells for tissue engineering versus regenerative medicine. J Cell Physiol, 2007, 213:341–347.

[10] Anz AW. Biological augmentation of meniscal repairs// LaPrade R, Arendt E, Getgood A, aucett S, editors. The menisci. Heidelberg: Springer, 2017:137–146.

[11] Caplan AI. Mesenchymal stem cells: time to change the name! Stem Cells Transl Med, 2017, 6(6):1445–1451.

[12] Vangsness CT Jr, Sternberg H, Harris L. Umbilical cord tissue offers the greatest number of harvestable mesenchymal stem cells for research and clinical application: a literature review of different harvest sites. Arthroscopy, 2015, 31(9):1836–1843.

[13] Anz AW. Current and future stem cell regulation: a call to action. Am J Orthop, 2016, 45(5): 274–318.

[14] Maximow AA. Morphology of the mesenchymal reactions. Arch Pathol, 1927, 4:557–606.

[15] Maximow AA. Development of non-granular leuco-cytes (lymphocytes and monocytes) into polyblasts (macrophages) and ibroblasts in vitro. Proc Soc Exp Biol Med, 1927, 24:570–572.

[16] Friedenstein AJ, Piatetzky-Shapiro Ⅱ, Petrakova KV. Osteogenesis in transplants of bone marrow cells. J Embryol Exp Morphol, 1966, 6(3):381–390.

[17] Caplan AI. Muscle, cartilage and bone development and differentiation from chick limb mesenchymal cells. In: Ede DA, Hinchliffe JR, Balls M, editors. Vertebrate limb and somite morphogenesis. Cambridge: Cambridge University Press, 1977:199–213.

[18] DeLuca S, Heinegard D, Hascall VC, et al. Chemical and physical changes in proteoglycans during development of chick limb bud chondrocytes grown in vitro. J Biol Chem, 1977, 252:6600–6608.

[19] Murphy MB, Moncivais K, Caplan AI. Mesenchymal stem cells: environmentally responsive therapeutics for regenerative medicine. Exp Mol Med, 2013, 45:e54.

[20] Johnstone B, Hering TM, Caplan AI, et al. In vitro chondrogenesis of bone marrow-derived mesenchymal progenitor cells. Exp Cell Res,

1998, 238(1):265–272.

[21] Dragoo JL, Samimi B, Zhu M, et al. Tissue-engineered cartilage and bone using stem cells from human infrapatellar fat pads. J Bone Joint Surg (Br), 2003, 85-B:740–747.

[22] De Bari C, Dell'Accio F, Tylzanowski P,et al. Multipotent mesenchymal stem cells from adult human synovial membrane. Arthritis Rheum, 2001, 44(8):1928–1942.

[23] Sakaguchi Y, Sekiya I, Yagishita K, et al. Comparison of human stem cells derived from various mesenchymal tissues: superiority of synovium as a cell source. Arthritis Rheum, 2005, 52(8):2521–2529.

[24] Jiang Y, Cai Y, Zhang W, et al. Human cartilagederived progenitor cells from committed chondrocytes for eficient cartilage repair and regeneration. Stem Cells Transl Med, 2016, 5(6):733–744.

[25] Jakobsen RB, Shahdadfar A, Reinholt FP, et al. Chondrogenesis in a hyaluronic acid scaffold: comparison between chondrocytes and MSC from bone marrow and adipose tissue. Knee Surg Sports Traumatol Arthrosc, 2010, 18(10):1407–1416.

[26] Danisovic L, Varga I, Polák S, et al. Comparison of in vitro chondrogenic potential of human mesenchymal stem cells derived from bone marrow and adipose tissue. Gen Physiol Biophys, 2009, 28(1):56–62.

[27] Shirasawa S, Sekiya I, Sakaguchi Y, et al. In vitro chondrogenesis of human synovium-derived mesenchymal stem cells: optimal condition and comparison with bone marrow- derived cells. J Cell Biochem, 2006, 97(1):84–97.

[28] Dowthwaite GP, Bishop JC, Redman SN, et al. The surface of articular cartilage contains a progenitor cell populations. J Cell Sci, 2004, 117(6):889–897.

[29] Williams R, Khan IM, Richardson K, et al. Identiication and clonal characterisation of a progenitor cell sub-population in normal human articular cartilage. PLoS One, 2010, 5(10):e13246.

[30] Yu Y, Zheng H, Buckwalter JA, et al. Single cell sorting identiies progenitor cell population from full thickness bovine articular cartilage. Osteoarthr Cartil, 2014, 22(9):1318–1326.

[31] Chen S, Lee BH, Bae Y. Notch signaling in skeletal stem cells. Calcif Tissue Int, 2014, 94(1):68–77.

[32] Koelling S, Kruegel J, Irmer M, et al. Migratory chon-drogenic progenitor cells from repair tissue during the later stages of human osteoarthritis. Cell Stem Cell, 2009, 4(4):324–335.

[33] Zhou C, Zheng H, Seol D, et al. Gene expression proiles reveal that chondrogenic pro-genitor cells and synovial cells are closely related. J Orthop Res, 2014, 32(8):981–988.

[34] Wakitani S, Goto T, Pineda SJ, et al. Mesenchymal cell-based repair of large, full-thickness defects of articular cartilage. J Bone Joint Surg Am, 1994, 76(4):579–592.

[35] Dragoo JL, Carlson G, McCormick F, et al. Healing full-thickness cartilage defects using adipose-derived stem cells. Tissue Eng, 2007, 13(7):1615–1621.

[36] Masuoka K, Asazuma T, Hattori H, et al. Tissue engineering of articular cartilage with autologous cultured adipose tissue-derived stromal cells using atelocollagen honeycomb-shaped scaffold with a membrane sealing in rabbits. J Biomed Mater Res B Appl Biomater, 2006, 79(1):25–34.

[37] Nakamura T, Sekiya I, Muneta T, et al. Arthro-scopic, histological and MRI analyses of cartil-age repair after a minimally invasive method of transplantation of allogeneic synovial mesen-chymal stromal cells into cartilage defects in pigs. Cytotherapy, 2012, 14(3):327–338.

[38] Koga H, Muneta T, Ju YJ, et al. Synovial stem cells are regionally specied according to local microenvironments after implantation for cartilage regeneration. Stem Cells, 2007, 25(3):689–696.

[39] Martin-Hernandez C, Cebamanos-Celma J, Molina- Ros A, et al. Regenerated cartilage produced by autogenous periosteal grafts: a histologic and mechanical study in rabbits under

the inluence of continuous passive motion. Arthroscopy, 2010, 26(1):76–83.

[40] Reich CM, Raabe O, Wenisch S, et al. Isolation, culture and chondrogenic differentiation of canine adipose tissue and bone marrow-derived mesenchymal stem cells: a comparative study. Vet Res Commun, 2012, 36(2):139–148.

[41] Lee KB, Hui JH, Song IC, et al. Injectable mesenchymal stem cell therapy for large cartilage defects-a porcine model. Stem Cells, 2007, 25(11):2964–2971.

[42] Horie M, Sekiya I, Muneta T, et al. Intra-articular injected synovial stem cells differentiate into meniscal cells directly and promote meniscal regeneration without mobilization to distant organs in rat massive meniscal defect. Stem Cells, 2009, 27(4):878–887.

[43] McIlwraith CW, Frisbie DD, Rodkey WG, et al. Evaluation of intra-articular mesenchymal stem cells to augment healing of microfractured chondral defects. Arthroscopy, 2011, 27(11): 1552–1561.

[44] Zscharnack M, Help P, Richter R, et al. Repair of chronic osteochondral defects using pre differentiated mesenchymal stem cells in an ovine model. Am J Sports Med, 2010, 38(9):1857–1869.

[45] Fortier LA, Potter HG, Rickey EJ, et al. Concentrated bone marrow aspirate improves full-thickness cartilage repair compared with microfracture in the equine model. J Bone Joint Surg Am, 2010, 92(10):1927–1937.

[46] Saw KY, Hussin P, Loke SC, et al. Articular cartilage regeneration with autologous marrow aspirate and hyaluronic acid: an experimental study in a goat model. Arthroscopy, 2009, 25(12):1391–1400.

[47] Filardo G, Perdisa F, Rofi A, et al. Stem cells in articular cartilage regeneration. J Orthop Surg Res, 2016, 11:42.

[48] Wakitani S, Imoto K, Yamamoto T, et al. Human autologous culture expanded bone marrow mesenchymal cell transplantation for repair of cartilage defects in osteoarthritic knees. Osteoarthr Cartil, 2002, 10:199–206.

[49] Wakitani S, Mitsuoka T, Nakamura N, et al. Autologous bone marrow stromal cell transplantation for repair of full-thickness articular cartilage defects in human patellae: two case reports. Cell Transplant, 2004, 13:595–600.

[50] Adachi N, Ochi M, Deie M, et al. Transplant of mesenchymal stem cells and hydroxyapatite ceramics to treat severe osteochondral damage after septic arthritis of the knee. J Rheumatol, 2005, 32:1615–1618.

[51] Wakitani S, Nawata M, Tensho K, et al. Repair of articular cartilage defects in the patello-femoral joint with autologous bone marrow mesenchymal cell transplantation: three case reports involving nine defects in ive knees. J Tissue Eng Regen Med, 2007, 1(1):74–79.

[52] Kuroda R, Ishida K, Matsumoto T, et al. Treatment of a full-thickness articular cartilage defect in the femoral condyle of an athlete with autologous bone-marrow stromal cells. Osteoarthr Cartil, 2007, 15:226–231.

[53] Haleem AM, Singergy AA, Sabry D, et al. The clinical use of human culture-expanded autologous bone marrow mesenchymal stem cells transplanted on platelet-rich ibrin glue in the treatment of articular cartilage defects: a pilot study and preliminary results. Cartilage, 2010, 1:253–261.

[54] Kasemkijwattana C, Hongeng S, Kesprayura S, et al. Autologous bone marrow mesenchymal stem cells implantation for cartilage defects: two cases report. J Med Assoc Thail, 2011, 94(3):395–400.

[55] Richter M, Zech S. Matrix-associated stem cell transplantation (MAST) in chondral defects of foot and ankle is effective. Foot Ankle Surg, 2013, 19(2):84–90.

[56] Centeno CJ, Busse D, Kisiday J, et al. Increased knee cartilage volume in degenerative joint disease using percutaneously implanted, autologous mesenchymal stem cells. Pain Physician, 2008, 11(3):343–353.

[57] Davatchi F, Abdollahi BS, Mohyeddin M, et al. Mesenchymal stem cell therapy for knee osteoarthritis. Preliminary report of four patients. Int J Rheum Dis, 2011, 14(2):211–215.

[58] Soler RR, Munar A, Soler RF, et al. Treatment of knee osteoarthritis with autologous expanded bone marrow mesenchymal stem cells: 50 cases clinical and MRI results at one year follow-up. J Stem Cell Res Ther, 2015, 5(6):285–291.

[59] Davatchi F, Sadeghi Abdollahi B, Mohyeddin M, et al. Mesenchymal stem cell therapy for knee osteoarthritis: 5 years follow-up of three patients. Int J Rheum Dis, 2015, 19(3):219–225.

[60] Orozco L, Munar A, Soler R, et al. Treatment of knee osteoarthritis with autologous mesenchymal stem cells: two-year follow-up results. Transplantation, 2014, 97(11):e66–68.

[61] Emadedin M, Aghdami N, Taghiyar L, et al. Intra-articular injection of autologous mesenchymal stem cells in six patients with knee osteoarthritis. Arch Iran Med, 2012,15(7):422–428.

[62] Nejadnik H, Hui JH, Feng Choong EP, et al. Autologous bone marrow-derived mesenchymal stem cells versus autologous chondrocyte implantation: an observational cohort study. Am J Sports Med, 2010, 38:1110–1116.

[63] Lee KB, Wang VT, Chan YH, et al. A novel, minimallyinvasive technique of cartilage repair in the human knee using arthroscopic microfracture and injections of mesenchymal stem cells and hyal-uronic acid—a prospective comparative study on safety and short-term eficacy. Ann Acad Med Singap, 2012, 41:511–517.

[64] Wong KL, Lee KB, Tai BC, et al. Injectable cultured bone marrow-derived mes-enchymal stem cells in varus knees with cartilage defects undergoing high tibial osteotomy: a prospective, randomized controlled clinical trial with 2 years' follow-up. Arthroscopy, 2013, 29(12):2020–2028.

[65] Koh YG, Choi YJ. Infrapatellar fat pad-derived mesenchymal stem cell therapy for knee osteoarthritis. Knee, 2012, 19:902–907.

[66] Koh YG, Jo SB, Kwon OR, et al. Mesenchymal stem cell injec-tions improve symptoms of knee osteoarthritis. Arthroscopy, 2013, 29:748–755.

[67] Koh YG, Choi YJ, Kwon SK, et al. Clinical results and second-look arthroscopic indings after treatment with adipose-derived stem cells for knee osteoarthritis. Knee Surg Sports Traumatol Arthrosc, 2015, 23:1308–1316.

[68] Kim YS, Park EH, Kim YC, et al. Clinical outcomes of mesenchymal stem cell injection with arthroscopic treatment in older patients with osteo-chondral lesions of the talus. Am J Sports Med, 2013, 41:1090–1099.

[69] Koh YG, Kwon OR, Kim YS, et al. Adipose-derived mesenchymal stem cells with microfracture versus microfracture alone: 2-year follow-up of a prospective randomized trial. Arthroscopy, 2016, 32:97–109.

[70] Koh YG, Choi YJ, Kwon OR, et al. Second-look arthroscopic evaluation of cartilage lesions after mesenchymal stem cell implantation in osteoarthritic knees. Am J Sports Med, 2014, 42:1628–1637.

[71] Kim YS, Choi YJ, Suh DS, et al. Mesenchymal stem cell implantation in osteoarthritic knees: is ibrin glue effective as a scaf-fold. Am J Sports Med, 2015, 43:176–185.

[72] Kim YS, Lee HJ, Choi YJ, et al. Does an injection of a stromal vascular fraction containing adipose-derived mesenchymal stem cells inluence the outcomes of marrow stimulation in osteochondral lesions of the talus. A clinical and magnetic resonance imaging study. Am J Sports Med, 2014, 42:2424–2434.

[73] Kim YS, Choi YJ, Koh YG. Mesenchymal stem cell implantation in knee osteoarthritis: an assessment of the factors inluencing clinical outcomes. Am J Sports Med, 2015, 43:2293–2301.

[74] Kim YS, Choi YJ, Lee SW, et al. Assessment of clinical and MRI outcomes after mesenchymal stem cell implantation in patients with knee osteoarthritis: a prospective study. Osteoarthr

Cartil, 2016, 24:237–245.

[75] Jo CH, Lee YG, Shin WH, et al. Intraarticular injection of mesenchymal stem cells for the treatment of osteoarthritis of the knee: a proof-of- concept clinical trial. Stem Cells, 2014, 32:1254–1266.

[76] Saw KY, Anz A, Merican S, et al. Articular cartilage regeneration with autologous peripheral blood progenitor cells and hyaluronic acid after arthroscopic subchondral drilling: a report of 5 cases with histology. Arthroscopy, 2011, 27:493–506.

[77] Hölig K, Kramer M, Kroschinsky F, et al. Safety and eficacy of hematopoietic stem cell collection from mobilized peripheral blood in unrelated volunteers: 12 years of single-center experience in 3928 donors. Blood, 2009, 114(18):3757–3763.

[78] Saw KY, Anz A, Siew-Yoke Jee C, et al. Articular cartilage regeneration with autologous peripheral blood stem cells versus hyaluronic acid: a randomized controlled trial. Arthroscopy, 2013, 29:684–694.

[79] Turajane T, Chaweewannakorn U, Larbpaiboonpong V, et al. Combination of intra-articular autologous activated peripheral blood stem cells with growth factor addition/ preservation and hyal-uronic acid in conjunction with arthroscopic micro-drilling mesenchymal cell stimulation improves quality of life and regenerates articular cartilage in early osteoarthritic knee disease. J Med Assoc Thail, 2013, 96:580–588.

[80] Fu WL, Ao YF, Ke XY, et al. Repair of large full-thickness cartilage defect by activating endogenous peripheral blood stem cells and autologous periosteum lap transplantation combined with patellofemoral realignment. Knee, 2014, 21:609–612.

[81] Skowronski J, Skowronski R, Rutka M. Cartilage lesions of the knee treated with blood mesenchymal stem cells-results. Ortop Traumatol Rehabil, 2012, 14:569–577.

[82] Sekiya I, Muneta T, Horie M, et al. Arthroscopic transplantation of synovial stem cells improves clinical outcomes in knees with cartilage defects. Clin Orthop Relat Res, 2015, 473(7):2316–2326.

[83] Shimomura K, Ando W, Moriguchi Y, et al. Next generation mesenchymal stem cell (MSC)-based cartilage repair using scaffold-free tissue engineered constructs generated with synovial mesenchymal stem cells. Cartilage, 2015, 6(2 Suppl):13S–29S.

[84] Giannini S, Buda R, Vannini F, et al. One-step bone marrow-derived cell transplantation in talar osteochondral lesions. Clin Orthop Relat Res, 2009, 467:3307–3320.

[85] Buda R, Vannini F, Cavallo M, et al. Osteochondral lesions of the knee: a new one-step repair technique with bone-marrow- derived cells. J Bone Joint Surg Am, 2010, 92(Suppl 2):2–11.

[86] Giannini S, Buda R, Cavallo M, et al. Cartilage repair evolution in post-traumatic osteochondral lesions of the talus: from open ield autologous chondrocyte to bone-marrow-derived cells transplantation. Injury, 2010, 41:1196–1203.

[87] Gigante A, Calcagno S, Cecconi S, et al. Use of collagen scaffold and autologous bone marrow concentrate as a one-step cartilage repair in the knee: histological results of second-look biopsies at 1 year follow-up. Int J Immunopathol Pharmacol, 2011, 24:69–72.

[88] Gigante A, Cecconi S, Calcagno S, et al. Arthroscopic knee cartilage repair with covered microfracture and bone marrow concentrate. Arthrosc Tech, 2012, 1:e175–180.

[89] Buda R, Vannini F, Cavallo M, et al. One-step arthroscopic technique for the treatment of osteochondral lesions of the knee with bone-marrow- derived cells: three years results. Musculoskelet Surg, 2013, 97:145–151.

[90] Giannini S, Buda R, Battaglia M, et al. One-step repair in talar osteochondral lesions: 4-year clinical results and t2-mapping capability in outcome prediction. Am J Sports Med, 2013, 41:511–518.

[91] Buda R, Vannini F, Cavallo M, et al. One-

step bone marrow-derived cell transplantation in talarosteochondral lesions: midterm results. Joints, 2013, 1:102–107.

[92] Cadossi M, Buda RE, Ramponi L, et al. Bone marrow-derived cells and biophysical stimulation for talar osteochondral lesions: a randomized controlled study. Foot Ankle Int, 2014, 35:981–987.

[93] Gobbi A, Karnatzikos G, Sankineani SR. One-step surgery with multipotent stem cells for the treatment of large full-thickness chondral defects of the knee. Am J Sports Med, 2014, 42:648–657.

[94] Buda R, Vannini F, Castagnini F, et al. Regenerative treatment in osteochondral lesions of the talus: autologous chondrocyte implantation versus one-step bone marrow derived cells transplantation. Int Orthop, 2015, 39:893–900.

[95] Buda R, Cavallo M, Castagnini F, et al. Treatment of hemophilic ankle arthropathy with one-step arthroscopic bone marrowderived cells transplantation. Cartilage, 2015, 6:150–155.

[96] Buda R, Castagnini F, Cavallo M, et al. "One-step" bone marrow-derived cells transplantation and joint debridement for osteochon-dral lesions of the talus in ankle osteoarthritis: clinical and radiological outcomes at 36 months. Arch Orthop Trauma Surg, 2016, 136(1):107–116.

[97] Gobbi A, Chaurasia S, Karnatzikos G, et al. Matrix-induced autologous chondrocyte implantation versus multipotent stem cells for the treatment of large patellofemoral chondral lesions: a nonrandom-ized prospective trial. Cartilage, 2015, 6:82–97.

第 14 章

间充质干细胞在骨关节炎保守治疗中的作用

Silvia Lopa, Matteo Moretti, Laura de Girolamo

引 言

骨关节炎（OA）是最常见的关节炎类型，目前，世界上年龄超过 60 岁的人中有 10% 患有骨关节炎。随着人口的逐渐老龄化和肥胖更加普遍，到 2020 年时骨关节炎可成为致残的第 4 大主要原因[1,2]。骨关节炎所致的疼痛和关节功能丧失可极大地影响患者的生活质量，最终给社会和经济造成巨大负担，在发达国家该病带来的经济负担已经达到国民生产总值的 2.5%[3]。由于骨关节

炎是一种慢性、进行性疾病，其早期诊断对充分的治疗，以及防止继续进展非常重要。未治疗的骨关节炎容易演变为晚期骨关节炎，最终导致关节功能完全丧失，须进行关节置换。然而，骨关节炎的保守治疗效果不佳成为膝关节和髋关节置换需求增加的主要原因之一，这也提示了当前非手术治疗手段的不足，如物理疗法、抗炎及镇痛药，它们只能产生微弱、短暂的治疗效果。目前由于全球阿片类药物问题所致的用药限制，也影响了骨关节炎的疼痛控制效果。对骨关节炎早期的年轻患者行保守治疗很困难。较年轻的患者更加好动，在生活上体力要求更高，对植入物寿命有负面影响，这一点可用年轻患者的假体翻修率高于老年患者来证明[4]。

MSC 有抗炎、免疫调节、具备再生能力及改善关节微环境的作用，近年来在骨关节炎非手术治疗中越来越受关注[5-7]。虽然起初认为 MSCs 凭借多分化能力直接参与组织重建[8,9]，现在认为其在体

S. Lopa
Cell and Tissue Engineering Laboratory, IRCCS
Galeazzi Orthopedic Institute, Milan, Italy

M. Moretti
Cell and Tissue Engineering Laboratory, IRCCS
Galeazzi Orthopedic Institute, Milan, Italy

Regenerative Medicine Technologies Lab, Ente
Ospedaliero Cantonale (EOC), Lugano, Switzerland

Swiss Institute for Regenerative Medicine,
Lugano, Switzerland

L. de Girolamo (✉)
Orthopedic Biotechnology Laboratory, IRCCS
Galeazzi Orthopedic Institute, Milan, Italy
e-mail: laura.degirolamo@grupposandonato.it

© Springer International Publishing AG, part of Springer Nature 2018
J. Farr, A. H. Gomoll (eds.), *Cartilage Restoration*, https://doi.org/10.1007/978-3-319-77152-6_14

内的作用和疗效更多地和其旁分泌和营养功能有关。因此，Arnold修改了间充质干细胞的相关术语，称间充质干细胞为药用信号细胞[10,11]。最近的发现甚至完全改变了人们对MSCs起源和功能的认识，表明其可以来自周细胞，即位于血管周围的细胞[11,12]。周细胞在微环境中处于静止状态，当接收到外界信号（如机体损伤后释放的大量分子）时细胞特性被激活，离开脉管系统迁移至损伤部位，产生抗炎、生长、免疫调节生物活性分子，开始修复组织[10]。事实上，当血管损伤时（通常发生在机体受伤时），可诱导周细胞从静止状态转化为激活状态，最后获得一个MSC表型。活化的MSCs释放大量生物活性分子，来对抗炎症反应和重新建立一个再生微环境[13]，以此抑制细胞凋亡、疤痕形成以及刺激特异性祖细胞增殖[14]。值得一提的是，损伤部位的MSCs和其与周围微环境的联系决定了这种特殊免疫调节反应。总之，MSCs的这些特

性特别适合治疗复杂的疾病，如骨关节炎，骨关节炎常表现为关节软骨退行性改变伴软骨下骨改变及滑膜炎症[15]。特别强调的是，滑膜炎症在骨关节炎初期起着至关重要的作用，还可预测病情的进展，因为滑膜细胞促炎因子和基质金属蛋白酶的增加，加剧了关节软骨的退行性改变。在这种情况下，利用MSCs调节关节内微环境、潜在地保护关节软骨不被降解，成为一种可行性很高的治疗方案。甚至越来越多的临床前证据表明，MSCs可通过其分泌功能刺激内源性软骨修复并发挥抗纤维化的作用[16]。此外，MSCs可以释放特定的趋化因子来聚集内源性多能细胞，由于其免疫调节和抗炎作用，MSCs具有减轻滑膜炎症的作用，从而有利于修复过程（图14.1）。

基于上述关于MSCs旁分泌功能的发现，来自凯斯大学的Arnold Caplan和其同事们最近将MSCs定义为"药店"，因为它们能够释放大量可溶性因子至周

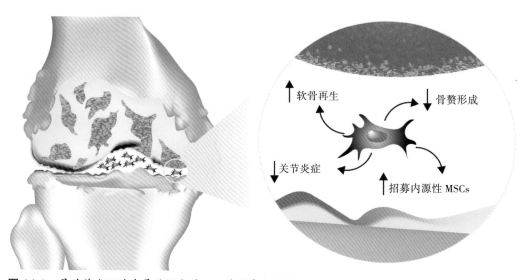

图14.1 骨关节炎环境中骨髓间充质干细胞的旁分泌活性

围的微环境中，类似于一种局部强效药物的效果[14]。因此，"干细胞"一词逐渐失去了其意义，越来越不适合用来描述其实际功能[17]。因此，间充质干细胞最初的缩写"MSCs"的含义随着时间的推移首次发生了变化，以"间充质基质细胞"来突出它们的间质来源[18]，然后是以"药物信号细胞"强调它们的旁分泌活动能够将周围体细胞紧密联系在一起[19]。然而，在本章中，我们将保留传统的间充质干细胞首字母缩写词（MSCs），因为它在临床研究中常被如此称呼。我们将概述在骨关节炎治疗背景下，设计以间充质干细胞为基础的治疗时应考虑的主要变量，并提供关于关节内注射 MSCs 用于膝关节骨关节炎非手术治疗的最新研究报告。

间充质干细胞治疗的变量

组织来源

许多分化组织中存在 MSCs，一些特殊的解剖部位非常适合获得一些细胞用于细胞治疗，如骨髓和脂肪组织。BMSCs（非增殖形式的骨髓浓缩物与培养增殖后的细胞）治疗膝关节骨关节炎的临床效果良好。最近，从皮下脂肪组织获取脂肪间充质干细胞（ASAs）的方案引起了人们的关注，因为与从骨髓采集间质干细胞相比，患者可能感觉这种方法创伤更小。同样，根据临床治疗方案或者治疗需要，可以使用非增殖形式（stromal vascular fraction, SVF）和增殖形式的 ASAs[20,21]。髌下脂肪垫也被认为是 MSCs 的来源，因为在膝关节手术中

可获得细胞，并且与 ASAs 相比，IFP-MSCs 生成软骨的能力更强。最后，人们认为羊水也可作为非手术治疗骨关节炎的异体 MSCs 的来源[22]。

扩增和非扩增间充质干细胞

如前所述，扩增和非扩增 MSCs 都已用于骨关节炎的非手术治疗，每种方案都有优缺点（图 14.2）。使用增殖的 MSCs 可以选择同种细胞群，这符合国际细胞治疗协会定义的 MSCs 标准[23]。这种扩增还可以更精确地估计给予患者的确切细胞数量，从而提高临床操作的可重复性（图 14.3）。另一方面，使用扩增自体 MSCs 的治疗分为两个步骤，这意味着更高的创作和治疗成本。在美国，这种方法的监督机制有所变化，从最初仅受到 HCP/T 条例第 361 条的监管，不受美国 FDA 监管，到不仅受 HCP/T 条例第 351 条监管，还要求在正式试验后获得美国 FDA 的批准。换句话说，当在体外操作细胞时，细胞被认为是一种高级治疗药物（advanced therapy medicinal products, ATMPs），必须满足临床使用的严格监管要求。为了克服这些限制，建议主要通过使用不同的一次性商业设备，术中对骨髓和脂肪组织进行处理，以 BMC 和 SVF 的形式获取祖细胞浓缩物。在此手术过程中可同时进行 MSCs 浓缩物的制备和使用，与使用扩增细胞相比更加实用。尽管 Vangsness 报告说，治疗时使用的 MSCs 越多不一定效果越好，然而这种方法的 MSCs 浓度常常低于使用扩增 MSCs 可达的浓度，可能会导致治疗效果较差[24]。祖细胞浓缩和扩

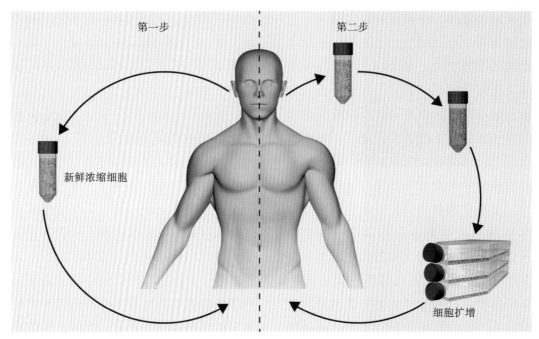

第一步　第二步

新鲜浓缩细胞

细胞扩增

图 14.2 新鲜分离的祖细胞浓缩注射（一步法）与扩增 MSCs（两步法）（图片来自 Matilde Bongio, PhD, GoArts-Istituto Ortopedico Galeazzi）

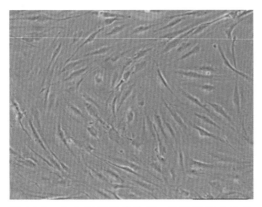

图 14.3 体外扩增培养的第 4 代脂肪间充质干细胞

增的 MSCs 的另一个主要区别是细胞群的纯度。的确，体外扩增可以获得非常一致的细胞群，而浓缩物则含有大量不同类型的细胞，包括红细胞、白细胞和内皮细胞。这一特性并不一定是缺点，因为 MSCs 将继续生活在它的生理微环境中，而这个环境可能维持和增强它们

的功能。事实上，尽管两个研究之间不易进行直接比较，但以祖细胞浓缩物的形式进行的临床研究已经产生了有益的结果。

自体或异体间充质干细胞

目前报道的绝大多数相关临床研究首选自体 MSCs。然而，自体 MSCs 的使用除了供体并发症外，还有一些与个体特异性相关的潜在限制。例如，年长者间 MSCs 分化、再生能力减弱[25]，可能影响细胞治疗的临床疗效。此外，一些疾病如糖尿病和风湿性关节炎，可以改变 MSCs 的内在特征从而损害其功能[26,27]。因此，在这类患者中使用自体 MSCs 效果欠佳，采用异体年轻健康者的 MSCs 会是一种很可行的替代方法。此外，对于健康、年轻患者的治疗，进行体外

同种异体 MSCs 的制备会很便捷，并且同种异体 MSCs 的商业化生产可以进行全面质量控制和减少细胞治疗的总成本。由于 MSCs 的免疫抑制特性和低免疫原性，使这种方法成为可能。此外，MSCs 低表达 MHC I 类分子，不表达 MHC Ⅱ 类分子和其他共刺激分子。而且，MSCs 可以通过细胞间接触及旁分泌信号抑制多种免疫细胞的活性，这避免了同种异体受体的免疫反应[28]。到目前为止，很少有研究报道注射同种异体 MSCs 治疗骨关节炎。但是，类似于已经在进行的局灶性软骨损伤的应用，我们可以预见在未来几年，当全面了解同种异体 MSCs 的疗效和安全特性后，将扩大 MSCs 在治疗骨关节炎方面的临床应用范围，而且这会是一种趋势[29,30]。

间充质干细胞在非手术治疗骨关节炎中的应用

自体扩增骨髓间充质干细胞

许多研究报道关节内给予 MSCs 用于非手术治疗骨关节炎。大多数研究使用的是患者骨髓的自体扩增细胞，并在体外培养后再注射到患者体内。Centeno 和其同事发表了第一篇关于自体扩增 BMSCs 的研究报告[31]。对 1 例使用 MRI 诊断为关节退行性疾病的患者进行该治疗，病例研究结果显示，24 周后患者有明显的软骨和半月板生长，运动范围增加，疼痛评分降低。随后，Emadedin 和其同事对 6 名女性志愿者（影像学上诊断为骨关节炎，需行关节置换术）进行关节注射（2.0~2.4）×10^7 个自体扩增

BMSCs[32]。在注射 6 个月后，患者的疼痛、膝盖运动功能和步行距离均有所改善。此外，和最初的 MRI 结果相比，软骨厚度增厚，软骨下骨表面修复组织扩大。然而，在治疗 12 个月后，疼痛轻微加重，患者行走能力下降，这表明干细胞治疗的效果可能是暂时的。该研究团队还进行了另外一项研究，对 18 例膝关节、踝关节或髋关节骨关节炎患者进行自体 BMSCs 关节内注射治疗，对其进行长期随访并记录治疗结果[33]。在这项研究中，MSCs 的使用剂量是根据患者的试验体重确定的。事实上，患者注射剂量按体重算每千克体重给予 5×10^5 个细胞，平均体重 70kg 的成年人要注射 3.5×10^7 个 BMSCs。在移植后 30 个月内通过临床查体、MRI 和实验室检查对患者进行监测。这项研究证实了关节内注射自体扩增 MSCs 有长久的安全性和疗效。甚至，患者行走距离增加、视觉模拟评分（VAS）和 WOMAC 评分（Western Ontario and McMaster Universities OA Index, WOMAC）减小，这些都与 MRI 结果相一致。在治疗后的 12 个月内，治疗效果保持稳定，之后疗效减弱，表明可能需要再次注射 MSCs 以达到更好和更持久的治疗效果。另一方面，其他研究报告了关节内注射同样剂量的自体 MSCs 的疗效满意且持久的结果。值得一提的是，Orozco 和其同事做了这样一项研究，在 12 例有膝关节疼痛且影像学诊断为骨关节炎的患者的关节内注射 4×10^7 个 BMSCs[34]。1 年后的临床结果显示，患者的疼痛功能评分及关节软骨质量均有改善，甚至在治疗 24 个月后这

些结果和之前仍一样，表明在治疗 12 个月以后，疗效得以维持[35]。最近，该小组对 15 例患者进行了同样的试验，并发表了试验第一、二阶段的结果[36]。在这项研究中，所有患者在接受治疗 12 个月后，疼痛减轻、功能恢复和关节软骨质量显著改善。Davatchi 和其同事报道了 3 例患者治疗后 5 年的随访结果，这 3 例患者为双膝关节中度 / 进展期骨关节炎，其中病变更重的一侧膝关节接受（8~9）× 10^6 个 BMSCs 关节内注射治疗，将对侧膝关节作为对照组[37]。包括疼痛和功能评分在内的分析数据表明，在治疗后 6 个月时症状均有改善。然后，这些数据开始逐渐恶化，但在 5 年后，治疗结果仍然比对照组好。当研究开始时未接受治疗的膝关节是相对更好的那侧膝关节（相比试验组而言），5 年间未接受治疗的膝关节的症状持续恶化，5 年后的情况比接受治疗的膝关节糟糕，这表明 MSCs 可保护膝关节免于进一步发生退行性改变。

从上述研究应用的各种方案来看，对于关节内治疗的理想剂量还没有达成共识。在 Ⅰ / Ⅱ 期多中心随机临床试验中，Lamo-Espinosa 及其同事加大 BMSCs 剂量并结合 HA 进行了测试[38]。在这项研究中，30 例诊断为膝关节骨关节炎的患者被随机分为多组，一组只注射透明质酸作为对照，一组注射透明质酸加 1.0×10^7 个自体扩增 BMSCs，另一组注射透明质酸加 1.0×10^8 个自体扩增 BMSCs，并术后随访 12 个月。关节内注射 BMSCs，特别是使用高剂量时，能使患者的 VAS 评分和 WOMAC 评分得到改善，而单独使用玻尿酸的患者则效果不稳定。BMSCs 治疗的患者膝关节活动范围明显改善，接受高剂量 BMSCs 治疗的患者的膝关节活动范围改善较早，而仅接受 HA 治疗的患者的膝关节活动范围未见改善。此外，只有使用高剂量的 BMSCs 才能阻止关节软骨发生退变，说明低剂量的 BMSCs 可能在改善疼痛、关节功能和关节软骨质量方面效果不明显。

自体骨髓浓缩物（BMC）

如前所述，使用自体扩增 BMSCs 存在一些局限性，包括需要两个步骤，使用体外操作细胞相关的安全要求，以及按高级治疗药物（advanced therapy medicinal product, ATMP）要求使用需要昂贵的程序成本。为了克服这些局限性，我们建议在手术室直接制备自体 BMC 以治疗骨关节炎。此外，在两项不同的研究中，先体外混合 BMC 与自体脂肪组织，然后再次注射到患者的膝关节内[39,40]。Kim 和其同事的研究表明，所有患者的手术后疼痛和功能评分都有所改善[39]。然而，根据 Kellgren-Lawrence 评分的骨关节炎分级，处于骨关节炎Ⅳ级患者的疗效明显低于 Ⅰ~Ⅲ 级患者，这表明以 BMC 为基础的治疗对早、中期骨关节炎患者更有效。Centeno 及其同事进行的另一项研究表明，单独使用 BMC 和与脂肪组织联合使用时效果差不多[40]。这表明与单独使用 BMC 相比，在 BMC 中添加脂肪组织的疗效不明显。虽然本研究只提供关于患者的膝关节功能与疼痛评分的数据，但如果用 MRI 来评测使用脂肪移植物改善了软骨质量，再去评估额外抽脂手术的风险收益比，将是一件非常有趣的事情。

同种异体骨髓间充质干细胞（BMSCs）

异体 BMSCs 是自体细胞治疗的一种替代方法。Vega 及其同事最近描述了一项随机对照试验的结果，比较了注射异体扩增 BMSCs 与 HA 的疗效[41]。关节内注射同种异体 BMSCs 的患者与只注射 HA 组相比，其关节功能指数（VAS 评分、WOMAC 评分、Lequesne 评分）和关节软骨质量均有明显改善，表明同种 BMSCs 的安全性和有效性。在本研究中，从单个骨髓供体中获得的 BMSCs 用于治疗多名患者。不同的是，Gupta 和其同事将取自多名骨髓捐献者（Stempeucel®，Stempeutics, Bangalore, India）的同种异体扩增的 BMSCs 当作现成的冷冻干细胞产品来使用[42]。特别对 60 例膝关节骨关节炎患者进行了一项随机、双盲、多中心、有安慰剂做对照的 Ⅱ 期研究，以此来评估该治疗方案的安全性和有效性。在这个试验中对 4 个不同的 BMSCs 剂量进行了研究，其数量分别是 2.5×10^7，5.0×10^7、7.5×10^7 及 1.5×10^8 个。对于每个受试者的剂量，10 例受试者接受了 BMSCs，5 例受试者接受了安慰剂。结果表明关节内注射同种异体 BMSCs 是安全的。使用安慰剂的对照组（和试验前比较）没有明显差异，注射了 2.5×10^7 个细胞的试验组（较试验前）有明显改善。另一方面，高剂量组（即 7.5×10^7、1.5×10^8 个细胞）产生了一些不良反应事件，主要是膝盖疼痛和肿胀。这些结果似乎表明高剂量的同种异体 BMSCs 可能产生促炎症反应，需要进一步的研究来评估 BMSCs 的剂量是否应该根据自体 BMSCs 或异体 BMSCs 的使用情况来调整。

自体扩增脂肪间充质干细胞（ASCs）

在研究脂肪干细胞治疗时，也研究了高剂量的干细胞用于关节内注射的安全性。Jo 和其同事最近发表了 Ⅰ 期和 Ⅱ 期研究的结果，描述了膝关节骨关节炎患者关节内注射 ASCs 的结果[43]。第 Ⅰ 阶段的研究包括 3 个剂量递增小组（1.0×10^7、5.0×10^7 及 1.0×10^8 个自体扩增脂肪间充质细胞），每组有 3 例患者，以此来评估大剂量 ASCs 关节内细胞移植的安全性。他们没有发现使用 ASCs 的剂量与不良事件的发生有任何关系。基于这个结果，他们进行了一项 Ⅱ 期研究，对另外 9 例接受治疗的患者注入 1.0×10^8 个 ASCs。在大多数临床、影像学和关节镜评估中，大剂量组的患者显示出显著改善的结果，然而接受小、中剂量的受试者的结果改善并不明显，这表明必须在受损部位有足够数量的 MSCs 才能达到临床相关的疗效。然而，应该注意的是，低剂量组和中剂量组的患者数量与高剂量组相比非常少。最近由 Pers 和其同事进行的一项研究也测试了治疗膝关节骨关节炎时不同的 ASAs 剂量，希望制订出最安全和最有效的治疗方案[44]。值得一提的是，Ⅱ 期临床试验包括 18 例有临床症状和严重膝关节骨关节炎的患者，他们接受关节内注射自体 ASCs 治疗。这个研究中有 3 个剂量递增小组（2.0×10^6、1.0×10^7 及 5.0×10^7 个自体扩增 ASCs），每组包含 6 例患者，首要考虑是安全，次要参数是疼痛和关节功能。经过 6 个月的随访证实该手术是安全的，并且无论注射剂量如何，患者在疼痛、功能和活动能力方面都有改善。然而，有趣的是，只有低剂量的患者数据有统计学意义。正如 Pers 等所说，这一结果与 Jo 等的结果恰恰相反。Jo 等的试验表示，根据 VAS 和 WOMAC 评分，在试验前更疼痛的患者接受最高剂量（即 1.0×10^8 个细胞）表现出最好的疗效[43]。然而，在两项研究中，试验前疼痛和 WOMAC 评分差的患者的 ASCs 治疗反应最好[43,44]。对 ASCs 治疗反应较好的组表明预处理条件较差，高度炎症环境是启动注射的 ASCs 发挥其抗炎和免疫调节功能的必要条件。这一观察结果还表明，目前发表的临床试验中出现的异质性和数量有限的患者，可能无法直接解释不同剂量的 MSCs 所获得的结果。Kim 和其同事们使用较低剂量的自体扩增 ASCs（4.0×10^6 个细胞）来治疗膝关节骨关节炎[45]。在这项研究中，他们评估了 ASCs 的不同关节腔内植入法的疗效。特别值得一提的是，有 20 例患者接受了 ASCs 联合 PRP 治疗，并根据性别、年龄和病灶大小对 20 例患者进行配对，另外 20 例患者在纤维凝胶支架中植入 ASCs。研究结果显示，根据国际软骨修复协会的软骨修复等级，在纤维凝胶支架中植入 ASCs 的患者比那些接受 ASCs 联合富血小板血浆（PRP）注射的患者在临床表现和软骨再生方面取得了更大的改善。然而，与治疗前相比，两组患者的活动评分均有改善，这表明 ASCs 联合 PRP 注射治疗对患者也有疗效。因此，由于在纤维凝胶中植入细胞需要进行手术操作，而 ASCs 联合 PRP 注射疗法是一种无创治疗，因此必须考虑并权衡这两种操作的风险和益处，选择最适合患者的治疗方案。

自体血管基质成分（SVF）

对于脂肪组织，提议注射祖细胞浓缩物作为扩增 ASCs 的一种替代方案。在 Pak 和其同事发表的报告中，对 2 例由于骨关节炎导致的长期膝关节疼痛的患者注射自体血管基质成分（SVF）联合 PRP 和极低剂量地塞米松[46]，观察到软骨再生，同时观察到物理治疗效果更佳，以及主观疼痛和功能状态的改善。最近，Park 等小组发表了一个临床病例系列的结果，即对 3 例膝关节骨关节炎患者行关节内注射 SVF、HA 及 PRP[47]。根据第一项研究结果，关节内注射 SVF 能够诱导软骨再生，改善膝关节的活动范围、疼痛程度和关节功能状态。然而，参与这项研究的患者太少，无法得出关于这种治疗的任何决定性结论。该小组以前曾采用类似的方案，使用从髌下脂肪垫获得的 SVF 试验治疗膝关节骨关节炎[48,49]，在第一次研究中，对 25 例骨关节炎患者给予 SVF 联合 PRP[48]。在最后一次随访中，患者的疼痛和功能评分较治疗前明显改善，且无注射相关重大不良事件发生。试验组患者治疗前评分比对照组（PRP 不含干细胞）更低，两组最后随访的结果相似，证实了 PRP 联合髌下脂肪垫 SVF 疗法的优越性。小组的后续研究进一步证明了这种方法的有效性[49]。此外，对 18 例膝关节骨关节炎患者进行了相同的治疗，通过 MRI 评估和关节功能评估得到的数据表明自体 IFP-MSCs 治疗可导致软骨再生，明显改善疼痛和功能评分。然而，这种方法存在一个缺点，就是需要关节镜手术来获取髌下脂肪垫，与获取骨髓或皮下脂肪组织相比，这是一项有创操作。

同种异体羊水细胞

传统来源的 MSCs 使用较少，羊水悬浮液移植物（ASAs）因含有人羊膜颗粒和羊水细胞，最近也被建议用于治疗有症状的膝关节骨关节炎[22]。为了评估这一方法的有效性，进行了一项非盲前瞻性可行性研究，用单个同种异体供体向 6 例膝关节骨关节炎患者的关节腔内注射羊水悬浮液移植物。治疗后 6 个月患者的疼痛和功能量表改善，效果维持到治疗后第 12 个月，提示这一新的细胞来源可能是骨关节炎治疗的替代工具，并为近来正式注册的随机对照试验奠定了基础，并有助于评估关节内注射 ASA 治疗症状性膝关节 OA 的有效性和安全性。

总　结

由于骨关节炎患者的数量不断增加，其中许多患者还很年轻，对功能要求也很高，采用保守治疗有望延缓向晚期进展或控制症状。在这种情况下，MSCs 能够对分解代谢 / 炎症环境做出反应，以重新平衡和刺激再生微环境，因此可能为患者提供一种潜在的有效和安全的治疗方法，在失败的情况下还可以采用其他治疗方法。

迄今为止，尽管相关研究已发表了大量数据，但由于研究的异质性、MSC 代谢的复杂性以及相关治疗效果的复杂性，无法得出是否一种组织源优于另一种组织源以及最佳剂量（在可测量的情况下）的决定性结论。目前有多项研究正在进行以明确仍未解决的一些问题，包括：这些治疗方法的长期疗效，其长期可行性，为了获得更好的效果需要的改进措施，以及针对不同类型患者和（或）不同分期的最佳生物制剂。为了完成这项任务，我们需要基础科学家、临床医生、行业和监管机构之间的紧密合作，以更好地解释 MSC 治疗效果背后的复杂现象，其中年轻的研究人员和临床医生的参与对整个流程非常重要，有望让这种保守治疗方法作为一种有效的（至少短期有效）、创伤更小的 OA 治疗方法，获得大家的认可。

（唐文宝 谭洪波 肖洪 译，
项毅 审校）

参考文献

[1] Woolf AD, Pfleger B. Burden of major musculoskeletal conditions. Bull World Health Organ, 2003, 81(9):646–656.

[2] Glyn-Jones S, Palmer AJ, Agricola R, et al. Osteoarthritis. Lancet, 2015,386(9991):376–387.

[3] Hiligsmann M, Cooper C, Arden N, et al. Health economics in the field of osteoarthritis: an expert's consensus paper from the European Society for Clinical and Economic Aspects of Osteoporosis and Osteoarthritis (ESCEO). Semin Arthritis Rheum, 2013,43(3):303–313.

[4] Paxton EW, Namba RS, Maletis GB, et al. A prospective study of 80 000 total joint and 5 000 anterior cruciate ligament reconstruction

procedures in a community-based registry in the United States. J Bone Joint Surg Am, 2010,92(Suppl 2):117–132.

[5] Barry F, Murphy M. Mesenchymal stem cells in joint disease and repair. Nat Rev Rheumatol, 2013,9(10):584–594.

[6] de Girolamo L, Kon E, Filardo G, et al. Regenerative approaches for the treatment of early OA. Knee Surg Sports Traumatol Arthrosc, 2016,24(6):1826–1835.

[7] Filardo G, Madry H, Jelic M, et al. Mesenchymal stem cells for the treat- ment of cartilage lesions: from preclinical findings to clinical application in orthopedics. Knee Surg Sports Traumatol Arthrosc,2013,21(8):1717–1729.

[8] Caplan AI. Mesenchymal stem cells. J Orthop Res, 1991,9(5):641–650.

[9] Caplan AI. The mesengenic process. Clin Plast Surg, 1994,21(3):429–435.

[10] Caplan AI. Adult mesenchymal stem cells: when, where, and how. Stem Cells Int, 2015, 2015: 628767.

[11] Caplan AI. MSCs: the sentinel and safe-guards of injury. J Cell Physiol, 2016,231(7):1413–1416.

[12] Crisan M, Yap S, Casteilla L, et al. A perivas-cular origin for mesenchymal stem cells in multiple human organs. Cell Stem Cell, 2008, 3(3):301–313.

[13] Kean TJ, Lin P, Caplan AI, et al. MSCs: deliv-ery routes and engraftment, cell-targeting strategies, and immune modulation. Stem Cells Int, 2013, 2013:732742.

[14] Caplan AI, Correa D. The MSC: an injury drugstore. Cell Stem Cell, 2011,9(1):11–15.

[15] Goldring MB, Goldring SR. Articular cartilage and subchondral bone in the pathogenesis of osteoarthritis. Ann N Y Acad Sci, 2010, 1192: 230–237.

[16] Ruiz M, Cosenza S, Maumus M, et al. Therapeutic application of mesenchymal stem cells in osteoarthritis. Expert Opin Biol Ther, 2016, 16(1): 33–42.

[17] de Girolamo L, Lucarelli E, Alessandri G,

et al. Mesenchymal stem/stromal cells: a new "cells as drugs" paradigm. Efficacy and critical aspects in cell therapy. Curr Pharm Des,2013,19(13):2459–2473.

[18] Horwitz EM, Le Blanc K, Dominici M, et al. Clarification of the nomenclature for MSC: the International Society for Cellular Therapy position statement. Cytotherapy, 2005, 7(5):393–395.

[19] Caplan AI. What's in a name.Tissue Eng Part A,2010,16(8):2415–2417.

[20] Dragoo JL, Chang W. Arthroscopic harvest of adipose- derived mesenchymal stem cells from the infrapatellar fat pad. Am J Sports Med,2017,45(13):3119-3127.

[21] Lopa S, Colombini A, Stanco D, et al. Donor-matched mesenchymal stem cells from knee infrapatellar and subcutaneous adipose tissue of osteoarthritic donors display differential chondrogenic and osteogenic commitment. Eur Cell Mater,2014,27:298–311.

[22] Vines JB, Aliprantis AO, Gomoll AH, et al. Cryopreserved amniotic suspension for the treatment of knee osteoarthritis. J Knee Surg, 2016,29(6):443–450.

[23] Dominici M, Le Blanc K, Mueller I, et al. Minimal criteria for defining multipotent mesenchymal stromal cells. The International Society for Cellular Therapy position statement. Cytotherapy, 2006,8(4):315–317.

[24] Vangsness CT Jr, Farr J 2nd, Boyd J, et al. Adult human mesenchymal stem cells delivered via intra-articular injection to the knee following partial medial men iscectomy: a randomized, double-blind, controlled study. J Bone Joint Surg Am, 2014,96(2):90–98.

[25] Beane OS, Fonseca VC, Cooper LL, et al. Impact of aging on the regenerative properties of bone marrow-, muscle-, and adipose-derived mesenchymal stem/stromal cells. PLoS One,2014,9(12):e115963.

[26] Cianfarani F, Toietta G, Di Rocco G, et al. Diabetes impairs adipose tissue-deriv-ed stem cell function and efficiency in promoting

wound healing. Wound Repair Regen, 2013, 21(4):545–553.

[27] Sun Y, Deng W, Geng L, et al. Mesenchymal stem cells from patients with rheu- matoid arthritis display impaired function in inhibiting Th17 cells. J Immunol Res, 2015, 2015:284215.

[28] Zhang J, Huang X, Wang H, et al. The challenges and promises of allogeneic mesenchymal stem cells for use as a cell-based therapy. Stem Cell Res Ther, 2015,6:234.

[29] de Windt TS, Vonk LA, Slaper-Cortenbach IC, et al. Allogeneic mesenchymal stem cells stimulate cartilage regeneration and are safe for single-stage cartilage repair in humans upon mixture with recycled autologous chondrons. Stem Cells, 2017,35(1):256–264.

[30] de Windt TS, Vonk LA, Slaper-Cortenbach ICM, et al. Allogeneic MSCs and recycled autologous chondrons mixed in a one-stage cartilage cell transplantion: a first-in-man trial in 35 patients. Stem Cells, 2017, 35(8):1984–1993.

[31] Centeno CJ, Busse D, Kisiday J, et al. Increased knee cartilage volume in degenerative joint disease using percutaneously implanted, autologous mesenchymal stem cells. Pain Physician, 2008, 11(3): 343–353.

[32] Emadedin M, Aghdami N, Taghiyar L, et al. Intra-articular injection of autologous mesenchymal stem cells in six patients with knee osteoarthritis. Arch Iran Med, 2012, 15(7):422–428.

[33] Emadedin M, Ghorbani Liastani M, Fazeli R, et al. Long-term follow-up of intra-articular injection of autologous mesenchymal stem cells in patients with knee, ankle, or hip osteoarthritis. Arch Iran Med, 2015,18(6):336–344.

[34] Orozco L, Munar A, Soler R, et al. Treatment of knee osteoarthritis with autologous mesench-ymal stem cells: a pilot study. Transplantation, 2013,95(12):1535–1541.

[35] Orozco L, Munar A, Soler R, et al. Treatment of knee osteoarthritis with autologous mesench-

ymal stem cells: two-year follow-up results. Transplantation, 2014, 97(11):e66–68.

[36] Soler R, Orozco L, Munar A, et al. Final results of a phase I-II trial using ex vivo expanded autologous mesenchymal stromal cells for the treatment of osteoarthritis of the knee confirming safety and suggesting cartilage regenera- tion. Knee, 2016,23(4):647–654.

[37] Davatchi F, Sadeghi Abdollahi B, Mohyeddin M, et al. Mesenchymal stem cell therapy for knee osteoarthritis: 5 years follow-up of three patients. Int J Rheum Dis,2016,19(3):219–225.

[38] Lamo-Espinosa JM, Mora G, Blanco JF, et al. Intra-articular injection of two different doses of autologous bone marrow mesenchymal stem cells versus hyaluronic acid in the treatment of knee osteoarthritis: multicenter randomized controlled clinical trial (phase I/II). J Transl Med, 2016,14(1):246.

[39] Kim JD, Lee GW, Jung GH, et al. Clinical outcome of autologous bone marrow aspirates concentrate (BMAC) injection in degenerative arthritis of the knee. Eur J Orthop Surg Traumatol, 2014,24(8):1505–1511.

[40] Centeno C, Pitts J, Al-Sayegh H, et al. Efficacy of autologous bone marrow concentrate for knee osteoarthritis with and without adipose graft. Biomed Res Int, 2014,2014:370621.

[41] Vega A, Martin-Ferrero MA, Del Canto F, et al. Treatment of knee osteoarthritis with allogeneic bone marrow mesenchymal stem cells: a randomized controlled trial. Transplantation, 2015,99(8):1681–1690.

[42] Gupta PK, Chullikana A, Rengasamy M, et al. Efficacy and safety of adult human bone marrow-derived, cultured, pooled, allogeneic mesenchymal stromal cells [Stempeucel(R)]: preclinical and clinical trial in osteoarthritis of the knee joint. Arthritis Res Ther, 2016, 18(1):301.

[43] Jo CH, Lee YG, Shin WH, et al. Intra-articular injection of mesenchymal stem cells for the treatment of osteoarthritis of the knee: a proof-of-concept clinical trial. Stem Cells,

2014,32(5):1254–1266.

[44] Pers YM, Rackwitz L, Ferreira R, et al. Adipose mesenchymal stromal cell- based therapy for severe osteoarthritis of the knee: a phase I dose-escalation trial. Stem Cells Transl Med, 2016,5(7):847–856.

[45] Kim YS, Kwon OR, Choi YJ, et al. Comparative matched-pair analysis of the injection versus implantation of mesenchymal stem cells for knee osteoarthritis. Am J Sports Med, 2015,43(11):2738–2746.

[46] Pak J. Regeneration of human bones in hip osteone-crosis and human cartilage in knee osteoarthritis with autologous adipose-tissue- derived stem cells: a case series. J Med Case Rep, 2011,5:296.

[47] Pak J, Lee JH, Park KS, et al. Regeneration of cartilage in human knee osteo-arthritis with autologous adipose tissue-derived stem cells and autologous extracellular matrix. Biores Open Access, 2016,5(1):192–200.

[48] Koh YG, Choi YJ. Infrapatellar fat pad-derived mesenchymal stem cell therapy for knee osteoarthritis. Knee, 2012,19(6):902–907.

[49] Koh YG, Jo SB, Kwon OR, et al. Mesenchymal stem cell injections improve symptoms of knee osteoarthritis. Arthroscopy, 2013,29(4):748–755.

第二部分

手术技术

Surgical Techniques Chapters

第 15 章
关节清理术

Seth L. Sherman, Elliott E. Voss, Andrew J. Garrone, Clayton W. Nuelle

背 景

美国因软骨损伤引起关节疼痛的患者越来越多，手术目的是缓解疼痛，减轻炎症，改善关节功能。关节软骨缺损的最佳治疗方法目前仍充满争议。关节镜下关节清理通常是非手术治疗效果不佳后外科治疗的第一步[1-3]。通过手术去除不稳定或分层的软骨瓣、游离体、不稳定的撕裂半月板、可引起关节疼痛和炎症的增生滑膜[4,5]，从而达到缓解疼痛和解除机械卡压症状的目的。对于一些复杂、分阶段治疗的严重软骨损伤，关节清理术可作为前期治疗方式。除软骨成形术外，关节清理术还包括滑膜切除术和（或）半月板切除术。

软骨清理术最常见的两种形式是机械清理和高温清理。机械清理指使用刨刀、咬钳、抓钳、刮匙。高温清理则是使用单极和双极射频装置。关节镜射频装置可平整粗糙的软骨边缘或软骨瓣，平整移行区域。有研究表明，射频装置对软骨细胞存在潜在损害，应该谨慎使用[6,7]。新射频装置能够降低关节整体温度，具有潜在优势，可能比单纯机械清理术更有益[6-8]。其他报道的非高温清理术也不会引起热坏死或软骨细胞死亡[9]。当然，在推荐常规使用此类设备之前，还需要进一步的临床试验和同行评估研究。

病例研究

患者男性，56 岁，主诉为膝关节内侧隐痛数月，伴运动相关肿胀和机械症状，无关节不稳。关节疼痛评分为 2~9 分（最高 10 分），关节功能只达正常功能的 40%。疼痛影响睡眠、日常活动和生活质量。影像学和体格检查符合退行性内侧半月板撕裂。经过关节穿刺、皮质激素注射、加压袖套和物理治疗，并没有取得持续的疗效。给予关节镜手术，镜下切除肥厚的前脂肪垫和

S. L. Sherman (✉) · E. E. Voss · A. J. Garrone
School of Medicine, University of Missouri,
Columbia, MO, USA
e-mail: shermanse@health.missouri.edu

C. W. Nuelle
The Sports Institute and Burkhart Research Insitute
for Orthopedics at The San Antonio Orthopedic
Group, San Antonio, TX, USA

© Springer International Publishing AG, part of Springer Nature 2018
J. Farr, A. H. Gomoll (eds.), *Cartilage Restoration*, https://doi.org/10.1007/978-3-319-77152-6_15

滑膜皱襞，同时进行了髌上滑膜切除和有限的外侧滑膜切除。术中发现内侧半月板撕裂不可修复，应用咬钳和刨刀清除半月板白-白区域破损部分。股骨内侧髁有松动和不稳定的软骨瓣，给予软骨成形。术后 6 个月，患者完全恢复关节运动，没有疼痛、积液或不稳定（图 15.1A~C）。

软骨损伤分级

有很多软骨损伤分级方法用于评估软骨病变的深度、特征和形态[10,11]。Outerbridge 分级描述了病灶的范围和大小，目前广泛用于退行性关节疾病及相关软骨病变（表 15.1）[10]。国际软骨修复系统（ICRS）还包括病变的深度，特别适用于软骨修复或重建（表 15.2）[11]。其他分级系统也有应用。不同分级系统都有助于制订治疗计划。

适应证

关节清理术的疗效已被许多研究证明。然而单纯清理术治疗的适应证是有限的[2-4,8]。对于软骨病损较小的高需求患者和软骨病损较大的低需求患者，普

表 15.1　Outerbridge 分级系统

分级	软骨缺损描述
0	正常软骨
1	软骨肿胀和软化
2	病灶直径小于等于半英寸的软骨碎片和裂痕
3	病灶直径大于半英寸的软骨碎片和裂痕
4	全层软骨缺损，软骨下骨暴露

引自参考文献 10；lin ≈ 2.54 cm

表 15.2　ICRS 分级系统

分级	软骨缺损描述
0	正常软骨
1a	表面完整，纤维化和轻度软化
1b	表面完整，表层撕裂和裂痕
2	软骨缺损深度大于 1 级但小于软骨厚度的 50%
3a	软骨缺损厚度超过 50% 但未达到钙化层
3b	软骨缺损厚度超过 50% 但已达到钙化层
3c	软骨缺损达到但未贯穿软骨下骨
3d	病灶周围软骨膨胀（软骨泡）
4a	全层软骨缺损深及软骨下骨
4b	全部软骨病灶贯穿软骨下骨

引自参考文献 11

通保守治疗无效时，关节清理术可作为一线治疗方法。特别是有机械症状的患者，如伴有关节疼痛和肿胀，存在软骨

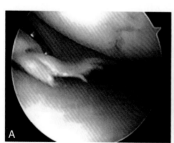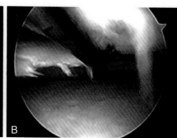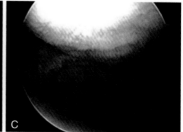

图 15.1　A~C. 关节镜下需要清理的病灶的图像

瓣或游离体，单纯关节清理都能取得良好的效果。关节清理的目标是获得稳定、光滑的关节软骨表面，减轻炎症，改善关节功能。由于清理术不能刺激关节软骨的修复，因此对于软骨病变较大的患者，关节清理仅作为软骨修复治疗的一部分，后期需要进行自体软骨细胞或骨软骨移植等进一步治疗。单纯清理不适合作为晚期软骨疾病和关节间隙狭窄（比如广泛的骨关节病）患者的首选治疗方法。

手术技术

机械清理术

通过标准的关节镜检查和诊断评估，可以明确病损区域的大小、深度和程度，明确内、外侧滑膜增生或巨大皱襞情况。特别应注意评估软骨损伤和相关分层区域（图 15.2）。机械清理使用刨刀、咬钳、刮匙、凿子和其他工具清除关节内病变。具体来说，松脱的软骨瓣用刨刀或咬钳清理，建立稳定的边缘（图 15.3）。应根据软骨损伤的程度区别使用清理方式。2 级或 3 级病变应将松脱的软骨瓣清理至平滑的边缘，以防止产生进一步的机械刺激或卡压症状，但不应暴露软骨下骨。广泛的 3 级或 4 级（全层）病变应该在健康软骨与受损软骨的过渡区形成明确的垂直边界（图 15.4）。刮匙和凿子可以用来创建稳定的垂直边界，这可以减少软骨缺损区域随时间扩大[12]。

机械清理引起的细胞死亡是一个有争议的话题。Edwards 等在两项独立研究中发现，机械清理在软骨细胞死亡或存活能力方面与对照组无统计学差异[5,13]。然而，也有人认为机械清理会导致附带损害和细胞死亡，因此应该谨慎使用[14,15]。无论如何，应注意避免移除健康的软骨，将稳定的组织边界限制在可能的最小深度——这减少了骨的暴露，从而降低了骨关节炎进展的风险。

高温清理术

高温射频消融工具分为单极和双极两类。单极射频能量可以通过软骨表面和软骨下骨，也可以通过灌洗液和关节

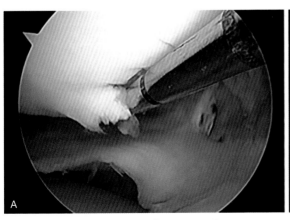
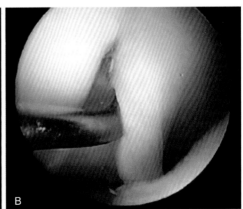

图 15.2　A、B. 关节镜下软骨分层的图像

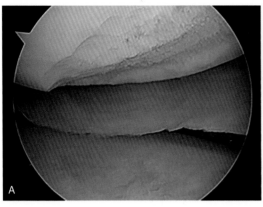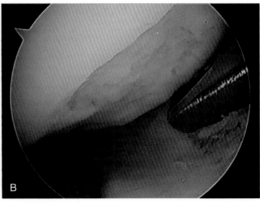

图15.3　A～B . 关节镜下机械刨刀清除软骨瓣获得平滑过渡区图像

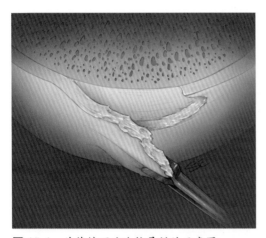

图15.4　关节镜下咬除软骨瓣的示意图

囊从探头穿透皮肤的底层[5,16]。双极射频能量是从正极通过灌洗液到探针的负极[5,16]。两种方法都使用热能完成关节表面成形。

正确使用射频工具可提高清理的精确度，获得比机械清理更光滑的关节表面[17]。然而这些工具的安全性和有效性是研究的热门领域。Lu 等建议适度使用射频能量，以避免医源性软骨细胞损伤和细胞活力下降的潜在并发症[5,9,18-20]。在使用射频探头时必须小心，因为能量通过灌洗液传播造成高温。通常探头流体温度应限制小于45℃，超过这个温度就

可能造成软骨损伤[21]。操作不当可能导致组织轮廓不理想、同侧软骨细胞损伤、组织坏死，以及浅表和过渡区的坏死。

非高温清理术

非气化式射频清理介于机械和高温清理方式之间，清理工具通过保护套减少电极与治疗区域的直接接触，避免不必要的能量通过灌注液体造成周围软骨细胞破坏、组织坏死、软骨表层和过渡层损害[17]。射频探头产生的离子仅作用于病损软骨，正常软骨因受到浅表磷脂双层的保护而不被损伤。因此，非高温清理既能保护软骨浅层和过渡层的完整性，又能有效地平整软骨表面和清理关节。Ganguly 等认为医源性软骨损伤问题的解决可以扩大清理治疗的应用指征和提高疗效，非高温清理具有很好的应用前景[17]。

清理方法

软骨成形术

软骨成形术是一种长期应用的清理

技术，通过切除软骨碎片，清除游离体，建立稳定、垂直的软骨缺损区域边界，从而减轻软骨表面受损导致的相关临床症状。与斜面边界相比，软骨缺损区域垂直边界有利于治疗区域的更快修复（图15.5）[22]。软骨成形术主要用来处理软骨下骨分层形成的软骨瓣。同时应尽可能保持软骨的完整性。为减少软骨下骨暴露以及之后的骨性关节炎，病灶清理应尽量避免去除健康软骨和扩大稳定组织边界深度。对于全层软骨缺损，软骨成形术后往往需要骨髓刺激或者其他软骨再生方法进一步处理。

关节成形术

关节成形术是对膝关节 Magnusson 清理方法的改良[23]。与其他关节清理术相仿，关节成形术也是一种改善症状的治标手段，而非治愈措施。关节成形术指使用刮匙和骨锉去除软骨深部钙化层，暴露健康有血供的组织（图 15.5），注意避免在已暴露的软骨下骨表层过度打磨[24]。该方法通过增加局部血供，在损伤表面形成均匀的出血表面，为愈合创造良好条件，最终在受损区域形成纤维软骨[24]。关节成形术的优势在于微创，不损伤软骨下板，减少骨髓刺激引起骨损伤或水肿的风险。关节成形术作为保护软骨的手段，主要适用于包容良好的微小软骨病灶，对于可能需要更复杂治疗方法处理的较大软骨病损，关节成形术并没有证据可以作为首选治疗方式[24]。

关节内清理

关节内清理包括皱襞切除或者滑膜切除，往往在炎性疾病或者其他治疗方法失败时应用，或者在处理软骨病灶时同时完成[25-27]。内外侧滑膜皱襞是膝关节腔内正常的滑膜折叠解剖结构，但在炎性或伴随其他疾病时，会出现肥厚、增生。滑膜增生通常伴有软骨病损、软骨软化或早期骨关节炎。内侧摩擦综合征就是因滑膜过度增生，侵蚀股骨内侧髁关节面软骨，产生髁上摩擦样病灶（图15.6）[27]，同时可能造成膝关节弹响。通过刨刀、咬钳和射频工具彻底清理增生组织，能够解除机械症状，减轻关节内炎性负荷。关节内清创通常在关节镜下完成，减轻关节滑膜炎，改善关节力学功能。关节镜下亦可同时完成半月板清理，适用于半月板无血管区的退变撕裂或对其他治疗无效的撕裂[6]。修整、成型半月板不稳定区域时应尽量减少去除过多的纤维软骨[28]。使用咬钳、刨刀清除半月板碎片。负压吸引将破损的半月板碎片吸入刨刀，健康的半月板组织不会受损伤。通过成形完成治疗区域与健康组织的平滑过渡。

康　复

清理术后，患者在理疗师或运动训练师指导下进入康复程序。康复目的是通过恢复关节活动范围、增加力量和神经肌肉控制，优化治疗结果。早期阶段应重视疼痛控制，步态正常化，监测肿胀，重新获得灵活性（如髌骨活动性、关节终末伸展）等方面。康复较晚阶段强调核心力量训练。训练计划应根据患者的个体化进程制订，但通常对多数患

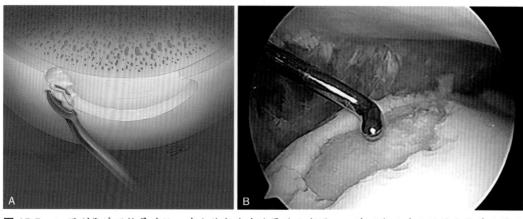

图 15.5 A.用刮匙清理软骨病灶，建立稳定垂直边界的示意图。B.清理术后建立的稳定软骨边界的关节镜下图像

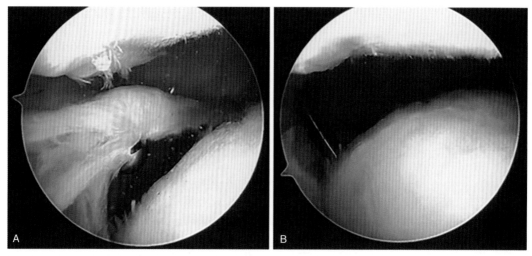

图 15.6 A.股骨内侧髁上方增生滑膜束的关节镜下图像。B.关节镜下刨削和咬除膝关节滑膜束图像

者限制较少。医患沟通可以帮助较大的软骨缺损患者理解缓慢康复的潜在意义和未来进一步康复治疗的可能性。患者的年龄、体重、伤前运动状态和康复依从性等因素也影响着运动和生活能力的恢复。

结　果

对于各种清理技术有效性的争论仍在持续。关节清理治疗的同时处理其他

并发症是影响清理治疗有效性的基本因素之一。各研究具有不同层次的循证强度，从随机对照研究到对比研究、个案报道（询证级别 3 级和 4 级）。表 15.3 列出了不同清理术的相关研究临床结果。

结　论

对于软骨病损导致的膝关节症状，保守治疗失败后，软骨病灶清理能够达到一定的治疗目标，解决不稳定软骨病

表 15.3　清理术后临床结果

研究者	研究类型	患者数（例）	平均随访时间	结果
Spahn 等[12]	RCT	30	48 个月	双极射频消融（bRFE）中期结果优于传统机械清理
Anderson 等[29]	病例系列研究	86	31.5 个月	没有共病症时，软骨成形术效果肯定
Owens 等[30]	RCT	39	24 个月	髌骨 2、3 级病损时双极射频消融优于机械刨削（MSD）
Barber 等[31]	RCT	60	19 个月	单极射频消融（mRFE）和机械刨削组在疼痛缓解和功能改善方面有明显提高。单极射频消融辅助机械刨削与单独机械刨削相比临床结果无差异
Spahn 等[32]	RCT	60	12 个月	对于内侧股骨髁软骨病损合并部分半月板切除，射频消融软骨成形的临床效果优于机械刨削软骨成形
Stein 等[33]	RCT	146	12 个月	单独机械刨削与机械刨削联合单极射频消融相比有更好的临床效果

RCT：随机对照研究

灶所致的力学相关症状。对于软骨病灶较小[<（1~2）cm²]同时疗效要求高的患者，软骨病灶清理通常作为低花费、一线治疗方法，对于较大病灶 [>（1~2）cm²] 且疗效要求不高的患者也可应用。对于较大的软骨损伤，要想达到软骨的最终修复，可以先行关节清理术，同时处理相关合并症，再行猪胶原膜种植自体培养软骨细胞（MACI®）或骨软骨异体移植（OCA）等治疗，以达到治疗效果的最大化。

（秦晓平 任翔 肖洪 译，黄添隆 审校）

参考文献

[1] Falah M, Nierenberg G, Soudry M, et al. Treat-ment of articular cartilage lesions of the knee. Int Orthop,2010,34(5):621–630.

[2] Day B. The indications for arthroscopic debride-ment for osteoarthritis of the knee. Orthop Clin North Am,2005,36(4):413–417.

[3] Laupattarakasem W, Laopaiboon M, Laupat-tarakasem P, et al. Arthroscopic debridement for knee osteoarthritis. Cochrane Database Syst Rev, 2008, 1:CD005118.

[4] Moseley JB, O'Malley K, Petersen NJ, et al. A controlled trial of arthroscopic surgery for osteoarthritis of the knee. N Engl J Med, 2002, 347(2):81–88.

[5] Edwards RB, Lu Y, Uthamanthil RK, et al. Comparison of mechanical debridement and radiofrequency energy for chondroplasty in an in vivo equine model of partial thickness cartilage injury. Osteoarthr Cartil, 2007, 15(2): 169–178.

[6] Ward BD, Lubowitz JH. Basic knee arthroscopy Part 4: chondroplasty, meniscectomy, and cruciate liga-ment evaluation. Arthrosc Tech, 2013,2(4):e507–508.

[7] Voloshin I, Morse KR, Allred CD, et al. Arthroscopic evaluation of radiofrequency chon-droplasty of the knee. Am J Sports Med, 2007, 35(10): 1702–1707.

[8] Fond J, Rodin D, Ahmad S, et al. Arthroscopic debridement for the treatment of osteoarthritis of the knee: 2- and 5-year results. Arthroscopy, 2002,18(8):829–834.

[9] Uthamanthil RK, Edwards RB, Lu Y, et al. In vivo study on the short-term effect of radiofrequency energy on chondromalacic patellar cartilage and its correlation with calciied cartilage pathology in an equine model. J Orthop Res, 2006, 24(4):716–724.

[10] Outerbridge RE. The etiology of chondromalacia patellae. J Bone Joint Surg Br, 1961,43-B:752–757.

[11] Mainil-Varlet P, Aigner T, Bullough P, et al. Histological assessment of cartilage repair: a report by the histology endpoint Committee of the International Cartilage Repair Society (ICRS). J Bone Joint Surg Am, 2003, 85-A(Suppl 2): 45–57.

[12] Spahn G, Klinger HM, Mückley T, et al. Four-year results from a randomized con-trolled study of knee chondroplasty with concomi-tant medial meniscectomy: mechanical debridement versus radiofrequency chondroplasty. Arthroscopy,2010,26(9):S73–80.

[13] Edwards RB, Lu Y, Cole BJ, et al. Comparison of radiofrequency treatment and mechancial debridement of ibrillated cartilage in an equine model. Vet Comp Orthop Traumatol, 2008,21(4):41–48.

[14] Arnoczky SP (Moderator). Is there a role for radiofrequency- based ablation in the treatment of chondral lesions. Am J Orthop,2005,34(8 Suppl):3–15.

[15] Lotto ML, Wright EJ, Appleby D, et al. Ex vivo comparison of mechanical versus thermal chondroplasty: assessment of tissue effect at the surgical endpoint. Arthroscopy, 2008, 24(4): 410–415.

[16] Rocco P, Lorenzo DB, Guglielmo T, et al. Radiofrequency energy in the arthroscopic treatment of knee chon-dral lesions: a systematic review. Br Med Bull, 2016, 117(1): 149–156.

[17] Ganguly K, McRury ID, Goodwin PM, et al. Histopomorphic evaluation of radiofrequency mediated débridement chondroplasty. Open Orthop J, 2010,4:211–220.

[18] Lu Y, Edwards RB, Nho S, et al. Thermal chondroplasty with bipolar and monopolar radiofrequency energy: effect of treatment time on chondrocyte death and surface contour-ing. Arthroscopy, 2002,18(7):779–788.

[19] Edwards RB 3rd, Lu Y, Nho S, et al. Thermal chondroplasty of chondromalacic human cartilage. An ex vivo comparison of bipolar and monopolar radiofrequency devices. Am J Sports Med, 2002,30(1):90–97.

[20] Lotto ML, Lu Y, Mitchell ME, et al. An ex vivo thermal chondroplasty model: the association of a char-like layer and underlying cell death. Arthroscopy, 2006, 22(11):1159–1162.

[21] Mead RN, Ryu J, Liu S, et al. Supraphysiologic temperature enhances cytotoxic effects of bupivacaine on bovine articular chondrocytes in an in vitro study. Arthroscopy, 2012, 28(3): 397–404.

[22] Rudd RG, Visco DM, Kincaid SA, et al. The effects of beveling the margins of articular cartilage defects in immature dogs. Vet Surg, 1987,16(5):378–383.

[23] Magnuson PB. Technic of debridement of the knee joint for arthritis. Surg Clin North Am,1946,26:249–266.

[24] Johnson L. Arthroscopic abrasion arthroplasty: a review. Clin Orthop Relat Res,2001,391:306–317.

[25] Prejbeanu R, Poenaru DV, Balanescu AD, et al. Long term results after arthroscopic resection of medial plicae of the knee-a prospective study. Int Orthop, 2017,41(1):121–125.

[26] Weckstrom M, Niva MH, Lamminen A, et al. Arthroscopic resection of medial plica of the knee in young adults. Knee, 2010,17(2):103–107.

[27] Lyu SR, Lee CC, Hsu CC. Medial abrasion syn-drome: a neglected cause of knee pain in middle and old age. Medicine,2015,94(16):e736.

Erratum, 2015,94(21):1.

[28] Park IH, Kim SJ, Choi DH, et al. Meniscectomy of horizontal tears of the lateral meniscus anterior horn using the joystick technique. Knee, 2014,21(1):315–317.

[29] Anderson DE, Rose MB, Wille AJ, et al. Arthroscopic mechanical chondroplasty of the knee is beneicial for treatment of focal cartilage lesions in the absence of concurrent pathology. Orthop J Sport Med, 2017, 5(5): 2325967117707213.

[30] Owens BD, Stickles BJ, Balikian P, et al. Prospective analysis of radiofrequency versus mechanical debridement of isolated patellar chon-dral lesions. Arthroscopy, 2002,18(2):151–155.

[31] Barber FA, Iwasko NG, Gilley JA, et al. Treatment of Grade Ⅲ femoral chondral lesions: mechanical chondr-oplasty versus monopolar radiofrequency probe. Arthroscopy. 2006, 22(12):1312–1317.

[32] Spahn G, Kahl E, Mückley T, et al. Arthroscopic knee chondroplasty using a bipolar radiofrequency-based device compared to mechanical shaver: results of a prospective, randomized, controlled study. Knee Surg Sport Traumatol Arthrosc, 2008,16(6):565–573.

[33] Stein DT, Ricciardi CA, Viehe T. The effectiveness of the use of electrocautery with chondroplasty in treating chondromalacic lesions: a randomized prospec-tive study. Arthroscopy, 2002,18(2):190–193.

第 16 章
骨髓刺激和增强技术

Michael L. Redondo, Brian R. Waterman, Jack M. Bert, Brian J. Cole

引 言

　　透明软骨是构成关节和维持关节活动功能的重要组成部分，比如膝关节。然而，软骨缺损的理想处理方法仍需要继续研究。众所周知，透明关节软骨的愈合能力有限，原因可能是关节表面缺乏内在的血液供应，缺乏细胞有丝分裂以及祖细胞的补充[1]。因此，与软骨缺损相关的症状（疼痛、积液、活动减少、功能丧失）的发生风险和病变最终进展为骨关节炎的可能性仍然普遍存在[2,3]。据报道，随着软骨缺损年发病率上升5%，在美国每年进行3万~10万台软骨修复手术[4,5]。目前，估计存在软骨损伤的人群占总人口数量的12%[6]，软骨损伤最常见于膝关节内侧间室，其次是髌股关节[7]。

　　内源性软骨修复依赖于软骨细胞的激活和间充质干细胞（MSCs）的补充和表面软骨祖细胞的分化[1]。然而，每个个体对软骨损伤的反应都是特有的。成年患者软骨再生潜力较小的原因是完全分化的软骨细胞仅具备有限的有丝分裂活性，以及局部祖细胞的募集能力有限[8]。此外，软骨组织在关节表面MSCs补充修复的能力有限[1]。虽然在现有的临床研究中，年龄对软骨修复的影响并不一致，但一些动物模型表明年龄与软骨形成或MSC潜能呈现负相关性[9,10]。最近的基础科学模型也支持随着年龄的增长软骨修复过程的次优结果的趋势[11]。在一项对牛模型软骨再生潜能的研究中，成人软骨细胞的胶原形成能力下降，同时MSCs的诱导减少。同样，胎儿和幼年牛模型MSCs显示出相比成年牛模型MSCs更好的基质（matrix）和力学性能[10]。因此，由于有症状的全层软骨缺损的内在再生修复能力非常低，特别是在老龄化人群中，软骨缺损到骨关节炎的进展过程仍然是一个值得关注的问题。

　　骨髓刺激最初被认为是一种动员自

M. L. Redondo · B. R. Waterman · B. J. Cole (✉)
Department of Orthopedic Surgery, Cartilage
Restoration Center at Rush University Medical
Center Midwest Orthopedic at Rush,
Chicago, IL, USA
e-mail: brian.cole@rushortho.com

J. M. Bert
Minnesota Bone & Joint Specialists, Ltd,
St. Paul, MN, USA

© Springer International Publishing AG, part of Springer Nature 2018
J. Farr, A. H. Gomoll (eds.), *Cartilage Restoration*, https://doi.org/10.1007/978-3-319-77152-6_16

体 MSCs 补充治疗全层关节软骨缺损的方法。在彻底清除表层的病变或不稳定的软骨碎片和深层的钙化软骨层后，所有的骨髓刺激技术都需要在软骨下板穿刺或打孔，以便骨髓成分释放到软骨缺损处的基底部。MSCs 随后可分化为纤维软骨细胞，这有利于纤维软骨凝块的形成和稳定。这些"软骨样"的纤维软骨凝块包含不同数量的Ⅰ型、Ⅱ型和Ⅲ型胶原蛋白，这些胶原蛋白填充在缺损处并最终重塑形，以纤维软骨取代原生透明软骨。

骨髓刺激的概念在 20 世纪 50 年代后期开始流行，当时 Pridie 描述了软骨下钻孔技术，通常被称为 Pridie 钻孔。Pridie 钻孔技术包括用克氏针对暴露的软骨下骨进行开放钻孔，以刺激出血和骨髓募集（recruitment）[12]。还有几项技术重复了 Pridie 的技术，其中一项是松质骨化（spongialization），这是一种侵袭性的方法，软骨下板被完全移除，露出松质骨[13]。虽然 Pridie 钻孔技术及其应用有助于发展骨髓刺激技术的概念，但随着关节镜技术的发展，它们很快被其他微创手术所取代。在 20 世纪 70 年代，Lanny Johnson 医生推广了磨削成形术（abrasion arthroplasty），这是一种用于刺激骨关节炎损伤修复的关节镜下浅表磨削技术[14]。与以前的开放钻孔技术相比，这项改良的技术术后康复更快和精确性更高[14]。磨削成形术曾作为治疗骨关节炎的一种可行方法得到广泛采用，直到 Bert 和 Rand 报道了磨削成形术没有给患者带来比仅行软骨清理治疗更明显的益处[15,16]后，这项技术才被放

弃。然而，最近关于磨削成形术的研究又一次出现，Sansone 等[17]发现，对年龄 <50 岁患者的小病变（<4cm²）平均随访 20 年，关节生存率（survivorship）为 89.5%。基于这些最近的研究，重新评估磨削成形术作为全层软骨缺损的治疗方法可能是值得的。

近年来，最流行的骨髓刺激术是微骨折术（见下文"钻孔部分"），是在 20 世纪 90 年代后期由 Steadman 推广，并被一些专家认为是孤立性软骨缺陷治疗的金标准[18]。根据大型保险数据库，美国每年大约进行 7.8 万例微骨折手术。虽然早期的临床结果已经被证明是有利的，但记录微骨折术相对有效性的最高等级的证据主要来自选择性随机对照试验。此外，微骨折术后初期获得的益处在中长期随访中显示下降也引发了对早期临床结果可持续性的担忧[19]。Erggelet 等[20]在一项系统综述中讨论了微骨折术作为软骨损伤治疗的金标准的地位，指出要明确微骨折术作为一种可选择的治疗方法需要将来做前瞻性对照试验。此外，一些专家断言，微骨折术并不能提供比单纯软骨清理更好的结果，它改变了底层骨骼的微结构，应该被彻底抛弃[15]。

不同的钻孔设备对软骨下骨的力学性能有明显的差异。Mithoefer 认为（ICRS 年会上的个人交流，2016 年 9 月 25 日）使用 1mm 克氏针钻孔应被视为"第二代微骨折术"，因为 Eldracher 的研究证实使用 1mm 钻头可以避免软骨下囊肿和病灶内骨赘的形成[21,22]。使用微骨折术手锥已被报道可导致更多的

骨压缩。致密的微骨折骨积聚可阻断骨髓间隙通道，并抑制 MSC 向缺损表面迁移[23]。软骨下钻孔为细胞迁移提供了更稳定的专用通道。此外，Chen 等已经证明，钻的深度更深（6mm）可以在修复基质中获得更透明的特性，更充分地填充软骨缺损[24]。

微骨折术的长期临床结果不佳的主要原因可能是凝块稳定性不足，纤维软骨再生的长期生存能力和耐久性较差。在透明关节软骨中通常发现纤维软骨缺乏原生Ⅱ型胶原，并导致承受高应力和重复负荷压力的能力降低[25]。这种寿命和耐久性的降低最终会导致微骨折手术技术的长期结果更差[25]。值得注意的是，骨髓刺激的结果通常被认为是低质量的组织形成。然而，资深作者认为，除了严格关注技术细节和术后康复之外，如果传统上认知的伴随疾病在治疗时得到处理，骨髓刺激术的结果在许多情况下可以等同其他软骨修复手术的结果。因此，最近，为了获得更加可持续的结果和减少相关并发症，如病灶内骨赘、软骨下囊肿和软骨下板的缺陷（见下文"并发症部分"），对微骨折增强手术进行了技术创新。微骨折术后关节内加入富血小板血浆（PRP）、骨髓浓缩物（BMAC）和脂肪源性干细胞（ASCs）来增强微骨折是骨髓刺激中令人兴奋的进展。此外，最近引入的纳米骨折、钻孔"再生"和 BioCartilage（Arthrex Inc.，Naples，FL）技术在骨髓刺激领域提供了有前景的技术进步。本章重点介绍临床适应证、手术技术、骨髓刺激手术的结果和这些手术的增强治疗。

适应证和禁忌证

微骨折术适用于有症状的Ⅲ～Ⅳ级关节软骨损伤的年轻患者（年龄 <40 岁）。微骨折术目前被推荐用于小面积的 [<（2~3）cm²]，在滑车和髁表面的包容性局灶性病变。它应避免用于治疗弥漫性、大面积（>4cm²）或双极的关节软骨缺损。根据 Kreuz[26]的报告，该技术需谨慎应用于髌骨病变。同样，当 MRI 上有明显的软骨下骨改变时，微骨折术的结果仍然需要被谨慎看待。

技 术

病变区域的准备

手术首先是对全层关节软骨损伤进行评估和清理。为了清理软骨，用锋利的环型、成角和（或）直型关节镜刮匙去除覆盖或环绕软骨缺损的任何不稳定的软骨。为了优化祖细胞凝块的黏附性和从下面骨髓通道释放时的稳定性，以及提供一个离散的承重过渡区，在垂直壁面上形成健康的软骨边界是非常关键的。最后，应小心操作，避免过度处理软骨下骨，用刮匙刮除缺损底部的钙化软骨层，以促进营养扩散和凝块黏附在基底部[27]。任何伴随的关节内疾病都应在微骨折术或骨髓刺激前处理。

微骨折术和钻孔骨髓刺激

传统上，用关节镜下手锥在暴露的软骨下骨中作直径 2.5mm 和深度 2mm 的多个小穿孔。资深作者现在更倾向于使用电钻（PowerPick，Arthrex Inc.，Naples，FL）进行钻孔。只有在手术的所有其他步骤完成后，微骨折的手术才能开始。锥孔或钻孔过程应从边缘开始，然后向缺损中心推进。作者首选的穿孔直径为 1.5mm，深度约为 6mm，而纳米骨折的直径为 1.0mm，深度可达 9.0mm。这些孔之间的间隔为 3~4mm，留出足够的空间，以确保在穿孔过程中孔不会融合（图 16.1）。一旦微穿孔完成，就停止流入关节镜冲洗液，以便直视下观察骨髓成分从骨髓通道流出。如果出血或脂肪滴释放明显不足，可重复钻孔以获得更大的深度，以加强骨髓通道。值得注意的是，与胫股关节微骨折术相比，髌骨微骨折术具有明显不同的技术挑战，因为病变在关节镜下的可见性和可及性难度更高。此外，髌骨微骨折术需要在髌骨的前部施加反向压力。

康 复

在提供最佳的软骨形成环境和保护纤维软骨凝块基质方面，康复起着至关重要的作用。由于损伤的位置和大小各异，关节软骨损伤具有高度不一致性，康复计划可能需要根据相伴随的关节内病变来调整。资深作者根据病变的定位不同，制订了微骨折术后康复的两种基本方案：胫股关节 / 股骨髁（表 16.1）或髌股关节（表 16.2）。

并发症

随着人们了解的软骨修复知识的增多，软骨损伤逐渐变成以骨软骨单元为特征的疾病，而不单纯只是关节表面软骨。由于对骨板的穿刺，骨髓刺激和微骨折术已经被提出会严重影响软骨下骨的结构体系。这些软骨下骨穿刺伤已经被认为会引发次级骨化中心的激活，最终导致病灶内骨赘的形成[28]。微骨折侵入并破坏纤维软骨组织再生和组织学构建，导致软骨下骨增生，形成病灶内骨赘，并且，病灶内骨赘并不少见。Cole 等[29]对微骨折的一项回顾性研究中，54% 的患者在术后 6 个月时出现骨赘，而约 70% 的患者在 12 个月时出现骨赘。穿孔对软骨下骨板的基础结构也有已知的影响。穿透的软骨下骨板显示骨矿物质密度降低，关节下松质骨小梁变薄[30]。因此，过度的软骨下骨钻孔可能会导致软骨下骨微观结构的改变和病灶内骨赘的形成，同时也会削弱整个骨软骨单元[30]。

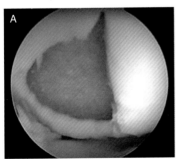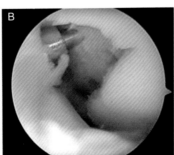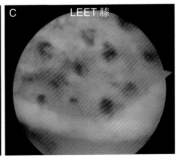

图 16.1 左膝关节的关节镜图像。A. 准备好的软骨缺损。B. 标准的软骨下骨微骨折术钻孔。C. 止血带放松后脂肪滴和血液渗出

表 16.1　股骨髁微骨折 / BioCartilage 术后康复方案

	负重	支具	关节活动度	锻炼
第一阶段（0~6 周）	完全不负重	0~2 周：一直锁定在完全伸直位，只在 CPM 和功能锻炼时去除，2 周后间断使用	0~6 周：使用 CPM 每天 6h，于 0~40° 开始，在可耐受前提下每天增加 5°~10°	0~2 周：股四头肌群，直腿抬高，小腿泵，被动小腿悬吊 90°，在家锻炼 2~6 周：PROM/AAROM（可耐受的），髌骨和胫腓关节肌群，股四头肌群，腘绳肌，臀肌群，直腿抬高，髋关节外展肌和核心肌群
第二阶段（6~8 周）	每周增加 25% 直至完全负重	不需要	最大活动度	加强第一阶段锻炼
第三阶段（8~12 周）	完全负重	不需要	最大活动度	步态训练，开始闭链活动：背靠墙静坐，穿梭训练，半蹲，伸脚趾 开始单侧站立活动，平衡训练
第四阶段（12 周至 6 个月）	完全负重	不需要	最大活动度	加强第三阶段锻炼； 最大化的核心肌 / 臀大肌、骨盆稳定锻炼，偏心腘绳肌可耐受前提下可发展到椭圆机、自行车或游泳
第五阶段（6~12 个月）	完全负重	不需要	最大活动度	加强功能活动 8 个月后医生确认后回归专项体育活动

表 16.2　髌骨 / 滑车微骨折术后康复方案

	负重	支具	关节活动度	锻炼
第一阶段（0~6 周）	佩戴支具完全负重	0~1 周：一直锁定在完全伸直位，只在 CPM 和功能锻炼时去除， 1~4 周：不锁定，仅白天佩戴 股四头肌可以控制时间间断使用，无伸膝迟滞时直腿抬高	0~6 周：CPM 每天使用 6h 0~2 周从 0~30° 开始 2~4 周：0~60° 4~6 周：0~90°	0~2 周：股四头肌群，直腿抬高，小腿泵，被动小腿悬吊 45°，在家锻炼 2~6 周：PROM/AAROM（可耐受的），髌骨和胫腓关节活动，股四头肌群，腘绳肌，臀肌群，直腿抬高，髋关节侧抬和核心肌群
第二阶段（6~8 周）	完全负重	不需要	最大活动度	加强第一阶段锻炼
第三阶段（8~12 周）	完全负重	不需要	最大活动度	步态训练，开始闭链活动：背靠墙静坐，半蹲，伸脚趾，固定单车 开始单侧站立活动，平衡训练

（续表 16.2）

	负重	支具	关节活动度	锻炼
第四阶段 （12 周至 6 个月）	完全负重	不需要	最大活动度	加强第三阶段锻炼； 最大化的核心肌 / 臀大肌、骨盆稳定锻炼，腘绳肌偏心运动，可耐受前提下可发展到椭圆机、自行车或游泳
第五阶段 （6~12 个月）	完全负重	不需要	最大活动度	加强功能活动 8 个月后医生确认后回归专项体育活动

有趣的是，高达 33% 的患者被报道骨囊肿形成 [19]。此外，Beck 等最近进行的一项绵羊模型研究表明，42% 和 92% 的模型在微骨折术或增强微骨折术后 13 周和 26 周时分别有软骨下囊肿形成 [31]。专家推测，软骨下骨囊肿形成的原因可能是局部滑膜液压力增加引起的关节下骨滑膜液流入和细胞因子诱导的破骨细胞介导的骨吸收 [30,31]。软骨下囊肿是骨关节炎的主要特征，可能是软骨缺损进展的标志。资深作者认为，通过对病变部位钻孔而不是使用手锥，避免钻孔汇合，避免新准备的病灶术后至少 6 周的负重，可以将软骨下的变化降至最低。从概念上讲，如果患者使新手术的病灶负重，骨头的反应与骨折修复类似，包括骨生长过度和硬化改变。

临床结果

据报道，微骨折手术的结果差异很大。许多早期研究报道无论软骨病变的病因如何，微骨折手术的短期临床结果（< 24 个月）都获得成功 [18,32,33]。然而，大多数现有的系列病例研究没有对照组

比较。在一项包含了 3 122 例患者的短期系统回顾中，Mithoefer 等 [19] 报道微骨折术在开始的 24 个月可有效改善患者的膝关节功能，75%~100% 行微骨折术的患者的短期临床随访表明膝关节评分得到改善。然而，微骨折术的长期结果不尽相同，被认为随着时间的延长而恶化。2 年后，47%~80% 行微骨折术的患者报道膝关节功能从最初的改善开始出现功能下降，这也得到 Steinwachs 等长期随访结果的支持。这些作者也报道了老年患者和软骨缺陷较大的患者（>2.5cm²）在更早的时间点（术后 18 个月）出现临床结果下降 [8]。

活动量大的患者和运动员也表现出长期结果欠佳。Steadman 等最初报道了几类职业运动员团体微骨折术后良好的临床结果，包括职业高山滑雪运动员 [18,34]。在这 2 年随访中，Steadman 报道，术后 Tegner 活动评分的中位值为 10 分，平均术后 Lysholm 评分和患者满意度评分都有显著改善，95% 的患者回归竞技滑雪运动 [34]。与之相比，Gobbi 等 [33] 进行的一项关于运动员的前瞻性研究显示术后 2 年的 Tegner 活动评分有所

改善，然而研究中 80% 的运动员的最终随访结果显示运动能力逐步下降。在检查美国职业橄榄球大联盟（NFL）运动员重返体育运动（return to sport，RTS）情况时，Andrews 等报道，接受微骨折术的球员比仅接受软骨成形术的球员出现 RTS 的概率低 4.4 倍[35]。对两项美国职业篮球联赛（NBA）运动员的随访研究观察到：微骨折术和平均上场时间减少、球员效率排名降低或场均得分减少具有显著相关性[36,37]。更重要的是，21% 的接受微骨折术的 NBA 球员没有重回 NBA 职业竞赛场[36]。

其他研究试图评估运动员接受微骨折术对比其他软骨修复手术的长期结果。Gudas 等进行了随机对照试验对 40 岁以下的年轻活跃的运动员平均随访 37.1 个月[38]。作者报道自体骨软骨移植术（OAT）与微骨折术相比对修复膝关节软骨缺损具有显著优越性，只有 52% 的行微骨折术的运动员可以重回受伤前的运动水平[38]。当对比研究微骨折术和 OAT 术后 10 年的随访结果时，术后国际软骨修复协会（ICRS）评分与基线相比，两组均保持了显著的临床改善，但 OAT 组患者的结果明显好于微骨折组[39]。最后，Harris 等的系统回顾发现行微骨折术后重返体育运动的整体患者比例比自体软骨细胞移植术（ACI）或 OAT 术后更低，微骨折术后能够重返体育运动的患者出现运动能力表现减弱的情况更常见[40]。

Mithoefer 等[19] 还描述了几个术前因素和人口学因素与微骨折术后临床结果有关。软骨缺损面积小于 $4cm^2$ 的患者被发现手术后结果更好。BMI 指数也和术后膝关节功能呈现负相关，$BMI>30kg/m^2$ 的患者的结果显著变差。此外，术前 Tegner 活动评分更高的患者行微骨折术后的临床疗效更佳。年龄可能是最常报道的与微骨折术后疗效的相关因素。总的来说，更年轻的患者的临床效果更好，报道的年龄范围在 30~40 岁。

骨髓刺激增强

骨髓刺激增强术（augmentation）寻求改进当前骨髓刺激修复术的两个关键性弱点：修复凝块的耐久性差和典型的纤维软骨修复中缺乏 II 型胶原。

透明质酸

透明质酸（HA）是一种在关节软骨和滑膜液中天然存在的高分子量黏多糖。HA 为关节提供了黏弹性、润滑度和冲击吸收度，还会形成细胞外基质。随着骨关节炎（OA）的发展，高分子量 HA 的浓度降低，转变为低分子量 HA 增加，从而引起向关节提供的黏弹性降低。从历史上看，向关节内注射 HA 起到保护软骨的作用被作为 OA 的姑息疗法[41]。关节内的 HA 能够结合到分化抗原簇 44（CD44）和抑制白介素（IL）-1β 的表达，随后抑制异化的金属蛋白酶的生成。如果被激活，异化的金属蛋白酶会引起关节软骨胶原蛋白和关节面的退化和破坏。HA-CD44 结合通路也通过较少的软骨细胞凋亡以及保留软骨细胞外基质的合成和减缓退化来增加软骨保护作用[41]。

目前的研究表明，HA 黏弹性补充治疗可能增强软骨细胞的增殖和分化，而且可能为 MSCs 从骨髓释放提供一个框架[42,43]。最近，一些基础科学研究报道了应用 HA 增强微骨折术后的不同结果。尽管几项研究报道微骨折术联合注射 HA 增强治疗结果显示 ICRS 评分显著改善，在家兔模型大体观察和组织学观察中表现良好[42,43]，但单独的对比研究表明，HA 增强并不能改善修复组织的质量[44]。

虽然临床上 HA 增强结果的研究数量有限，但是一些可靠的证据确实存在，特别是距骨软骨缺损的微骨折术治疗方面。在 Doral 等进行的一项包含 57 例患者的 RCT 研究[45]中，距骨软骨缺损患者接收微骨折术治疗，同时随机选择患者接受 HA 关节内注射治疗。虽然两组的术后美国足踝外科学会（AOFAS）评分与术前评分相比均有显著提高，在 2 年随访时 HA 注射组相比非注射组术后评分的提高更明显。同样，Shang 等进行了一项 RCT 研究，对比距骨微骨折术 HA 增强与单纯微骨折术，至少随访 9 个月，结果显示 AOFAS 评分和 VAS 评分显著提高[46]。尽管目前这些研究有效，但仍需提供进一步的临床证据，尤其是针对微骨折术在其他大负重关节中的疗效和 HA 对组织修复的长期耐久性方面的影响。

富血小板血浆

细胞生长因子对关节软骨生长和体内平衡起着重要作用，其中几个关键生长因子被发现并存储在血小板 α 颗粒中，包括血小板源性生长因子（PDGF）、转化生长因子 -β（TGF-β）、血管内皮生长因子（VEGF）等[47,48]。富血小板血浆（PRP）是由外周静脉血经离心获得的，含有超生理水平的血小板和自体生长因子成分的血浆。当与氯化钙一起被激活，在软骨损伤部位靶向注射 PRP 可作为一种软骨修复增强治疗技术。

最近在体外和体内的研究表明，PRP 的功能是通过调节多种生长因子和细胞因子，促进软骨细胞和祖细胞的分化、增殖、信号转导和迁移来实现的。在体外应用 PRP 治疗的软骨细胞显示出"透明质"样细胞外基质 II 型胶原和糖胺聚糖（GAGs）的增殖和沉积增加[49]。软骨下骨祖细胞也显示出 PRP 的下游效应。Kruger 等[50]评估了软骨下骨来源的人类祖细胞在存在 PRP 和不存在 PRP 情况下的迁移能力，结果显示暴露于 PRP 的人软骨下骨祖细胞与空白对照组相比在止血试验中显示出明显更强大的迁移能力。此外，组织学分析显示，暴露于 PRP 的祖细胞明显改善了蛋白多糖的免疫组化染色，增加了 II 型胶原的浓度，表明与对照组祖细胞相比，PRP 显著增加了软骨基质的形成。最后，有报告称 PRP 注射治疗可以通过抑制核因子 -κB（NF-κB）预防软骨进一步退化。核因子 -κB 是许多炎症介质的表达所需的一个重要的转录因子，如细胞因子 IL-1β、肿瘤坏死因子 -α（TNF-α）和白细胞介素 -6[48,49]。调制的 NF-κB 能够躲避具有危险和破坏性的促炎症通路。

然而，PRP 注射增强微骨折术的临床疗效（图 16.2）却呈现出不同的结果。在一项前瞻性队列研究中，将膝关节微骨折术合并 PRP 增强与单纯经典微骨折

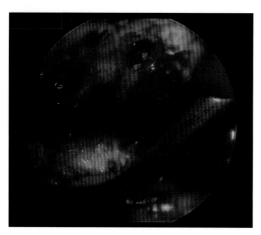

图 16.2 软骨缺损顶部微骨折生成的超级凝块

术进行比较，作者发现两组在任何随访时间（3 个月、6 个月、12 个月和 24 个月）IKDC 主观量表、VAS 或 SF-36 上均没有显著统计学差异[51]。同样，在一项 II 级随机临床研究中，Manunta 等在 PRP 增强微骨折术和单纯膝关节微骨折术的任何随访时间结果中均未发现国际膝关节文献委员会（International Knee Documentation Committee，IKDC）或 VAS 评分具有显著统计学差异[52]。相比之下，一些研究表明 PRP 注射合并微骨折术在治疗距骨软骨缺损中具有更大的应用前景[53-55]。特别值得一提的是，一项 Guney 等进行的 II 级证据研究显示，应用距骨微骨折术合并 PRP 注射治疗的患者在 AOFAS 评分、足踝功能测量（FAAM）和疼痛 VAS 评分（平均 16.2 个月的随访）方面明显更好[54]。

造成 PRP 增强骨髓刺激的结果差异大的原因可能是 PRP 中特定细胞因子的数量不同。Dragoo 等[56] 报道，选择不同商业化的 PRP 系统会造成细胞因子浓度差异，而且 PRP 中并不是所有的细胞因子都可以促软骨形成。含有高浓度白细胞（白细胞富集）或红细胞的 PRP 导致促炎症标记物的升高和显著的滑膜细胞坏死，导致软骨细胞外基质的破坏。尽管还需要进一步的研究来阐明白细胞富集 PRP 对比白细胞缺乏 PRP 的影响，Dragoo 推断去除干扰因素如白细胞，可以影响局部炎症和增强软骨细胞恢复[56,57]。然而由于对 PRP 的"监管"，删除干扰因素需要经过美国 FDA 的额外批准并遵守指南管理。

骨髓穿刺浓缩液注射

间充质干细胞（MSCs）是一种多能间质细胞，可分化为包括软骨细胞在内的所有中胚层细胞。随着对 MSC 在软骨修复中应用的关注增加，骨髓穿刺（BMA）已经成为获得 MSC 的首选技术。BMA 的穿刺点通常在髂嵴（图 16.3），因为与股骨或胫骨穿刺相比，髂嵴处的 MSC 浓度更高[58]。在一份典型的 BMA 标本中，干细胞只占骨髓[59]中有核细胞的 0.001%~0.01%[59]。穿刺样本需要浓缩，通常采用密度梯度离心法，以产生更高浓度的 MSCs。然而，随着采集方法的创新，通过一种新型的穿刺针系统同样能够获得高浓度的 MSCs[60]。骨髓穿刺浓缩液（BMAC）是一种向关节内注射 MSCs 的方法，可单独治疗或辅助其他外科治疗（如骨髓刺激）进行增强治疗。

除 MSCs 外，BMAC 也被发现含有有价值的血小板成分，包含高水平的生长因子和细胞因子，如 VEGF、PDGF、TGF-β 和骨形态发生蛋白 2 和 7（BMP-2

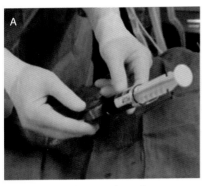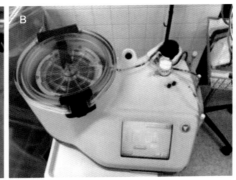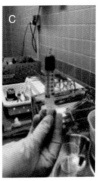

图 16.3　术中从髂嵴收集 MACs。A. BMA 图。BMA 通过离心（B）使间充质干细胞浓缩形成 BMAC，BMAC 放置在（C）小注射器中，用于在骨髓刺激部位注射

BMP-7）[61]。这些生物活性因子是 BMAC 的重要组成部分，可以增加合成代谢、信号传导和抗炎活性 [42,61,62]。特别是 TGF-β 超家族成员被证明对软骨发展发挥着重要作用 [62,63]。几项研究显示 TGF-β 对与软骨细胞 II 型胶原蛋白表达的基因表达增加起着关键作用 [62,63]。最近，证明 BMP-7 也能刺激软骨细胞增殖、分化和代谢，使其在软骨细胞再生中发挥作用 [42,64]。

目前，在几种动物模型中，BMAC 增强骨髓刺激的显著性证据是可靠的 [12]。Fortier 等使用单纯微骨折术或 BMAC 增强微骨折术治疗 12 只幼龄成年马滑车脊全层软骨缺损 [65]。关节镜下将 BMAC 和凝血酶注射到微骨折术处理的软骨缺损中。8 个月后，放射学和组织学评估发现缺损充填明显增加，修复整合入周围软骨得以改善，II 型胶原和糖胺聚糖修复成分显著增加。同样，Saw 等 [66] 报道了在山羊模型中利用软骨下钻孔、钻孔合并关节内注射 HA，或钻孔合并关节内同时注射 HA 和 BMAC 治疗软骨缺损。术后 6 个月，单纯软骨下钻孔与 HA 组

之间的结果相当，而 HA 与 BMAC 联合组的蛋白多糖含量和修复整合度均有显著提高。

虽然 BMAC 增强骨髓刺激在关节软骨修复的临床结果方面缺乏证据，但仍有一些研究报告了乐观的结果。De Girolamo 等研究了微骨折术联合 I / III 型猪胶原基质植入和 BMAC 应用修复软骨损伤的疼痛或不良事件 [67]。临床随访 6 个月，患者无疼痛或不良反应发生，但是这些临床结果并没有与阴性对照组对比。在 Gobbi 等 [68] 的队列研究中，采用微骨折术或基于 HA 的支架加 BMAC（HA-BMAC）治疗膝关节全层软骨缺损。在植入 HA 支架和 BMAC 前，两组软骨缺损均以同样的方式准备。随访 2 年后，HA-BMAC 修复组中，100% 患者的 IKDC 客观评分均正常或接近正常，而微骨折组仅 64% 的患者获得正常的 IKDC 评分。此外，与微骨折组患者相比，HA-BMAC 治疗组患者随访 5 年的膝关节功能和 IKDC 客观评分明显提高。长期临床结果的改善表明与单纯骨髓刺激相比，BMAC 可能在增加缺损修复耐

久性方面发挥作用。BMAC 强化微骨折术还被用于踝关节软骨缺损治疗方面的研究。Hannon 等 [69] 比较了 34 例单纯微骨折术与 BMA 强化微骨折术治疗距骨缺损的患者，两组患者术后的 FAOS 疼痛评分和 12 项一般健康问卷简表躯体健康总结（SF-12 PCS）均有改善。BMAC 强化微骨折组的 MR 观察软骨修复组织（MOCART）评分明显高于单纯微骨折组，表明组织修复质量更好。目前，BMAC 有可能与骨髓刺激联合使用，但仍然需要高等级的研究证据证实，才有望成为一项治疗标准。

脂肪间充质干细胞

脂肪组织中含有 MSCs 称为脂肪间充质干细胞（ASC）[70]。已发现 ASC 具有内胚层、中胚层和外胚层的增殖潜能，使其在软骨恢复骨髓刺激过程中成为有用的辅助手段。ASCs 被各种生物活性因子刺激，尤其是 TGF-β 超家族，已经被证明能够诱导分化和增殖成为软骨细胞表型 [71-73]，几项体外研究表明，ASC 具有强大的潜能来填补动物模型骨软骨缺损 [74,75]。ASC 可在腹部区域局部获取，通常是通过抽脂。很多矫形外科医生缺乏获取 ASC 所需的抽脂技术经验。然而，最近，Dragoo 等 [76] 开发了一种完全通过关节镜从髌下脂肪垫中获取 ASCs 的方法。这项技术的作用是消除与其他抽脂技术相关的障碍。易于获得、获取部位并发症发生率低和相对较高的干细胞浓度使 ASCs 成为一个具有吸引力的 MSCs 来源 [70,71]。

ASC 强化骨髓刺激的临床结果证据有限（图 16.4），但其潜力是令人鼓舞的。在一项Ⅲ级证据研究中，Kim 等报道了 ASC 强化微骨折术治疗与单纯微骨折术相比在踝内翻骨关节炎患者中的临床结果。在随访 12 个月时，与单纯骨髓刺激相比，ASC 注射增强骨髓刺激后 VAS 评分、AOFAS 评分和 ICRS 分级均有显著改善 [77]。此外，在一项关于距骨软骨损伤的前瞻性队列研究中，

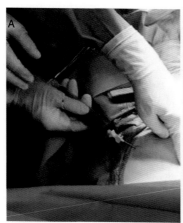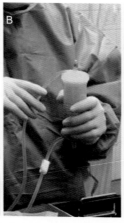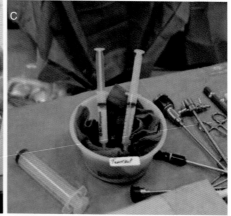

图 16.4 A. 含有脂肪源性干细胞的脂肪是通过在腹部插入细的吸引套管来获取的。B. 然后利用 LIPOGEMS® 设备（Lipogems International S.p.A，Milan，Italy）来处理脂肪样本，分离出脂肪提取物。C. 产生的脂肪提取物被装入数个小注射器用于骨髓刺激局部注射

50 例踝关节病变患者接受骨髓刺激联合注射含有 ASC 的基质血管成分（stromal vascular fraction）治疗，或单纯骨髓刺激治疗。ASC 组的 VAS、AOFAS、Tegner 评分等临床结果明显优于单纯骨髓刺激组[78]。有趣的是，这些作者也报道患者的年龄大（≥ 46.1 岁）和病灶面积大（≥ 151.2mm²）与传统骨髓刺激组的临床结果差异显著相关，而在 ASC 组则不然，这表明 ASC 增强可能是克服传统骨髓刺激这些已知障碍的可行方法[78]。目前，很少有随机前瞻性研究在调查骨髓刺激中使用 ASC，但是在 Koh 等[79]最近进行的一项前瞻性随机对比试验中，全层股骨髁软骨缺损患者随机选择接受 ASC 和纤维蛋白胶联合微骨折术治疗或单纯传统微骨折术治疗。在平均 27.4 个月的临床随访中，ASC 组的平均 KOOS 疼痛和症状单项得分明显高于单纯传统微骨折术。然而，在微骨折术中增加 ASC 后，患者在活动、运动或生活质量单项得分方面没有显著差异。进一步的随机对照试验和对长期临床结果的调查是必须的，但是同时在骨髓刺激技术中加入关节内注射 ASCs 仍然是治疗有症状的软骨损伤的一个有前途的选择。

骨髓刺激技术的进展

纳米骨折、PowerPick 技术和钻孔术

纳米骨折是早期微骨折技术的一种创新，表示在微骨折技术中优先使用装置或小直径钢丝进行钻孔[80]。直径为 1mm 的针头可以对软骨下骨进行更深的钻孔（深达 9mm），使整个穿孔的圆柱

形状更加一致，钻孔深度更加精确[80]。最佳的软骨下骨穿孔是许多专家感兴趣的领域。Chen 等报道要使 MSC 得到适当的释放，至少需要 6mm 的钻深，而这是标准的微骨折手锥无法达到的深度[24]。这些作者还证明，钻深的增加与纤维软骨修复中 II 型胶原含量的比例增加有关。纳米微骨折术的理念也与最近强调的钻孔后软骨下骨结构的保护理念一致。在一项比较绵羊模型中微骨折术和纳米骨折的基础科学研究中，Zedde 等证明与微骨折术相比，纳米骨折术后软骨下骨小梁结构保存的更好，纳米骨折术后骨重塑形后骨小梁结构非常类似于原生的软骨下骨小梁结构（图 16.5、16.6）[81]。目前在同行评议文献中将纳米骨折与其他软骨修复技术进行比较的很少，但 Tahta 等[82]确实证明在距骨软骨缺损修复方面应用纳米骨折技术取得了与支架增强微骨折技术相当的 PROs 改善。尽管有这些乐观的结论，但目前要把纳米

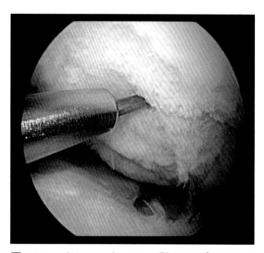

图 16.5 插入一个 ICRS IV 级软骨缺损的 Nanofracture©（纳米骨折©；Arthrosurface Inc ., Franklin，MA）的针尖（引自参考文献 80；获得 Springer Berlin Heidelberg 的许可）

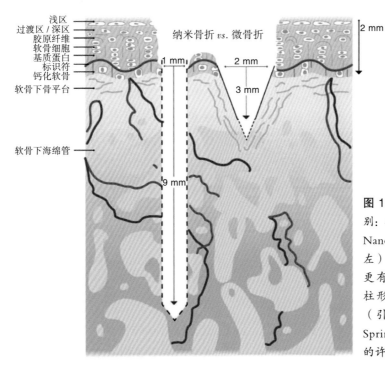

浅区
过渡区／深区
胶原纤维
软骨细胞
基质蛋白
标识符
钙化软骨
软骨下骨平台

软骨下海绵管

纳米骨折 *vs.* 微骨折

2 mm
1 mm
2 mm
3 mm
9 mm

图 16.6 图示两者的区别：与微骨折术（右）相比，Nanofracture©（纳米骨折©；左）穿透软骨下骨板更深，更有规律，形成一致的圆柱形状，并且深度更确定（引自参考文献 80，获得 Springer Berlin Heidelberg 的许可）

骨折作为一种微骨折术可行的改进方法进一步应用，仍需要更多的临床试验进一步证明。

生物软骨（BioCartilage）

生物软骨（BioCartilage; Arthrex Inc., Naples, FL）是一项结合了脱水同种异体软骨细胞外基质（extracellullar matrix，ECM）支架并添加了 PRP 新技术（图 16.7）[83]。ECM 由 II 型胶原、蛋白多糖和生长因子组成，它们是关节软骨的天然组成成分[83]。关于 BioCartilage 结果的同行评议文献研究极少。Fortier 等[84]进行的一项研究报道，在马模型术后 2 个月、6 个月和 13 个月进行重复关节镜检查时，相比较单纯微骨折术，BioCartilage 治疗的膝关节病变具有明显更高的 ICRS 修复评分。此外，组织学观察显示，BioCartilage 修复的软骨缺陷透明样 II 型胶原沉积显著优于对照组，而这对于软骨修复是最理想的[84]。

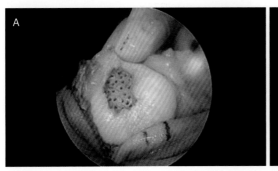
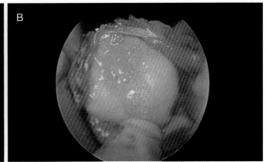

图 16.7 术中照片：A. 微骨折术治疗髌骨软骨缺损。B. 经 BioCartilage 修复后的缺损

总　结

骨髓刺激仍然是孤立性软骨损伤的有效治疗方法，短期效果肯定。然而，由于缺乏前瞻性对照试验，长期结果不佳，下层骨微结构可能恶化，骨髓刺激的适应证目前仍存在争议。关节内 PRP、BMAC 和 ASCs 的加入以及新的技术发展可能有助于克服骨髓刺激的弱点。综上所述，在考虑选择骨髓刺激治疗大负重关节的孤立性软骨损伤之前，还需要进行更多的前瞻性对照试验。

（冯捷 胡炜 项毅 译，施洪臣 审校）

参考文献

[1] Dowthwaite G, Bishop J, Redman S, et al. The surface of articular cartilage contains a progenitor cell population. J Cell Sci, 2004, 117(6):889–897. https://doi.org/10. 1242/jcs.00912.

[2] Alford JW. Cartilage restoration, Part 1: basic science, historical perspective, patient evaluation, and treatment options. Am J Sports Med, 2005, 33(2): 295–306. https://doi.org/10.1177/0363546504273510.

[3] Richter DL, Tanksley JA, Miller MD. Osteochondral autograft transplantation: a review of the surgical technique and outcomes. Sports Med Arthrosc Rev, 2016,24(2):74–78. https://doi.org/10.1097/JSA.0000000000000099.

[4] Montgomery SR, Foster BD, Ngo SS, et al. Trends in the surgical treatment of articular cartilage defects of the knee in the United States. Knee Surg Sports Traumatol Arthrosc, 2014,22(9):2070–2075. https://doi.org/10.1007/s00167-013-2614-9.

[5] McCormick F, Harris JD, Abrams GD, et al. Trends in the surgical treatment of articular cartilage lesions in the United States: an analysis of a large privatepayer database over a period of 8 years. Arthrosc-J Arthrosc Relat Surg, 2014,30(2):222–226. https://doi.org/10.1016/j.arthro.2013.11.001.

[6] Aroen A, Loken S, Heir S, et al. Articular cartilage lesions in 993 consecutive knee arthroscopies. Am J Sport Med, 2004,32(1):211–215. https://doi.org/10.1177/0363546503259345.

[7] Ciccotti MC, Kraeutler MJ, Austin LS, et al. The prevalence of articular cartilage changes in the knee joint in patients undergoing arthroscopy for menis-cal pathology. Arthrosc-J Arthrosc Relat Surg, 2012,28(10):1437–1444. https://doi.org/10.1016/j.arthro.2012.02.029.

[8] Steinwachs MR, Guggi T, Kreuz PC. Marrow stimulation techniques. Injury,2008,39(1 SUPPL):26–31. https://doi.org/10.1016/j.injury.2008.01.042.

[9] Brady K, Dickinson SC, Hollander AP. Changes in chondrogenic progenitor populations associated with aging and osteoarthritis. Cartilage, 2015,6(2 Suppl):30S–35S. https://doi.org/10.1177/1947603515574838.

[10] Erickson IE, Van Veen SC, Sengupta S, et al. Cartilage matrix formation by bovine mesenchymal stem cells in three- dimensional culture is age-dependent. Clin Orthop Relat Res,2011,469:2744–2753. https://doi.org/10.1007/s11999-011-1869-z.

[11] Filardo G, Perdisa F, Rofi A, et al. Stem cells in articular cartilage regeneration. J Orthop Surg Res, 2016,11:42. https://doi.org/10.1186/s13018-016-0378-x.

[12] Madry H, Gao L, Eichler H, et al. Bone marrow aspirate concentrate-enhanced marrow stimulation of chondral defects. Stem Cells Int, 2017, 2017. https://doi.org/10.1155/2017/1609685.

[13] Ficat RP, Ficat C, Gedeon P, et al. Spongialization: a new treatment for diseased patellae. Clin Orthop Relat Res,1979,144:74–83. http://eutils.ncbi.nlm.nih.gov/entrez/eutils/elink.fcgi?dbfrom=pubmed&id=535254&r

etmode=ref&cmd=prlinks%5Cnpapers3://publication/uuid/0E469908-E254-4A96-9A89-D2856363D33F

[14] Johnson LL. Arthroscopic abrasion arthroplasty historical and pathologic perspective: present status. Arthroscopy,1986,2(1):54–69. https://doi.org/10.1016/S0749-8063(86)80012-3.

[15] Bert JM. Abandoning microfracture of the knee: has the time come. Arthroscopy, 2015, 31(3):501–505. https://doi.org/10.1016/j.arthro.2014. 12.018.

[16] Rand JA. Role of arthroscopy in osteoarthritis of the knee. Arthrosc J Arthrosc Relat Surg, 1991,7(4):358–363. https://doi.org/10.1016/0749-8063(91)90004-H.

[17] Sansone V, de Girolamo L, Pascale W, et al. Long-term results of abrasion arthroplasty for full-thickness cartilage lesions of the medial femoral condyle. Arthroscopy,2015,31(3):396–403. https://doi.org/10.1016/j.arthro.2014.10.007.

[18] Steadman JR, Miller BS, Karas SG, et al. The microfracture technique in the treatment of full-thickness chondral lesions of the knee in National Football League players. J Knee Surg,2003,16(2):83–86. http://www.ncbi.nlm.nih.gov/pubmed/12741420. Accessed August 17, 2017.

[19] Mithoefer K, McAdams T, Williams RJ, et al. Clinical eficacy of the micro-fracture technique for articular cartilage repair in the knee: an evidence-based systematic analysis. Am J Sport Med, 2009,37(10):2053–2063. https://doi.org/10.1177/0363546508328414.

[20] Erggelet C, Vavken P. Microfracture for the treatment of cartilage defects in the knee joint-a golden standard. J Clin Orthop Trauma, 2016,7(3):145–152. https://doi.org/10.1016/j.jcot.2016.06.015.

[21] Eldracher M, Orth P, Cucchiarini M, et al. Small subchondral drill holes improve mar-row stimulation of articular cartilage defects. Am J Sports Med,2014,42(11):2741–2750. https://doi.org/10.1177/0363546514547029.

[22] Gianakos AL, Yasui Y, Fraser EJ, et al. The effect of different bone marrow stimulation techniques on human talar subchondral bone: a microcomputed tomography evaluation. Arthrosc-J Arthrosc Relat Surg, 2016, 32(10): 2110–2117. https://doi.org/10.1016/j.arthro.2016.03.028.

[23] Chen H, Sun J, Hoemann CD, et al. Drilling and microfracture lead to different bone structure and necrosis during bone-marrow stimulation for cartilage repair. J Orthop Res, 2009, 27(11):1432–1438. https://doi.org/10.1002/jor.20905.

[24] Chen H, Hoemann CD, Sun J, et al. Depth of subchondral perforation inluences the outcome of bone marrow stimulation cartilage repair. J Orthop Res, 2011,29(8):1178–1184. https://doi.org/10.1002/jor.21386.

[25] Lee YHD, Suzer F, Thermann H. Autologous matrix-induced chondrogenesis in the knee. Cartilage, 2014,5(3):145–153. https://doi.org/10.1177/1947603514529445.

[26] Kreuz PC, Steinwachs MR, Erggelet C, et al. Results after microfracture of full-thickness chondral defects in different compartments in the knee. Osteoarthr Cartil, 2006,14(11):1119–1125. https://doi.org/10.1016/j.joca.2006.05.003.

[27] Frisbie DD, Trotter GW, Powers BE, et al. Arthroscopic subchondral bone plate microfracture technique augments healing of large chondral defects in the radial carpal bone and medial femoral condyle of horses. Vet Surg,1999,28(4):242–255. https://doi.org/10.1053/jvet.1999.0242.

[28] Demange MK, Minas T, von Keudell A, et al. Intralesional osteophyte regrowth following autologous chondrocyte implantation after previous treatment with marrow stimulation technique. Cartilage, 2017,8(2):131–138. https://doi.org/10.1177/1947603516653208.

[29] Cole BJ, Farr J, Winalski CS, et al. Outcomes after a single-stage procedure for cell-based cartilage repair a prospective clinical safety trial with 2-year follow- up. Am J Sports Med,2011,39(6):1170–1179. https://doi.

org/10.1177/0363546511399382.

[30] Orth P, Goebel L, Wolfram U, et al. Effect of subchondral drilling on the microarchitecture of subchondral bone. Am J Sports Med,2012,40(4):828−836. https://doi.org/10.1177/0363546511430376.

[31] Beck A, Murphy DJ, Carey-Smith R, et al. Treatment of articular cartilage defects with microfracture and autologous matrix-induced chondrogenesis leads to extensive subchondral bone cyst formation in a sheep model. Am J Sports Med, 2016:363546516652619. https://doi.org/10.1177/0363546516652619.

[32] Steadman JR, Briggs KK, Rodrigo JJ, et al. Outcomes of microfracture for traumatic chondral defects of the knee: average 11-year follow-up. Arthrosc-J Arthrosc Relat Surg, 2003,19(5):477−484. https://doi.org/10.1053/jars.2003.50112.

[33] Gobbi A, Nunag P, Malinowski K. Treatment of full thickness chondral lesions of the knee with micro-fracture in a group of athletes. Knee Surg Sports Traumatol Arthrosc, 2005,13(3):213−221. https://doi.org/10.1007/s00167-004-0499-3.

[34] Steadman J, Hanson C, Briggs K, et al. Outcomes after knee microfracture of chondral defects in alpine ski racers. J Knee Surg, 2014,27(5):407−410. https://doi.org/10.1055/s-0034-1376330.

[35] Scillia AJ, Aune KT, Andrachuk JS, et al. Return to play after chondroplasty of the knee in national football league athletes. Am J Sports Med, 2015,43(3):663−668. https://doi.org/10.1177/0363546514562752.

[36] Cerynik DL, Lewullis GE, Joves BC, et al. Outcomes of microfracture in professional basket-ball players. Knee Surg Sports Traumatol Arthrosc, 2009,17(9):1135−1139. https://doi.org/10.1007/s00167-009-0765-5.

[37] Namdari S, Baldwin K, Anakwenze O, et al. Results and performance after microfracture in national basketball association athletes. Am J Sports Med,2009,37(5):943−948. https://doi.org/10.1177/0363546508330150.

[38] Gudas R, Kalesinskas RJ, Kimtys V, et al. A prospective randomized clinical study of mosaic osteochondral autologous transplantation versus microfracture for the treatment of osteochondral defects in the knee joint in young athletes. Arthrosc-J Arthrosc Relat Surg,2005,21(9):1066−1075. https://doi.org/10.1016/j.arthro.2005.06.018.

[39] Gudas R, Gudaitė A, Pocius A, et al. Ten-year follow-up of a prospective, randomized clinical study of mosaic osteochondral autologous transplantation versus microfracture for the treatment of osteo-chondral defects in the knee joint of athletes. Am J Sports Med, 2012,40(11):2499−2508. https://doi.org/10.1177/0363546512458763.

[40] Harris JD, Brophy RH, Siston RA, et al. Treatment of chondral defects in the athlete's knee. Arthroscopy, 2010, 26(6):841−852. https://doi.org/10.1016/j.arthro.2009.12.030.

[41] Altman RD, Manjoo A, Fierlinger A, et al. The mechanism of action for hyaluronic acid treatment in the osteoarthritic knee: a systematic review. BMC Musculoskelet Disord, 2015,16(1):321. https://doi.org/10.1186/s12891-015-0775-z.

[42] Strauss EJ, Barker JU, Kercher JS, et al. Augmentation strategies following the microfracture technique for repair of focal chondral defects. Cartilage, 2010,1(2):145−152. https://doi.org/10.1177/1947603510366718.

[43] Miyakoshi N, Kobayashi M, Nozaka K, et al. Effects of intraarticular administration of basic ibroblast growth factor with hyaluronic acid on osteochondral defects of the knee in rabbits. Arch Orthop Trauma Surg,2005,125(10):683−692. https://doi.org/10.1007/s00402-005-0052-y.

[44] Gunes T, Bostan B, Erdem M, et al. Intraarticular hyaluronic acid injection after microfracture technique for the management of full-thickness cartilage defects does not improve the quality of repair tissue. Cartilage,2012,3(1):20−26. https://doi.org/10.1177/1947603511408882.

[45] Doral MN, Bilge O, Batmaz G, et al. Treatment of osteochondral lesions of the talus with micro-fracture technique and postoperative hyaluronan injection. Knee Surg Sport Traumatol Arthrosc, 2012,20(7):1398–1403. https://doi.org/10.1007/s00167-011-1856-7.

[46] Shang XL, Tao HY, Chen SY, et al. Clinical and MRI outcomes of HA injection following arthroscopic microfracture for osteochondral lesions of the talus. Knee Surg Sport Traumatol Arthrosc, 2016,24(4):1243–1249. https://doi.org/10.1007/s00167-015-3575-y.

[47] Abrams GD, Frank RM, Fortier LA, et al. Platelet-rich plasma for articular cartilage repair. Sports Med Arthrosc,2013,21(4):213–219. https://doi.org/10.1097/JSA.0b013e3182999740.

[48] Mascarenhas R, Saltzman BM, Fortier LA, et al. Role of platelet-rich plasma in articular cartilage injury and disease. J Knee Surg, 2015, 28(1):3–10. https://doi.org/10.1055/s-0034-1384672.

[49] Laver L, Marom N, Dnyanesh L, et al. PRP for degenerative cartilage disease. Cartilage, 2016:194760351667070. https://doi.org/10.1177/1947603516670709.

[50] Krüger JP, Hondke S, Endres M, et al. Human platelet-rich plasma stimulates migration and chondrogenic differentiation of human subchondral progenitor cells. J Orthop Res, 2012,30(6):845–852. https://doi.org/10.1002/jor.22005.

[51] Mancò A, Goderecci R, Rughetti A, et al. Microfracture versus microfracture and platelet-rich plasma: arthroscopic treatment of knee chondral lesions. A two-year follow-up study. Joints,2016,4(3):142–147. https://doi.org/10.11138/jts/2016.4.3.142.

[52] Manunta AF, Manconi A. The treatment of chondral lesions of the knee with the microfracture technique and platelet-rich plasma. Joints, 2013,1(4):167–170. https://doi.org/10.11138/jts/2013.1.4.167.

[53] Gormeli G, Karakaplan M, Gormeli CA, et al. Clinical effects of platelet-rich plasma and hyaluronic acid as an additional therapy for talar osteochondral lesions treated with micro-fracture surgery: a prospective randomized clinical trial. Foot Ankle Int, 2015,36(8):891–900. https://doi.org/10.1177/1071100715578435.

[54] Guney A, Akar M, Karaman I, et al. Clinical outcomes of platelet rich plasma (PRP) as an adjunct to microfracture surgery in osteochondral lesions of the talus. Knee Surg Sport Traumatol Arthrosc,2015,23(8):2384–2389. https://doi.org/10.1007/s00167-013-2784-5.

[55] Jazzo SF, Scribner D, Shay S, et al. Patient-reported outcomes following platelet-rich plasma injections in treating osteochondral lesions of the talus: a critically appraised topic. J Sport Rehabil, 2016,10(1):1–23. https://doi.org/10.1123/jsr.2016-0184.

[56] Castillo TN, Pouliot MA, Kim HJ, et al. Comparison of growth factor and platelet concentration from commercial platelet-rich plasma separation systems. Am J Sports Med, 2011,39(2):266–271. https://doi.org/10.1177/0363546510387517.

[57] Braun HJ, Kim HJ, Chu CR, et al. The effect of platelet-rich plasma formulations and blood products on human synoviocytes: implications for intra-articular injury and therapy. Am J Sports Med,2014,42(5):1204–1210. https://doi.org/10.1177/0363546514525593.

[58] Gigante A, Cecconi S, Calcagno S, et al. Arthroscopic knee cartilage repair with covered microfracture and bone marrow concentrate. Arthrosc Tech,2012.1(2):e175–180. https://doi.org/10.1016/j.eats.2012.07.001.

[59] Kasten P. Instant stem cell therapy: characterization and concentration of human mesenchymal stem cells in vitro. Europe, 2008,16:47–55. https://doi.org/10.22203/eCM.v016a06.

[60] Scarpone M, Chambers A, Kuebler D. Bone marrow aspirates obtained using a novel needle system contain high numbers of mesenchymal stem cells. Int Orthop, 2018.

[61] Chahla J, Dean CS, Moatshe G, et al. Concentrated bone marrow aspirate for the treatment of chondral injuries and osteoarthritis of the knee: a systematic review of outcomes. Orthop J Sport Med, 2016,4(1):2325967115625481. https://doi.org/10.1177/2325967115625481.

[62] Huh SW, Shetty AA, Ahmed S, et al. Autologous bone-marrow mesenchymal cell induced chondrogenesis (MCIC). J Clin Orthop Trauma,2016,7(3):153–156. https://doi.org/10.1016/j.jcot.2016.05.004.

[63] Fukumoto T, Sperling JW, Sanyal A, et al. Combined effects of insulin-like growth factor-1 and transforming growth factor-beta1 on periosteal mesenchymal cells during chondrogenesis in vitro. Osteoarthr Cartil, 2003,11(1):55–64. https://doi.org/10.1053/joca.2002.0869.

[64] Kuo AC, Rodrigo JJ, Reddi AH, et al. Microfr-acture and bone morphogenetic protein 7 (BMP-7) synergistically stimulate articular cartilage repair. Osteoarthr Cartil, 2006,14(11):1126–1135. https://doi.org/10.1016/j.joca.2006.04.004.

[65] Fortier LA, Potter HG, Rickey EJ, et al. Concentrated bone marrow aspirate improves full-thickness cartilage repair compared with microfracture in the equine model. J Bone Joint Surg Am,2010,92(10):1927–1937. https://doi.org/10.2106/JBJS.I.01284.

[66] Saw KY, Hussin P, Loke SC, et al. Articular cartilage regeneration with autologous marrow aspirate and hyaluronic acid: an experimental study in a goat model. Arthrosc-J Arthrosc Relat Surg, 2009,25(12):1391–1400. https://doi.org/10.1016/j.arthro.2009.07.011.

[67] De Girolamo L, Bertolini G, Cervellin M, et al. Treatment of chondral defects of the knee with one step matrix-assisted technique enhanced by autologous concentrated bone marrow: in vitro char-acterisation of mesenchymal stem cells from iliac crest and subchondral bone. Injury,2010,41(11):1172–1177. https://doi.org/10.1016/j.injury.2010.09.027.

[68] Gobbi A, Whyte GP. One-stage cartilage repair using a hyaluronic acid-based scaffold with activated bone marrow-derived mesenchymal stem cells compared with microfracture: ive-year follow-up. Am J Sports Med, 2016, 44(11): 2846–2854. https://doi.org/10.1177/0363546516656179.

[69] Hannon CP, Ross KA, Murawski CD, et al. Arthroscopic bone marrow stimulation and concentrated bone marrow aspirate for osteochondral lesions of the talus: a case-control study of functional and magnetic resonance observation of cartilage repair tissue outcomes. Arthroscopy, 2016,32(2):339–347. https://doi.org/10.1016/j.arthro.2015.07.012.

[70] Kasir R, Vernekar VN, Laurencin CT. Regenerative engineering of cartilage using adipose-derived stem cells. Regen Eng Transl Med,2015,1(1–4):42–49. https://doi.org/10.1007/s40883-015-0005-0.

[71] Wu L, Cai X, Zhang S, et al. Regeneration of articular cartilage by adipose tissue derived mesenchymal stem cells: perspectives from stem cell biology and molecular medicine. J Cell Physiol, 2013,228(5):938–944. https://doi.org/10.1002/jcp.24255.

[72] Huang S, Fu R, Shyu W. Adipose-derived stem cells: isolation, characterization, and differentiation potential. Cell Transplant, 2013, 22:701–709. https://doi.org/10.3727/096368912X655127.

[73] Lai JH, Rogan H, Kajiyama G, et al. Interaction between osteoarthritic chondrocytes and adipose- derived stem cells is dependent on cell distribution in three-dimension and transforming growth factor-β3 induction. Tissue Eng Part A,2015,21(5–6):992–1002. https://doi.org/10.1089/ten.TEA.2014.0244.

[74] Dragoo JL, Carlson G, McCormick F, et al. Healing full-thickness cartilage defects using adipose-derived stem cells. Tissue Eng, 2007,13(7):1615–1621. https://doi.org/10.1089/ten.2006.0249.

[75] Nathan S, Das De S, Thambyah A, et al. Cell-based therapy in the repair of osteochondral

defects: a novel use for adipose tissue. Tissue Eng,2003,9(4):733–744. https://doi.org/10.1089/107632703768247412.

[76] Dragoo JL, Chang W. Arthroscopic harvest of adipose- derived mesenchymal stem cells from the infrapatellar fat pad. Am J Sports Med,2017:36354651771945. https://doi.org/10.1177/0363546517719454.

[77] Kim YS, Koh YG. Injection of mesenchymal stem cells as a supplementary strategy of marrow stimulation improves cartilage regeneration after lateral sliding calcaneal osteotomy for varus ankle osteoarthritis: clinical and second-look arthroscopic results. Arthrosc-J Arthrosc Relat Surg, 2016, 32(5): 878–889. https://doi.org/10.1016/j.arthro.2016.01.020.

[78] Kim YS, Lee HJ, Choi YJ, et al. Does an injection of a stromal vascular fraction containing adiposederived mesenchymal stem cells inluence the outcomes of marrow stimulation in osteochondral lesions of the talus. A clinical and magnetic resonance imaging study. Am J Sports Med,2014,42(10):2424–2434. https://doi.org/10.1177/0363546514541778.

[79] Koh Y-G, Kwon O-R, Kim Y-S, et al. Adipose-derived mesenchymal stem cells with microfracture versus microfracture alone: 2-year follow-up of a prospective randomized trial.

Arthrosc J Arthrosc Relat Surg,2016,32(1):97–109. https://doi.org/10.1016/j.arthro.2015.09.010.

[80] Benthien JP, Behrens P. Reviewing subchondral cartilage surgery: considerations for standardised and outcome predictable cartilage remodelling: a technical note. Int Orthop, 2013, 37(11):2139–2145. https://doi.org/10.1007/s00264-013-2025-z.

[81] Zedde P, Cudoni S, Giachetti G, et al. Subchondral bone remodeling: comparing nanofracture with microfracture. An ovine in vivo study. Joints, 2016,4(2):87–93. https://doi.org/10.11138/jts/2016.4.2.087.

[82] Tahta M, Akkaya M, Gursoy S, et al. Arthroscopic treatment of osteochondral lesions of the talus: nanofracture versus hyaluronic acid-based cell-free scaffold with concentration of autologous bone marrow aspirate. J Orthop Surg,2017. https://doi.org/10.1177/2309499017717870.

[83] Hirahara AM, Mueller KW. BioCartilage: a new biomaterial to treat chondral lesions. Sports Med Arthrosc, 2015,23(3):143–148. https://doi.org/10.1097/JSA.0000000000000071.

[84] Fortier LA, Chapman HS, Pownder SL, et al. BioCartilage improves cartilage repair compared with microfracture alone in an equine model of full-thickness cartilage loss. Am J Sports Med,2016,44(9):2366–2374. https://doi.org/10.1177/0363546516648644.

第 17 章

增强骨髓刺激技术

Christoph Erggelet

引 言

微骨折是目前最流行的骨髓刺激技术，被确立为治疗关节软骨缺损的金标准。多项临床试验证明了微骨折术的良好愈后，其他的研究表现出多样化的结果。

这项技术及其初步成果于 1994 年首次发表[1]，它最初应用在创伤性关节病变进展为全层软骨缺损的患者中。相对于正常下肢，不稳定的关节软骨损伤和退行性软骨病变也是微骨折的适应证。

微骨折技术遵循骨髓刺激原则：通过软骨下骨板打孔的方法，激活固有修复机制。研究结果表明，骨髓出血的同时携带着蛋白质和多功能细胞进入软骨缺损部位，并开始一系列的细胞分化[2]。体外实验证实了软骨下原始细胞能够进行软骨分化。许多情况下，由于成纤维细胞在这些复合物中占主导地位，所以它们被认为可能会逐渐形成纤维软骨[3]，

但是其他研究并不支持这一理论[4]。微骨折技术遵循骨髓刺激原则：基于 Pridie 在 1959 年用钻头或克氏针在软骨下进行软骨下骨板穿孔的方法，出现了各种技术的报道[5]。在完整的软骨表面，应先进行新鲜化，可以借助电动刨削系统切除软骨下骨板表面的硬化层，从而暴露健康的松质组织，即所谓的软骨成形术[6]。该微骨折技术随后由 Steadman 采用特别设计研发的工具用于开放软骨下骨空间，对软骨下骨板的伤害较小[7]。

尽管许多骨科医生都施行过微骨折技术，但临床经验表明，有些患者相对于其他患者而言可以获得更多的益处。

此外，处在当今的社会经济环境中，长期的康复计划和高昂的治疗费用已经不容易被人们接受。

为了保持利用自体细胞促进软骨修复、并进一步发展为自体一站式软骨修复的理念，可吸收型支架的开发能够提高早期稳定性，并用于保护血凝块。这将使缺损部位在早期得到覆盖，也是多能细胞和软骨形成的关键[8,9]。

C. Erggelet (✉)
University Medical Center, Freiburg, Germany

Alphaclinic Zurich, Zurich, Switzerland
e-mail: erggelet@alphaclinic.ch,

© Springer International Publishing AG, part of Springer Nature 2018
J. Farr, A. H. Gomoll (eds.), *Cartilage Restoration*, https://doi.org/10.1007/978-3-319-77152-6_17

在绵羊模型中，用 PGA 支架比较单纯微骨折组和 PGA 支架复合微骨折组，结果在即刻、无限制负重的情况下，支架复合微骨折组的缺损区域填充情况以及胶原蛋白 II 的含量显著提高[10]。

特殊设计的生物材料支架是组织工程学的关键，研究的重点是开发生物可吸收支架，使其兼具最佳的物理性能和良好的生物相容性。支架在体外和体内的组织发育中充当模板。合适的支架能够为软骨和骨组织的生长提供初始的机械稳定性和细胞的均匀分布。

大量具有生物降解性以及优越生物相容性的材料正在研究中。它们被分为两组：支架，如聚合物或胶原蛋白，在一段时间内能够提供最初的机械稳定性、足够的强度和刚度，直到新生组织取代慢慢消失的支架基质；而半固体嵌入体如胶原凝胶、透明质酸盐、纤维素、琼脂糖、海藻酸，可以使细胞在三维空间内不需要贴壁分布，同时能够确保细胞固定分化。理想的支架需遵循组织工程学原理：

—在吸收过程中不能损害细胞活性。

—在新合成的软骨达到最终强度之前，必须保持三维结构稳定和空间完整性（图 17.1）。

手术技术

对于关节镜下微骨折或扩大微骨折手术，建议 2~3 个入路：一个用于关节镜和（或）相关器械，另一个可用于置入套管。在评估全层软骨损伤后，须清理所有剩下的不稳定软骨，直至软骨下骨裸露。用一个全半径的切除器和（或）一个手持式弯曲刮匙去除不稳定或边缘附着的软骨，在缺损周缘形成一个稳定的健康软骨面（图 17.2）。这种缺损区域由正常软骨包围，有助于保留骨髓凝块。Frisbie 等认为彻底去除钙化软骨层非常重要[11]（图 17.3）。为了避免对软骨下骨造成过度损伤，接着用关节镜锥子在暴露的软骨下骨板上进行多方位穿孔或微骨折[12]（图 17.4）。在不破坏软骨下

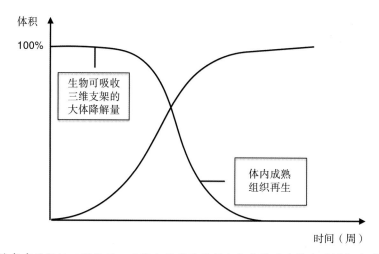

图 17.1 软骨修复中的组织工程原理：三维支架的质量损失与软骨再生体积的增加有关

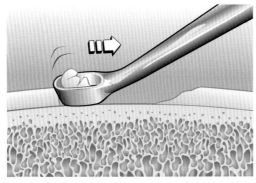

图 17.2　最好使用一套刮匙进行缺损的清理，直至软骨下骨，这对成功治疗非常必要

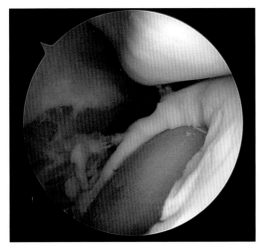

图 17.3　关节镜下清晰的缺损，边缘稳定

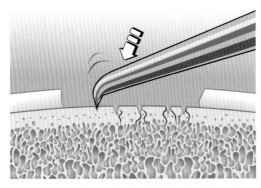

图 17.4　开放软骨下间隙进行骨髓刺激与微骨折

骨板的情况下，孔之间应间隔 3~4mm。来自骨髓腔的脂肪可提示合适 的深度（2~4mm 的渗透深度）。当缺损的所有部位都被从骨髓中流出的血液填充时，

在降低灌水压力后，手术就可以结束了（图 17.5）。

最近的研究表明，使用 2mm 或更小的钻头进行软骨下钻孔 1cm，可以获得更好的组织修复 [13]。

一旦软骨下骨通过 压裂或钻孔打开，可根据缺损的大小切割制备合适体积的支架并植入。这项技术在关节镜和开放手术条件下都能实现。

固　定

对于所选择支架的固定可采用自黏附、纤维蛋白胶固定，锚钉缝合固定 [14]（图 17.6、17.7）[15]，可吸收钉固定（例 如 Smart Nail®，Lead Pin®；图 17.8~17.11）的方法。 生物力学和临床前研究表明，固定物的稳定性差异很大，临床上具有显著差异性。

2000 年，Driesang 进行了第一次软骨修复植入物稳定性的研究 [16]。他在山羊模型上（n=6）利用骨膜瓣自体软骨细胞移植技术，发现所有缝合在可活动 关节的骨膜瓣在恢复期间发生脱离。本研究的目的是进一步确定术后关节运动限制是否可以防止皮瓣脱落。27 只山羊的膝关节软骨出现部分层次缺损。然后用纤维蛋白基质填充这些缺损并覆盖骨膜（n=6）或筋膜（n=21）瓣，这些瓣膜用单纯间断缝线缝合至周围组织。用改良的 Robert Jones 绷带固定关节 2~6 周，之后检查关节有无缝合瓣膜脱离。对 4 只动物进行关节固定 3 周后，在相同的时间内自由运动。关节固定期后，移植骨膜瓣的 6 个中有 4 个、移植筋膜瓣的 21 个中有 2 个分别发生部分层次缺损。

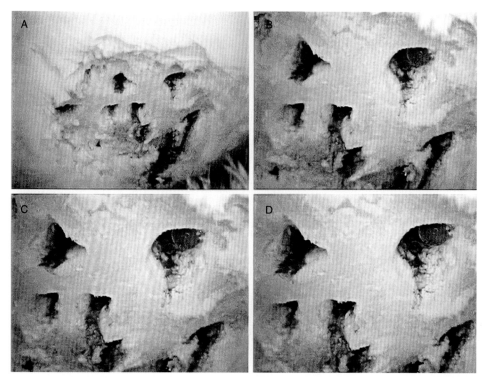

图 17.5 微骨折后软骨下骨出血

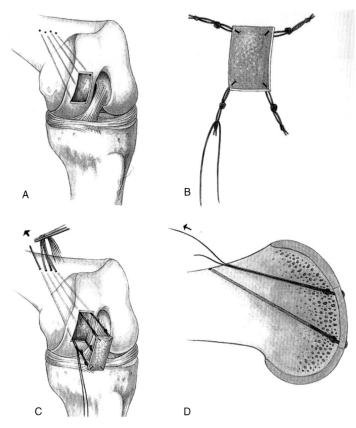

图 17.6 利用可吸收结的压配锚钉技术（如 Vicryl®2-0）经骨固定骨支架。A. 用 2mm 克氏针钻固定孔。B. 带有可吸收缝线或结的基质。C. 经骨缝合结将基质引入缺损。D. 将锚钉结压配至软骨下骨（引自参考文献 15；获得 Steinkopff Verlag 的许可）

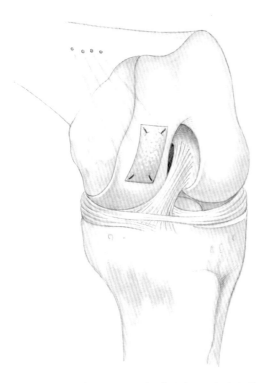

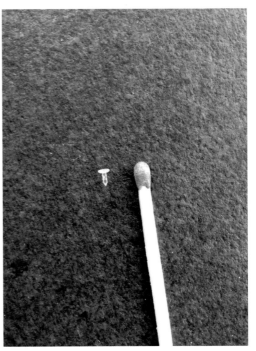

图 17.8 可吸收的 PGA 针（导针®1.5mm×3.5mm）的原始尺寸，用于软骨缺损中瓣膜或支架的固定

图 17.7 经骨固定全层软骨缺损后的稳定覆盖，未使用缝线或胶水（引自参考文献 15；获得 Steinkopff Verlag 的许可）

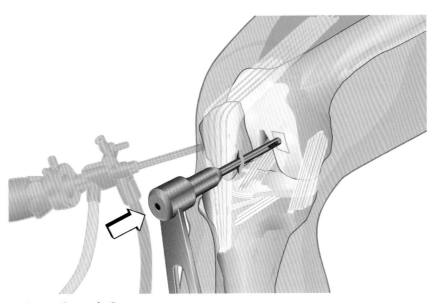

图 17.9 针置入：置入示意图

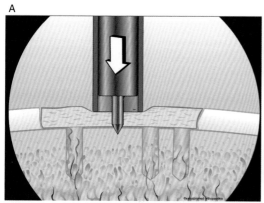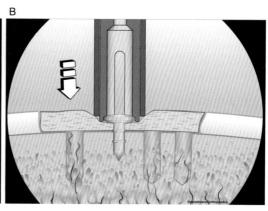

图 17.10　针置入：A. 准备锚固孔。B. 针座

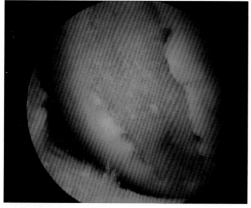

图 17.11　可吸收聚合物支架覆盖微骨折后软骨缺损的关节镜下图片

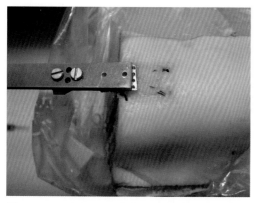

图 17.12　测试 PGA 支架拉出强度和力的实验装置（引自参考文献 19；获得 Wiley Periodicals 公司的许可）

在相同固定期之后允许 4 只山羊关节自由活动 3 周，发现所有的瓣膜（在固定期结束时尚保留）均脱离。这些发现表

明关节制动可防止软骨瓣的剥脱，但只能制动有限的一段时间，目前对具体的固定时间长短尚未明确。同时，在关节固定中，移植的瓣膜组织的性质也会影响其留存率。

Hunziker 发现，关节软骨的手术缝合会引起骨关节炎性改变[17]。在基于临床组织工程的关节软骨修复方法中，各种类型的支架被作为构建体植入并保留在软骨缺损内，常使用缝合方法来固定。作者在成年山羊的股骨髁上建立了一个大的且有相当厚度的软骨缺损的动物模型。软骨缺损区域充填牛纤维蛋白原以支撑失活的自体滑膜组织瓣，并通过单纯间断缝合方式固定到周围关节软骨。术后即刻至随后的 3 周内，分别对缝合周围区域及对照区域行组织学、组织化学和组织形态学行定量分析。与对照区域相比，缝合周围区域术后的最初几个小时内即出现软骨细胞的丢失，并且在随后的 3 周内，该区域的细胞数值密度明显下降。细胞的丢失与胞外基质中蛋白多糖的丢失相关。在术后短时间内，缝合线通道壁内即可观察到裂缝而到了第 3 周，其表面密度明显增加，其内充满无血管间充质组织。由此作者得出结论，关节软骨的缝合会引起严重的局部损伤，并且这种损伤是进展性的，这使我们不禁与骨关节炎早期病变相联系。为避免这种损伤的形成，采用支架固定可能是最简单有效的替代方式。

2006 年 Drobnic 发表了一篇论文，该文中用尸体的膝关节比较了对胶原支架的 4 种不同固定技术[18]。文中用于修复软骨的支架主要由纤维蛋白原及凝血酶涂层胶原纤维组成，将支架使用 4 种不同的固定技术固定到尸体膝关节后，模拟并比较术后初期的情况。在研究的 7 具尸体中，均行股骨内侧髁全层软骨损伤模型。4 个未接种软骨细胞的支架被依次用 4 种不同的固定技术植入各个病灶内：自然黏附而未使用材料（SA），纤维蛋白密封剂（FS），骨缝合线（BS）和骨膜覆盖物（PC）。每个植入完毕均进行 150 个循环的连续被动运动（CPM）。2 例在完成 CPM 循环后分别再在 10kg 和 20kg 负荷量下进行 50 个循环。每 30 个循环即对支架观察评估一次，并于运动完成后测定其固定强度。所有的 SA 组支架在未达 60 个循环之前便被分离，而其他组支架在整个测试过程中保持稳定或仅有轻微的中断。在最后的固定强度测试中，BS 组和 PC 组支架固定强度高于 FS 组。在追加的负荷循环中，FS 组支架被分离，BS 组和 PC 组支架则表现为明显的变形。测试结果表明 SA 组支架不能提供足够的稳定性。FS 组支架固定操作简单并有确切满意的稳定性。BS 组和 PC 组支架有极好的稳定性，但固定技术操作困难并导致额外的伤害。

而无论使用何种固定技术，胶原支架在术后初期均不应承受负荷。

Knecht 等基于组织工程移植学对支架的固定技术进行体外生物力学测试[19]。该研究中，作者通过 4 种不同的固定技术（未固定，纤维蛋白胶，软骨缝合和经骨缝合）原位测试了 4 种常用生物材料对 ACI 的固定稳定性。支架分别以聚乙醇酸（PGA）、聚 L- 乳酸（PGLA）、胶原膜和凝胶状基质为材料。支架被固定于 10mm×15mm（2）的矩形、全层软骨缺损内后，用专用装置加压至支架失效（图 17.12）。测试结果：纤维蛋白胶固定的 PGLA 支架失效力为 2.186N（s=0.47），软骨缝合的 PGA 支架为 26.296N（s=1.55），经骨固定的 PGA 支架为 38.186N（s=9.53）。与 PGLA 支架和胶原膜相比，PGA 支架的抗压强度最高。该研究结果或可作为预测体内最适合的支架固定技术的选择依据。

Petersen 和其团队描述了用于自体软骨细胞移植三维支架的关节镜技术，并在体外模型中检测了其结构特性[20]。本研究的目的是评价 PGA 基质的结构性能，采用多种固定技术植入新鲜猪膝关节，通过承受载荷至失败来评价。最终采用失效载荷、最终载荷和刚度三种指标对固定的 2mm 厚的聚合物进行评估：①可生物降解克氏针（Smart Nail®）；②锚钉；③传统的缝合固定。技术 1（可降解克氏针）和技术 2（锚钉）可用于关节镜。与第 3 组（常规缝合）相比，第 1 组（可吸收钉固定）和第 2 组（锚钉）的失效载荷和最终载荷显著高于第 3 组（常规缝合）；第 1 组的刚度显著高于第 2 组或第 3 组。该生物力学数据表明，两种固定技术（穿钉固定和锚钉固定）的失效载荷、最终载荷和刚度均高于传统缝合技术。上面所述技术为自体软骨细胞移植关节镜技术提供了显著的固定强度。

由于在软骨修复中支架固定的重要性和最佳技术仍不确定，除了已证实的生物学性能，术中处理和快速康复会影响技术的决策过程。

大量的产品可供临床使用，但可能会受到国家法律的限制。关于支架复合微骨折的临床结果，越来越多的循证临床数据（表 17.1）表明，它们的临床、放射学和组织学结果如果不是更好，则至少相似。未来我们将知道微骨折在耐久性方面的临床局限性 [31,32] 能否通过使用支架增强技术来克服。

增强骨髓刺激技术将为软骨修复提供多种选择。稳定的可吸收支架将作为生物活性物质、药物和关节退变指标的平台技术。

手术后护理

Rodrigo 等强调了微骨折后康复的重要性，建议在恢复室开始连续被动运动（CPM），每天 6~8h [27]，每分钟 1 个循环，增加运动范围，允许 6~8 周使用拐杖辅助踩地负重！

一个稳定的支架增强软骨下骨刺激技术需要更积极的康复方案与全活动范围的无痛负重。早期负重的益处已经在各种动物模型中得到证明 [8、9]。

总　结

增强骨髓刺激技术治疗软骨缺损的前景：

–由于再生组织的初始稳定性增加，

表 17.1　增强骨髓刺激的可选择产品

公司	商标	产品
Smith & Nephew	BST-CarGel	水凝胶（壳聚糖和缓冲溶液）[21,22]
Anika therapeutics	HYALOFAST	3D 透明质酸基质 [23]
Orteq	INSTRUCT/CartiOne	共聚体支架
Zimmer	DeNovo NT	青少年颗粒软骨移植 [24]
BioTissue technologies	Chondrotissue	带 HA 的 3D 聚合物支架和自体血清 [25,26]
B. Braun	Novocart basic	3D 胶原蛋白支架
Arthrex	BioCartilage	同种导体关节软骨 [27]
Regentis biomaterials	GelrinC	水凝胶（PEG-DA 和变性纤维蛋白原）[28]
Gunze/Swissbiomed orthopedics	Chondroveil	3D 高分子支架
Geistlich pharma AG	Chondro-Gide	双层胶原蛋白基质 [29,30]
Amedrix GmbH	ChondroFiller（gel）	胶原凝胶

注意：表中只列出了治疗软骨缺损的技术。由于国家规定，供应可能受到限制

恢复更快。

－早期压缩和剪切应力提高了组织质量，促进了软骨发育。

－与软骨细胞移植相比，单次手术更有优势。

－增加多种未来选择，例如，增加生长因子或释放药物。

对于支架复合微骨折的临床疗效，有越来越多的循证临床资料。

单独使用微骨折或结合支架增强的有效性证据主要来自病例和少数随机试验——两者都有明显的局限性。

一种收集临床证据的新方法似乎是必要的。国际注册中心有潜力以更低的成本创建综合数据库，减少实施障碍，促进软骨修复领域更安全、更方便和更新的发展。

（郭为民 肖洪 译，　崔运利 胡炜 审校）

参考文献

[1] Rodrigo JJ, Steadman JR, Silliman J, et al. Improvement of full thickness chondral defect healing in the human knee after debridement and microfracture using continuous passive motion. Am J Knee Surg, 1994,7：109–116.

[2] Krüger JP, Endres M, Neumann K, et al. Chondrogenic differentiation of human subchondral progenitor cells is impaired by rheuma-knee joints. J Bone Joint Surg Am, 1959, 41-B：618–619.

[3] Shapiro F, Koide S, Glimcher MJ. Cell origin and differentiation in the repair of full-thickness defects of articular cartilage. J Bone Joint Surg Am, 1993, 75: 532-553.

[4] Johnson LL. Arthroscopic abrasion arthroplasty historical and pathologic perspective: Present status. Arthroscopy, 1986, 2:54-69.

[5] Pridie KN. A method of resurfacing osteoarthritic knee joints. J Bone Joint Surg Am, 1959, 41:618-619.

[6] Ficat RP, Ficat C, Gedeon P, et al. Spongialization：a new treatment for diseased patellae. Clin Orthop Relat Res, 1979, 144：74–83.

[7] Steadman JR, Miller BS, Karas SG, et al. The microfracture technique in the treatment of full-thickness chondral lesions of the knee in National Football League players. J Knee Surg, 2003,16：83–86.

[8] Jung Y, Kim SH, Kim YH, et al. The effects of dynamic and three-dimensional environments on chondrogenic differentiation of bone marrow stromal cells. Biomed Mater, 2009,4(5)：055009.

[9] Schätti O, Grad S, Goldhahn J, et al. A combination of shear and dynamic compression leads to mechanically induced chondrogenesis of human mesenchymal stem cells. Eur Cell Mater, 2011, 22：214–225.

[10] Erggelet C, Neumann K, Endres M,et al. Regeneration of ovine articular cartilage defects by cell-free polymer-based implants. Biomaterials, 2007,28：5570–5580.

[11] Frisbie DD, Trotter GW, Powers BE, et al. Arthroscopic subchondral bone plate microfracture technique augments healing of large chondral defects in the radial carpal bone and medial femoral condyle of horses. Vet Surg, 1999,28：242–255.

[12] Steadman JR, Rodkey WG, Briggs KK. Microfracture to treat full-thickness chondral defects：surgical technique, rehabilitation, and outcomes. J Knee Surg,2002,15：170–176.

[13] Chen H, Sun J, Hoemann CD,et al. Drilling and microfracture lead to different bone structure and necrosis during bone-marrow stimulation for cartilage repair. J Orthop Res, 2009,27(11)：1432–1438.

[14] Erggelet C, Sittinger M, Lahm A. The arthroscopic implantation of autologous chondrocytes for the treatment of fullthickness cartilage defects of the knee joint. Arthroscopy,

2003, 19(1)：108–110.

[15] Erggelet C, Mandelbaum BR. Operative treatment of articular cartilage defects// Principles of cartilage repair. Darmstadt：Steinkopff, 2008：39–72.

[16] Driesang IM, Hunziker EB. Delamination rates of tis- sue flaps used in articular cartilage repair. J Orthop Res, 2000,18(6)：909–911.

[17] Hunziker EB, Stähli A. Surgical suturing of articular cartilage induces osteoarthritis-like changes. Osteoarthr Cartil, 2008,16(9)：1067–1073.

[18] Drobnic M, Radosavljevic D, Ravnik D,et al. Comparison of four techniques for the fixation of a collagen scaffold in the human cadaveric knee. Osteoarthr Cartil, 2006,14(4)：337–344.

[19] Knecht S, Erggelet C, Endres M, et al. Mechanical testing of fixation techniques for scaffold-based tissue-engineered grafts. J Biomed Mater Res B Appl Biomater, 2007,83((1)：50–57.

[20] Zelle S, Zantop T, Schanz S, et al. Arthroscopic techniques for the fixation of a three-dimensional scaffold for autologous chondrocyte transplantation：structural properties in an in vitro model. Arthroscopy, 2007, 23(10)：1073–1078.

[21] Shive MS, Stanish WD, McCormack R, et al. BST-CarGel® treatment maintains cartilage repair superiority over microfracture at 5 years in a multicenter randomized controlled trial. Cartilage,2015,6(2)：62–72.

[22] Stanish WD, McCormack R, Forriol F, et al. Novel scaffold-based BST-CarGel treatment results in superior cartilage repair compared with microfracture in a randomized controlled trial. J Bone Joint Surg Am, 2013,95(18)：1640–1650.

[23] Gobbi A, Scotti C, Karnatzikos G, et al. One-step surgery with multipotent stem cells and Hyaluronan-based scaffold for the treatment of full-thickness chondral defects of the knee in patients older than 45 years. Knee Surg Sports Traumatol Arthrosc, 2017,25(8)：2494–2501.

[24] Farr J, Yao JQ. Chondral defect repair with particulated juvenile cartilage allograft. Cartilage,2011,2(4)：346–353.

[25] Patrascu JM, Freymann U, Kaps C, et al. Repair of a post-traumatic cartilage defect with a cell-free polymer-based cartilage implant：a follow-up C. Erggelet at two years by MRI and histological review. J Bone Joint Surg Br, 2010,92(8)：1160–1163.

[26] Siclari A, Mascaro G, Gentili C, et al. Cartilage repair in the knee with subchondral drilling augmented with a platelet-rich plasma-immersed polymer-based implant. Knee Surg Sports Traumatol Arthrosc, 2013,22：1225–1234.

[27] Cole BJ, Fortier LA, Cook JL, et al. The use of micronized allograft articular cartilage (biocartilage) and platelet rich plasma to augment marrow stimulation in an equine model of articular cartilage defects. Orthop J Sports Med,2015,44(9)：2366–2374.

[28] Sharma B, Fermanian S, Gibson M, et al. Human cartilage repair with a photoreactive adhesive-hydrogel composite. Sci Transl Med,2013,5(167)：167.

[29] Anders S, Volz M, Frick H, et al. A randomized, controlled trial comparing autologous matrix- induced chondrogenesis (AMIC®) to microfracture：analysis of 1- and 2-year follow-up data of 2 centers. Open Orthop J, 2013,7：133–143.

[30] Gille J, Behrens P, Volpi P, et al. Outcome of Autologous Matrix Induced Chondrogenesis (AMIC) in cartilage knee surgery：data of the AMIC Registry. Arch Orthop Trauma Surg,2013,133(1)：87–93.

[31] Mithoefer K, Williams R Jr, Warren RF, et al. The microfracture technique for the treatment of articular cartilage lesions in the knee. A prospective cohort study. J Bone Joint Surg Am,2005,87：1911–1920.

[32] Kreuz PC, Erggelet C, Steinwachs MR, et al. Is microfracture of chondral defects in the knee associated with different results in patients aged 40 years or younger. Arthroscopy,2006,22：1180–1186.

第 18 章
骨软骨自体移植

Yen Hsun Chen, Yonah Heller, James Mullen, Nicholas A. Sgaglione

引 言

截至目前，对有症状的局灶性关节软骨缺损的治疗仍是一个临床挑战。关节软骨的愈合能力不佳可能导致持续的疼痛、僵硬、肿胀和受伤后的机械症状，并且当保守治疗不能明显缓解症状时，常常需要手术干预。生物修复的手术方法根据手术目的可分为四类：清理、修复、重建、组织移植或假体置换。对于清理(清创术或软骨成形术)或修复（骨髓刺激）不满意的患者和没有关节成形术指征的患者，缺损的再生重建是首选的方法。很多重建技术已被报道，包括细胞疗法，使用骨髓干细胞，植入支架和基质。在没有明确的再生手术指征或再生手术不成功的情况下，自体或同种异体组织移植也许是一种可供选择的外科治疗方法。

关节透明软骨结构和双层骨软骨单元的重建是治疗局灶性缺损的一个主要难点。修复的方法如来源于骨髓刺激的微骨折，体外扩增培养软骨细胞移植修复，这些方法修复和重建的组织主要由纤维软骨或"透明状"软骨组织组成，它与透明软骨相比具有较低的磨损特性[1]。与此相反，骨软骨自体移植（OAT）是一种治疗局灶性关节软骨缺损的方法，同时使用由表面关节软骨和软骨下骨组成的整块自体骨软骨能很好地恢复缺损的骨软骨结构。骨软骨移植是从膝关节负重较小且有完整关节软骨的区域转移到有症状的负重缺损区。尽管可能存在供体部位的损伤和有限的供应量，但这种方法可更容易恢复至透明软骨损伤前的水平。本章我们回顾了骨软骨自体移植术的现状，包括适应证、技术、优势和缺陷、术后管理以及临床结果。

Y. H. Chen · Y. Heller · J. Mullen
Department of Orthopedic Surgery, Long Island
Jewish Medical Center/Northwell Health,
New Hyde Park, NY, USA

N. A. Sgaglione (✉)
Department of Orthopedic Surgery, Long Island
Jewish Medical Center/Northwell Health,
New Hyde Park, NY, USA

Department of Orthopedic Surgery, Northwell Health
System, Great Neck, New York, USA

© Springer International Publishing AG, part of Springer Nature 2018
J. Farr, A. H. Gomoll (eds.), *Cartilage Restoration*, https://doi.org/10.1007/978-3-319-77152-6_18

背 景

关于自体透明软骨移植治疗关节

软骨缺损的描述首次被 d'Aubigné 在 1945 年报道的带蒂髌骨移植中提及。Campanacci 等发表了一项系列研究，该研究包含 19 例患者，对他们进行游离髌骨移植以治疗巨细胞瘤[2]，在这些病例中，几乎将整个髌骨的骨软骨块用螺钉固定至胫骨平台或股骨髁的缺损，但该方法存在的明显局限是表面轮廓不匹配和供体与受体不匹配，导致术后运动范围受限。

后续的报告描述了使用自体骨软骨移植治疗膝关节软骨剥脱。Yamashita 等在 1985 年[3] 报道了股骨滑车上内侧区作为供体的两个病例，移植物用微小的松质骨螺钉固定，该区域在伸直位不与髌骨或半月板相接触，有利于显著减少供体部位的并发症。去除螺钉后的二次观察揭示了透明软骨的一些表面特征，在受体移植界面上观察到一些表面不规则现象。1995 年 Outerbridge 等描述了 10 例患者，其中骨软骨移植物取自髌骨的外侧面，嵌入同侧的股骨髁骨软骨缺损区[4]，所有患者的手术效果满意，70% 能够完全恢复不受限制的活动，关节镜显示骨软骨移植物固定牢固和融合，具有完整的透明软骨表面，但该方法由于出现髌股关节疼痛加重和髌骨内侧退变而导致应用受到限制。2002 年，Agneskirchner 等[5] 描述了用自体股骨后髁移植（称为 MegaOATS）来解决大的股骨远端缺损的方法，该技术用于治疗平均 6.2cm^2（缺损范围 2~10.5cm^2）的缺损，在 5.5 的年随访中，34 例患者中有 94% 对其功能结果满意，作者建议 MegaOATS 可作为大缺损的可行选择。

这些早期发表的骨软骨移植技术报告为现代 OAT 方法中至关重要的几个关键概念提供了宝贵的经验。透明软骨是从负重最少的区域中采集的，以尽量减少供区并发症。移植物的大小被最小化以进一步降低供区并发症，有限的供区边缘负重和边缘应力的变化可以适应供区的生物力学负荷改变。手术技术的改进有助于原来关节形合度的恢复以减少移植物的不匹配，避免术后关节表面和软骨下骨不匹配。此外最新技术的改进使微创技术能用双层自体组织治疗有症状的关节软骨缺损，同时尽量减少供体区的并发症。

适应证

关节软骨缺损的几种手术治疗模式已得到了论述[6]。生物重建技术的选择主要基于缺损的大小、位置和缺损的病理。对尸体的研究表明，明显的边缘应力只发生在大于 10mm 的股骨内外髁负重区[7]，因此小于 10mm 的损伤可以用简单的清创术或软骨成形术治疗，当病变大于 10mm，可能需要采用生物重建和组织替换技术。

对于 1~4cm^2 的症状性缺损，OAT 手术适用于治疗股骨内/外侧髁、滑车和髌骨关节软骨病变[6]。小的 OCD 病变和骨软骨骨折也可以用 OAT 方法治疗，可同时有效地恢复表面透明软骨缺损和软骨下骨损伤。OAT 的优点包括移植活的表面软骨细胞，骨压配固定，最佳的表面和周边轮廓愈合，以及骨软骨缺损的即刻重建。这些优点的结果是更快的康复和恢复潜力。由于修复的质量取决于供区组织，年龄和供区组织的质量是重要的考虑因素，50 岁以下且未合并退行性病理改变的患者可能是 OAT 手术的理想人选。

技术因素

影响 OAT 手术结果的关键因素包括表面形状恢复、表面正常应力、均匀的填充、稳定的植入深度、安全的移植物采集和轻柔的移植植入。同时手术工具和手术技术的进步是必不可少和重要的因素，这方面仍然存在挑战，必须解决若干与技术有关的问题。

表面形态

在关节表面进行精确的重建很关键，因为不良的结果与术后形合度欠佳相关。供体和受体部位的表面形态相匹配对于确保形合度非常重要。不同的供体部位在形状和曲率上可能有显著差异，常用的膝关节采集部位是在最低的负重区域（图 18.1）。计算机表面形态匹配表明，在上内侧和上外侧滑车边界下部得到的移植物最适合股骨髁负重区的缺损（图 18.2）[8]。同样，鞍形滑车的缺损可以从髁间凹处取移植物[9]。股骨内侧和外侧滑车中部 1/3 可更准确地匹配股骨前髁，而外周 1/3 与股骨后髁更匹配（图 18.3）[10]。

一些调查人员报告，除了关节表面的形合度，关节边缘的厚度和底层的软骨下骨界面相匹配对于改善负重反应也很重要，这样就可以通过避免软骨下

骨平面台阶从而获得更均匀的负重分布（图 18.4）[11]。研究表明，较厚的软骨厚度与更大的负重区域相关，髁中央厚度可达 3.65mm，而滑车沟中仅为 0.22mm[12]，典型的移植部位软骨厚度测量范围为 1.2~1.6mm，相比之下髁厚度范围为 1.6~2.0mm。虽然应考虑供体和受体部位的关节软骨厚度，但目前尚无生物力学研究支持软骨厚度匹配的必要性。

接触压力

理想情况下，自体骨软骨移植应从接触压力最小的部位采集，以尽量减少供体部位并发症。在股骨滑车的上内侧边缘和髁间凹的最下部接触压力最低（图 18.5）[9]。髌股关节接触压力相对较低的区域在髁间窝上方并股骨内侧和外侧边缘。尽管如此，由于膝关节的力线、大小和形态的差异，关节负重力学可能因人而异。由于关节负重机制不同，这个患者的最佳采集部位在另一个患者身上可能并不理想。根据受体部位的大小以及所需的供体移植物的数量和大小，可以设计出用于采集的个性化策略，其基

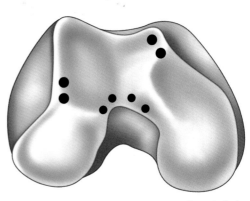

图 18.1 膝关节骨软骨自体移植的常规采集点

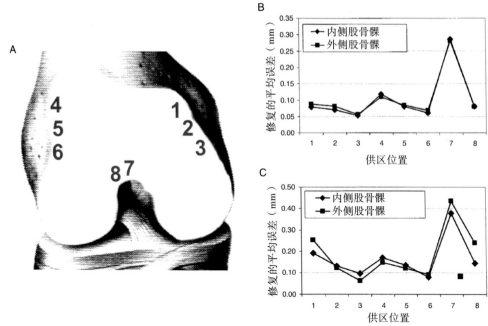

图 18.2　　8 个常见 OAT 供体部位在表面形态与股骨内侧髁中央负重缺损形态不匹配度方面的测量和计算（A）。B.A 图中每个区域的 6mm 自体骨软骨缺损表面形态恢复的平均误差。C.8 mm 缺损表面形态恢复的平均误差（引自参考文献 8；获得 SAGE 的出版许可）

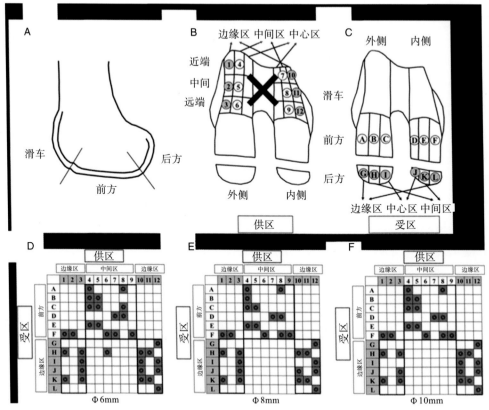

图 18.3　　与股骨前后髁（D~F）最准确匹配的不同直径（6mm、8mm 和 10mm）移植点的股骨滑车采集点（A~C）。股骨滑车的周围部位与股骨后髁最吻合，而中间部位与股骨前髁吻合最密切。（引自参考文献 10；获得 SAGE 的出版许可）

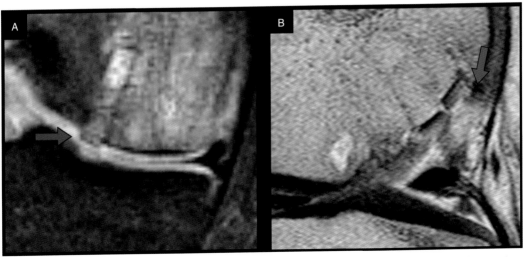

图 18.4　MRI 显示骨软骨自体移植台阶导致关节表面形合度不一致。A. 软骨下骨形合度不一致。B. 关节软骨表面形合度不一致

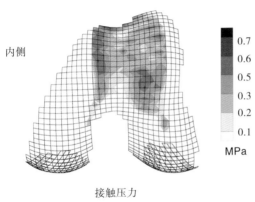

内侧

接触压力

图 18.5　在股骨滑车的上内侧边界和髁间凹口的最下部都发现了最低接触压力。图中显示了在股骨远端图形上叠加的典型髌股接触压力灰度（引自参考文献 9；获得 SAGE 的出版许可）

本目标是尽量减少髌股关节生物力学的变化。

缺损填充模式

小的缺损可以用单个移植物填充，较大或形状不规则的缺损可能需要多个移植物。尸体膝关节骨软骨缺损的生物力学研究表明，在直径为 10mm 或更大的缺损情况下，边缘应力增加[7]。小于 10mm 的缺损未显示出显著的负重再分配。这一发现表明，成功的表面重建可能不需要完全填充骨软骨缺损。2006 年 Burks 等证明，与未处理或骨移植填充缺损相比，较大缺损的不完全充填更好地保存了关节表面轮廓[13]。多种不同尺寸的移植物可 "平铺" 到重建表面较大的缺损上（图 18.6）[14]。通常情况下，填充 "平铺" 的移植物之间总是有细小的间隙，会被纤维组织填充。有人建议，骨软骨移植物之间的间隙用透明样组织填充，并且也可以辅以骨髓刺激治疗，但没有证据表明，这种方法会实现可预期的组织填充和结果的显著改善[13]。

移植深度

研究者对骨软骨移植物下陷的早期担忧提出了一些建议，即骨软骨自体移植物相对于邻近的关节软骨稍微凸出一点。2001 年 Pearce 等对绵羊进行了研究，将移植物放置与关节表面齐平和 2mm 的凸出相比[15]，作者发现，凸出移植物的

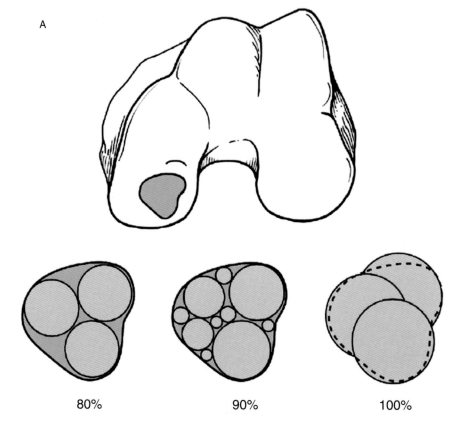

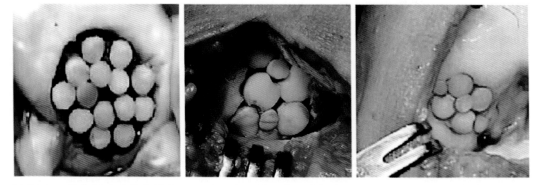

图18.6 复杂损伤的填充模式。 A.使用自体骨软骨栓获得填充80%、90%和100%的覆盖方法，图中显示不同尺寸骨栓和不同修剪骨栓来达到更大的覆盖。B.代表性照片显示马赛克填充大的、复杂的缺损（引自参考文献14；获得 Wolters Kluwer Health 公司的许可）

骨组织愈合表现不佳，周围纤维组织和软骨增生，可能是微动、剪切或拨动引起的增生所致。移植物与周围软骨平齐，可排列良好和表面形合度佳，空隙由良好的修复组织填充。此外，当移植物高于周围关节表面0.5mm或1mm时，接触压力显著升高（高达50%以上）[16]。

研究表明，凹陷置入也会导致更大的峰值压力，尽管程度很小。生物力学研究表明，移植物置入下沉0.5～1mm的峰值收缩压比完整软骨高 10%，显著低于空缺损（高达 23% 以上）[16]。在临床上，凸出移植患者比凹陷移植患者更容易出现不良反应[17]。凸出移植患者抱怨术后感觉异常和膝关节疼痛，再次关节镜检查见移植物周围微动和裂变。凹陷移植患者通常无临床症状，纤维软骨组织会对移植物表面进行覆盖。虽然理想的骨软骨植入是与周围的软骨齐平，但是组织对于稍微凹陷的软骨植入有更大的耐受性。移植组织的任何凸出都会导致接触压力显著升高，并可能导致移植物拨动、裂开和周边塌陷，同时可能伴随移植软骨降解，并且与术后功能方面的症状和疼痛相关。

移植物获取

移植物获取方法对骨软骨质量、结构及机械特征保护具有重要作用。手动钻优于动力钻，因为动力钻会导致滑移、不整齐的软骨边缘、软骨下骨和关节软骨的分离以及软骨细胞活性下降[18]。与使用手动环钻采集相比，通过撬动获取移植物会导致稳定性损失[19]。此外，

反复插入和采集也导致稳定性下降。手动钻孔的切割轮廓还会影响软骨细胞的存活，而关节软骨的细微压迫会导致边缘区的细胞死亡[20]。

移植物采集的一个关键概念是接触垂直度，尽管可以通过开放或关节镜的方法实现，但对于采集移植物，垂直于关节面很关键[21]。提高关节形合度不仅需要垂直接触，还需要更精确地恢复髁斜角和曲率半径，这在需要多个移植物的大的缺损中尤为重要。在实践中，在当需要 1 个以上的移植物时我们更喜欢使用微创关节镜技术，因为这种技术更精确和更安全，从而可以减少采集部位的不良反应发生率（图 18.7）。应对患者制订合理的计划，即当膝关节固定于屈曲和伸展之间时，这个小的开放性切口可用于采集和植入。

行骨软骨移植手术后，供体部位残留的缺损通常使用受体部位的骨移植回填。2003 年 Feczkó 等通过在一只犬模型对几种可生物降解材料填充供体部位进行了比较，这些材料包括羟基磷灰石、碳纤维、聚葡糖酸酯 B、压缩胶原蛋白和

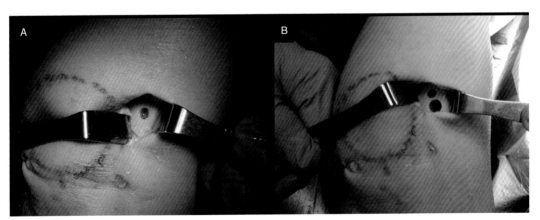

图 18.7 小切口关节镜下移植物采集技术。A. 单一植入物采集的上外侧小切口关节切开术。B. 两个植入物采集的上外侧小切口关节切开术（由 Nicholas A. Sgaglione 博士提供）

聚己酸酯[22]。再次关节镜检查和组织学评估表明，压缩胶原蛋白能在采集缺损部位产生覆盖最好的纤维软骨。目前市面上有几种可供使用的复合植骨替代聚合物，并且已经用于填充供体部位的缺损。在使用手动环钻采集时，回收的骨骼可以用于回填采集处的缺损。

当骨软骨移植物从膝关节转移到其他关节时，必须特别注意供体和受体部位软骨厚度的潜在差异。Schub 等应用 MRI 软骨图谱表明采集膝软骨最薄的部位是股骨内侧髁后极和前外股骨髁远端，它们与身体较远关节的受体部位结合最好，如肘关节[23]。一般而言，在从膝关节采集骨移植物到其他关节如肘部和距骨时，可能受到这些关节相对较小的尺寸和移植物小直径的影响，此时，采集部位的不良反应发生率就不是主要的关注点了。为了更好地定义与采集有关的重建过程的不确定效果，Baltzer 等报告了 43 例进行距骨 OAT 手术的患者，在这项研究中，膝关节同侧上外侧髁上的采集移植物显示出低的整体供体部位发病率，而且患者的膝部不适感在术后 6 个月消失[24]。

移植物插入

通过压配技术实现骨软骨自体移植物的固定。稍大的供体移植物与准备好的受体部位相比是最佳压配。观察研究显示，当移植物的尺寸相对于受体部位超过 1mm 时能增加稳定性和保存更好的软骨厚度[25]，因此供体采集环钻应比受体采集器大 1mm。供体移植物和受体部位深度的匹配对于最佳的压配也很重要。

受体处深度通常比供体的深度浅 2mm，以确保压合，同时可避免需要过多的压力才能确保平整的关节表面。一般而言，移植物越深，压配越稳定，尽管由于通过侧摩擦力固定而与受体部位深度不匹配。然而，较短的移植物需要匹配的深度才能保持稳定，深度匹配的移植物比深度较浅的移植物更稳定[26]。一个权威的体系推荐移植深度为 13~15mm。

虽然技术上比较困难，但仍然可以通过骨隧道插入移植物，特别是低于胫骨的缺陷[27]。在这项技术中，使用前交叉韧带胫骨钻孔导向器钻出胫骨骨隧道，使用这种方法可将供体移植物通过逆行直至与关节表面齐平。使用圆柱状的松质骨填充骨隧道剩余的骨缺损，并用螺钉固定。

由于髌后软骨下骨较硬，使用手动环钻采集可能无法有效地切割髌后部位，在处理这些特殊部位时，可以使用类似直径的切割钻和精确导向等方法来稳定钻孔。

优点和缺点

OAT 手术的许多并发症可以通过改进技术和细致的学习来减少或避免。最常见的并发症可能是关节积血，可以通过填充供体部位来防止骨出血到关节和（或）放置术后引流装置来减少积血。供体部位塌陷可能会发生，通常是由于邻近的采集点过于接近，导致基础缺陷的集中和结构骨性完整性的丧失。建议在采集点之间至少有一个 1~2mm 的骨桥，以防止塌陷。应牢记供体部位的曲率,尽管当表面是凸面时有足够的骨桥,但采集点可能集中出现在移植物上（图18.8）。

在移植部位,许多原因可能会导致移植失败。插入移植物的压配技术对压力很敏感。压力不足可能导致凸出移植和较差的关节表面轮廓。另一方面,压力过大会导致表面软骨细胞死亡[28]。匹配移植的深度和接受部位的深度是关键,因为这样可以匹配表面形态而无须过多的压配。重要的是,可优化插入直径与接收部位直径之间的差异,在实现最佳压合的同时不会产生过多的压力。应谨慎处理移植物,以避免在供体部位造成周围软骨损伤。尽量减少对移植关节软骨的伤害,并最大限度地提高移植物的细胞活性。OCD 和其他潜在的骨缺损可能需要更多的移植物或辅助自体骨移植,可来源于同侧胫骨干骺端。在使用多个移植物的情况下,在移植骨和周围软骨间保持最小台阶,会减少表面纤维化和移植边缘的压力。应避免 OAT 的双极或

"吻合" 损害,因为移植物的接触可能导致过度的应力,从而导致移植愈合障碍或者移植失败。

术后管理

一些调查人员报告说,术后治疗方案建议术后不负重 4~8 周,以保护手术部位免受过多的剪切力,否则可能导致移植物损害或影响修复。然而,最近的研究表明,立即负重可能不会产生有害影响。Kosiur 和 Collins 报告了一项包含 567 例小缺陷（<1cm）的骨软骨自体移植术的回顾性研究,并比较了术后不负重与负重的耐受情况[29],术后 3 年未发现软骨修复结果有显著差异。值得注意的是,研究发现负重组早期的静脉血栓栓塞（VTE）和关节纤维化并发症明显减少。

但是,对较高负荷下的病变建议采取更保守的术后方案,通常建议限制负重 1~3 周,之后逐渐增加负重。患者术后早期开始运动可以防止术后组织僵硬。虽然 CPM 没有显示出明显的效果,但仍然认为是有用的[30]。物理治疗方法包括:髌骨松动,伸展和逐渐增强的等长锻炼,在这些锻炼后再行本体神经肌肉锻炼,渐进康复方案包括游泳、压腿和闭链锻炼。患者可以在术后 8~10 周开始正常的日常活动,术后 4~6 个月内完成高需求的活动和运动。

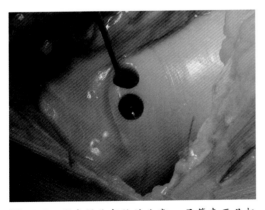

图 18.8　注意供体部位的曲率,尽管表面凸起时有一个明显足够的骨桥,但采集点内部移植物可能出现交叉（由 Nicholas A. Sgaglione 博士提供）

大体形态学和组织学

第二次关节镜下对 OAT 关节表面的评估显示,移植物与受体不融合难以恢

复关节面的形合度，移植物周围纤维填充。观察移植物显示软骨边缘有某些纤维束或磨损（图18.9）[31,32]，但更常见的是1级髌骨软化或更好的关节软骨表面外观。

在几种动物模型和对OAT重建术的临床研究中，均有病理学分析方面的报道。Lane等在OAT山羊模型中行重建术后6个月内对移植组织进行了评估，观察到软骨下骨水平的融合，但缺乏软骨与周围组织的愈合[33]。Kock等报告了一例行内侧股骨髁OAT手术3年的患者出现类似的结果，随后对其进行了全膝关节置换术[26]，在移植骨软骨和邻近组织之间的软骨层中可见持续的裂痕（图18.10A），软骨下骨水平可出现融合，伴随上覆的关节软骨形态的重建（图18.10B~D）。

临床结果

许多研究人员报告了OAT的临床结果，包括长期随访研究和前瞻性随机对照试验，结果都很成功。方法包括经验证的结果评分，如膝关节损伤和骨关节炎结局评分（KOOS），国际软骨修复协会（ICRS）软骨修复组织学评分，国际膝关节委员会（IKDC）评分，Lysholm评分，改良的特种外科评分（Hospital for Special Surgery score，HSS评分），Cincinnati评分，以及主观活动水平评估使用的Tegner评分。还使用了放射学结果测量方法，包括MOCART评分的MRI评分。二次关节镜和组织学分析的活检样本也提供了关节软骨表面结构重建的客观证据。表18.1总结了各种Ⅳ级证据病例的结果。Hangody等收集了17年的前瞻性多中心研究记录的数据，包括354例使用多个小直径移植物的镶嵌移植技术[34]，本研究报告了187例股骨内侧髁、74例股骨外侧髁、16例胫骨平台、18例膝关节和8例滑车自体移植，91%的股骨髁病变、86%的胫骨平台病变和74%的髌股关节病变均取得了良好的效果，这项长期研究显示，评分有所

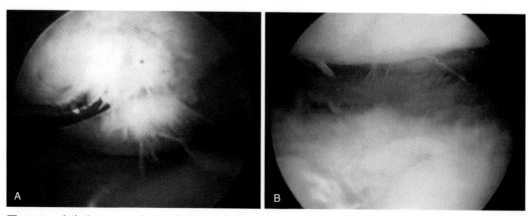

图18.9 关节镜下OAT手术修复缺损的观察。A. 在内侧股骨髁成形术后2年进行的二次关节镜检查显示骨软骨纤维化和孔隙不完全填充。B.26个月后对胫骨外侧表面的第二次关节镜观察显示，胫骨外侧表面不平整，伴有退行性变（A引自参考文献31，获得英国骨和关节外科学会许可；B引自参考文献32，获得Elsevier公司许可）

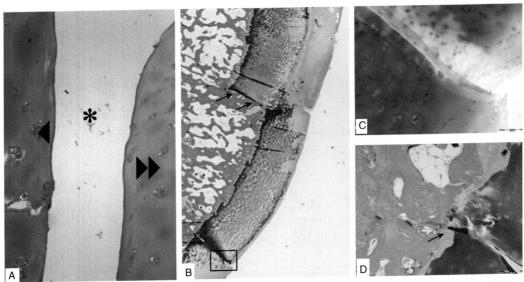

图 18.10 A. 骨软骨移植 22 个月后的组织学表现。在原生软骨（单箭头所示）和骨软骨移植软骨（双箭头所示；甲苯胺蓝染色；原始放大倍率，200 倍）之间仍然存在裂痕（*）。B. 受体部位 3 个相邻移植体的组织学外观。充分恢复透明软骨的关节表面和一个相对较深的植入（Masson 三色染色；12.5 倍）。C. 放大 B 像，软骨细胞在每个移植边界的成团聚集，染色变淡，表明蛋白多糖丢失（甲苯胺蓝染色；100 倍，bar=200μm）。D. 放大 B 像，显示移植区潮线的重建（箭头所示），两个软骨片之间清晰可见裂缝，软骨下骨移植物完全融合（Masson 三色染色；100 倍，bar=200μm；A 引自参考文献 37，获得 wolters kluwer healthy 公司许可；B 引自参考文献 45，获得 Taylor & Francis 公司许可；网址为 www.tandfonline.com）

改善，包括 HSS、Lysholm、Cincinnati 和 ICRS 评分。在发表短期和中期结果后，Solheim 等评估了其长期随访数据，研究显示 Lysholm 评分（49 分→72 分）显著改善，并在 10~14 年的随访中疼痛减少（58 分→33 分）[35]。膝关节不同部位的恢复情况也被其他研究者报道过，表明在治疗股骨髁病变方面成功概率最大。其他预后因素包括年龄，与年轻患者相比，45 岁以上的患者结果不佳。

一些前瞻性随机对照研究将 OAT 与微骨折和自体软骨细胞移植（ACI）进行了比较（表 18.2）。Bentley 等在 2003 年的一级证据治疗研究中报告了 100 例（平均年龄 31.3 岁，范围 16~49 岁）被随机分为 ACI 与 OAT[31]，大多数病变是创伤后病变，平均缺损大小为 4.66cm^2，88% 的 ACI 与 69% 的 OAT 患者的 Cincinnati 得分为良好至优秀，82% 的 ACI 与 34% 的 OAT 患者 1 年后的第二次关节镜检查表现出良好的关节软骨重建，研究报告采用的是早期技术，轻微凸出放置骨软骨自体移植物以允许在正常运动范围内接触，并"确保营养是通过负重和关节软骨液体流动来维持"，随后的工作表明，移植物凸出放置的效果很差，微动导致关节表面可能不愈合，不同关节表面的负重导致移植物的纤维化和早期变性。

2005 年，Gudas 等发表了一项证据为一级的研究，随机选取 60 例（平均年龄 24.3 岁，范围 15~40 岁）行微骨折和 OAT 的患者[36]，两组患者均有临床改善，96% 的 OAT 组与 52% 的微骨折组患者均取得了良好的效果。与微骨折术后 12 个月、24 个月和 36 个月的效果相比，在 OAT 治疗的患者中，HSS 和 ICRS 评分显著提高，93% 的 OAT 组患者和 52% 的微骨折组患者平均 6.5 个月（范围 4~8 个月）返回到伤病前的运动水平，MRI 结果显示，94% 的 OAT 组患者与 49% 的微骨折组患者的关节表面形合度相似。68% 的 OAT 组患者与 18% 的微骨折组患者的修复组织与周围组织厚度相同。值得注意的是，这项研究只包含了全关节镜手术患者。

Horas 等在 2003 年的证据级别为二级的治疗研究中比较了 40 例（平均年龄 33.4 岁，范围 18~44 岁）接受 ACI 或 OAT 治疗的患者[37]，病变范围为 3.2~5.6cm^2（平均 3.75cm^2），术后 6 个月、12 个月和 24 个月与 ACI 相比，采用 OAT 治疗的患者术后 Lysholm 评分较高，治疗后 2 年，Meyers 和 Tegner 的活动评分相当。术后 2 年的标本活检显示 ACI 治疗均有纤维软骨组织形成和近骨区域有透明软骨再生；与原来的透明软骨相比，OAT 术时移植软骨不能与周围的软骨区分开来，然而这项研究未能达到 > 80% 的随访率。

2012 年对 OAT 与微骨折术长期随访结果进行比较的前瞻性随机试验中，Gudas 等在 2005 年公布了 60 名运动员的 10 年随访数据[38]，3~10 年随访后，OAT 或微骨折患者有较低的 ICRS 和 Tegner 评分。然而，在 10 年的随访中，两组患者相对术前 ICRS 评分仍有显著

的临床改善，OAT 组的结果明显更好，总共有 15 例失败（26%），包括 14% 的 OAT 和 38% 的微骨折治疗组，25% 的 OAT 组患者与 48% 的微骨折组患者 10 年期间有 Kellgren-Lawrence I 级骨关节炎的影像学证据。与 75% 的 OAT 组和 37% 的微骨折组保持相同的损伤前活动水平相比，年轻运动员的 ICRS 和 Tegner 评分（手术时年龄 <25 岁）仍然显著高于老年患者。

总之，已公布的证据表明，患者在行 OAT 手术后获得了临床成功，膝关节功能和满意度显著增加，并发症减少，包括关节积血、移植物松弛、纤维过度生长、移植物下沉和供体部位并发症。需要注意的是，手术技术是关键，因为许多不良事件发生的直接原因是技术错误。从膝关节病变中很难区分移植物采集导致的症状，在其他关节（包括距骨圆顶、肱骨小头和股骨头）上对 OAT 进行的几项研究记录了移植物采集后膝部有显著的并发症发生率[39,40]。在多个病例中，移植前无症状的膝关节在术后出现一定程度的损伤，这种发病率可能可与患者的年龄或移植物的大小及数目无关[41]。然而这可能也是 OAT 采集用于其他关节的一个重要考虑，同膝移植的并发症发生率通常由 OAT 手术本身所取得的改善所抵消。

影像学

二次关节镜探查被认为是评估骨软骨缺损修复质量的金标准，但需要侵入性手术。MRI 已成为一种有力的非侵入

表 18.1 OAT 手术的Ⅳ级系列研究报告

出版物	病例数	年龄(岁)	随访时间	结果评分	总体评价	并发症	部位	尺寸
Atik, Bull HJD, 2005	12 (6M,6F)	38(20~63)	4 年 (2~8)	Lysholm 56 → 86	85% 疼痛减轻	渗出	9 例 MFC (内侧髁) , 1 例 LFC (外侧髁) , 1 例髌骨	3.5mm × 10mm
Barber, Arthroscopy, 2006	36 (20M, 16F)	43 (17~69)	48 个月 (24~89)	Lysholm 44 → 84 Tegner 5 at f/u			7 例 MFC, 9 例 LFC	1.9mm 骨栓 (1~5),6mm
Braun, Arthritis Res & Ther, 2008	33 (23M, 10F)	34.3 (15~59)	66.4 个月 (46~98)	Lysholm 49 → 86	27/33 恢复运动, 31/33 满意		27 例 MFC, 6 例 LF	megaOATS 2~10 5cm²(6.2)
Chow, Arthroscopy, 2004	30 (13M, 17F)	44.6 (19~44)	45.1 个月 (24~63)	Lysholm 46→88 IKDC Pre 63%D, 37%C; Post 27%A,60%B, 7%C, 7%D	83.3% 优 / 良	血肿	28 例 MFC, 2 例 LFC	2.2 mm 骨栓 (1~4)
Gaweda, Int Orthop, 2006	19	25.5	24 个月	Marshall 36.3 → 46.2		渗出	19 例髌骨	
Figueroa, Knee, 2011	10M	20.2 (15~38)	37.3 个月 (24~70)	Lysholm 73.8 → 95 IKDC 93.6	100% 优 / 良		10 例髌骨	1.2cm² (0.9~2)
Hangody, Am J Sports Med, 2010	354 (185M, 169F)	24.3 (14~49)	9.6 年 (2~17)	HSS 67 → 89 Lysholm 64 → 93 Cincinnati 5.8 → 8.7 ICRS 63% → 89%	股骨 91% 优 / 良 胫骨 86% 优 / 良 髌骨 / 滑车 74% 优 / 良	5% 供区不足, 8% 疼痛性出血, 2 例化脓性关节炎, 3 例血栓栓塞	187 例 MFC, 74 例 LFC, 16 例胫骨, 18 例髌骨, 8 例滑车	2.5cm² (1.0~5.0)
Hangody, Injury, 2008	789							
Hangody, Knee Surg Sports Traumatol Arthrosc, 1997	44 (26M, 18F)	30 (17~45)	25.1 个月 (12~54)	HSS 62.2 → 94.2	失败的马赛克成形术对比关节磨损成形术	血肿 (3 例)	25 例 MFC, 15 例 LFC, 4 例两者都有	
Hangody, Orthop- edics, 1998	57 (26M, 31F)	31.4 (17~45)	48.7 个月 (36~56)	HSS 90.7		血肿 (2 例)	24 例 MFC, 27 例 LFC, 4 例髌骨	1~8.5cm²
Hangody, J Sports Traumatol 1998	55 (32M, 23F)	23.1 (16~41)	29.5 个月 (12~62)	HSS 89		血肿 (4 例)	24 例 MFC, 27 例 LFC, 4 例髌骨	5.1cm² (1~9)
Jakob, Clin Orthop Relat Res, 2002	52 (34M, 18F)	33 (14~66)	37 个月 (24~56)	ICRS 等级提高	93% 无 / 轻微活动受限 88% 满意	移植物失败要求翻修 (4 例)	24 例 MFC, 27 例 LFC, 4 例髌骨	4.9cm² (1.5~16)

（续表 18.1）

出版物	病例数	年龄（岁）	随访时间	结果评分	总体评价	并发症	部位	尺寸
Karataglis, Knee, 2005	36 (23M, 13F)	31.9 (18~48)	36.9个月 (18~73)	Tegner 3.76 ADL/KOOS 72.3	86.5% 改善		18例 MFC, 8例 LFC, 7例滑车, 4例髌骨	27.73cm² (0.8~12)
Klinger, Knee Surg Sports Traumatol Arthrosc, 2003	21 (15M, 6F)	29 (22~44)	38个月 (32~62)	IKDC Pre 43%C, 57%D Post 24%A, 57%B, 19%C Lysholm 62→90 Tegner 3.9→6.1	合并 ACL 重建	血肿 (2例)	21例 MFC	3.5cm²(2.0~5.0)
Katani, J Orthop Surg (HK), 2003	16 (2M, 14F)	64.9 (58~74)	67个月 (28~111)	JOA 68.1→88.8				
Kock, Acta Orthopedica, 2010	13 (8M, 5F)	33 (23~48)	49个月 (31~65)	Lysholm 64→77 Cincinnati 64→78 Tegner 2.4→3.4		12/13 髌后捻发感	10例 MFC, 3例 LFC	7.5~12.9mm 骨栓
Krusche-Mandl, Osteoarthritis Cartilage, 2012	9 (7M, 2F)	49 (44~55)	7.9年 (7.7~8.2)	IKDC 77.0 Lysholm 90.0 VAS 1.0			6例 MFC, 3例 LFC	2.7cm² (1.8~4.7)
Lahav, J Knee Surg, 2006	15		40个月	KOOS 80.6→53.6 ADL 93.4 Sports 65.3 QOL 51.0 IKDC 68.2				
Laprell, Arch Orthop Trauma Surg, 2001	35 (17M, 22F)	26	8.1年 (6~12)	CSE/ICRS 12-I, 14-II, 3-III		关节血肿（13例）麻木（16例）		1.1~2.4cm²
Ma, Injury, 2004	18 (12M, 6F)	29 (16~51)	42个月 (24~64)	Lysholm 47.5→92.4 Tegner 2.2→6.1	89% 优/良, 10例合并手术 (5例 ACL, 3例半月板, 2例 ROH)		11例 MFC, 5例 LFC, 2例胫骨	4.1cm² (2.3~6)
Marcacci, Am J Sports Med, 2007	30 (22M, 8F)	29.3 (17~46)	7年	IKDC 34.8→71.7	19例合并手术 (9例 ACL, 13例半月板, 1例 MCL)	失败 (3例) 后行 ACI 翻修	17例 MFC, 13例 LFC	1.9cm² (1.1~2.5)
Marcacci, Arthroscopy, 2005	37 (27M, 10F)	29.5	24~48个月	术后 2 年 IKDC11A, 12B, 4C, 3D 术后 7 年 IKDC7A, 16B, 4C, 3D	78%优/良, 23例合并手术 (12例 ACL, 19例半月板, 1例 MCL)	失败 (2例)	23例 MFC, 14例 LFC	2.1cm² (1.8~2.5)

（续表 18.1）

出版物	病例数	年龄(岁)	随访时间	结果评分	总体评价	并发症	部位	尺寸
Marcacci, Orthopedics, 1999	13 (7M, 6F)	31 (16~52)	61.5个月 (13~141)	Cincinnati 3例优/8例良 Swedish 4例优/8例良 Lysholm 8例优/4例良 IKDC 4例优/8例良		僵硬（1例）	11例 MFC, 1例 LFC, 1例 LFC + 胫骨	1.5~3cm^2
Miniaci, Arthroscopy, 2007	20	14.3 (12~27)	3.4年 (2~6)	IKDC 术前 0A, 5B, 8C, 7D 术后 19A, 1B			19例 MFC, 1例 LFC	骨栓 4.1cm (3~7)
Outerbridge, Clin Orthop Relat Res, 2000	16 (13M, 3F)	27 (17~50)	7.6年 (2~14.6)	Cincinnati 35→85	自体髌腱移植	因疼痛要求再次手术（5例）	10例 MFC, 8例 LFC	4.5cm^2 (1.5~10.8)
Ozturk, Int Orthop, 2006	19 (13M, 6F)	33.1 (20~46)	32.4个月 (24~84)	Lysholm 45.8→87.5	85优/良, MRI检查一致率 84.2%			骨栓 2.3cm (1~3)
Reverte-Vinaixa, J Orthop Surg, 2013	17 (12M, 6F)	35 (16~57)	7年	IKDC 88% SF-36 90% 11例患者中 VAS<3	11例优/良,	坏死及囊性变退变后改行单髁置换术（2例）	14例 LFC, 3例 MFC	3.4cm^2 (1~4)
Rue, Am J Sports Med, 2008	15 (13M, 2F)	36.8 (19~47)	2.9年 (1.9~5.0)	Lysholm 42.0→68.2 Tegner 4.4→6.2 IKDC 31.4→57.1	3例合并手术（1例 HTO, 2例 ROH）		13例 MFC, 2例 LFC	5.5cm^2 (2.3~9.5)
Sharpe, J Bone Joint Surg Br, 2005	13 (8M, 5F)	42 (24~48)		术后 6个月 KSS 63.9 → 84.6 术后 1年 90.2 术后 3年 88	ACI + OAT		7例 MFC, 5例 LFC, 1例髌骨	4.8cm^2 (2.2~15.3)
Solheim, Knee, 2013	79 (42M, 31F)	34 (16~60)	10~14年	Lysholm 49 → 72 VAS 58 → 33	30/73 结果差（危险因素是大于 40 岁、女性、缺损大于 3cm^2）		44例 MFC, 6例 LFC, 17例髌骨, 6例滑车	3 cm^2(1~5)

MFC: 股骨内侧髁; LFC: 股骨外侧髁; LTP: 外侧胫骨平台; HTO: 胫骨高位截骨; ACL: 前交叉韧带; MCL: 内侧副韧带; PCL: 后交叉韧带; ROH: 取内固定; OCD: 骨软骨剥脱; VAS: 视觉疼痛评分; IKDC: 国际膝关节文献委员会; ICRS: 国际软骨修复学会; KOOS: 膝关节损伤及关节炎结果评分; ADL: 日常活动; QOL: 生活质量; JOA: 日本骨科协会; HSS: 特种外科医院协会; CSE: 软骨标准化评价表; KSS: 膝关节协会疼痛及活动评分

表 18.2　I 和 II 级临床对照试验比较 OAT 与其他技术

作者	方法	病例数	年龄（岁）	随访时间	评分系统	首要结果	次要结果	补充	并发症	部位	尺寸（cm²）
Ulstein, Knee Surg Sports Traumatol Arthrosc, 2014 II 级：治疗	MFx	11	31.7	9.8 年 （4.9~11.4）	Lysholm	术前：48.2 随访：69.7	ΔKOOS 评分 ΔKOOS 疼痛：20.6 ΔKOOS 症状：17.4 ΔKOOS ADL：13.0 ΔKOOS 恢复运动：32.4 ΔKOOS QOL：34.6	小于 30 岁的年轻运动员比大于 30 岁的有更好的临床结果与功能 （$P=0.008$）	6/11 再次手术：2 例 ACI，1 例 OAT 1 例开放性楔形截骨，1 例游离体清除，1 例清理，1 例 TKA	10 例 MFC 1 例 LFC	2.6
OAT	14	32.7				术前：49.2 随访：62.6	ΔKOOS 疼痛：11.8 ΔKOOS 症状：8.5 ΔKOOS ADL：7.5 ΔKOOS 恢复运动：41.3 ΔKOOS QOL：25.0		5/14 再次手术：1 例开放性楔形截骨，4 例清理	10 例 MFC 2 例 LFC 2 例滑车	3.0

（续表 18.2）

作者	方法	病例数	年龄（岁）	随访时间	评分系统	首要结果	次要结果	补充	并发症	部位	尺寸（cm²）
Gudas, Arthroscopy, 2013 II级：治疗	MFx	34 (23M, 11F)	31.2		Tegner	术前 2.7 术后 3 年 6.9	恢复活动 82%	合并 ACL; 对照组：软骨完整的 ACL 重建；术后管理 Tegner 评分 7.5		全部 MFC + ACl	2.7±3.6
	Debridement	34 (20M, 14F)	33.5			术前 2.5 术后 3 年 6.2	79%				2.9±6.2
	OAT	34 (21M, 13F)	32.4			术前 2.5 术后 7.1	88%				3.1±1.2
Bentley, J Bone Joint Surg Br, 2012 I级	ACI	58	30.9 (16~49)	10 年	Cincinnati	优 28 良 7 一般 6 差 2	Bentley-Stanmore 0:7 1:23 2:3 3:6 4:4	失败率	修复术后 5.1 年（2~8）翻修：3 例 TKA，1 例 UKA	24 例 MFC 13 例 LFC 1 例滑车 20 例髌骨	4.41
	OAT	42	31.6 (20~48)			优 4 良 5 一般 4 差 2	0:2 1:4 2:5 3:2 4:2	术后 2 年失败率 急剧升高	23/42 翻修失败，4.3 年（1~9）翻修：1 例 TKA，3 例 UKA	29 例 MFC 5 例 LFC 2 例滑车 1 例胫骨 5 例髌骨	3.99

（续表 18.2）

作者	方法	病例数	年龄（岁）	随访时间	评分系统	首要结果	次要结果	补充	并发症	部位	尺寸（cm²）
Gudas, Am J Sports Med, 2012 I 级	MFx	29 (17M, 12F)	24.3 ± 6.8	10 年	ICRS	术前 MFx-ACD: 64.8 ± 1.7 术后 10 年 MFx-ACD: 78.2 ± 1.4 术前 MFx-OCD: 50.9 ± 2.4 术后 10 年 MFx-OCD: 73.9 ± 1.5	Tegner 术后 3 年 MFx-ACD: 7.0 ± 0.4 术后 10 年 MFx-ACD: 6.2 ± 0.4 术后 3 年 MFx-OCD: 6.8 ± 0.7 术后 10 年 MFx-OCD: 6.1 ± 0.7	关节软骨缺损对比骨软骨缺损，OAT 对比 MFx 重返运动后的运动时间显著延长	术后 10 年 11 例失败，20 例再次关节镜探查		2.77 ± 0.68
	OAT	28 (19M, 9F)	24.6 ± 6.5			术前 OAT-ACD: 61.3 ± 1.7 术后 10 年 OAT-ACD: 92.9 ± 1.4 术前 OAT-OCD: 50.9 ± 1.8 术后 10 年 OAT-OCD: 87.5 ± 1.3	术后 3 年 OAT-ACD: 7.5 ± 0.5 术后 10 年 OAT-ACD: 7.0 ± 0.4 术后 3 年 OAT-OCD: 7.2 ± 0.4 术后 10 年 OAT-OCD: 6.7 ± 0.4		术后 10 年 4 例失败，14 例再次关节镜探查		2.80 ± 0.65

（续表 18.2）

作者	方法	病例数	年龄（岁）	随访时间	评分系统	首要结果	次要结果	补充	并发症	部位	尺寸（cm²）
Lim, Clin Orthop Relat Res, 2012 II级: 治疗	MFx	30	32.9 (22~42)	6.7年 (3.7~10.5)	Lysholm	术前: 51.2±6.2 术后5年: 85.6±6.8	Tegner 术前: 2.8±1.4 术后5年: 5.1±1.5	ICRS分级 术后1年: 1/2: 16/20	3例再次手术	23例MFC 7例LFC	2.77
	ACI	18	25.1 (18~32)	5.2年 (3.0~7.2)		术前: 53.2±7.2 术后5年: 84.8±	术前: 2.9±1.8 术后5年: 5.2±1.3	ICRS分级 术后1年: 1/2: 12/15	2例再次手术	13例MFC 5例LFC	2.84
	OAT	22	30.4 (20~39)	5.8年 (3.2~7.5)		术前: 52.4±6.4 术后5年: 84.6±6.1	术前: 2.7±1.5 术后5年: 5.3±1.2	ICRS分级 1/2: 14/17	1例再次手术: 突出的骨软骨栓	19例MFC 3例LFC	2.75
Gudas, J Pediatr Orthop, 2009 I级: 治疗	MFx	22 (13M, 9F)	14.09 (12~18)	4.2年 (3~6)	ICRS 功能和目标	术后1年: 19/22 优/良 术后4.2年: 12/19 优/良	ICRS修复分级 3/16 I/II级 (再次关节镜检查时)	术后18个月 MRI ICRS良到优 MFx: 10/18 OAT: 19/21	16例再次关节镜探查（14例OAT, 2例ACI）	20例MFC 2例LFC	3.17±0.34
	OAT	25 (15M, 10F)	14.64 (12~18)			术后1年: 23/25 优/良 术后4.2年: 19/23 优/良	5/51/II级 (再次关节镜检查时)		5例再次关节镜探查	21例MFC 4例LFC	3.20±0.38

（续表 18.2）

作者	方法	病例数	年龄（岁）	随访时间	评分系统	首要结果	次要结果	补充	并发症	部位	尺寸(cm²)
Dozin, Clin J Sport Med, 2005 II级：治疗（随访和治疗依从性差）	ACI	22 (17M, 5F; 12例进行手术)	29.6 ± 7.3	291d (0~1339)	Lysholm	<60分（失败）:1例, 60~90分（部分成功）:5例, 90~100分（完全成功）:10例, 失去 f/u: 6例		缺乏随访，随机手术率未率低		14例 MFC, 2例 LFC, 6例髌骨	2.0 ± 0.4
	OAT	22 (10M, 12F; 11例进行手术)	27.9 ± 8.1	300d (0~994)	Lysholm	<60分（失败）:0例, 60~90分（部分成功）:2例, 90~100分（完全成功）:15例, 失去 f/u: 5例				12例 MFC, 3例 LFC, 7例髌骨	1.9 ± 0.5
Gudas, Arthroscopy, 2005 Knee Surg Sports Traumatol Arthrosc, 2006 I级：治疗	MFx	29	24.3 (15~40)	37.1个月 (36~38)	HSS	术前 77 术后：12个月时 83, 24个月时 82, 36个月时 91	ICRS（再次关节镜检查）: 15%优, 30%良, 30%一般, 25%差	MRI: 修复组织厚度18%, 相对于邻近软骨关节面修复度恢复52%	9例再次手术（转归为 OAT）	23例 MFC, 6例 LFC	2.8 ± 0.68
	OAT	28				术前 78, 术后：12个月时 88, 24个月时 91, 36个月时 91	50%优, 29%良, 21%一般	MRI: 修复组织厚度68%, 相对于邻近软骨关节面修复度恢复96%	2例表面感染, 1例再次手术（单侧骨栓修复）	25例 MFC, 3例 LFC	2.8 ± 0.65

（续表 18.2）

作者	方法	病例数	年龄（岁）	随访时间	评分系统	首要结果	次要结果	补充	并发症	部位	尺寸（cm²）
Bentley, J Bone Joint Surg Br, 2003 II级：治疗	AC	58	30.9 (16~49)	19个月 (12~26)	Cincinnati	>80分（优）：40% 55~79分（良）：48% 30~55分（一般）：12% <30分（差）：0	ICRS（再次关节镜检查）16%优 66%良 16%一般 2%差			24例MFC, 13例LFC, 20例髌骨, 1例滑车	4.66 (1~12.2)
	OAT	42	31.6 (20~48)			>80分（优）：21% 55~79分（良）：48% 30~55分（一般）：14% <30分（差）：17%	0优 34%良 44%一般 22%差	拔捅可使液体流动畅通，增加营养		29例MFC, 5例LFC, 5例髌骨, 5例滑车, 1例LTP	
Horas, J Bone Joint Surg Am, 2003 II级：治疗 (<80% f/u)	ACI	20 (8M, 12F)	31.4 (18~42)	24个月	Lysholm	术前24.9 术后：3个月时27.55 6个月时45.75 12个月时57.50 24个月时66.75	Tegner 术前1.60 术后：3个月时1.55 6个月时2.95 12个月时4.24 24个月时5.10	电子显微镜扫描显示再生软组织与原生软骨紧密愈合在一起		17例MFC, 3例LFC	3.86
	OAT	20 (15M, 5F)	35.4 (12~44)	24个月		术前28.45 术后：3个月时27.95 6个月时53.45 12个月时68.25 24个月时72.70	术前1.60 术后：3个月时1.55 6个月时3.55 12个月时5.00 24个月时6.20	电子显微镜扫描软骨示软骨间有骨质形成	下蹲时轻微疼痛（股骨后髁）	16例MFC, 4例LFC	3.63

（续表 18.2）

作者	方法	病例数	年龄（岁）	随访时间	评分系统	首要结果	次要结果	补充	并发症	部位	尺寸（cm²）
Clave, J Orthop Res, 2016 I 级：治疗	ACI	30 (20M, 10F)	29.2 ± 11.9	24 个月	IKDC	底线：73.7 ± 20.1，2 年时评分改善：31.8 ± 20.8			1 例脓毒性关节炎		3.1 ± 0.8
	OAT	25 (20M, 5F)	28.3 ± 8.6	24 个月		底线：44.4 ± 15.2，2 年时评分改善：81.5 ± 16.4					3.5 ± 0.3

ACI：自体软骨细胞移植；OAT：自体骨软骨修复移植；MFx：微骨折；ICRS：国际软骨修复协会；MFC：股骨内髁；LFC：股骨外侧髁；LTP：胫骨外侧平台

性工具来监测和评价手术结果。目前有几种适合监测结果的 MRI 成像方案，其中标准快速自旋回波（FSE）可产生最小的信度变异性以及具有最高的灵敏度和特异性。另外还报告了更多的软骨特异序列，包括 T1 加权快速自旋回波、T1 三维钆增强的软骨 MRI（dGEMRIC）、采用不对称回波和最小二乘估计阀的水脂分离稳态梯度重聚焦采集序列（GRASS-IDEAL）、各向同性的三维稳态自由进动序列（SSFP）和驱动平衡傅立叶变换，这些 MRI 方案在评估软骨和软骨下骨修复的生理状态方面有很好的应用前景，但是需要进一步的试验验证才能广泛应用于临床。

一些调查人员报告了术后 MRI 与临床检查的相关性。描述了软骨修复组织（MOCART）和 3D MOCART 分级系统的磁共振观察，但有报道显示，这与临床结果有着不同的相关性[42]。OAT 术后骨髓水肿的意义尚不清楚，正如一些研究指出的那样，术后长达 3 年的水肿持续存在。这类水肿与膝关节疼痛不相关，可能代表正常重塑和伴随移植的愈合。较长期的数据显示，在手术后的最初 2 年中，MOCART 和 3D MOCART 得分增加，在 2 至 7 年间分数保持或略有下降，临床评分与 MOCART 评分之间存在一定的相关性[43]。在随后进行全膝关节置换术的患者中，体外 MRI 与组织学表现直接相关。虽然这些发现的临床预测意义尚不清楚，但 MRI 图像能够识别软骨厚度的差异以及与软骨下骨的整合程度。

未来方向

OAT 已被临床报道了超过 20 年，尽管有报道称其在修复局灶性关节软骨缺损方面取得了成功，但它仍然是一个选择面较窄的外科手术。造成这种情况的因素有几个，包括供体部位移植物的局限性和技术挑战。随着更复杂的生物材料在临床试验中得到开发和验证，可减少供体部位并发症。辅助治疗例如分解代谢抑制剂和关节细胞保护剂，可以改善软骨细胞移植和撞击负荷恢复的环境。在家兔模型中对 OAT 辅助 PRP 和透明质酸的早期临床前研究表明，在改善组织学质量方面有一定的前景。与徒手技术相比，计算机辅助导航可以提高移植物采集和植入的精度并有助于修复关节表面轮廓，其余的挑战还包括进一步检查软骨厚度不匹配及其影响，这在 OAT 修复髌骨缺陷时最明显。

总　结

骨软骨自体移植是治疗症状性膝关节软骨缺损的一种成功而有效的方法。在股骨髁的较小孤立性病变中发现了最佳的结果，滑车、髌骨和胫骨病变显示出较难预测的结果。传统上将 OAT 的适应证限制在 1~2.5cm^2 的病变范围内，但个体因素，如患者的年龄，缺损大小，并发膝关节病理，关节排列错乱，患者的期望和治疗目标也可能影响决策过程。细致地进行 OAT 技术是必要的，因为结果与移植处理和移植定位密切相关。微骨折的长期疗效和纤维软骨修复的耐久性是一个问题[44]。OAT 可能是治疗年轻人和活动高需求患者局灶性骨软骨缺损的一种更合适的手术方法。虽然二次关节镜检查仍然是评估长期移植融合和成功的主要方法，但关节软骨特异性 MRI 成像技术的进步最终可能允许对临床手术结果进行有价值的无创监测。

随着适应证和治疗需求的扩大，供体部位的可获得性将成为制约病变发展的重要因素。改进供区填塞可减少供区相关并发症。联合和辅助技术，如开展 OAT 联合微骨折，新鲜冷藏的同种异体移植物（JRF Ortho，Centennial，Colorado；Arthrex，Naples，Florida），骨移植替代物，接种的支架，或者其他生物制剂可以最大限度地利用供体置入。鉴于其他几种旨在重建关节软骨缺损的策略，修复原生透明软骨的长期益处是否超过供体部位的并发症仍有待观察。然而目前的证据表明，如果遵循严格的适应证，细致的技术，并注意供体采集部位，OAT 手术就可能成功治疗有症状的关节软骨缺损患者。

（罗志红 韩雪松 谭洪波 译，

肖洪 审校）

参考文献

[1] Mithoefer K, McAdams T, Williams RJ, et al. Clinical eficacy of the microfracture technique for articular cartilage repair in the knee: an evidence-based systematic analysis. Am J Sports Med, 2009, 37(10): 2053–2063.

[2] Campanacci M, Cervellati C, Donati U. Autogenous patella as replacement for a resected femoral or tibial condyle. A report on 19 cases. J Bone Joint Surg Br, 1985,67(4):557–563.

[3] Yamashita F, Sakakida K, Suzu F, et al. The trans-plantation of an autogenic osteochondral fragment for osteochondritis dissecans of the knee. Clin Orthop Relat Res, 1985,201:43–50.

[4] Outerbridge HK, Outerbridge RE, Smith DE. Osteochondral defects in the knee. A treatment using lateral patella autografts. Clin Orthop Relat Res, 2000,377:145–151.

[5] Agneskirchner JD, Brucker P, Burkart A, et al. Large osteochondral defects of the femoral condyle: press-it transplantation of the posterior femoral condyle (MEGA-OATS). Knee Surg Sports Traumatol Arthrosc,2002,10(3):160–168.

[6] Richter DL, Schenck RC Jr, Wascher DC, et al. Knee articular cartilage repair and restoration techniques: a review of the literature. Sports Health, 2016,8(2):153–160.

[7] Guettler JH, Demetropoulos CK, Yang KH, et al. Osteochondral defects in the human knee: inluence of defect size on cartilage rim stress and load redistribution to surrounding cartilage. Am J Sports Med,2004,32(6):1451–1458.

[8] Bartz RL, Kamaric E, Noble PC, et al. Topographic matching of selected donor and recipient sites for osteochondral autografting of the articular surface of the femoral condyles. Am J Sports Med, 2001, 29(2):207–212.

[9] Ahmad CS, Cohen ZA, Levine WN, et al. Biomechanical and topographic consider-ations for autologous osteochondral grafting in the knee. Am J Sports Med, 2001, 29(2):201–206.

[10] Nishizawa Y, Matsumoto T, Araki D, et al. Matching articular surfaces of selected donor and recipient sites for cylindrical osteochondral grafts of the femur: quantitative evaluation using a 3-dimensional laser scanner. Am J Sports Med,2014,42(3):658–664.

[11] Thaunat M, Couchon S, Lunn J, et al. Cartilage thickness matching of selected donor and recipient sites for osteochondral autografting of the medial femoral condyle. Knee Surg Sports Traumatol Arthrosc,2007,15(4):381–386.

[12] Terukina M, Fujioka H, Yoshiya S, et al. Analysis of the thickness and curvature of

articular cartilage of the femoral condyle. Arthroscopy, 2003,19(9):969–973.

[13] Burks RT, Greis PE, Arnoczky SP, et al. The use of a single osteochondral autograft plug in the treatment of a large osteochondral lesion in the femoral condyle: an experimental study in sheep. Am J Sports Med,2006,34(2):247–255.

[14] Hangody L, Rathonyi GK, Duska Z, et al. Autologous osteochondral mosaicplasty. Surgical technique. J Bone Joint Surg Am, 2004,86-A(Suppl 1):65–72.

[15] Pearce SG, Hurtig MB, Clarnette R, et al. An investigation of 2 techniques for optimizing joint surface congruency using multiple cylindrical osteochondral autografts. Arthroscopy, 2001,17(1):50–55.

[16] Koh JL, Wirsing K, Lautenschlager E, et al. The effect of graft height mismatch on contact pressure following osteochondral grafting: a biomechanical study. Am J Sports Med,2004,32(2):317–320.

[17] Nakagawa Y, Suzuki T, Kuroki H, et al. The effect of surface incongruity of grafted plugs in osteochondral grafting: a report of ive cases. Knee Surg Sports Traumatol Arthrosc, 2007, 15(5):591–596.

[18] Evans PJ, Miniaci A, Hurtig MB. Manual punch versus power harvesting of osteochondral grafts. Arthroscopy,2004,20(3):306–310.

[19] Duchow J, Hess T, Kohn D. Primary stability of press- it- implanted osteochondral grafts. Inluence of graft size, repeated insertion, and harvesting technique. Am J Sports Med,2000,28(1):24–27.

[20] Huntley JS, Bush PG, McBirnie JM, et al. Chondrocyte death associated with human femoral osteochondral harvest as performed for mosaicplasty. J Bone Joint Surg Am, 2005, 87(2):351–360.

[21] Diduch DR, Chhabra A, Blessey P, et al. Osteochondral autograft plug transfer: achieving perpendicularity. J Knee Surg, 2003, 16(1):17–20.

[22] Feczko P, Hangody L, Varga J, et al. Experimental results of donor site illing for autologous osteochondral mosaicplasty. Arthroscopy, 2003,19(7):755–761.

[23] Schub DL, Frisch NC, Bachmann KR, et al. Mapping of cartilage depth in the knee and elbow for use in osteochondral autograft procedures. Am J Sports Med, 2013,41(4):903–907.

[24] Baltzer AW, Arnold JP. Bone-cartilage transplantation from the ipsilateral knee for chondral lesions of the talus. Arthroscopy, 2005,21(2):159–166.

[25] Makino T, Fujioka H, Terukina M, et al. The effect of graft siz-ing on osteochondral transplantation. Arthroscopy, 2004, 20(8):837– 840.

[26] Kock NB, Hannink G, van Kampen A, et al. Evaluation of subsidence, chondrocyte survival and graft incorporation following autologous osteochondral transplantation. Knee Surg Sports Traumatol Arthrosc, 2011, 19(11): 1962–1970.

[27] Ueblacker P, Burkart A, Imhoff AB. Retrograde car-tilage transplantation on the proximal and distal tibia. Arthroscopy, 2004,20(1):73–78.

[28] Borazjani BH, Chen AC, Bae WC, et al. Effect of impact on chondrocyte viability during insertion of human osteochondral grafts. J Bone Joint Surg Am, 2006,88(9):1934–1943.

[29] Kosiur JR, Collins RA. Weight-bearing compared with non-weight-bearing following osteochondral autograft transfer for small defects in weight-bearing areas in the femoral articular cartilage of the knee. J Bone Joint Surg Am, 2014,96(16):e136.

[30] Fazalare JA, Griesser MJ, Siston RA, et al. The use of continuous passive motion following knee cartilage defect surgery: a systematic review. Orthopedics,2010,33(12):878.

[31] Bentley G, Biant LC, Carrington RW, et al. A prospective, randomised comparison of autologous chondrocyte implantation versus mosaicplasty for osteochondral defects in the knee. J Bone Joint Surg Br, 2003,85(2):223–230.

[32] Ma HL, Hung SC, Wang ST, et al. Osteochondral autografts transfer for posttraumatic osteochon-dral defect of the knee-2 to 5 years follow-up. Injury, 2004, 35(12): 1286–1292.

[33] Lane JG, Massie JB, Ball ST, et al. Follow-up of osteochondral plug transfers in a goat model: a 6-month study. Am J Sports Med, 2004,

32(6): 1440–1450.

[34] Gaweda K, Walawski J, Weglowski R, et al. Early results of one-stage knee extensor realignment and autologous osteochondral grafting. Int Orthop, 2006,30(1):39–42.

[35] Solheim E, Hegna J, Oyen J, et al. Results at 10 to 14 years after osteochondral auto-grafting (mosaicplasty) in articular cartilage defects in the knee. Knee,2013,20(4):287–290.

[36] Gudas R, Kalesinskas RJ, Kimtys V, et al. A prospective randomized clinical study of mosaic osteochondral autologous transplantation versus microfracture for the treatment of osteochon-dral defects in the knee joint in young athletes. Arthroscopy, 2005, 21(9): 1066–1075.

[37] Horas U, Pelinkovic D, Herr G, et al. Autologous chondrocyte implantation and osteo-chondral cylinder transplantation in cartilage repair of the knee joint. A prospective, comparative trial. J Bone Joint Surg Am,2003,85-A(2):185–192.

[38] Gudas R, Gudaite A, Pocius A, et al. Ten-year follow-up of a prospective, randomized clinical study of mosaic osteochondral autologous transplantation versus microfracture for the treatment of osteochondral defects in the knee joint of athletes. Am J Sports Med, 2012, 40(11): 2499–2508.

[39] Reddy S, Pedowitz DI, Parekh SG, et al. The morbidity associated with osteo-chondral harvest from asymptomatic knees for the treatment of osteochondral lesions of the talus. Am J Sports Med,2007,35(1):80–85.

[40] Ansah P, Vogt S, Ueblacker P, et al. Osteocho-ndral transplantation to treat osteochondral lesions in the elbow. J Bone Joint Surg Am, 2007, 89(10):2188–2194.

[41] Paul J, Sagstetter A, Kriner M, et al. Donor-site morbidity after osteo-chondral autologous transplantation for lesions of the talus. J Bone Joint Surg Am,2009,91(7):1683–1688.

[42] Tetta C, Busacca M, Moio A, et al. Knee osteochondral autologous transplantation: long-term MR indings and clinical corre-lations. Eur J Radiol, 2010,76(1):117–123.

[43] Zak L, Krusche-Mandl I, Aldrian S, et al. Clinical and MRI evaluation of medium-to long-term results after autologous osteochondral transplantation (OCT) in the knee joint. Knee Surg Sports Traumatol Arthrosc,2014,22(6):1288–1297.

[44] Bert JM. Abandoning microfracture of the knee: has the time come. Arthroscopy, 2015,31(3):501–505.

[45] Kock N, van Susante J, Wymenga A, et al. Histological evaluation of a mosaicplasty of the femoral condyle-retrieval specimens obtained after total knee arthroplasty–a case report. Acta Orthop Scand, 2004,75(4):505–508.

第 19 章
同种异体骨软骨移植

Luis Eduardo P. Tirico, William D. Bugbee

背　景

新鲜的同种异体骨软骨移植的基本概念是移植结构上成熟的透明软骨，具有活的软骨细胞以及可以支撑的软骨基质[1]。透明软骨拥有极佳的用于移植的特征。其是无血管组织，不需要血供，代谢需求是通过来自关节滑液的弥散营养。其是无神经结构，不需要神经支配来发挥功能。第三关节软骨相对是免疫逃逸的，因为软骨细胞被基质包绕从而不被免疫监测。同种异体骨软骨移植的第二种成分是骨结构，其功能可能是支撑关节软骨，以及作为固定移植物到宿主的载体。移植物的骨组织成分与透明软骨成分相关甚大，细胞在移植时不能存活，骨性结构可以作为宿主爬行替代的支架。通常移植物的骨性部分仅为几

毫米。考虑采用新鲜的同种异体骨软骨移植是有用的，因为具有活的透明软骨部分及非活的软骨下骨部分。在组织或者器官移植的背景下来理解同种异体移植过程是有帮助的，因为移植物作为一个完整的功能及结构单位可以替代受体关节内病变或者缺损的部位。移植成熟的透明软骨可以避免依赖诱导细胞形成软骨组织的技术，这是其他重建技术的核心。

同种异体移植的核心是获得新鲜的骨软骨组织。目前小块的同种异体骨软骨移植组织不需要 HLA 或者血液配型，是直接新鲜使用，而不需要经过冷冻或者处理。使用新鲜移植物的理由是关节软骨的质量最佳。通过回收标本的研究表明活的软骨细胞及相对保留的软骨基质在移植后可以存在很多年。这些经验通过支持使用新鲜的而非冰冻的小块骨软骨异体组织来修复重建软骨和骨软骨缺损。在异体移植过程中了解组织的获得、检测及存储是比较重要的。过去存在的困难导致新鲜同种异体移植仅能在特别的中心才能开展，这些中心与有经

L. E. P. Tirico
Department of Orthopedics and Traumatology, Knee
Surgery, Hospital das Clinicas, University of São
Paulo Medical School, São Paulo, Brazil

W. D. Bugbee (✉)
Division of Orthopedics, Scripps Clinic,
La Jolla, CA, USA
e-mail: bugbee.william@scrippshealth.org

© Springer International Publishing AG, part of Springer Nature 2018
J. Farr, A. H. Gomoll (eds.), *Cartilage Restoration*, https://doi.org/10.1007/978-3-319-77152-6_19

验的组织库联系密切，投入大量资源建立新鲜骨软骨组织移植的特别操作程序以保障移植的安全性及有效性。最近新鲜的骨软骨移植物在北美有商业化的产品，从而方便骨科手术医生使用。新鲜移植物供体的年龄标准为 15~35 岁。关节面必须目测检查软骨质量。这些标准只能确保可以移植的组织，但不能保证质量。必须承认新鲜的人体组织是非常特别的，没有两个供体的特征是一样的。遵守组织库的标准、操作流程及处理质量控制方式，对于新鲜异体移植物的安全性及有效性是非常重要的。新鲜骨软骨移植物移植前的保存也很重要。过去，新鲜移植物在供体死后保存 7d，避免过长时间的保存。目前组织库流程要求延长保存经过处理的新鲜骨软骨（达到 60d）。然而目前的研究表明，经过长时间保存的新鲜异体骨软骨移植物在细胞活性、细胞密度及代谢活性方面有明显的退化。在保存超过 7d 时，可以首次检测到小的但是有统计学意义的变化，这些变化在保存超过 28d 时变得更加明显。最近的一项研究显示保存导致的移植物变化，与移植前保存时间小于 7d 的相比，在异体移植前保存达到 28d 的情况并没有影响临床结果，尽管事实是软骨细胞活性在长时间保存后下降[2]。

同种异体骨软骨移植的指征

新鲜骨软骨移植可以修复大范围的软骨及骨软骨病变。临床指征覆盖了比较大的范围。除了评估特别的病变，整个肢体及关节的评价也很重要。许多供

参考的建议认为使用异物移植来修复大的缺损（>2cm 或 3cm）或者难以重建的情况时作为补救措施。我们的经验是异体移植作为治疗直径 >2 cm 的骨软骨缺损的主要治疗方法，经常用于剥脱性骨软骨炎及骨坏死。异体移植作为翻修软骨重建的方法也是有用的，当其他软骨治疗方法如微骨折、自体骨软骨移植、自体软骨细胞移植失败时，异体移植可以作为软骨重建的翻修方法。异体移植也可以作为胫骨平台、髌骨或者股骨髁创伤后软骨缺损的补救重建方法。在个别病例，异体移植也可以用于治疗严重的疾病如单间室膝关节炎。

术前计划

新鲜同种异体骨软骨移植的手术技术取决于将要移植的关节及关节面的情况。新鲜异体移植有一条共同之处是使供体与受体匹配。应当注意的是在目前的实际操作中，小块的新鲜骨软骨异体移植不进行供体与受者的 HLA 或者血型匹配，也不应用免疫抑制治疗。异体移植仅需要和接受部位的大小进行匹配。在膝关节，利用有明显的标记拍摄前后位片，测量胫骨关节面下面的内外侧直径（图 19.1）；也可以在 CT 或者 MRI 图像上测量。组织库直接进行胫骨平台供体标本的测量或者测量受累的股骨髁。±（2~3）mm 匹配是可以接受的。然而应当注意解剖可以有明显变化，这不仅是尺寸的测量的问题。特别是在治疗剥脱性骨软骨炎时，病变的股骨髁通常是大的、宽的以及变平，因此需要考虑大的移植物。

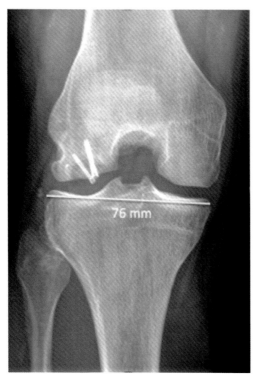

图 19.1　16 岁男性患者的右膝前后位片显示右侧股骨外髁剥脱性骨软骨炎固定失败。测量胫骨的内外侧直径，就在关节面下方，这样以便与供体的胫骨平台直接测量匹配

骨柱或者盖子技术的决策考虑

目前常用于骨软骨同种异体移植的两种技术分别是骨柱压配技术和盖子技术。每种技术都有其优缺点。用于取骨软骨的器械（可向厂家购买）利用中心环锯获得圆柱移植物用于移植（称为骨柱或者骨栓技术），类似于自体骨软骨移植的原理。这一技术的最佳适应证为包容性髁病变，直径为 15~35mm。因为压配的稳定性，通常不需要进行固定。缺点是股骨后髁以及胫骨平台病变不适于环锯取标本，也许更适合于盖子异体移植物。此外，病损形状越近似椭圆或者拉长的形状，就需要牺牲受区更多的

正常软骨来接纳圆形的移植骨柱。盖子技术实施时相对困难，需要进行固定。根据所应用的技术，需要牺牲少量正常的软骨。

手术技术

异体骨软骨移植的手术入路取决于关节切开的切口大小（根据病变的部位及大小）。通常，曾经接受过手术治疗的患者需要进行常规影像学检查，需要了解病变的部位及大小；或者在行异体移植前进行诊断关节镜检查，以利于决定异体移植物的大小及了解并存疾病。手术前，医生需要检查移植物的尺寸匹配情况以及移植组织的质量。

患者平卧于手术床上，大腿近端使用止血带。用支腿架或者支足架以维持膝关节屈于 70°~120°。对于大部分股骨髁病损，不需要外翻髌骨。标准的正中切口切开皮肤，分离皮下组织，根据病变的部位（无论内侧或者外侧）切开关节，切开脂肪垫及支持带，保护半月板前角及关节面。

部分病例的病灶位于后部或者比较大，必须分离和翻转半月板以利于病变部位；通常该手术可以安全地完成，半月板前角留下小部分组织袖套以利于缝合修补。一旦关节囊与滑膜被切开后，放入拉钩，适当屈曲膝关节以显露病灶部位。可能需要远近端延长切开关节以牵开伸膝装置。一旦关节囊与滑膜被切开后，内、外侧放置拉钩以显露股骨髁面。仔细在髁间窝放入拉钩以保护交叉韧带和关节软骨。

骨柱异体移植技术

病灶检查及准备

用探子检查及感触病变以了解病变的程度、边界及最大面积（图 19.2）。用骨柱测量器来测定移植物的大小。如果病灶介于两个尺寸之间，通常选择小的尺寸。这时术者应当决定移植物的尺寸是足够的以利于取出相应的骨柱（移植物的尺寸 >25mm 这点比较重要）。导针通过骨柱测量器的中心钻入，并且垂直于关节面。评估软骨面，用特殊的钻去除残余的关节面软骨及 3~4mm 的软骨下骨（图 19.3）。对于更深的病变，去除病变骨直到健康出血的骨面。通常准备的深度不超过 5~8mm。术者需要避免意外钻的太深，因为一旦去除了软骨下骨板达到松质骨层时，骨变得更软（图 19.4）。钻出的骨质在需要时可以作为移植骨使用。移植骨用来充填更深或者大范围的骨缺损。或者充填骨软骨柱与移植受区不匹配导致的骨缺损。这时移除导针，测量并记录受区的深度（图 19.5）。

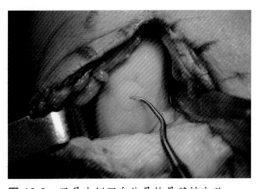

图 19.2 股骨内侧髁自体骨软骨移植失败

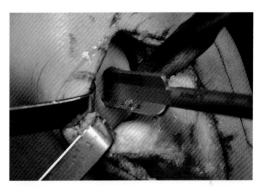

图 19.3 用骨锉准备移植物受区，去除病变的关节软骨及软骨下骨

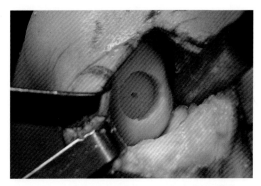

图 19.4 准备好后的病灶，注意中空的骨床

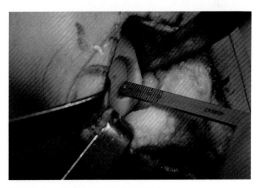

图 19.5 准备好后的病灶深度

移植物准备

在受区上对应的解剖部位识别出移植物。用骨钳夹住移植物。在相应的位置上安放取骨器，垂直于关节面，与受区部位一样的方向。用合适尺寸的取骨钻取出移植物（图 19.6）。移植物作为一个长骨柱从供区的髁部取

出（图 19.7），修整移植骨柱的厚度。在受区测量深度，用骨锯修整去除骨柱上的骨（图 19.8A、B）。通常需要反复修整多次，确保骨柱的厚度适合受区深度。这时用小的咬骨钳或者骨锉修整移植物为楔形以利于放入受区。移植物应当用高压脉冲冲洗去除骨髓成分（图19.9）[3]。

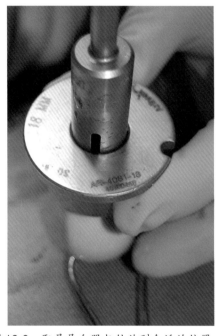

图 19.6　取骨导向器与钻放到合适的位置，垂直于关节面

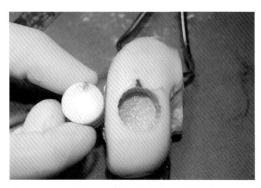

图 19.7　从供体股骨髁取出异体移植骨柱

放入移植物

移植物用手柔和地旋转放入受区。为了完全沉入移植物，小心活动关节，允许对侧的关节面挤压沉入移植物。最后，可以非常小心地敲击来沉入移植物。应当避免过度用力敲击，因为这可以导致软骨细胞死亡。如果移植物不能顺利放入，受区可以扩张或者再钻。移植物也可以再修整或者处理（图 19.10A、B）。偶尔受区骨或者移植物突出的软骨阻止沉入，可以用刀片来进行修整。移植物植入后，需要考虑是否需要额外固定（图19.11）。通常可以用可吸收钉固定，特别是移植物比较大或者匹配不紧时。对于股骨内侧髁的剥脱性骨软骨炎，移植需要修整髁间部分以防止撞击。如果使用多条骨柱，第一条骨柱必须用小的克氏针先固定以防止在准备第二处移植区时发生移位（图 19.12A、B）。进行膝关节的屈伸活动以证实移植物的稳定性，没有组织的阻碍或者软组织的阻挡。

盖子异体移植技术

尽管骨柱移植技术可以用于大部分的病变修复，但某些病变部位不适合使用骨柱移植技术的工具，应当准备使用盖子移植技术。对于盖子移植技术，通过关节切开术找到病变部位，用外科记号笔标记病变范围。尽量避免正常软骨的丢失，修整出几何形状如正方形或者菱形，以利于进行盖子移植术。用刀片标记出病变的边界，用环形刮匙去除标记线内的组织。可以用动力磨钻头、

A 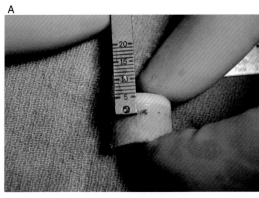 B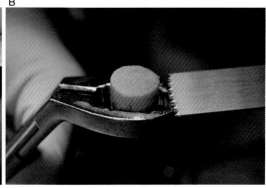

图19.8　A.测量受区深度以将移植物修整到合适的厚度。B.用把持钳夹住移植物后用电锯修整

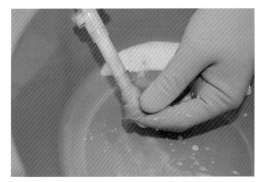

图19.9　用高压脉冲冲洗去除骨的骨髓成分

锋利的刮匙或骨刀去除软骨下骨达到4~5mm的深度。通过模型纸把局部形状印到移植物上：局部的长度、宽度和深度。用锯子把形状刻到移植的股骨髁上，开始稍微把尺寸做大几毫米。在多次测量中去除过多的骨和软骨。大量冲洗移植物及受区，把移植物平整地放到受区。是否需要固定取决于移植物的稳定性。通常使用可吸收钉固定，也可使用唛头加压螺钉。经过多次反复膝关节屈伸活动以检查移植是稳定之后，可以进行标准的切口关闭。

术后处理

术后的治疗包括止痛，消除肿胀，恢复肢体的控制及关节活动度。术后4~6周根据移植物的大小和固定的稳定性，患者仅行点脚行走，不负重。对于髌股关节移植的患者，只要能够耐受疼痛可以伸直位时负重行走，但是用铰链膝支具限制屈膝到45°。闭环活动如骑车可以在术后2~4周时进行。在术后2~4个月时逐渐负重练习，完全负重时需要用手杖或者拐杖。在术后3~4个月时，可以完全负重行走和正常步态行走。关节康复结束，影像学上显示已经愈合后，患者才能进行娱乐和体育活动，通常不会早于术后6个月。

潜在并发症

早期同种异体移植的并发症比较少。与其他手术相比，异体移植并不增加手术部位的感染。利用小切口关节切开术，可以减少术后关节僵硬的发生风险。偶尔可以见到持续性关节积液，这通常是过度使用的征象，但也可能是免疫相关滑膜炎。延迟愈合或者不愈合是新鲜异体移植最常见的早期发现，通常表现为持续性不适和（或）在系列X线

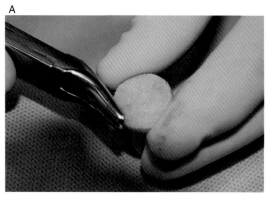
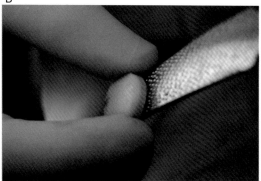

图 19.10　移植物可以进一步修整出斜面（A）或者用骨锉处理（B）

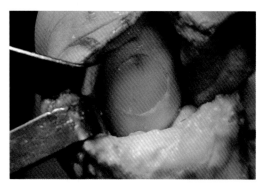

图 19.11　将移植物放入股骨内髁

片上可见到移植物宿主界面。延迟愈合或者不愈合最常见于大的移植物，比如用于胫骨平台或者大的骨病变如骨坏死。

在这种情况下，必须要有耐心，完全愈合或者恢复需要一个相对长的时间。在治疗延迟愈合时，减少活动，负重时使用支具或者小心重负也许有用。这种情况下，仔细评估系列 X 线片有利于了解愈合过程；术后 6 个月内的 MRI 扫描对于诊断基本无用，因为 MRI 表现为广泛而难以解释的异常信号。移植物不愈合的病史不清楚。临床症状可以表现轻微，或者表现为进展性破坏；放射学上有碎裂、骨折或塌陷。

如果患者的症状轻微或者认为疾病进展的风险小，治疗异体移植失败的选择是观察。更多的患者可以进行关节镜探查及清创。最后，对于初次异体移植失败的情况再行同种异体移植也有一定的成功率。新鲜同种异体骨软骨移植的特别优点是不排斥用异体移植翻修术治疗初次异体移植失败。对于广泛的关节疾病，特别是老年人，失败后也可以行人工关节置换术。

结　果

Garrett[4] 首先报道了在 17 例患者中使用新鲜同种异体骨软骨骨柱移植术治疗股骨外髁的剥脱性骨软骨炎。患者前次手术均失败，2~9 年随访时，17 例患者中的 16 例无症状。Sadr[5] 等报道了我们治疗股骨内外髁剥脱性骨软骨炎的经验[5]。135 例患者 149 膝，术后平均 6.3 年随访。102 位男性和 33 位女性，平均年龄 21 岁（12~55 岁），接受了骨柱技术或者盖子技术的同种异体移植。大部分病灶为股骨内髁（62%）和外髁（29%），其他为滑车（6%）、髌骨（1%）或者两个部位均有（2%）。在进行异体移植前，膝关节平均已经接受了一次手术。移植

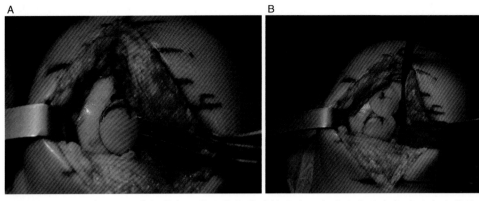

图 19.12 A.左膝剥脱性骨软骨炎用异体骨软骨移植治疗，在其他受区准备时用克氏针临时固定移植物。B.最终骨软骨移植后的"雪人技术"，两块移植物部分重叠并且是稳定的，没有用其他方法固定

尺寸变化较大，范围为 2.2~25cm²。平均尺寸为 7.3cm²。149 个膝关节中，34（23%）个在异体骨软骨移植后接受了再手术治疗。22（15%）个膝关节接受再次手术与移植物取出无关或者与移植物无关。12 个膝关节为异体骨软骨移植失败行翻修手术或者取出移植物（7 例翻修再行异体骨软骨移植，3 例行单髁置换术，2 例行全膝置换术）。平均失败时间为 6.1年（s=1.3）。异体骨软骨移植的 5 年生存率为 95%，10 年生存率为 93%。95%的患者对治疗结果满意。膝关节客观评分（总分 10 分）从 3.5 分提高到 8.1 分。

Chu[6] 报道了 55 个膝关节接受异体骨软骨移植，包含创伤性软骨疾病、缺血坏死、剥脱性骨软骨炎及髌股关节疾病。患者的平均年龄为 35.6 岁，平均随访时间为 75 个月（11~147 个月）。55个膝中，43 个行单髁术，12 个行双髁术。结果为 55 膝中 42 个效果良好，3 个效果一般，总体成功率为 82%。值得注意的是，接受单一部位移植的患者有 84%结果良好，而接受双部位移植的患者仅

50% 达到优良的结果。

Raz[7] 报道了多伦多的新鲜股骨髁骨软骨移植经验。58 个膝关节，术后平均随访 21.8 年（15~22 年）。骨软骨创伤占 76%，剥脱性骨软骨炎占 24%。36例（62%）患者接受了截骨手术，23 例（64%）患者行胫骨高位闭合楔形截骨，另外 13 例（36%）行股骨远端内翻闭合楔形截骨。58 例移植中 13 例在平均 11年时失败，3 例行移植物取出，9 例行全膝关节置换术，1 例在多次清创术后行膝上截肢术。其他患者的 HSS 膝关节评分为 86 分。作者报道在术后 10 年时移植物存活率为 91%。

Williams[8] 报道了 19 例新鲜低温保存的异体移植，在移植物获得与植入的平均时间为 30d。在最短 2 年的随访中，全部患者的功能都有提高，MRI 显示 19例患者中 18 例有正常的软骨信号，14例有完全或者部分骨愈合。

McCulloch[9] 报道了 25 例新鲜保存的股骨髁骨软骨移植。全部评价指标有明显提高，25 例中 22 例影像学上与宿

主骨愈合。LaPrade[10] 报道了 23 例患者用同种异体骨软骨移植治疗股骨髁病灶。在平均 3 年随访时，23 例中有 22 例是稳定的，达到骨愈合，评分明显提高。Tirico 最近报道了我们机构的 200 例股骨髁异体移植时，在随访 10 年时有 91.2% 的生存率。

回归运动及娱乐活动

在过去 20 年中因为手术技术的提高和移植物的获取更容易，骨软骨异体移植已经成为希望恢复运动的年轻人及运动量大的患者的主要治疗方法[11,12]。为了研究 RTS、临床结果以及未恢复运动的危险因素，Krych 等报道了 88%（38/43）的患者恢复运动，79%（34/43）的患者恢复到之前的运动水平。最后随访与术前对比，日常活动及临床结果明显提高。不能恢复运动相关的因素为年龄超过 25 岁与术前症状超过 12 个月[13]。我们的 142 例患者（149 膝）进行初次的异体骨软骨移植，软骨损伤前参加运动或者娱乐活动，在手术时没有同时行其他手术（截骨术、前交叉韧带修复术或者异体半月板移植术）。根据患者膝关节受伤前的描述，运动水平分为竞技运动，训练良好和经常运动，偶尔运动，或者不运动。我们研究中患者为竞技运动员者占 45%（67/145），训练良好和经常运动者占 55%（82/149）。在异体骨软骨移植后平均 6 年（1.0~5.8 年）的随访中，75.2%（112/149）的膝恢复到运动水平或者娱乐活动。在整个 149 例膝关节中，无论是否恢复到运动水平，

71% 在异体骨软骨移植后达到良好或者非常好的膝关节功能，根据 IKDC 客观评估量表，79% 可以参加高水平运动（中度、用力或者非常用力的活动）。在 24.8%（37/149）的膝关节未恢复运动水平的患者的原因为膝关节相关问题和生活方式。异体移植的 5 年生存率为 91%，10 年生存率为 89%[14]。

临床要点或失误

- OCA 可以用于初次大面积的骨软骨损伤或软骨修复失败的翻修。OCA 可以解剖重建大面积的或者复杂的解剖表面，对于修复软骨下骨损伤特别有用。

- OCA 的优点是同时重建骨软骨疾病导致的骨及软骨缺损。

- 准备时导针一定要垂直于软骨面，特别是对于经典的修复股骨内侧髁外侧壁的 OCD 技术，因为病灶的中心经常是斜向髁的负重中心，而非垂直。

- 受体区切除深度应控制到最小，仅切除到健康的软骨下骨。

- 脉冲冲洗移植物的骨表面以去除骨髓成分，减少移植物的免疫原性。

- 部分病灶可能长而狭窄，对于大的病灶可能需要两条移植物。当用两条移植物时，它们可以紧密相邻放置（"雪人技术"）或者部分重叠放置（纸牌技术）。

- 当用了超过 1 条骨柱时，骨柱的方向相互成锐角以重建股骨髁凸出的关节面。

- 对于简单的骨柱技术，很少需要行辅助内固定。

- 骨愈合可靠，关节面为透明软骨，

康复简单又快，与以细胞为基础的技术相比，可以更早的负重活动。

结 论

OCA 对于治疗困难或者复杂的骨软骨疾病是非常有用及灵活的技术。手术技术遵循普通而直接的技术原则。处理及准备移植物时需要注意。异体移植的优点是可以同时重建缺损的骨及软骨成分，短期及中期的临床结果良好。

（张超 何鹏举 译， 施洪臣 审校）

参考文献

[1] Czitrom AA, Keating S, Gross AE. The viability of articular cartilage in fresh osteochondral allografts after clinical transplantation. J Bone Joint Surg Am,1990,72：574–581.

[2] Schmidt KJ, Tirico LE, McCauley JC, et al. Fresh osteochondral allograft transplantation：is graft storage time associated with clinical outcomes and graft survivorship. Am J Sports Med, 2017,45：2260–2266.

[3] Sun Y, Jiang W, Cory E, et al. Pulsed lavage cleansing of osteochondral grafts depends on lavage duration, flow intensity, and graft storage condition. PLoS One, 2017,12：e0176934.

[4] Garrett JC. Fresh osteochondral allografts for treatment of articular defects in osteochondritis dissecans of the lateral femoral condyle in adults. Clin Orthop Relat Res, 1994,303：33–37.

[5] Sadr KN, Pulido PA, McCauley JC,et al. Osteochondral allograft transplantation in patients with osteochondritis dissecans of the knee. Am J Sports Med, 2016,44：2870–2875.

[6] Chu CR, Convery FR, Akeson WH, et al. Articular cartilage transplantation. Clinical results in the knee. Clin Orthop Relat Res, 1999,360：159–168.

[7] Raz G, Safir OA, Backstein DJ, et al. Distal femoral fresh osteochondral allografts：follow-up at a mean of twenty-two years. J Bone Joint Surg Am, 2014, 96：1101–1107.

[8] Williams RJ 3rd, Ranawat AS, Potter HG, et al. Fresh stored allografts for the treatment of osteochondral defects of the knee. J Bone Joint Surg Am, 2007,89：718–726.

[9] McCulloch PC, Kang RW, Sobhy MH, et al. Prospective evaluation of prolonged fresh osteochondral allograft transplantation of the femoral condyle：minimum 2-year follow-up. Am J Sports Med, 2007,35：411–420.

[10] LaPrade RF, Botker J, Herzog M, et al. Refrigerated osteoarticular allografts to treat articular cartilage defects of the femoral condyles. A prospective outcomes study. J Bone Joint Surg Am, 2009,91：805–811.

[11] Krych AJ, Pareek A, King AH, et al. Return to sport after the surgical management of articular cartilage lesions in the knee：a meta-analysis. Knee Surg Sports Traumatol Arthrosc Off J ESSKA, 2016,25：3186–3196.

[12] Campbell AB, Pineda M, Harris JD, et al. Return to sport after articular cartilage repair in athletes' knees：a systematic review. Arthroscopy J Arthrosc Relat Surg Off Publ Arthrosc Assoc North Am Int Arthrosc Assoc, 2016, 32：651–668.

[13] Krych AJ, Robertson CM, Williams RJ 3rd. Return to athletic activity after osteochondral allograft transplantation in the knee. Am J Sports Med,2012,40：1053–1059.

[14] Nielsen ES, McCauley JC, Pulido PA, et al. Return to sport and recreational activity after osteochondral allograft transplantation in the knee. Am J Sports Med, 2017,45：1608–1614.

第 20 章

多孔同种异体软骨移植

Jack Farr

作者推荐

- 技术：软骨缺损区骨床准备的要求，包括所有退变组织的清理和钙化软骨区的清创。骨髓成分通过钻孔或表面打磨成形的骨髓刺激术穿越软骨下骨。移植物通过带线锚钉和周围缝线进行固定。
- 病理：股骨髁、滑车、髌骨和胫骨的中等大小软骨缺损（$1\sim4cm^2$）。双极缺损还在研究中，目前还不推荐。
- 注意事项：过度侵袭性清创可以导致软骨下骨损伤，引起出血过多和骨髓损伤。

适应证

- 中等大小（$1\sim4cm^2$）全层软骨缺损，或其他治疗方法失败而需要翻修的小缺损。
- 没有骨关节炎（关节间隙狭窄不超过50%）。

- 存在骨软骨损伤和更多异常软骨下骨时应同时进行"三明治"自体骨移植治疗。
- 不存在半月板损伤、韧带功能障碍、下肢力线异常或关节脱位等关节疾病，或者可以一期或分期处理。
- 禁忌证包括肥胖（$BMI>35kg/m^2$）、炎症性关节疾病以及确诊的骨关节炎。

病例分析

患者男，27岁，平素身体健康，爱好运动，进行性右膝髌股关节疼痛1年余，综合保守治疗无效。膝关节 MRI 扫描显示髌骨软骨损伤区域与软骨下骨髓改变一致（图 20.1、20.2）。

患者接受了磷酸钙注射治疗（图 20.3、20.4），但疼痛持续存在，且伴有多年间歇性膝关节内侧疼痛。

通过使用可冷冻保存的多孔同种异体软骨移植治疗，患者的疼痛缓解，术后6个月的 MRI 检查显示早期愈合及自体化（图 20.5~20.7）。

J. Farr (✉)
OrthoIndy Knee Preservation and Cartilage
Restoration Center of Indiana, Indianapolis, IN, USA

© Springer International Publishing AG, part of Springer Nature 2018
J. Farr, A. H. Gomoll (eds.), *Cartilage Restoration*, https://doi.org/10.1007/978-3-319-77152-6_20

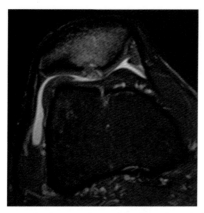

图 20.1 轴位 MRI 扫描图像（T2 抑脂相）显示髌骨中心软骨化及邻近骨应激反应（即骨髓水肿）和早期囊肿形成

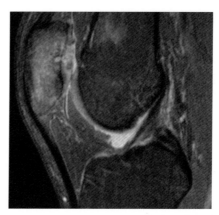

图 20.2 矢状位 MRI 扫描图像（T2 抑脂相）显示髌骨中心软骨化及邻近骨应激反应（即骨髓水肿）和早期囊肿形成

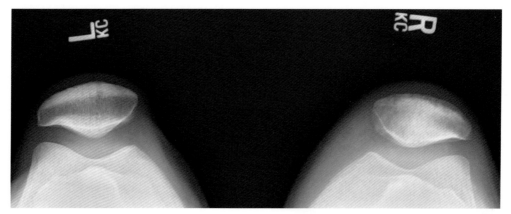

图 20.3 轴位 X 线片显示双侧髌骨居中，关节间隙正常。由于注射磷酸钙，右侧髌骨骨密度增加

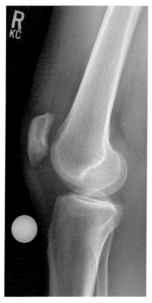

图 20.4 侧位 X 线片显示髌骨中间可见圆形透亮影，这是注射磷酸钙时钻的孔

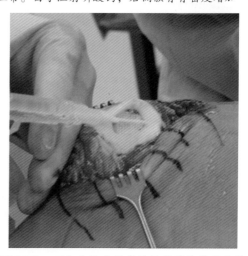

图 20.5 可冷冻保存的有活性的骨软骨同种异体移植物（CVOCA）通过带线锚钉固定在已清创的髌骨软骨损伤病灶基底部，边缘使用纤维蛋白胶封闭。注意病灶周边软骨比 CVOCA 高出 2~3mm

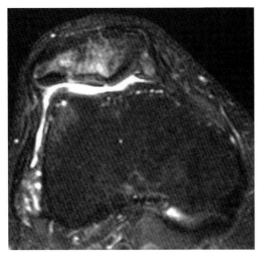

图 20.6　术后 6 个月，髌骨轴位 MRI 显示 CVOCA 的基底部及部分边缘已和髌骨长入融合。在手术中，CVOCA 被嵌入缺损区，其表面低于周围正常软骨，现已扩展至与周围正常结构厚度相同

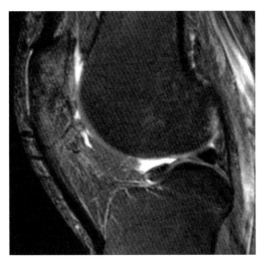

图 20.7　术后 6 个月，髌骨矢状位 MRI 图像显示 CVOCA 基底部已与髌骨长入融合，且为完整厚度填充

背　景

40 多年前，Gross 等[1]、Convery 等[2]、Meyers 等[3] 和其他学者[4,5] 已经开展了新鲜同种异体骨软骨移植技术。可用性是限制其应用的主要因素，这与 10~14d

的潜在感染筛查后可用时间短和 28d 后边缘软骨细胞生存能力差有关[6-9]。除了使用寿命短之外，它必须与供体的大小相匹配，尤其是 ≥20mm 的缺损，这再次限制了其可用性。虽然没有直接观察到免疫排斥反应，但 Hunt 等[10] 已经在一些患者身上检测到一种抗体反应，且移植物的体积和抗体反应之间存在联系，一般来说，移植失败的患者中抗体阳性者更多。因为骨是抗体反应的来源，且软骨爬行替代加速了骨塌陷，所以看起来，就像 Hunt 等[10] 所支持的，移植物的骨越少越好。两种新的同种异体软骨移植物准备方法就解决了这些问题（可用性，外形匹配和骨保留最小化）。

骨软骨同种异体移植物一种是冷冻保存的，另一种是新鲜保存的。可冷冻保存的有活性的骨软骨同种异体移植物（CVOCA；Cartiform®，Osiris Thera-peutics, Inc., Columbia, MD）包括完整厚度的关节软骨和薄层软骨下骨。CVOCA 拥有完整的天然软骨结构，它包括内源性活性软骨细胞、软骨生长因子和细胞外基质蛋白，能够促进关节软骨的修复[11]。由于同种异体骨软骨移植物拥有穿越全层的孔隙结构，使 CVOCA 的功能多样性，并可灵活匹配任何关节软骨的表面轮廓。这些孔隙结构能够使冷冻保存液更好地渗透至同种异体移植物的全层，以使其在 -80℃ 下 2 年的保存期内保留绝大多数活性软骨细胞[11]。一般来说，使用丙三醇或二甲基亚砜等冷冻保护剂进行保存时，同种异体软骨移植物中只有 20%~30% 的软骨细胞存活，且有活性的软骨细胞主要位于移植物浅层。临床上也已证实移植后的同种异体骨软骨中活性软骨细胞的含量与疗效呈正比[12-17]。然而，冷冻保存技术的进步和多孔设计优化了冷冻保护剂在软骨组织中的渗透，使 CVOCA 内的细胞存活率高（解冻后的平均存活率为70.5%）[11]。

ProChondrix（一种新鲜的同种异体骨软骨移植物）就是基于这种相似的思路：同种异体骨关节移植物通过激光打磨成形，具有微米级的骨微孔结构，其能允许骨愈合，还使移植物具有弹性。

手术技术

软骨损伤区的准备和最初的骨髓刺激术是一样的。通过使用手术刀、圆骨凿和刮匙，清理病灶基底部，并形成垂直的病灶壁。用刮匙去除残余关节软骨及钙化软骨层，注意避免损伤软骨下骨（图 20.8）。与任何开放软骨手术一样，暴露的健康关节软骨要使用生理盐水湿敷[18]。为了使骨髓细胞进入，使用细钻或钢针进行骨髓刺激术，孔径 2~3mm，彼此间隔 10mm，或者使用刮匙或盐水冷却打磨器进行非常表浅的打磨成形，注意保护软骨下骨板，但同时要看到基底部有红色的渗血。

病灶的模板使用无菌铝箔或纸来制作（图 20.9）。Cartiform® 在与骨床接触的一侧拥有与患者骨床一样的弧度（图 20.10）。同样，ProChondrix® 的表层和深层也容易辨认，不与骨床相接触的表面通过激光打磨成形（有利于软骨细胞长入和生物活动分子漏出），与

对侧关节软骨相接触的表面是光滑的（图 20.11）。将移植物按照病灶模板大小来进行修整。对于较大的病灶，多个移植物通过边对边拼接而不是叠加的方式来植入。

移植物通过置入病灶以确认其形状和大小。使用非金属和非骨反应带线锚钉对植入物中心和（或）边缘进行加压固定，然后根据需要在边缘增加缝合。在这个病例中，边缘的锚钉是 2.5mm 生物复合材料的推锁缝合锚钉（Arthrex，Naples, FL），中心的锚钉是 3.0mm 的

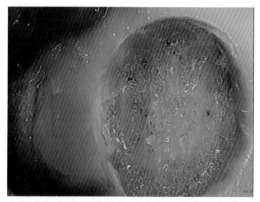

图 20.8 病灶准备显示垂直的病灶侧壁，所有钙化的软骨都被清理掉，同时基底部有点状出血。软骨下骨没有被手术破坏，换言之，对于慢性病变，基底部骨面的孔隙率是次要的

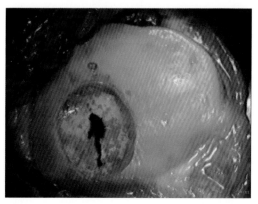

图 20.9 对纸质模板进行修整以填满缺损区，箭头指示方向

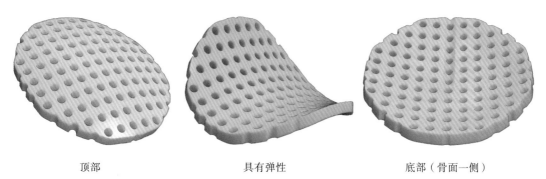

| 顶部 | 具有弹性 | 底部（骨面一侧） |

图 20.10　Cartiform® 是有弹性的，接触骨面一侧具有弧度（由 Arthrex 公司提供）

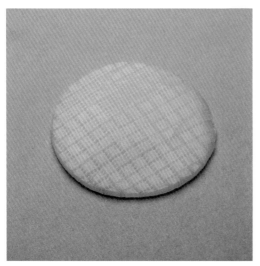

图 20.11　ProChondrix® 的移植物在与骨床不接触的一面通过激光打磨成形，表面完整光滑（由 AlloSource 提供）

无结缝合锚钉（Arthrex，Naples, FL；图 20.12、20.13）。植入后移植物的结构状态通过触摸和全角度关节活动来测试。纤维蛋白胶可用于移植物和正常软骨之间的边缘缝隙，但避免用于植入物表面的孔隙。

并发症

术中并发症包括移植物碎裂，这种情况通常见于需要将移植物转移到不同区域进行缝合固定时，更换另一种移植物时很少出现。也可能出现软骨下骨出血过多，尤其是骨质异常的情况，比如之前做过微骨折术或者髌骨脱位时发生剪切损伤。一般来说，标准的流程就足够了，少量出血是正常的，可以此确认骨髓刺激。晚期植入物分离表示明确失败，并需要对松动的移植物进行翻修或者摘除。

注意事项

• 确保清创后的预期病灶大小不能超过可获得移植物的大小。多个移植物可以拼接以覆盖更大的缺损。

• 有几种固定方式可供选择，尤其是小号的带线锚钉。

缺　点

• 如果缝线太紧，可能会切割移植物。

• 如果缝线太松，移植物可能无法与病灶基底部骨质紧密接触。

• 对于较大的病灶，标准的骨软骨同种异体移植物可能更具有经济效益。

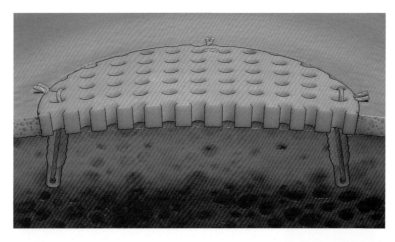

图 20.12　Cartiform® 有活性的骨软骨同种异体移植物通过 2.5mm 生物复合材料的推锁缝合锚钉在边缘固定（由 Arthrex 公司提供）

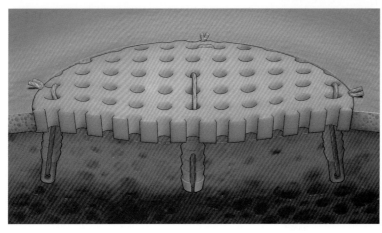

图20.13　中央通过 3.0mm 的无结缝合锚钉来增加额外的加压作用（由 Arthrex 公司提供）

康　复

康复方案与骨髓刺激术和 ACL 手术的康复方案相似。基于缺损的位置和共同手术进行个体化的患者管理。股骨髁的软骨缺损应保持点地负重接触至少 6 周，而髌股关节的软骨缺损可以允许在完全伸直的前提下负重。

（倪建龙 译，谭洪波 项毅 审校）

参考文献

[1] Gross AE, Silverstein EA, Falk J, et al. The allotransplantation of partial joints in the treatment of osteoarthritis of the knee. Clin Orthop, 1975,108：7–14.

[2] Meyers MH, Akeson W, Convery FR. Resurfacing of the knee with fresh osteochondral allograft. J Bone Joint Surg Am, 1989,71(5)：704–713.

[3] Convery FR, Meyers MH, Akeson WH. Fresh osteochondral allografting of the femoral condyle. Clin Orthop Relat Res, 1991,273：139–145.

[4] Bedi A, Feeley BT, Williams RJ. Management of articular cartilage defects of the knee. J Bone Joint Surg Am Vol,2010,92A(4)：994–1009.

[5] Gortz S, Bugbee W. Allografts in articular cartilage repair. J Bone Joint Surg Am Vol, 2006,88：1374–1384.

[6] Langer F, Gross AE. Immunogenicity of allograft

articular cartilage. J Bone Joint Surg Am, 1974,56(2)：297–304.

[7] Allen RT, Robertson CM, Pennock AT, et al. Analysis of stored osteochondral allografts at the time of surgical implantation. Am J Sports Med, 2005,33(10)：1479–1484.

[8] Pearsall AW, Tucker JA, Hester RB, et al. Chondrocyte viability in refrigerated osteochondral allografts used for transplantation within the knee. Am J Sports Med, 2004,32(1)：125–131.

[9] Williams RJ 3rd, Dreese JC, Chen CT. Chondrocyte survival and material properties of hypothermically stored cartilage：an evaluation of tissue used for osteo-chondral allograft transplantation. Am J Sports Med, 2004,32(1)：132–139.

[10] Hunt HR, Sadr K, Deyoung AJ, et al. The role of immunologic response in fresh osteochondral allografting of the knee. Am J Sports Med, 2014, 42(4)：886–891.

[11] Geraghty S, Kuang JQ, Yoo D,et al. A novel, cryopre- served, viable osteochondral allograft designed to augment marrow stimulation for articular cartilage repair. J Orthop Surg Res, 2015,10：66.

[12] Vangsness CT Jr, Garcia IA, Mills CR, et al. Allograft transplantation in the knee：tissue regulation, procurement, processing, and sterilization. Am J Sports Med,2003,31(3)：474–481.

[13] Abazari A, Jomha NM, Elliott JAW, et al. Cryopreservation of articular cartilage. Cryobiology, 2013,66：201–209.

[14] Csonge L, Bravo D, Newman-Gage H, et al. Banking of osteochondral allografts, part II. Preservation of chondrocyte viability during long-term storage. Cell Tissue Bank,2002,3(3)：161–168.

[15] Ohlendorf C, Tomford WW, Mankin HJ. Chondrocyte survival in cryopreserved osteochondral articular cartilage. J Orthop Res Off Publ Orthop Res Soc, 1996,14(3)：413–416.

[16] Judas F, Rosa S, Teixeira L, et al. Chondrocyte viability in fresh and frozen large human osteochondral allografts：effect of cryoprotec- tive agents. Transplant Proc,2007,39：2531–2534.

[17] Pallante AL, Gortz S, Chen AC, et al. Treatment of articular cartilage defects in the goat with frozen versus fresh osteochondral allografts：effects on cartilage stiffness, zonal composition, and structure at six months. J Bone Joint Surg Am, 2012,94(21)：1984–1995.

[18] Farr J, Cole B, Dhawan A, et al. Clinical cartilage restoration：evolution and overview. Clin Orthop Relat Res, 2011,469(10)：2696–2705.

第 21 章

自体软骨细胞移植

Andreas H. Gomoll, Jack Farr

作者推荐

- 技术细节：细致准备软骨缺损移植床，去除所有退变组织，清理缺损区域内的钙化软骨。
- 病理改变：较大的膝关节软骨缺损 [> （3~4）cm^2]
- 注意避免：过度侵入性的清理，以免导致软骨下骨损伤和出血增加。无明确边界的非包容性缺损和伴有明显软骨下骨异常的缺损。

适应证

- 大于（3 ~ 4）cm^2 的全层软骨缺损或其他治疗方法失败后需要翻修的较小缺损。
- 无骨关节炎表现（关节间隙狭窄不大于 50%）。关节面对吻型软骨缺损

A. H. Gomoll (✉)
Department of Orthopedic Surgery, Hospital for Special Surgery, New York, NY, USA
e-mail: GomollA@HSS.edu

J. Farr
OrthoIndy Knee Preservation and Cartilage Restoration Center of Indiana, Indianapolis, IN, USA

J. Farr, A. H. Gomoll (eds.), *Cartilage Restoration*, https://doi.org/10.1007/978-3-319-77152-6_21

虽然是美国 FDA 未认证的适应证，但却在髌股关节中经常见到，因此如果是周围包容性缺损，则仅被视为相对禁忌证。

- 膝关节软骨缺损。尽管其他关节（大部分为踝关节）的软骨缺损已获得成功治疗，但仍是美国 FDA 未认证的治疗方法。

- 软骨下骨完整或轻微改变（无严重骨髓水肿、无软骨下骨囊肿或软骨下骨板增生肥大）。剥脱性骨软骨炎（OCD）的软骨缺损治疗已被证实有良好效果。缺损较深的 OCD（>10mm）病例和较严重软骨下骨异常的病例应分期治疗或同时进行自体骨移植（三明治式自体软骨细胞移植）。

- 无半月板损伤、韧带损伤或关节对线不良 / 运动轨迹不良等关节病变，或这些病变已分期处理或能同期予以处理。

- 禁忌证包括肥胖 （BMI> 35kg/m^2），炎性关节病变和已确诊的骨性关节炎。

病例学习

一名 20 岁的健康男性，症状为多

年来膝关节内侧间歇性疼痛。过去 6 个月内,他注意到有时会出现膝关节卡顿,并有 2 次出现膝关节绞锁数分钟。体格检查表明他的膝关节力线在中立位,关节活动范围正常,有少量积液,韧带稳定性良好。MRI 发现股骨内侧髁大面积 OCD 软骨缺损(图 21.1)。由于软骨碎裂严重,缺损处无法修复,患者只能选择行关节镜下软骨清理。由于软骨缺损较深(15mm),缺损面积达 2.5cm×3.2cm,后期进行了自体软骨细胞联合自体骨移植修复(图 21.2~21.8)。

背景介绍

15 年前 ACI 技术在瑞典发展起来 [1,2],之后成为第一个被美国 FDA 批准的基于活体细胞的治疗技术。自 1997 年以来,在美国已有超过 10 000 例患者接受了这种治疗。该技术被批准用于股骨(内外髁和滑车)全层软骨缺损的治疗;然而,尽管胫骨平台,特别是髌骨软骨损伤也很常见,该方法目前仍不是指定的适应证。

ACI 技术需要分两期手术,一期在

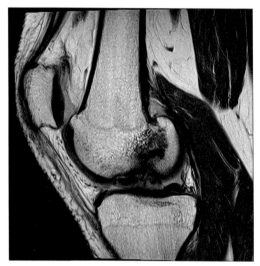

图 21.1 矢状面 MRI 显示股骨内侧髁有较大的 OCD 病变,同时伴有广泛片状分离

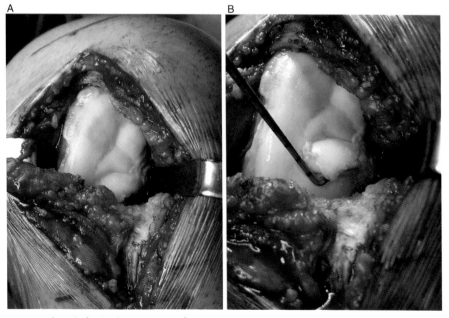

图 21.2 OCD 病变术中(A),显示软骨碎片(B)

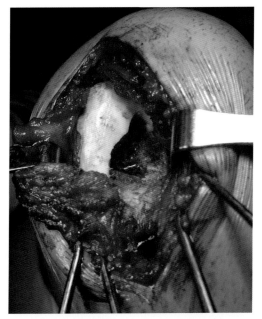

图21.3　巨大的深 OCD 病变，移除骨软骨碎片，清创后用高速磨钻清除硬化骨，扩大钻孔

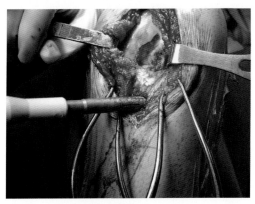

图21.4　在胫骨取松质骨

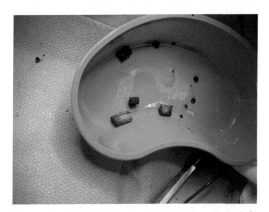

图21.5　通过改变角度可以通过同一个皮质窗口获得多个骨柱

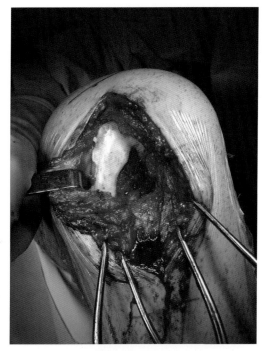

图21.6　骨移植物填充缺损区后的外观

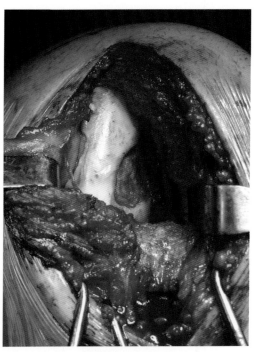

图21.7　骨移植物已用纤维蛋白胶和胶原膜覆盖

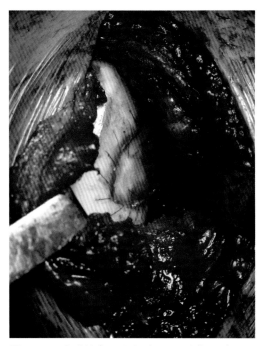

图 21.8　骨移植表面行标准 ACI 的术后外观

初次关节镜手术时获取 200~300mg 的活检软骨组织。然后在体外培养扩增软骨细胞，并通过二期开放手术移植到缺损部位。由于在体外单层培养时，软骨细胞形态与成纤维细胞相似，因此移植的细胞是否确定为软骨细胞还存在争论，例如有学者担心已分化的细胞移植后无法再分化成软骨细胞，还有学者认为这些培养的细胞是过度生长的滑膜细胞。2011 年，Genzyme（Cambridge, MA）得到美国 FDA 批准，开展检测软骨细胞特异分子的鉴定实验，以期能明确区分软骨细胞和潜在的污染细胞。

在软骨缺损区，软骨细胞移植能比骨髓刺激手术更好地形成更类似关节软骨（即透明软骨）的组织来修复缺损。一些随访超过 20 年的研究[3-7]表明，接受 ACI 技术治疗的患者中，超过 80% 的股骨髁软骨缺损和超过 70% 的髌股关节软骨缺损患者获得了满意疗效[8,9]。

最初是利用骨膜补片（获得了美国 FDA 批准）来固定软骨细胞，但这一方法已逐步被胶原蛋白膜所取代。胶原蛋白膜被证明能减少患者的损伤，易于操作并能减少术后并发症，同时也能获得相似的疗效[10,11]。目前最新一代的 ACI 技术被称为 MACI，2017 年初在美国获得批准。此方法是在发货前，将体外扩增的悬浮细胞移植到胶原膜上培养几天。最终手术医生将收到一块或多块 3cm×5cm 大小、已经黏附有细胞的胶原膜。

现已明确一些 ACI 技术不良结果的预示因素，包括肥胖、吸烟、软骨下骨大范围水肿以及前期微骨折手术导致的软骨下骨板改变[12-15]。

手术技术

关节镜下软骨组织活检取材

采用标准关节镜手术方法，术中全面仔细评估整个膝关节情况，包括关节软骨的情况和半月板、韧带的状态。关注所有的关节损伤并纳入重建手术计划中，这些修复手术可以与 ACI 手术同时实施或分期进行，例如可以在软骨取材手术时实施相关的修复手术。

最后进行软骨获取手术，获取全层关节软骨组织块（200~300mg）。最常用的软骨取材区域是髁间窝的上部和外侧区，事实上这一区域正是进行前交叉韧带重建时，髁间窝成形术的位置（图 21.9）。如果患者之前已做过前交叉韧带重建手术，而这一区域已被髁间窝成形术后的纤维组织覆盖，那么可以交换

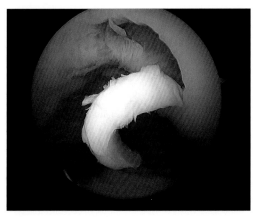

图 21.9 关节镜图像显示从髁间窝的上外方收集软骨组织

观察通道和工作通道，从髁间窝内侧区获取软骨组织。另外，也可以从滑车周边部位获取软骨组织——这一部位是自体骨软骨移植手术的标准供区。多种工具可以用于获取软骨组织，最常用的是圆凿、小圆环或常规的刮勺。获取后将软骨组织放入装有细胞培养液的运输容器中，连夜运输到细胞培养地。如果获取软骨组织后没有合适的组织保存容器，可以把软骨组织放入装有生理盐水的无菌标本杯中，在冰箱中保存过夜（但不能冷冻）。

细胞的处理和定制

用消化酶将软骨细胞从细胞外间质中溶解分离出来，然后将细胞在体外扩增培养大约 2 周后冷冻保存。这些细胞可以一直冻存 2 年。当确定要进行 MACI 手术时，将细胞从冷冻室中解冻，并继续在体外培养 4 周后，将软骨细胞种植到胶原膜（Ⅰ型／Ⅲ型双层胶原膜）上培养几天，使细胞黏附到膜上，然后连夜运送到医院。最终的移植物为 3cm×5cm 大小的胶原膜，保存在装有细胞培养液的容器中送达医院。医生还可以根据软骨缺损面积的大小和缺损的部位数目，通过标准程序定制多种不同规格的胶原膜。但是冷冻的软骨细胞一旦开始扩增培养，二期移植手术日期就无法再更改，除非中止手术并解冻新的软骨细胞，重启整个细胞培养过程。

自体软骨细胞移植（ACI）

在麻醉开始前需要确认接收货物的信息（包括患者信息和货物数量）是否正确。具体的手术入路依据软骨缺损的部位和需要同期进行的修复手术决定，比如是否需要同期行截骨手术或半月板移植手术。通常情况下，膝正中入路是最常用的手术切口，同时此切口也可被以后的手术所使用。

当软骨缺损部位显露完成后，首先用手术刀仔细清理周围退变和出现裂纹的软骨。有时，这种大范围的清理可能导致出现非包容性软骨缺损。一旦可能出现这种情况，就最好保留缺损部位周围软化和退变的软骨，并利用骨髓道或缝合铆钉的方法对其进行固定。之后用圆刮勺清理缺损区域，制造垂直的健康软骨边界（图 21.10）。在不过度损伤软骨下骨板的情况下，轻轻地清除钙化的软骨层。当这个操作过程中出现点状出血时，用凝血酶浸润的脑棉或纤维凝胶止血即可。

清理完成后，用无菌的手套包纸或铝箔（来源于缝线外包壳；图 21.11）制作成测量模板，用以测量缺损部位的大小。

将胶原膜从运输容器中取出，放入

无菌培养皿中，并加入无菌培养液，以防胶原膜变干。然后根据之前用模板测量的大小修整好胶原膜。

先在缺损部位的软骨下骨上涂抹一薄层纤维蛋白胶，再将修整好的胶原膜放置在缺损部位。之后根据胶原膜与软骨下骨黏合的牢固程度，可以选用 6-0 可吸收缝线将胶原膜缝合在周围软骨上，以加强固定，只需要缝合固定边角，或

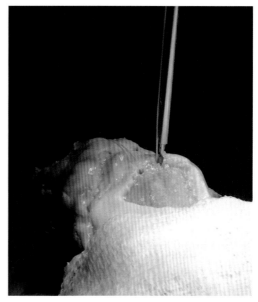

图 21.12 缝合锚钉在部分未包容的髌骨缺损中的位置

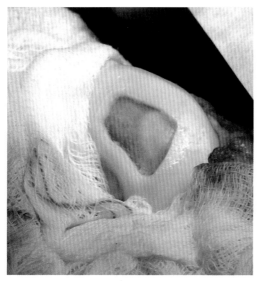

图 21.10 术中图像显示股骨内侧髁软骨缺损，切除所有退变组织和钙化软骨层后形成垂直的软骨壁

者不缝合固定。事实上，不缝合的方法在完全包容性缺损病例中更加实用，因为这类缺损区周围是厚而健康的软骨，同时对应关节面的软骨也完整。最后再用纤维胶黏合，加强固定胶原膜周边。纤维胶凝固后，就可以活动膝关节以确保蛋白膜补片是否固定牢固。

术后常规缝合膝关节切口。但应避免使用关节腔内吸引引流装置，以降低损伤移植物的风险。

特殊技术

非包容性缺损

有些情况下，缺损区域周围可能没有完整的健康软骨壁用来缝合固定移植的胶原膜。这种情况在股骨内侧髁 OCD 损伤病例中非常常见，这类缺损区域从髁侧方延伸到髁间窝，此处以后交叉韧

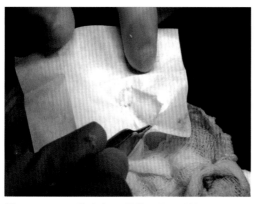

图 21.11 无菌手套纸制作缺损区模板

带上的滑膜组织为边界，周围没有其他健康软骨包容。其他如髌骨脱位时，外侧髁和髌骨内侧面这两个部位所产生的剪切损伤，通常也没有周围软骨的包容。在这种情况下，移植补片可以缝合到周围滑膜组织上，或者，最好用骨锚（例如 Mitek 公司带可吸收线的微型可吸收铆钉；Mitek，Raynham，MA）或钻骨隧道缝合固定到骨质中（图 21.12）。骨隧道可以用克氏针来制作。通常还需要用两个持针器将补片缝合针扳直，以便能顺利通过骨隧道。在缝线打结之前，用纤维蛋白胶滴加到补片周围的骨上，以封闭补片。

缺损区骨赘形成

缺损区软骨下骨的病理改变，比如缺损区内骨赘形成，可能损害后续 ACI 手术的效果，因此在清理过程中应予以去除。为了避免热损伤，需要在持续水流冲洗作用下，用高速磨钻磨除骨赘，直到骨赘部位与周围软骨下骨平齐，但一定要注意不要突破软骨下骨层（图 21.13）。由于这层骨质通常硬化非常严

重，因此很少会出现明显的出血。

软骨下骨缺失

如果碰到大量骨质缺失的情况，修复骨软骨缺损将面临挑战。通常来说，OCD 损伤病例中，缺损总深度小于（8~10）mm（从关节软骨面测量）时，可以单独用 ACI 技术修复而不需要骨移植。而更深的损伤则需要骨移植修复并联合使用 ACI 技术（三明治 ACI）。在进行骨移植时，应先在持续水流冲洗下用高速磨钻清理硬化的骨床，然后在骨床上打孔，以增加移植骨的血供（图 21.3）。接着用刮勺或 OAT 系统中的骨凿，皮质开窗从胫骨近端或股骨远端取自体骨（图 21.4、21.5）。将自体骨压实到缺损处，使之与周围软骨下骨层平齐（图 21.6）。然后将纤维蛋白胶铺在移植骨上，把骨膜或胶原蛋白补片覆盖在上面，并用拇指按住补片，放松止血带，让血凝块再凝聚大约 5min（图 21.7）。这步之后再按 ACI 标准手术步骤进行（图 21.8）。其他局部的骨质缺失，如微骨折或 OAT 手术失败后残留的软骨下骨囊

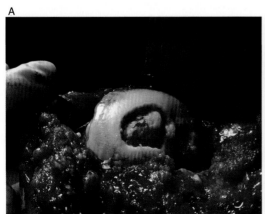
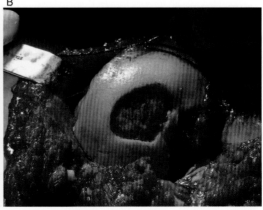

图 21.13　股骨髁内侧病变微骨折失败后的大型病灶内骨增生，高速磨钻清创前（A）和清创后（B）

性变,可以用刮勺刮除,然后移植自体骨填充,这种情况通常不需要用生物膜覆盖移植骨。

并发症

软骨下骨板可能会出血,尤其是当骨质异常时,例如之前进行过微骨折手术或髌骨脱位导致的剪切损伤。如果用凝血酶浸润的脑棉或薄层纤维蛋白胶处理后仍然无法止血,则可将纤维蛋白胶滴在手套上,并放置 1~2min 使之凝集。然后将已凝集的纤维蛋白凝块放置到缺损处,并用拇指按压,以封闭出血点。在缝合生物膜之前,应清除多余的凝胶。

术后康复

应根据患者的缺损部位和联合手术的类型制订个性化的术后康复方案。股骨髁缺损的患者应维持膝关节完全伸直位、脚尖着地负重 4~6 周,而髌股关节部位缺损的患者则可以在膝关节伸直位、可耐受的范围内完全负重。术后 24h 内开始持续被动关节活动,通常在 0~40°,之后在 2 周内活动范围增大到 90°。巨大缺损和髌股关节面处的双极(对吻)缺损的患者,康复进度应更慢一些。髌股关节处的缺损应避免开链式膝关节伸直运动。股四头肌等长收缩、髌骨活动、按摩减轻肿胀等康复措施应在术后第 1 周开始(表 21.1)。

表 21.1 ACI 在超过 80% 的股骨髁缺损患者和超过 70% 的髌股关节缺损患者中表现出良好至优秀的结果

参考文献	病例数	缺损类型	随访时间	结果及评价
Brittberg 等[1]	23	膝关节全部位置	平均 39 个月	14/16 例股骨损伤有良好的效果,5/7 例髌骨移植失败
Peterson 等[3]	94	膝关节全部位置	平均 4 年	24/25 例股骨病变患者,11/19 例髌骨缺损患者同时进行对线调整治疗,16/18 例 OCD 病变,12/16 例伴 ACL 重建,9/15 例伴多发病变的疗效良好或非常好
Micheli 等[4]	50	膝关节全部位置	> 36 个月	36 个月随访移植物存活率 94%
Minas[6]	107	膝关节全部位置	> 12 个月	总体改善率 87%,失败率 13%(定义为缺乏改善或客观移植失败)
Peterson 等[16]	58	骨软骨剥脱	平均 5.6 年	91% 良好或结果良好,93% 的患者满意
Mithoefer 等[17]	20(少年)	膝关节全部位置	平均 47 个月	96% 结果优良,60% 恢复到等于或大于受伤前的运动水平
Minas, Bryant[8]	45	髌股关节缺损	平均 46 个月	71% 结果优良
Minas 等[18]	321	膝关节全部位置	平均 55 个月	之前接受过骨髓刺激治疗的膝关节 ACI 失败率从 8% 增加到 26%
Rosenberger 等[19]	56(年龄 > 45 岁)	膝关节全部位置	平均 4.7 年	无工作补偿患者的失败率为 4.9%;81% 的患者将再次 ACI 治疗
Zak 等[20]	70	膝关节全部位置	平均 5 年	74.3% 的患者至少恢复到伤前运动水平

（续表 21.1）

参考文献	病例数	缺损类型	随访时间	结果及评价
Zaslav 等[21]	176	膝关节全部位置	平均 48 个月	先前经软骨修复失败后的成功率为 76%
Pestka 等[13]	56	膝关节全部位置	>41 个月	如果微骨折治疗失败后进行 ACI 治疗，而不是首次治疗，则失败率从 1/28 上升到 7/28
Niemeyer 等[22]	74	膝关节全部位置	平均 24 个月	6 个月后膝关节功能明显改善，40 岁以上的患者与年轻患者的结果相同
Ebert 等[23]	47	髌股关节缺损	平均 24 个月	85% 的患者对自己的治疗结果感到满意
Della Villa 等[24]	31（运动员）	膝关节，无髌股关节缺损	平均 5 年	80.6% 的运动员在 12.4 个月（s=1.6）后恢复到之前的运动水平
Meyerkort 等[25]	23	髌股关节缺损	平均 5 年	91% 的患者会再次 ACI 治疗
Gomoll 等[26]	110	髌股关节缺损	平均 90 个月	86% 的患者认为他们的治疗结果是好或很好；8% 被认为是失败的
Ogura 等[27]	23	膝关节全部位置	平均 20 年	存活率为 63%，79% 恢复到自然膝
Ogura 等[28]	27（少年）	膝关节全部位置	平均 9.6 年	90% 的结果良好，96% 的患者满意

（张建平 刘思波 译， 胡炜 肖洪 审校）

参考文献

[1] Brittberg M, Lindahl A, Nilsson A, et al. Treatment of deep cartilage defects in the knee with autologous chondrocyte transplantation. N Engl J Med, 1994, 331(14):889–895.

[2] Grande DA, Pitman MI, Peterson L, et al. The repair of experimentally produced defects in rabbit articular cartilage by autologous chondrocyte transplantation. J Orthop Res, 1989,7(2):208–218.

[3] Peterson L, Minas T, Brittberg M, et al. Two- to 9-year outcome after autologous chondrocyte transplantation of the knee. Clin Orthop Relat Res, 2000,374:212–234.

[4] Micheli LJ, Browne JE, Erggelet C, et al. Autologous chondrocyte implantation of the knee: multicenter experience and minimum 3-year follow-up. Clin J Sport Med, 2001, 11(4):223–228.

[5] Browne JE, Anderson AF, Arciero R, et al. Clinical outcome of autologous chondrocyte implantation at 5 years in US subjects. Clin Orthop Relat Res, 2005,436:237–245.

[6] Minas T. Autologous chondrocyte implantation for focal chondral defects of the knee. Clin Orthop Relat Res, 2001,391 Suppl:349–361.

[7] Peterson L, Vasiliadis HS, Brittberg M, et al. Autologous chondrocyte implantation: a long-term follow-up. Am J Sports Med, 2010,38(6):1117–1124.

[8] Minas T, Bryant T. The role of autologous chondrocyte implantation in the patellofemoral joint. Clin Orthop Relat Res, 2005,(436):30–39.

[9] Gomoll AH, Minas T, Farr J, et al. Treatment of chondral defects in the patellofemoral joint. J Knee Surg,2006,19(4):285–295.

[10] Gooding CR, Bartlett W, Bentley G, et al. A

prospective. Randomised study comparing two techniques of autologous chondrocyte implantation for osteochondral defects in the knee: periosteum covered versus type I/III collagen covered. Knee,2006,13(3):203–210.

[11] Gomoll AH, Probst C, Farr J, et al. Use of a type I/III bilayer collagen membrane decreases reoperation rates for symptomatic hypertrophy after autologous chondrocyte implantation. Am J Sports Med,2009,37(Suppl 1):20S–23S.

[12] Minas T, Gomoll AH, Rosenberger R, et al. Increased failure rate of autologous chondrocyte implantation after previous treatment with marrow stimulation techniques. Am J Sports Med,2009,37(5):902–908.

[13] Pestka JM, Bode G, Salzmann G, et al. Clinical outcome of autologous chondrocyte implantation for failed microfracture treatment of full-thickness cartilage defects of the knee joint. Am J Sports Med, 2012, 40(2):325–331.

[14] Niemeyer P, Salzmann G, Steinwachs M, et al. Presence of subchondral bone marrow edema at the time of treat-ment represents a negative prognostic factor for early outcome after autologous chondrocyte implantation. Arch Orthop Trauma Surg,2010,130(8):977–983.

[15] Jaiswal PK, Macmull S, Bentley G, et al. Does smoking inluence outcome after autologous chondrocyte implantation. A case-controlled study. J Bone Joint Surg Br, 2009,91(12):1575–1578.

[16] Peterson L, Minas T, Brittberg M, et al. Treatment of osteochondritis dissecans of the knee with autologous chondrocyte transplantation: results at two to ten years. J Bone Joint Surg Am, 2003,85-A(Suppl 2):17–24.

[17] Mithofer K, Minas T, Peterson L, et al. Functional outcome of knee articular cartilage repair in adolescent athletes. Am J Sports Med, 2005,33(8):1147–1153.

[18] Minas T, Gomoll AH, Rosenberger R, et al. Increased failure rate of autologous chondrocyte implantation after previous treatment with marrow stimulation techniques. Am J Sports Med, 2008 ,31(9):920–922.

[19] Rosenberger RE, Gomoll AH, Bryant T, et al. Repair of large chondral defects of the knee with autologous chondrocyte implantation in patients 45 years or older. Am J Sports Med, 2008,36(12):2336–2344.

[20] Zak L, Aldrian S, Wondrasch B, et al. Ability to return to sports 5 years after matrix- associated autologous chondrocyte transplantation in an average population of active patients. Am J Sports Med,2012,40(12):2815–2821.

[21] Zaslav K, Cole B, Brewster R, et al. A prospective study of autologous chondrocyte implantation in patients with failed prior treatment for articular cartilage defect of the knee: results of the Study of the Treatment of Articular Repair (STAR) clinical trial. Am J Sports Med,2009,37(1):42–55.

[22] Niemeyer P, Kostler W, Salzmann GM, et al. Autologous chondrocyte implantation for treatment of focal cartilage defects in patients age 40 years and older: a matched-pair analysis with 2-year follow-up. Am J Sports Med, 2010,38(12):2410–2416.

[23] Ebert JR, Fallon M, Smith A, et al. Prospective clinical and radiologic evalua-tion of patellofemoral matrix-induced autolo-gous chondrocyte implantation. Am J Sports Med, 2015,43(6):1362–1372.

[24] Della Villa S, Kon E, Filardo G, et al. Does intensive rehabilitation permit early return to sport without compromising the clinical outcome after arthroscopic autologous chondrocyte implantation in highly competitive athletes. Am J Sports Med, 2010, 38(1):68–77.

[25] Meyerkort D, Ebert JR, Ackland TR, et al. Matrix-induced autologous chondrocyte implantation (MACI) for chondral defects in the patellofemoral joint. Knee Surg Sports Traumatol Arthrosc,2014,22(10):2522–2530.

[26] Gomoll AH, Gillogly SD, Cole BJ, et al. Autologous chondrocyte implantation in the patella: a multicenter experience. Am J Sports Med, 2014,42(5):1074–1081.

[27] Ogura T, Mosier BA, Bryant T, et al. A 20-year follow-up after irst-generation autolo-gous chondrocyte implantation. Am J Sports Med, 2017,363546517716631

[28] Ogura T, Bryant T, Minas T. Longterm outcomes of autologous chondrocyte implantation in adolescent patients. Am J Sports Med, 2017, 45(5):1066–1074.

第 22 章
关节镜下基质诱导自体软骨细胞移植

Maurice S. Guzman, Thomas Bucher, Jay R. Ebert, Gregory C. Janes

引 言

基质诱导自体软骨细胞移植（MACI）已成为治疗膝关节软骨缺损的成熟技术[1-5]。然而，标准MACI技术的一大争议是需要行第二次开放手术[6]，同时与任何膝关节切开手术一样，有发生关节粘连、运动范围减小和明显瘢痕形成的可能[7]。

继2002年首次报道关节镜下自体软骨细胞移植术后，迄今为止的相关研究仅限于个案报道和病例系列研究[6-10]。以前报道的技术中使用黏附力来保持移植物固定在位[6]，也有人使用经骨缝合技术或生物可吸收针来固定移植物[7, 10]。

这些方法一方面有一定的技术要求，另一方面还需要使用专门的器械。

其他破坏软骨下骨完整性的技术可能导致继发性出血，继而可能影响移植物的黏附性[7,10]。镜下植入技术将无水关节镜技术和以前开放MACI技术中使用的纤维蛋白胶结合起来[11]。

本章介绍了MACI的适应证、技术、康复计划和已发表文献的结果。

适应证

- 位置：股骨髁或胫骨平台软骨缺损或骨软骨损伤最适合采用此关节镜手术。截至目前，因为无法很好地牵开髌股关节以采用良好的微创技术，所以这项技术不适用于滑车或髌骨软骨损伤的治疗。

- 大小：关节镜视野内可完整观察到的 $2\sim10cm^2$ 病变适合通过关节镜治疗。

- 体重指数（BMI）：虽然不是作为一个独立变量进行研究，但是对于体重指数 $> 35kg/m^2$ 的个体不建议采用该手术。

- 对线：膝关节力线正常或将力线矫正到正常至关重要。

M. S. Guzman · G. C. Janes (✉)
Perth Orthopedic and Sports Medicine Center,
Perth, WA, Australia
e-mail: gjanes@iinet.au

T. Bucher
Orthopedics WA, Murdoch, WA, Australia

J. R. Ebert
School of Human Sciences, University of Western Australia,
Perth, WA, Australia

© Springer International Publishing AG, part of Springer Nature 2018
J. Farr, A. H. Gomoll (eds.), *Cartilage Restoration*, https://doi.org/10.1007/978-3-319-77152-6_22

• 其他损伤：韧带功能障碍或半月板损伤应该同时治疗。软骨下骨的退行性变，如硬化和囊变是该手术的禁忌证，而软骨下骨水肿并不认为是该手术的禁忌证[12-14]。

器械（图 22.1）

• 大腿止血带和腿架。

• 标准关节镜设备包括关节镜抓钳和带刻度的探针。

• 乳酸林格冲洗液。

• 精选的刮匙。

• 带吸引的关节镜刨刀。

• 浸有肾上腺素的纱团（patty）。

• 大口径无阀鞘管（图 22.2A）。

• 无菌标记笔。

• 纤维蛋白胶和细的腰椎穿刺针。

• Fogarty 取栓导管，7F（Edwards Lifesciences，irvine，CA；图 22.2B）。

• Foley 硅胶而非乳胶导尿管（Cook Urological Inc.，Indiana，USA）。

患者评估与记录

需要收集完整的病史并对患者进行检查，特别要考虑四肢的整体力线、存在的相关损伤和合并症。所有患者都应进行 MRI 扫描以评估缺损的大小、位置和是否适合行关节镜下 MACI。如果患者存在明显的肢体力线不良，应拍摄下肢全长 X 线片，在任何软骨移植手术之前都应先行截骨矫正。告知患者需分两期手术，特别重要的是，必须告知患者如果关节镜手术不成功，需要转为开放手术。

第一阶段：获取软骨

关节镜手术采用标准麻醉方式。患者取仰卧位，将患肢放在腿架上，大腿根部捆绑止血带，通常不充气。采用标

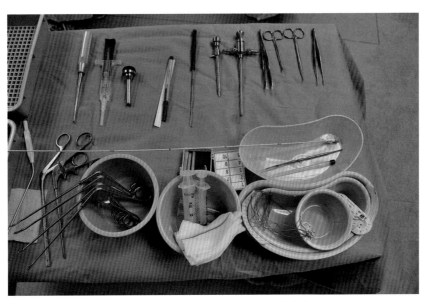

图 22.1　关节镜下基质诱导自体软骨细胞移植（MACI）所需的器械

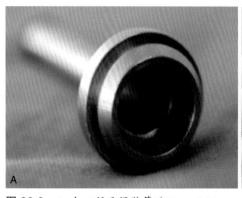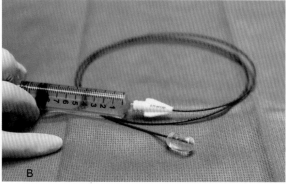

图 22.2　A. 大口径无阀鞘管（Comed Linvatec，Largo，FL）。B.7F Fogarty 取栓导管（Edwards Lifesciences，Irvine，CA）

准的前外侧和前内侧入口，对关节腔进行全面检查，处理存在的半月板病变，同时检查软骨损伤的大小、深度并评估移植的可行性。根据国际软骨修复学会评分（ICRS）系统[15]对损伤进行分级是有帮助的，通常认为损伤等级为 3 级或更高适合行关节镜下 MACI。然后用锋利的 U 形骨凿获取软骨：伸膝位用刨刀切除部分脂肪垫，以便看到滑车的内侧缘，重要的是要获取全厚层软骨，深度要到达软骨下板，以最大限度地收获最具生发潜能的软骨细胞。滑车缘软骨应该小心地从下向上刨削，使软骨瓣附着在其上缘（图 22.3），以防止获取的组

织漂浮到膝关节中。也可从滑车切迹的外侧缘获取软骨，然后用垂体钳轻轻取出，确保细胞不被压碎。获取的组织至少重 200μg，然后将其放入培养基中送实验室培养。

获取的关节软骨在适当的器皿内用酶消化，一旦细胞完成机械分离，接下来需培养 6~8 周。最后将它们接种到 I/Ⅲ型胶原膜上，为植入做准备。

允许患者完全负重，并鼓励其尽可能恢复膝关节的活动范围，但强烈反对进行冲击运动。

第二阶段：关节镜下植入

第二阶段植入的时间通常为获取软骨后的 6~8 周，患者取仰卧位，并使用大腿根部止血带。膝关节腔用乳酸林格液或生理盐水冲洗，采用标准的前外侧和前内侧入口并检查软骨缺损情况。用带刻度的探针明确病变的边缘，然后用锋利的刮匙将病变清理至软骨下板，要确保所有松散和不稳定的软骨都被去除，但也要尽可能减少对软骨下骨的损伤，

图 22.3　获取软骨：部分切除脂肪垫，采用从下到上的方式进行开槽

经常需要交换通道来清理病变的前方部分。选择环形和樱桃形刮匙有助于对病变部位的清创，清理后缺损的边缘应尽可能垂直（图 22.4）。

操作的下一个关键阶段是转换为干性关节镜检查。关掉冲洗液，用关节镜刨刀排空膝关节内液体，反复挤压髌上囊以确保所有液体都被去除。用穿刺针经皮插入同侧半月板后角下方，并在植入过程中将其留在那里，以便残余液体自由排出，将大口径无阀鞘管（Conmed Linvatec，Largo，FL）插入现有的工作通道（图 22.5A、B）。关节腔与周围手术室大气连通，处于相同的环境压力下，而不需要任何气体灌入，最小化软骨下骨出血，以优化移植物与纤维蛋白胶的黏附。可用浸有肾上腺素的纱布团止血（图 22.6），如果继续出血，则可以在该区域涂上一薄层纤维蛋白胶，用充气的取栓导管填塞大约 2min，在最终移植物植入前去除多余的胶。

使用带刻度的关节镜探针来确定制备后缺损的长度和宽度，从转运来的培养基中取出移植物，将其放在一张薄薄的无菌卡纸上，以利进一步的修剪。根据测量结果，将移植物修剪成略大于缺损的形状，并将移植物贴附缺损后修剪成精确的大小，用无菌标记笔标记移植物的光滑（关节）侧，以确保细胞侧对着软骨下板放置（图 22.7）。关节镜下用无齿抓钳将移植物沿鞘管送入膝关节腔，无阀鞘管允许移植物反复无创地进出关节，以方便将移植物修剪成需要的尺寸，使用鞘管可以预防移植物在软组织和脂肪垫上摩擦，因为存在细胞从膜上擦掉的可能。一旦移植物进入膝关节内，可以用探针确定移植物的方位并检查其大小（图 22.8）。Hindle 等[16]报道，软骨细胞种植在膜上可以显著增加和较

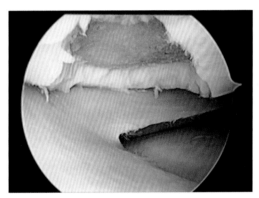

图 22.4　准备软骨移植前清理软骨缺损，注意垂直软骨壁和完整的软骨下板

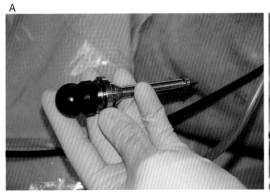
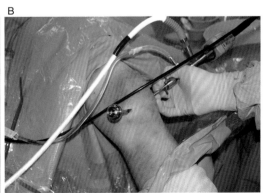

图 22.5　大口径无阀鞘管（Conmed Linvatec，Largo，FL）。A. 使用鞘管。B. 通过建立的通道插入

长时间保持软骨细胞的活力，此外，还观察到细胞活力与对移植物进行的操作次数成反比。第二次手术提供的种植膜总是有足够的冗余，可以使用第一次手术软骨缺损大小作为模板，从而尽可能最大限度地减少对移植物的操作。膝关节内的液体排空后，关节表面仍然是湿润的，当评估移植物的大小和匹配性时，静水压足以保持移植物黏附在缺损上。由于静水压足以克服重力的影响，因此这项技术用于股骨髁或胫骨上的缺损同样有效。

当移植物大小修剪正确后，用探针将移植物前部从缺损底部翻起，暂时朝向关节后方（图22.9）。由于"干性关节镜技术"没有冲洗液，移植物不会漂浮到膝关节的其他位置。

经皮或通过工作鞘管，用细的腰椎穿刺针将纤维蛋白胶注入缺损底部（图22.10）。

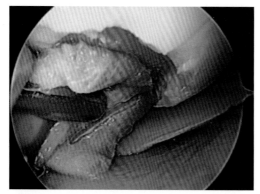

图22.6　清创后的缺损用浸有肾上腺素的纱布团干燥

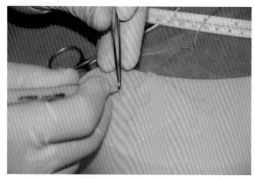

图22.7　一旦修剪完成，移植物的一侧用无菌标记笔标记，以确保正确放置（细胞侧对着缺损部位）

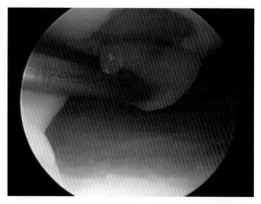

图22.9　用探针将移植物从清创的底部缺损翻起

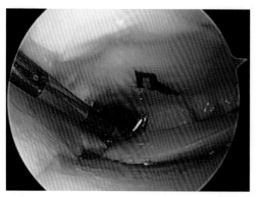

图22.8　使用探针小心放置移植物

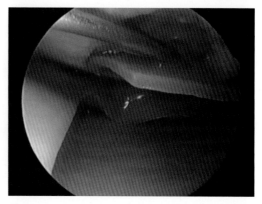

图22.10　纤维蛋白胶通过细的腰椎穿刺针注入

然后用探针将移植物重新放置到准备好的软骨缺损中，通过工作鞘管引入取栓导管，一旦导管正确放置在移植物下面，就用乳酸林格液小心充胀气囊并保持 2min，待纤维蛋白胶凝固（图 22.11A~C），这一步要考虑的一个技术问题是，干性关节镜环境并不能消除光源发出的热量，因此不要将关节镜放得太靠近膨胀气囊，以防止其热爆裂。

如果缺损范围很大，可以使用标准的导尿管，由于移植物倾向于黏附于乳胶导尿管及不透明的乳胶气囊妨碍观察，因此应使用硅胶导尿管而不是乳胶导尿管。在绝大多数情况下，取栓导管是一种更实用的选择，由于其硬度更高，有助于把气囊精确放置在移植物上。待纤维蛋白胶固化后，小心将气囊放气后抽出导管。膨胀的气囊会导致移植物稍微向四面伸展，因此，建议将移植物的尺寸稍微缩小以尽可能连接相邻正常关节软骨的垂直面。重要的是，移植物不能以任何方式与正常相邻关节软骨的表面重叠，以避免移植物随关节活动而发生移位。最后检查移植物，以确保其方向正确，并被纤维蛋白胶恰当固定（图 22.12）。

最后，从几个方向活动膝关节，重新检查移植物以确保其不发生移位。由于担心引流管会移动、刮擦、破坏或带走移植物，不常规使用关节内引流管。切口用尼龙线缝合，由于关节内局部麻醉药对软骨细胞潜在的毒性作用，因此禁止使用[17]。

术后康复

关于 MACI 术后系统康复对于移植物的保护、促进软骨细胞分化和发育以及患者恢复正常生理功能的重要性已有详细论述[18-22]。

术后早期管理包括在术后 12~24h 内使用 CPM（0~30°），一般每天 2 次，每次 1~2h，辅以冷敷治疗以控制水肿，鼓励踝关节主动背屈和跖屈以及股四头肌、腘绳肌和臀肌的等长收缩，以保持肌张力并最大限度地减少肌肉萎缩。

出院后（注意：这是澳大利亚卫生系统独有的计划，在其他国家，该计划可以作为门诊复查时采用）：患者在 12 周内接受一个渐进和逐步负重的康复计划，而进一步的指导和建议至少持续 12 个月。

传统认为延长非负重期可以保护移植物，然而，现代加速康复方法已被证实具有同等的结果，甚至对某些病例显示出更好的临床结果[23, 24]。

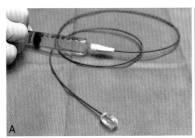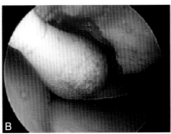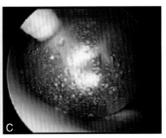

图 22.11　取栓导管。A.在体外用生理盐水检查气囊充气。B.准确放置在缺损下方后即将气囊慢慢充气。C.使气囊充胀并保持 2min，等待纤维蛋白胶固化

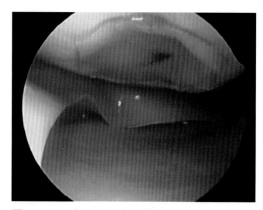

图 22.12 移植物的最终外观

加速康复方案包括：术后 2 周部分负重用于移植物的早期保护，负重约占患者体重的 20%，术后 8 周逐渐增加到完全负重，全程使用限制活动范围的铰链支具，大多数患者应该在 12 个月内恢复全面的体育活动。表 22.1 提供了康复大纲。

结　果

关节镜下 MACI 是一种相对较新的技术，目前临床证据仅限于个案报告和病例系列研究。Marcacci 等 [8] 对 70 例患者进行了前瞻性研究，使用关节镜下细胞复合邮票状 Hyalograft C 支架植入术，随访 24 个月、36 个月和 48 个月时评分提高，未报告不良事件或并发症。有趣的是，此研究显示高水平年轻运动员的恢复结果最好。但这项研究仅限于股骨髁软骨损伤，且这项技术需要使用特殊的器械。

最近报道了这种特殊关节镜技术的短期（24 个月）和长期（5 年）结果 [25,26]。31 例患者进行了前瞻性和独立评估，大多数膝关节末次随访与术前相比评分显著提高，MRI 图像采用 Marlovits 等设计的方法，由独立的放射学专家盲法评估 [27]，术后 MRI 显示出明显而持久的移植物填充。术后 3 个月，60% 的患者表现出良好或极好的组织填充，术后 12 个月和 24 个月组织填充分别增加到 85% 和 90%，这种再生一直维持到 5 年以上。

从长期结果来看，93%（n=28）的患者对 MACI 缓减膝关节疼痛的效果感到满意，90%（n=27）的患者对日常活动能力的提高感到满意 [26]。

并发症和失效情况

5 年内，共有 7 例患者（23%）的 MRI 显示无症状性移植物肥大；然而，没有任何相关疼痛或机械症状，而这些病例主要发生在内侧股骨髁（n=5）。

有两例患者发生移植物失效：一例患者的相同病变在 6 年前曾接受过开放 ACI 治疗，另一例则显示出良好的进展，直到 5 年后（在 MRI 上）显示失效，两例患者都没有表浅或深部感染。

结　论

MACI 是一种特殊的关节镜技术，为下肢力线良好且非炎性膝关节软骨缺损提供了软骨细胞，显示出良好的安全性和可重复性，与其他报道的方法相比技术要求更低。

这是仅有的可以同时处理股骨髁和胫骨平台软骨缺损的关节镜技术，而且不需要特殊或昂贵的器械。长期结果表

表 22.1　关节镜下 MACI 术后康复一览表，包括逐渐负重（WB）、膝关节活动范围（ROM）和运动处方

阶段	目标	患者教育、负重、膝关节活动范围和运动处方
第一阶段（术前教育）	1. 对手术、术后安全行走和禁止的运动进行教育 2. 对患者的身体准备和术后早期锻炼的介绍	协助术后床、椅转换和拐杖行走的上肢、躯干锻炼 营养、减轻体重及快速康复的心血管安全锻炼方法的教育 禁止的运动及其如何影响早期修复的教育
第二阶段（1~2 周）	1. 减轻疼痛和水肿 2. 避免过度负重（>20% 体重） 3. 避免可能引发修复部位不利负荷的运动 4. 保持下肢关节活动度、肌肉张力和循环通畅	WB：≤ BW 的 20%（扶双拐） 膝关节 ROM：被动和辅助下主动活动不超过 30° 减轻疼痛 / 炎症（镇痛和冷敷） 使用双拐进行脚趾触地的负重行走（≤ 20% BW） 避免可能引发修复部位不利负荷的运动 在无痛 ROM 内进行被动和辅助下主动膝 ROM 练习 主动踝关节背屈和跖屈 股四头肌、腘绳肌、内收肌和臀肌的等长收缩
第三阶段（2~4 周）	1. 疼痛得到很好的控制 2. 熟练掌握扶 1~2 根拐杖的负重 50% 体重的脚跟 – 脚趾（heel-toe）步态 3. 熟悉家庭锻炼计划	WB：≤ BW 的 20%（1~2 周）至 BW 的 50%（4 周），扶单拐或双拐 膝 ROM：被动和辅助下主动从 30°（2 周）到 110°（4 周） 步态质量训练，向用单拐方向发展 引入静态拉伸和水疗，包括深水行走（向前、向后、侧向）、提踵、轻度下蹲、直腿屈伸髋、踩足踏车、剪式踢腿
第三阶段（4~6 周）	1. 膝关节无疼痛弯曲至 125° 2. 熟悉所有家庭训练，包括直腿抬高 3. 扶单拐患肢负荷 60% 体重的无痛步态	WB：从 40% 体重（4 周）进展到 60% 体重（6 周） 膝 ROM：膝主动 ROM 从 110°（4 周）进展到 125°（6 周） 增加在操练椅上的锻炼，包括髋外旋的 SLR，侧卧位屈膝臀肌锻炼加入坐位或站立位力量训练，包括小腿抬高、负重髋外展和内收、躯干强化（仰卧起坐、负重躯干屈） 加入平卧踏自行车（第 5 周） 水疗：继续第二阶段的锻炼，加上主动屈膝（附加阻力装置）、浅水行走（齐腰深）、提踵、上下台阶、跃起、踩足踏车、剪式踢腿、下肢柔韧性和本体感觉训练
第四阶段（7~12 周）	1. 无限制的膝关节无痛、全范围主动活动 2. 无痛无膝关节支具保护的直立骑足踏车 3. 熟练独立完成出院后家庭和临床康复锻炼	WB：从 80% 体重（7 周）进展到完全负重（8 周） 膝 ROM：进展到膝主动全范围 ROM（7~8 周） 通过强化股四头肌伸展和被动划桨测力（rowing ergometry）进一步屈膝 引入桥接（bridging）练习和负重屈膝（8 周） 引入本体感觉 WB 练习 引入直立踏固定足踏车（6~7 周） 继续第二阶段和第三阶段的水疗练习，加上"轻快踢腿"（11~12 周）
第五阶段（3~6 个月）	1. 不需要助行器或膝部支具的无痛正常步态模式 2. 无痛地通过楼梯和坡度的能力 3. 重返工作岗位(取决于职业) 4. 熟练进行所有全范围的 WB 强化和本体感觉活动	根据移植物的位置、大小，采用改良 OKC 练习（例如末端腿部伸展） 采用改良 CKC 练习（例如单腿提踵、压腿、下蹲、跃起、上下台阶） 增加固定和户外公路自行车运动的持续时间和强度 引入划桨测力和椭圆训练器（elliptical trainers） 水疗：通常不需要，水疗练习可用于持续的心血管锻炼

（续表 22.1）

阶段	目标	患者教育、负重、膝关节活动范围和运动处方
第六阶段（6~9 个月）	1. 腘绳肌和小腿力量达对侧肢体的 90% 2. 能够耐受超过（5~10）km 的无痛步行 3. 能够有效穿越不平坦地形和软沙路 4. 回归术前低碰撞的娱乐活动	继续第三至五阶段的练习 OKC 和 CKC 活动的时间、强度、本体感觉、内容和整体复杂性取得持续进展 所采用的练习应该开始模拟患者个性化活动目标所需的内容
第七阶段（9~18 个月，回归体育运动）	1. 股四头肌强度和跳跃能力达到对侧肢体的 90% 2. 无痛完成所有日常活动 3. 在 9~12 个月能够开始一个渐进的跑步计划 4. 恢复活跃的娱乐和体育活动；然而，在 12 个月之前，应该避免涉及高压、剪切和扭转载荷运动	CKC 活动的持续时间、强度、本体感觉、内容和整体复杂性取得持续进展 引入与患者个性化活动目标相关的灵活性和发力练习

CPM: continuous passive motin，持续被动活动；ROM: range of motion，活动范围；WB: weight-bearing，负重；BW: boby weight，体重；NMES: neuromuscular electrical stimulation，神经肌肉电刺激；SLR: straight leg raise，直腿抬高；OKC: open kinetic chain，开链活动；CKC: closed kinetic chain，闭链活动

现出等同于或优于开放技术的结果，而没有开放性手术的潜在并发症。

致谢 本章图片由西澳大利亚珀斯的 Genzyme 和《矫形外科视频杂志》（*Video Journal of Orthopedics*）惠赠，同时要感谢美国 Stryker 公司的 Sean Smids 对图片的处理。

（尹一然 译，李忠 韩梅 审校）

参考文献

[1] Saris DB, Vanlauwe J, Victor J, et al. Treatment of symptomatic cartilage defects of the knee: characterized chondrocyte implantation results in better clinical outcome at 36 months in a randomized trial compared to microfracture. Am J Sports Med, 2009, 37(Suppl 1):10S–19S

[2] Bauer S, Khan RJ, Ebert JR, et al. Knee joint preservation with combined neutralising high tibial osteotomy (HTO) and matrix-induced autologous chondrocyte implantation (MACI) in younger patients with medial knee osteoarthritis: a case series with prospective clinical and MRI follow-up over 5 years. Knee, 2011;19(4):431–439.

[3] Ebert JR, Robertson WB, Woodhouse J, et al. Clinical and magnetic resonance imaging-based outcomes to 5 years after matrix-induced autologous chondrocyte implantation to address articular cartilage defects in the knee. Am J Sports Med, 2011;39:753–763.

[4] Gille J, Behrens P, Schulz AP, et al. Matrix-associated autologous chondrocyte implantation: a clinical follow-up at 15 years. Cartilage, 2016, 7:309–315.

[5] Basad E, Ishaque B, Bachmann G, et al. Matrix-induced autologous chondrocyte implantation versus microfracture in the treatment of cartilage

defects of the knee: a 2-year randomised study. Knee Surg Sports Traumatol Arthrosc, 2010, 18:519–827.

[6] Marcacci M, Zaffagnini S, Kon E, et al. Arthroscopic autologous chondrocyte transplantation: technical note. Knee Surg Sports Traumatol Arthrosc, 2002, 10:154–159.

[7] Erggelet C, Sittinger M, Lahm A. The arthroscopic implantation of autologous chondrocytes for the treatment of fullthickness cartilage defects of the knee joint. Arthroscopy, 2003. 19:108–10.

[8] Marcacci M, Kon E, Zaffagnini S, et al. Arthroscopic second generation autologous chondrocyte implantation. Knee Surg Sports Traumatol Arthrosc, 2007, 15:610–619.

[9] Ronga M, Grassi FA, Bulgheroni P. Arthroscopic autologous chondrocyte implantation for the treatment of a chondral defect in the tibial plateau of the knee. Arthroscopy, 2004, 20:79–84.

[10] Petersen W, Zelle S, Zantop T. Arthroscopic implantation of a three dimensional scaffold for autologous chondrocyte transplantation. Arch Orthop Trauma Surg, 2008, 128:505–508.

[11] Carey-Smith R, Ebert JR, Davies H, et al. Arthroscopic matrix-induced autologous chondrocyte implantation: a simple surgical technique. Tech Knee Surg, 2010, 9:170–175.

[12] Ebert J, Smith A, Fallon M, et al. Degree of preoperative bone oedema is not associated with pain and graft outcomes after matrix- induced autologous chondrocyte implantation. Am J Sports Med, 2014, 42:2689–2698.

[13] Filardo G, Kon E, Di Martino A, et al. Is the outcome of cartilage treatment affected by subchondral bone edema? Knee Surg Sports Traumatol Arthrosc, 2014, 22:1337–1344.

[14] Neithammer T, Valentin S, Gülecyüz M, et al. Bone marrow edema in the knee and its inluence on clinical outcome after matrix-based autologous chondrocyte implantation: results of a three year follow-up. Am J Sports Med, 2015, 43:1172–1179.

[15] Brittberg M, Winalski CS. Evaluation of cartilage injuries and repair. J Bone Joint Surg Am, 2003, 85:58–69.

[16] Hindle P, Hall A, Biant L. Viability of chondrocytes seeded onto I/III membrane for matrix-induced autologous chondrocyte implantation. J Orthop Res, 2014:1495–502.

[17] Chu CR, Izzo NJ, Coyle CH, et al. The in vitro effects of bupivacaine on articular chondrocytes. J Bone Joint Surg Br, 2008, 90:814–820.

[18] Reinold MM, Wilk KE, Macrina LC, et al. Current concepts in the rehabilitation following articular cartilage repair procedures in the knee. J Orthop Sports Phys Ther, 2006, 36(10):774–794.

[19] Deszczynski J, Slynarski K. Rehabilitation after cell transplantation for cartilage defects. Transplant Proc, 2006, 38:314–315.

[20] Hambly K, Bobic V, Wondrasch B, et al. Autologous chondrocyte implantation postoperative care and rehabilitation. Am J Sports Med, 2006, 34:1020–1038.

[21] Riegger-Krugh CL, McCarty EC, Robinson MS, et al. Autologous chondrocyte implantation: current surgery and rehabilitation. Med Sci Sports Exerc, 2008, 40:206–214.

[22] Hirschmüller A, Baur H, Braun S, et al. Rehabilitation after autologous chondrocyte implantation for isolated cartilage defects of the knee. Am J Sports Med. 2011, 39(12):2686–2696.

[23] Ebert JR, Robertson WB, Lloyd DG, et al. A prospective, randomized comparison of traditional and accelerated approaches to postoperative rehabilitation following autologous chondrocyte implantation. Cartilage, 2010, 1:180–187.

[24] Wondrasch B, Zak L, Welsch GH, et al. Effect of accelerated weightbearing after matrix-associated autologous chondrocyte implantation on the femoral condyle on radiographic and clinical outcome after 2 years: a prospective, randomized controlled pilot study. Am J Sports Med, 2009, 37(Suppl 1):88S–96S.

[25] Ebert JR, Fallon M, Ackland TR, et al. Arthroscopic matrix-induced autologous chondro-cyte

implantation: 2-year outcomes. Arthroscopy, 2012, 28(7):952–964.

[26] Ebert JR, Fallon M, Ackland TR, et al. A prospective clinical and radiological evaluation at 5 years after arthroscopic matrix-induced autologous chondrocyte implantation. Am J Sports Med, 2017, 45(1):59–69.

[27] Marlovits S, Singer P, Zeller P, et al. Magnetic resonance observation of cartilage repair tissue (MOCART) for the evaluation of autologous chondrocyte transplantation: deter-mination of interobserver variability and correla-tion to clinical outcome after 2 years. Eur J Radiol, 2006, 57:16–23.

第23章
自体与异体软骨颗粒移植

Björn Borsøe Christensen, Martin Lind, Casper Bindzus Foldager

背 景

针对软骨和骨软骨损伤的治疗，软骨颗粒移植逐渐成为一种具有良好收益的可选方法。从软骨修复的发展史来看，这项技术早在1983年由Albrecht等报道了一个临床前研究[1]：他们将关节软骨切成颗粒，植入兔子膝关节的骨软骨缺损，用纤维蛋白胶固定这些关节软骨颗粒。这种治疗方法突破了软骨下骨，结合了骨髓刺激和软骨颗粒移植技术。

DePuy Mitek的科学家在软骨细胞提取过程中发现软骨细胞可以从软骨细胞外基质中迁移出来[2]。提取游离软骨细胞的第一步是机械地将软骨切成小颗粒，第二步是用酶消化细胞外基质。在第一步之后，如果在施用消化酶之前将这些片段保留在培养基中，在切碎的软骨颗粒附近可见到软骨细胞生长和基质形成。Lu和Binette敏锐地发现这一结果，并开始了一系列的体外实验，随后使用小鼠、山羊和马进行体内实验[2,3]。这些研究表明，自体软骨颗粒（1~2mm³）可以修复全厚软骨缺损[1,2]。这一过程遵循了软骨细胞从软骨颗粒中逃逸、迁移、增殖、合成新的透明样软骨组织细胞外基质，并与软骨缺损基底及四周壁有机融合的过程。在这个过程中，来自软骨颗粒的软骨细胞保留了软骨细胞表型，而不会像在单层培养中软骨细胞表型退化为梭形[2]。

受临床前研究的鼓舞，软骨自体移植系统（cartilage autograft implantation system, CAIS；Depuy Mitek from ATRM, Raynham, MA）介绍了临床应用软骨颗粒修复软骨缺损的有效性和安全性试验研究，2年的结果数据已经发表，术后延期随访4年的临床研究结果即将发表[4]。一项针对CAIS与微骨折术治疗软骨缺损的随机对照试验启动后，由于种种原因导致研究资助中断和试验终止。

B. B. Christensen (✉)
Orthopedic Research Laboratory, Aarhus University Hospital, Aarhus, Denmark

Department of Orthopedic Surgery, Horsens Regional Hospital, Horsens, Denmark

M. Lind · C. B. Foldager
Department of Orthopedic Surgery, Aarhus University Hospital, Aarhus, Denmark

© Springer International Publishing AG, part of Springer Nature 2018
J. Farr, A. H. Gomoll (eds.), *Cartilage Restoration*, https://doi.org/10.1007/978-3-319-77152-6_23

越来越多的研究者关注到一些基于细胞培养的软骨修复技术因成本过高限制了其在许多国家的应用，比如自体软骨细胞移植和新型组织工程产品。这种观点和前述令人鼓舞的试验结果促使丹麦的一个研究小组在 2014 年继续使用软骨碎粒进行软骨修复的研究：他们采用自体双组织移植（autologous dual-tissue transplantation，ADTT）的方法来治疗膝关节剥脱性骨软骨炎，自体骨来自胫骨结节内侧，用来填满缺损的骨床，自体软骨颗粒取自膝关节的非负重区，用 15 号手术刀片切成 $0.5mm^3$ 的碎块，并用纤维蛋白胶包埋固定在软骨缺损区。他们在小型猪模型应用成功后[5]，进行了一项由 8 例患者组成的病例系列研究，1 年后 CAIS 试验早期随访取得了积极的结果[6]。

DeNovo NT（通常指一种青少年关节软骨颗粒；particulated juvenile artic-ular cartilage, PJAC）是一种将机械颗粒化的青少年同种异体软骨置入软骨缺损进行软骨修复的方法。Dr. Jian Q. Yao 在移植培养研究中阐明了青少年软骨颗粒培养可以形成新的细胞外基质，并且体外试验显示，青少年软骨比成人具有更强的修复能力[7-9]，其移植颗粒大小与 CAIS 相似（如 $1\sim2mm^3$）。将青少年关节软骨颗粒异种移植到马的膝关节滑车软骨缺损处，未发生免疫排斥反应，可见透明软骨形成。这种商业化的同种异体软骨产品取名为 NT（ISTO St. Louis, MO, USA; distributed by Zimmer, Warsaw, IN, USA）[7]。作为一种人体组织异体移植物，美国 FDA 将其作为 361 HCT/P 产品进行监管，类似于新鲜的骨软骨异体移植物和骨－腱－骨异体移植物，也就是说，它不需要上市前的审批程序，因此，从 2007 年开始应用于临床，到 2015 年已经超过 8 700 例患者使用 DeNovo NT 修复软骨缺损[10]。

颗粒软骨治疗软骨缺损

目前仅有两种颗粒软骨可以用于软骨修复：DeNovo NT ®（ISTO St. Louis, MO, USA）和自体软骨颗粒。只有 DeNovo NT 进行了完整的临床试验，而自体软骨颗粒移植是基于 ADTT 的试验结果。

下面列出了使用颗粒软骨治疗全厚度软骨缺损的适应证和禁忌证。

适应证

- 局限性关节软骨缺损。
- 缺损面积 $< 6cm^2$。
- 周围有稳定结构支撑的软骨缺损。

禁忌证

- 肥胖（$BMI > 35kg/m^2$）。
- 炎症性关节疾病。
- 确诊的骨性关节炎。
- ICRS 等级 < 3 级。

DeNovo NT（PJAC）

PJAC 是利用更具成软骨潜能的青少年颗粒软骨来诱导软骨修复的一种方法。Adkisson 等发现，与成年软骨细胞相比，青少年软骨细胞生长速度快，合成蛋白多糖能力强 100 倍，且未检测到有免疫系统反应发生[11]。在 PJAC 中，新鲜的尸体股骨髁软骨是从 13 岁以下的青少年捐献者中获得的。关节软骨被切成约 $1mm^3$ 的小方块，储存在营养液的包装中。每个包装产品可以覆盖约 $2.5cm^2$ 的缺损[12]。

截至目前，已经报道了 15 项 PJAC 的临床研究，超过 180 例患者接受治疗，治疗部位包括股骨髁、肱骨滑车、髌骨、肘部和髋部[5]。临床和放射学结果良好，少数临床失败病例的主要原因是移植物脱落和关节持续疼痛。

手术技术

DeNovo NT
开放手术（图 23.1）

1. 关节镜探查明确适用此方法修复的损伤范围（$6cm^2$），然后采用 ACI 治疗方法准备清理软骨缺损（图 23.2）。

2. 要清除基底部所有的软骨组织，包括钙化层，但不能进入软骨下骨。没有进行微骨折骨髓刺激手术操作（图 23.3）。

3. 放松止血带后，用肾上腺素浸透的棉球和纤维蛋白胶止血。

4. 用箔膜做好软骨缺损模具，测量缺损面积（图 23.4）。每包 DeNovo NT 可修复 $2.5cm^2$，更大的面积需要使用更多的 DeNovo NT。

5. 去除保存液后，将 DeNovo NT 均匀铺在模具中，间距 1~2mm，将纤维蛋白胶添加到软骨中，使其凝固 3~10min 后备用。

6. 将上述凝固好的纤维蛋白胶 /

DeNovo NT 结构从箔片模具中整体分离出来（图 23.6）。将新鲜的纤维蛋白胶涂在患者软骨损伤区的基底上，再将前述备用软骨组织压入缺损处，使其凝固愈合。

7. 另外，在某些情况下，DeNovo NT 可直接在缺损区进行原位黏连。注意：这个缺损修复软骨区必须稍低于周围软骨，避免负重破坏移植软骨（图 23.7、23.8）。

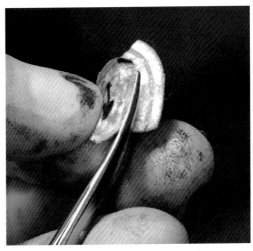

图 23.1　使用箔膜模具引导切取软骨的形状和大小

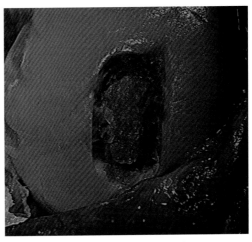

图 23.2　使用 ACI 技术清理病灶骨床

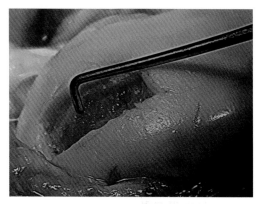

图 23.3　病灶骨床深达软骨下骨，不做微骨折处理

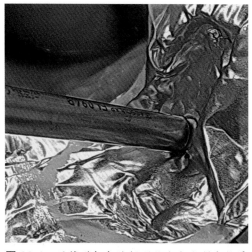

图 23.4　用箔膜拓印缺损形状和大小制成软骨缺损模具

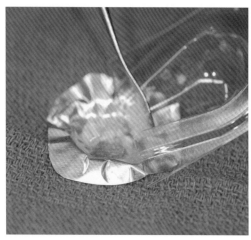

图 23.5　软骨颗粒均匀平铺入箔膜模具

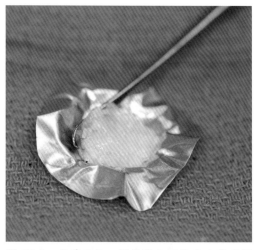

图 23.6　软骨颗粒 / 纤维蛋白凝集块从箔膜模具中整块取出

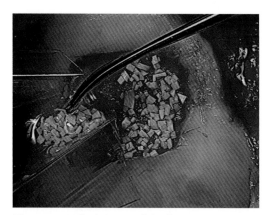

图 23.7　纤维蛋白胶可在软骨缺损区原位固定软骨颗粒

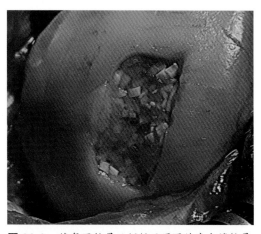

图 23.8　修复区软骨必须低于周围健康支撑软骨

关节镜技术

本文介绍了一种用 PJAC 植入来治疗距骨软骨损伤的关节镜技术。先用刮匙行病灶清理，确保缺损区周围是由健康的关节软骨组成的稳定支撑。冲洗干净关节腔，并排出液体。手术医生可以在无介质或 CO_2 介质的关节腔内进行关节镜手术操作。将 PJAC 移植物逆行置入直径 2.7~4mm 的关节镜鞘管中，用匹配的鞘管芯将 PJAC 移植物送入缺损处，取下套管，用探针将移植物铺平，使用长注射针使纤维蛋白胶充填缺损，不能用太短的普通纤维蛋白胶尖管。探针铺平塑形移植物。重复此过程，直到将缺损填充到稍低于周围软骨的表面。将纤维蛋白胶放入后静置凝固 5min，然后持续被动活动关节测试移植物的稳定性。

技巧与注意事项

• 用肾上腺素浸泡过的棉絮处理骨床出血。

• 先在缺损区域的底部涂上少量纤维蛋白胶可使铺布移植软骨颗粒更快捷方便。

• 移植物不能高于周围软骨，以免造成移植软骨松动。

自体软骨颗粒移植

PJAC 的另一种选择是自体关节软骨颗粒移植（articular cartilage chips，ACC）。术中软骨取自髁间窝或外侧股骨髁边缘，另一个选择是相对新鲜松弛的关节内软骨碎片，软骨被切成 $0.3~0.5mm^3$ 的小软骨颗粒，同 PJAC，软骨颗粒被植入并包埋固定在纤维蛋白胶中。在小型猪模型中，植入 ACC 后修复软骨的效果比单纯行微骨折更明显[13]。据临床个案报道，术后 6 个月患者的骨髓水肿几乎完全消退并恢复运动[14]。临床资料虽然很有限，但 ACC 被认为是一种潜在替代微骨折的新疗法。

软骨颗粒修复骨软骨损伤

软骨颗粒移植的应用早期关注在治疗全层软骨病变而不是骨软骨损伤。最近，Christensen 等描述了自体骨和软骨颗粒联合移植治疗骨软骨损伤的临床结果[6]，其所用的治疗方法是自体双组织移植（ADTT），简单地说，就是联合自体软骨颗粒和骨组织移植来重建骨软骨缺损区的软骨下骨和软骨层。

骨软骨损伤主要是由重度剥脱性骨软骨炎或骨软骨骨折引起。目前的治疗方法包括单纯骨移植、同种异体骨软骨移植和 MACI 三明治夹芯技术。同种异体移植和自体软骨细胞移植的效果有限，且成本较高[15]。颗粒软骨和骨组织联合移植不会因植入物或细胞培养而增加成本，并且可以一期完成，对外科医生来说是一种重要的、可操作性很强的治疗方法。

适应证

• 骨软骨病变面积 $< 4cm^2$。

禁忌证

- 肥胖（BMI > 35kg/m²）。
- 炎性关节疾病。
- 明确的骨关节炎。

手术技术

1. 在开放手术前，先进行膝关节镜检查以确诊骨软骨缺损和其他关节病变，再通过髌旁关节切开术显露包含缺损的股骨髁（图23.9）。

2. 骨软骨缺损明确后，通过清创基底深达健康的骨小梁（松质骨）深度，而且周围是健康关节软骨（图23.10）。

3. 自体骨用空心取骨芯系统从胫骨近端钻取，并将其修整成颗粒（图23.11）。

4. 将自体骨粒平整植入骨缺损区部分，深度在周围健康软骨表面以下约2mm，并用纤维蛋白胶封闭骨缺损区（图23.12）。

5. 自体软骨取自膝关节非负重区，置入一个小碗或一个金属盆中，用15号刀片将软骨切成约0.5mm³的颗粒，可以加几滴水使操作更方便、快捷（图

23.13）。

6. 将颗粒软骨移植到骨移植层表面。为了更好地固定软骨颗粒，可在软骨移植前预先在骨移植层表面再涂抹

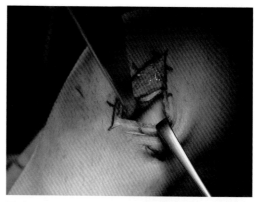

图23.9 切开关节暴露软骨缺损

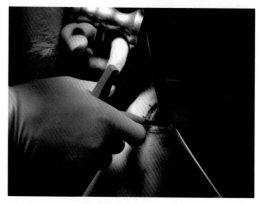

图23.10 软骨缺损区清创

A

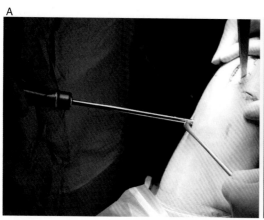

B

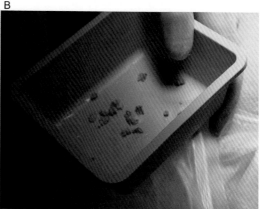

图23.11 A、B. 用空心钻从胫骨近端取松质骨

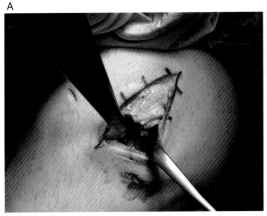 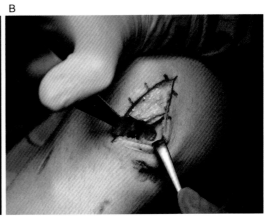

图 23.12　A、B. 植入松质骨平齐软骨下骨平面

纤维蛋白胶，当将软骨颗粒均匀植入整个缺损后，再添加最后一层纤维蛋白胶，静置凝固 5min 后持续被动伸屈关节，检测移植物的位置和稳定性（图 23.14）。

技巧与注意事项

• 将软骨组织切成小颗粒可增加细胞外基质的生成[16]。

• 软骨应取自非负重区，如股骨髁间窝或股骨髁的边缘。另外，相对新鲜的膝关节软骨碎片也可以切碎使用，从而避免了供区部位的不适。

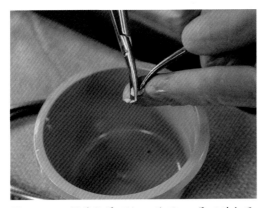

图 23.13　制作软骨颗粒：使用 15 号刀片切取软骨后用剪刀修剪成颗粒

• 用锋利的 15 号圆形手术刀片切取软骨放入肾形金属盆中，可加几滴水使操作更方便快捷。

最佳软骨颗粒大小

软骨颗粒的大小在不同的研究中存在差异。在 CAIS 和 PJAC 中，颗粒大小为 $1\sim2mm^3$，而在 ADTT 中颗粒大小则为 $0.5\sim1mm^3$。Lu 等发现颗粒大小与软骨细胞的外生长成反比[2]，在观察半月板软骨培养时也发现了类似的结果。Bonasia 等发现，当颗粒从 $2mm^3$ 降至 $1mm^3$，再降至 $<0.3mm^3$ 时，可使软骨基质的合成增强。目前颗粒大小的最小下限还没有确定，但研究发现用手术刀切软骨会导致 $0.04\sim0.15mm$ 的软骨坏死区。因此，根据现有的研究结果我们推荐颗粒大小为 $0.3\sim0.5mm^3$。

康复方案

任何软骨颗粒移植后的康复方案都要遵循经典的自体软骨细胞移植后的康

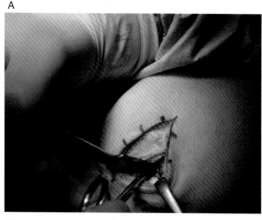
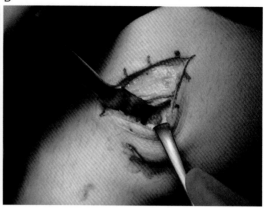

图 23.14　A、B.软骨颗粒被纤维蛋白胶固定在病灶骨床

复原则。在前 2 周内，活动范围应控制在 0~20°，以保证软骨缺损区的供血稳定。在膝关节胫 / 股间关节面病变，在第 2~6 周内，可在支具固定下将非负重活动范围从 20° 逐渐增加到 90°；而髌股关节病变，在前 6 周内，非负重关节活动范围应该维持在 0°~20°。对于胫 / 股间关节面病变患者，术后 6 周内不应负重；而髌股关节面病变患者在术后 2~6 周可以逐渐负重训练，直到完全负重。胫 / 股间关节面病变从第 3 周开始可以进行有限负荷的静态自行车运动训练，而髌股间关节面病变的活动则从第 6 周开始。负荷力量训练可以从术后 4 个月开始，术后 6 个月患者可以开始进行跑步，12 个月后开始进行冲撞的对抗运动。

临床结果

CAIS

截至目前，与 CAIS 相关的研究很少，使用标准化效果评估工具（SF-36，IKDC，KOOS）评估了 CAIS 的安全性和是否提高了患者的生活质量，29 例患者被随机分组到微骨折组（microfracture，MFX）或 CAIS 组，上述几个评估工具分别在第 6 个月，12 个月和 24 个月进行评估，分别在第 6 个月、12 个月和 24 个月时行 MRI 扫描作为客观影像学依据，结果测量显示两组患者的病情均有明显改善，而 CAIS 组和 MFX 组患者的不良反应发生率无统计学差异。在 24 个月，患者的 IKDC 和 KOOS 评分均有明显改善。MRI 显示，MFX 治疗的病变骨赘形成发生率明显较高，但这两组患者在移植区的填充、组织整合或软骨下囊肿形成等方面无统计学差异。

DeNovo NT

自 2006 年陆等报道了软骨细胞可以从软骨颗粒迁移出来之后，科研工作者做了大量实验和临床研究。衰老的关节软骨产生蛋白聚糖减少，并且对生长因子反应降低。2010 年 Adkisson 等发现软骨细胞的成软骨能力随年龄增长显著下降，该研究还表明，人类青少年软骨细胞进行异种移植并不引起免疫排斥反应[11]。

几篇对膝关节和距骨应用 PJAC 修复软骨的病例报告已经发表，但仅有 5 个大样本研究。Farr 等对 25 例患者进行膝关节软骨缺损治疗后随访了 2 年，在 3 个月后第一次观察到了临床疗效的改善，在 24 个月后，IKDC 和 KOOS 评分都有显著的提高；修复组织活检提示为透明软骨和纤维软骨的混合组织[12]。Buckwalter 等用 PJAC 治疗了 13 例复杂、困难的髌骨病变，随访 8 个月后，他们发现 KOOS 评分有显著改善[17]。Tompkins 等对 13 例类似的患者进行了 MRI 影像学评估，发现 73% 的患者恢复正常软骨或者接近正常软骨的影像学表现。然而，有 5 例患者发现移植物过度生长肥厚，其中 2 例患者需行关节镜清理术[18]。在 23 例用 PJAC 治疗距骨软骨缺损的患者中，Coetzee 等随访 16 个月后发现 78% 的患者疗效为优，1 例患者移植物脱落[19]。迄今为止在最大样本量的 PJAC 研究中，Grawe 等对 45 例患者进行了 24 个月的随访，并使用 MRI 评估了修复情况：术后 6 个月时，82% 的患者的缺损区获得"适度至良好的填充"，术后 12 个月时，85% 的患者都有"良好至适度的填充"，术后 24 个月时，这一比例为 78%。T2 像信号明显改善提示移植物逐渐成熟，在 45 例患者中有 1 例出现移植物移位，2 例移植物过度生长肥大[20]。

自体双组织移植（ADTT）

目前已报道的关于 ADTT 的临床研究很少。在一项短期随访研究中，8 例膝关节剥脱性骨软骨炎患者接受了 ADTT 治疗，术后使用 MRI、CT 和临床效果评分系统进行了随访研究，术后 1 年，CT 显示有 >80% 的骨填充，MRI 显示有显著的改善（MOCART 评分从 22.5 分提高到 52.5 分，$P<0.01$），KOOS、IKDC、Tegner 评分均有了显著改善[6]。5 年的随访结果尚未揭晓。图 23.15 显示了从术前 MRI 到术后 1 年 MRI 和 CT 图像的清晰进展。

在一项对 Göttingen 迷你猪的实验

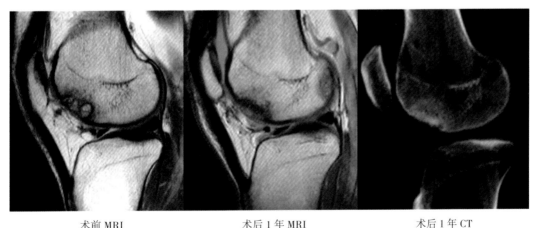

术前 MRI　　　　　　　　　　术后 1 年 MRI　　　　　　　　　术后 1 年 CT

图 23.15　术前 MRI，经 ADTT 治疗 1 年后的 MRI 和 CI 图像

中，研究者将 ADTT 与自体骨移植进行了比较，发现 ADTT 治疗明显改善了修复组织的质量，不仅仅是纤维组织，透明软骨与纤维软骨的比例也显著增加。

（肖洪 邓天琼 宁尚昆 译，

秦晓平 韩梅 审校）

参考文献

[1] Albrecht FH. Closure of joint cartilage defects using cartilage fragments and fibrin glue. Fortschr Med, 1983,101(37)：1650–1652.

[2] Lu Y, Dhanaraj S, Wang Z, et al. Minced cartilage without cell culture serves as an effective intraoperative cell source for cartilage repair. J Orthop Res, 2006, 24(6)：1261–1270.

[3] Frisbie DD, Lu Y, Kawcak CE, et al. In vivo evaluation of autologous cartilage fragment-loaded scaffolds implanted into equine articular defects and compared with autologous chondrocyte implantation. Am J Sports Med,2009,37 Suppl 1：71S–80S.

[4] Cole BJ, Farr J, Winalski CS, et al. Outcomes after a single-stage procedure for cell-based cartilage repair：a prospective clinical safety trial with 2-year follow-up. Am J Sports Med, 2011, 39：1170–1179.

[5] Christensen BB. Autologous tissue transpla-ntations for osteochondral repair. Dan Med J, 2016：63(4).

[6] Christensen BB, Foldager CB, Jensen J, et al. Autologous dual-tissue transplantation for osteo-chondral repair：early clinical and radiological results. Cartilage, 2015,6(3)：166–173.

[7] Farr J, Yao Q. Chondral defect repair with particulated juvenile cartilage allograft. Cartilage, 2011,2(3)：346–353.

[8] Cheung HS, Cottrell WH, Stephenson K, et al. In vitro collagen biosynthesis in healing and normal rabbit articular cartilage. J Bone Joint Surg Am, 1978,60(8)：1076–1081.

[9] Namba RS, Meuli M, Sullivan KM, et al. Spontaneous repair of superficial defects in articular cartilage in a fetal lamb model. J Bone Joint Surg Am, 1998,80(1)：4–10.

[10] Yanke AB, Tilton AK, Wetters NG, et al. DeNovo NT particulated juvenile cartilage implant. Sports Med Arthrosc, 2015,23(3)：125–129.

[11] Adkisson HD 4th, Martin JA, Amendola RL, et al. The potential of human allogeneic juvenile chondrocytes for restoration of articular cartilage. Am J Sports Med, 2010,38(7)：1324–1333.

[12] Farr J, Tabet SK, Margerrison E, et al. Clinical, radiographic, and histological outcomes after cartilage repair with particulated juvenile articular cartilage：a 2-year prospective study. Am J Sports Med, 2014,42(6)：1417–1425.

[13] Christensen BB, Olesen ML, Lind M, et al. Autologous cartilage chip transplantation improves repair tissue composition compared with marrow stimulation. Am J Sports Med, 2017, 45(7)：1490–1496.

[14] Salzmann GM, Calek AK, Preiss S. Second-generation autologous minced cartilage repair technique. Arthrosc Tech, 2017,6(1)：e127–e131.

[15] Gomoll AH, Madry H, Knutsen G, et al. The subchondral bone in articular cartilage repair：current problems in the surgical management. Knee Surg Sports Traumatol Arthrosc, 2010, 18(4)：434–447.

[16] Bonasia DE, Marmotti A, Mattia S, et al. The degree of chondral fragmentation affects extracellular matrix production in cartilage autograft implantation：an in vitro study. Arthroscopy, 2015,31(12)：2335–2341.

[17] Buckwalter JA, Bowman GN, Albright JP,et al. Clinical outcomes of patellar chondral lesions treated with juvenile particulated cartilage allografts. Iowa Orthop J,2014,34：44–49.

[18] Tompkins M, Hamann JC, Diduch DR, et al. Preliminary results of a novel single-stage cartilage restoration technique：particulated juvenile articular cartilage allograft for chondral defects of the patella. Arthroscopy, 2013, 29(10)：1661–1670.

[19] Coetzee JC, Giza E, Schon LC, et al. Treatment of osteochondral lesions of the talus with particulated juvenile cartilage. Foot Ankle Int, 2013, 34(9)：1205–1211.

[20] Grawe B, Burge A, Nguyen J, et al. Cartilage regeneration in full-thickness patellar chondral defects treated with particulated juvenile articular allograft cartilage：an MRI analysis. Cartilage, 2017.

第 24 章

无细胞支架技术治疗软骨和骨软骨损伤

Lacopo Romandini, Francesco Perdisa, Giuseppe Filardo, Elizaveta Kon

引 言

关节软骨损伤的自愈能力较差，其治疗是骨科临床中的一大挑战。如果不治疗，损伤范围又会逐渐增大并加快关节退变的进程，最终导致骨性关节炎（OA）[1]。因此，我们需要研发关节面修复的有效治疗策略。

传统的软骨修复方法如骨髓刺激技术，具有改善部分患者的症状和功能的效果，但也表现出了与修复组织质量较差相关的不足。这些不足限制了该技术的应用，特别是对于较大面积损伤的治疗。目前，为了获得满意和持久的临床疗效，只将该技术应用于面积 <2cm² 的

损伤[2]。

为了克服这些不足，研究者随后研发了更宏大的再生技术。20 世纪 90 年代初报道的自体软骨细胞移植术（ACI）[3]显示出了满意的临床疗效，并在后续的长期随访中得到证实[3]，可用于治疗大面积损伤。但也有一些关于其缺点的报道[4]，主要与骨膜移植物过度增生发生率高有关[4]，以及需要进行两次手术，包括采集软骨和 II 期将培养扩增的软骨细胞回植[4]。该技术的进一步优化包括将培养的软骨细胞与生物材料（例如胶原蛋白或透明质酸）组合，可使用能够更好地支持组织再生过程的临时三维支架。一些生物工程组织尝试通过关节镜手术植入，获得了满意和持久的临床疗效[5-7]，然而，该技术仍然存在与细胞处理要求相关的实际操作和经济方面的限制。

随着生物材料科学的进步，最近出现了无细胞方法，包括植入能够允许驻留细胞黏附和分化的生物材料，以支持组织再生。这些基质可用于覆盖骨髓刺激部位，以稳定血凝块并增强细胞前体

I. Romandini · G. Filardo
NABI Laboratory, Rizzoli Orthopedic Institute
IRCCS, Bologna, Italy

F. Perdisa
II Orthopedic and Traumatologic Clinic, Rizzoli
Orthopedic Institute IRCCS, Bologna, Italy

E. Kon (✉)
Department of Biomedical Sciences, Humanitas
University, Milan, Italy

Humanitas Clinical and Research Center IRCCS,
Milan, Italy
e-mail: elizaveta.kon@humanitas.it

© Springer International Publishing AG, part of Springer Nature 2018
J. Farr, A. H. Gomoll (eds.), *Cartilage Restoration*, https://doi.org/10.1007/978-3-319-77152-6_24

向软骨细胞谱系的分化[8]。

同时，软骨下骨的状态已被认为是影响覆盖的关节软骨条件的关键因素[9]。因此，一种着眼于软骨和骨软骨组织的新治疗原理得到了发展：发明了创新的双层支架，并引入临床应用，只需行一期手术，可为驻留细胞增殖和分化为软骨下骨和软骨组织提供再生支持[10]。以下章节将总结采用无细胞支架治疗膝关节软骨和骨软骨损伤的临床应用证据。

软骨支架

使用生物相容和可吸收软骨支架的目的是确保覆盖软骨缺损区，有利于来自骨髓的细胞群均匀分布，其可稳定血凝块并利用人体自身有限的自我再生潜能[8]。多位作者推荐植入无细胞增强的生物三维基质来治疗膝关节的软骨损伤。临床研究汇总见表24.1。

表 24.1 采用无细胞支架进行软骨修复的临床研究汇总

研究者	随访（月）	研究设计	患者数（例）	平均年龄	性别（男/女）	缺损位置	平均面积（cm²）	支架
Kusano 等，2012[11]	29	回顾性研究	38ᵃ	26	23/17	20 例髌骨，16 例 MFC，4 例 LFC	3.9	胶原蛋白基质
Schiavone panni 等，2011[12]	36	病例研究	17	39	10/7	N/A	N/A	胶原蛋白基质
Gille 等，2010[13]	36	病例研究	27	37	16/11	7 例 MFC，3 例 LFC，9 例髌骨，2 例滑车，6 例多发	4.2	胶原蛋白基质
Gille 等，2013[14]	24	病例研究	57	37	38/19	32 例 MFC，6 例 LFC，4 例滑车，15 例髌骨	3.4	胶原蛋白基质
Gille 等，2016[7]	192	病例研究	14	35	6/8	7 例 MFC，4 例髌骨，4 例多发ᵇ	3.6	胶原蛋白基质
Stanish 等，2013[15]	12	随机对照试验	80（41 例 BST，39 例 MFX）	34	48/32	78 例 MFC，2 例 LFC	2.3	壳聚糖支架
Shive 等，2015[16]	60	随机对照试验	60（34 例 BST，26 例 MFX）	34	36/24	股骨髁	2.4	壳聚糖支架

a：2 例为双侧；b：1 例为双侧；BST：骨髓刺激术；MFX：微骨折术；N/A：未描述；MFC：股骨内髁；LFC：股骨外髁

Benthien 和 Behrens 首次报道了自体基质诱导软骨再生疗法（autologous matrix-induced chondrogenesis，AMIC）[17,18] 治疗面积达 1.5 cm^2 的损伤[18]。随后还报道了可以在无水关节镜手术下使用纤维蛋白胶进行固定[19]。

也有作者报道了短期随访显示 AMIC 具有显著的临床疗效，满意度高达 87%[12,13]。Gille 等证实了该技术长期随访的有效性，与中期评估相比，临床评分得到进一步改善[7,13,14]。

虽然 AMIC 有积极的临床疗效，但是通过 MRI 观察到使用这种技术获得的再生组织的质量存在问题。事实上，有作者报道了缺损没有被完全填充[11] 或随访时存在残留的软骨下骨水肿[12]。为了增强该技术的发展潜力并获得良好的中期随访结果，有学者进行了技术改进，例如一期同时与自体骨髓浓缩物（BMC）结合[20,,21]。

另外一种改善骨髓刺激术疗效的方法是使用可生物降解的水凝胶作为支架植入损伤部位，其中对壳聚糖的研究最广泛。该材料在动物模型中显示出最佳的生物相容性[22]，并且可与自体外周全血混合，以便为血凝块提供稳定性，并最终提高再生组织的质量[23]。在短期随访的 RCT 研究报告中，其与微骨折术的临床疗效相当，但其在 T2 成像中透明样组织覆盖的损伤面积更大[15]，应用水凝胶观察到的宏观和组织学评分更好[24]，最近的一项 5 年随访研究结果证实这些发现是可靠的[16]。另外还有一种类似的方法，是使用与纤维蛋白原交联的聚乙二醇（PEG）聚合物水凝胶

（GelrinC®，Regentis Biomaterials Ltd., Israel），通过光聚合将液体转化为固体，并在动物模型中产生透明软骨。虽然最近的研究报道其初步临床疗效良好，12 例患者的 MRI 评估显示出透明样结构，且 MOCART 参数随着时间的推移而增加[25]；多中心临床研究目前仍在进行中。

近年来，还有学者研究了使用同种异体软骨细胞外基质（extracellular matrix，ECM）作为覆盖微骨折术后缺损区的支架。来自死亡供体的关节软骨通过脱水处理并微粒化成 100~300μm 的颗粒以制备为现成的产品（BioCartilage® Arthrex，Naples，FL），并与自体 PRP 混合。尽管迄今尚无临床报告，但与马模型中的微骨折术相比，这种方法显示出了更好的软骨修复疗效[26]，其临床试验正在进行中。

骨软骨支架

研究双层支架的目的是同时解决软骨下骨和软骨的再生[27]。这些结构被组织在不同的层面中，以模拟这两种不同组织的不同解剖学和功能特性。一些骨软骨支架研究已经到了临床前期研究阶段，但关于临床使用的报道很少见（表24.2）。

第一种被研发并引入临床应用的是一种可再吸收的 PLGA-PGA 双相聚合物（*Trufit CB*™，Smith&Nephew, USA）。最初是用于填补自体骨软骨移植术（OAT）的供区[32]。它在影像评估中显示出不同的初步结果[33,35]，且中期疗效

表 24.2　采用无细胞支架进行骨软骨修复的临床研究汇总

研究者	随访（月）	研究设计	患者数（例）	平均年龄	性别（男/女）	缺损位置	平均面积（cm²）	支架
Joshi 等，2012[28]	24	10	34	4/6	10 例髌骨	2.6	髌骨骨软骨缺损	Trufit
Dhollander 等，2012[29]	12	20	32	8/12	8 例 MFC，4 例 LFC，5 例髌骨，3 例滑车	0.8	局灶性关节软骨缺损	Trufit
Bekkers 等，2013[30]	12	13	32	N/A	7 例 MFC，6 例 LFC	1.9	局灶性关节软骨或骨软骨缺损	Trufit
Hindle 等，2014[31]	22	35 例 Trufit 31 例马赛克移植术	39	23/12	32 例 MFC，2 例 LFC，1 例滑车	N/A	关节软骨缺损	Trufit
Bedi 等，2010[27]	21	26	29	N/A	26 例滑车	N/A	自体软骨供区	Trufit
Barber 等，2011[32]	N/A	9	40	8/1	N/A	N/A	自体软骨供区	Trufit
Carmont 等，2009[33]	24	1	18	1/0	LFC	8.0	退行性骨软骨缺损	Trufit
Gelber 等，2014[34]	45	57	36	51/6	22 例 MFC，15 例 LFC，20 例滑车	N/A	局灶性关节软骨或骨软骨缺损	Trufita
Quarch 等，2014[35]	25	37	38	12/9	37 例背侧 MFC	5.5	自体软骨移植供区（与空白对比）	Trufit
Kon 等，2010[36]	7	13	37	10/3	4 例 MFC，2 例 LFC，5 例髌骨，4 例滑车	2.8	局灶性关节软骨缺损	MaioRegen
Kon 等，2011[37]	24	28	35	9/19	8 例 MFC，5 例 LFC，12 例髌骨，7 例滑车，2 例胫骨平台	2.9	局灶性关节软骨或骨软骨缺损	MaioRegen

（续表 24.2）

研究者	随访（月）	研究设计	患者数（例）	平均年龄	性别（男/女）	缺损位置	平均面积（cm²）	支架
Kon 等, 2014[10]	24		79	31	63/16	41 例 MFC, 26 例 LFC, 15 例滑车；局灶性关节软骨或骨软骨缺损	3.2	MaioRegen
Dhollander 等, 2015[39]	24		38	31	23/15	23 例 MFC, 7 例 LFC, 5 例髌骨, 3 例滑车；局灶性关节软骨或骨软骨缺损	3.7	MaioRegen
Filardo 等, 2013[37]	24		27	26	19/8	17 例 MFC, 10 例 LFC；剥脱性骨软骨炎	3.4	MaioRegen
Delcogliano 等, 2014[40]	24		19	33	16/5	10 例 MFC, 7 例 LFC, 3 例胫骨平台；大面积骨软骨缺损	5.2	MaioRegen
Berruto 等, 2014[41]	24		49	37	37/12	33 例 MFC, 11 例 LFC, 4 例胫骨平台, 1 例滑车；大面积骨软骨缺损	4.3	MaioRegen
Marcacci 等, 2013[42]	36		43	40	N/A	单间室 OA 的关节软骨缺损	4.6	MaioRegen
Filardo 等, 2013[43]	24		33	39	24/9	11 例 MFC, 9 例 LFC, 13 例滑车, 9 例髌骨, 5 例胫骨平台；复杂的关节软骨缺损	4.5	MaioRegen
Di Martino 等, 2015[44]	24		23	38	19/4	12 例 MFC, 9 例 LFC, 6 例滑车, 1 例胫骨平台, 1 例髌骨；早期膝关节 OA 的软骨缺损	3.2	MaioRegen
Berruto 等, 2016[38]	24		11	52	5/6	膝关节自发性局灶性骨坏死	3.5	MaioRegen

（续表 24.2）

研究者	随访（月）	研究设计	患者数（例）	平均年龄	性别（男/女）	缺损位置	平均面积（cm²）	支架
Perdisa 等，2017[46]	24	34	30	18/16	34 例髌骨	2.1	髌骨软骨或骨软骨缺损	MaioRegen
Kon 等，2014[47]	24	1	47	1/0	1 例 MFC	2.0	局灶性骨软骨缺损	Agili-C
Kon 等，2016[48]	12	21	31	17/4	11 例 MFC，4 例 LFC，6 例滑车，	2.5	关节软骨或骨软骨缺损	Agili-C tapered
		16	32	62/14	45 例 MFC，25 例 LFC，6 例滑车	1.7		Agili-C cylinder

与 OAT 术后空置供区相比较没有显著临床差异[30]。大多数关于该技术的报道是用于治疗骨软骨缺损，并获得了良好的早期临床疗效[28,29,34]，后续的临床疗效尚未得到证实。Dhollande 等[31]在手术后的 12 个月内观察到临床疗效非常有限且有 20% 的失败率。Joshi 等报道[49]，在术后 24 个月的随访评估中，10 例接受治疗的髌骨缺损患者中有 7 例失败。而且，Hindle 等的研究发现，与 Trufit 移植相比，使用马赛克软骨移植术的短期疗效更好[36]。这些不良的临床结果和影像学评估的问题是该支架最近退出市场的原因。

后来，一种由 I 型胶原和羟基磷灰石（HA）在三个梯度层组合制成的纳米结构仿生支架被研发出来，其基本原理是模拟细胞外软骨和软骨下骨基质[37]（MaioRegen™，Finceramica，Faenza，Italy），可提供更多有效的骨软骨再生（图 24.1）。第一个初步研究的结果显示随

访 24 个月的临床疗效良好，伤前活动水平较高的患者恢复更快[44,50]。在一项随访 2 年的研究中，这种植入物在治疗剥脱性骨软骨炎（OCD）时也显示出积极的临床疗效[42]，其短期临床有效性在一项更广泛的包含 79 例股骨髁或滑车软骨缺损患者的研究中被证实。在这一系列研究中，与创伤性病变相比，退行性病变的疗效显著降低[10]。虽然有少部分报道指出其在早期[43]或单间室 OA 的治疗中也显示出阳性结果，联合手术的同时通过植入支架来解决多种合并症[40]。一项通过特异性评估"复杂"膝关节病变治疗结果的详细研究证实了骨软骨手术对这种退行性疾病的益处。使用这种骨软骨手术比软骨手术的临床评分更高[41]。也有一些作者报道了治疗大面积缺损的良好临床疗效[38,46]，或探讨了这种支架的不同适应证，如膝关节自发性骨坏死[51]。满意的临床疗效证实了该手术对影响整个骨软骨单元的各种疾病的适用性，但

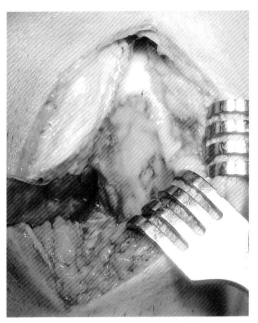

图 24.1 无细胞支架移植治疗股骨内髁大面积骨软骨缺损

髌骨软骨缺损的治疗可能例外。相关报道的临床疗效较低，同时 MRI 评估也有一些异常发现 [45]。唯一的一项中期随访研究报道证实了该手术术后 5 年内具有稳定而满意的临床评分 [39]。

与这些积极的临床报告相反，移植物影像评估的积极证据较少。事实上，即使在术后早期评估中存在良好的植入物融合 [50]，但大多数作者也观察到移植物的异常结构和有限的骨再生。虽然这些在中期随访时都得到了改善，但仍然存在 [10,39,42,52,53]。然而，这些问题似乎不影响临床疗效 [10,39,42,52]。MRI 显示出的有限的组织再生推动了优化手术的进一步研究，例如使用纤维蛋白胶优化固定 [47]。

最后一个应用于临床的无细胞骨软骨支架是由文石组成，形状类似于镶嵌的骨块（*Agili-C*™，CartiHeal Ltd.，Israel）。这些坚硬的结构具有由文石晶体内碳酸钙组成的骨架和经过改良的文石与透明质酸盐的表层。在动物模型研究中，其在 6 个月随访的安全性和再生能力方面显示出了积极的结果 [10]，在 6~12 个月时组织特征进一步改善，无退变发生 [48]。这种无细胞技术的第一份临床报告是一例 47 岁的患者，对该患者 2cm² 创伤后的股骨内髁骨软骨缺损区植入这种支架，在术后 18 个月随访时，患者完全恢复到与伤前相同的运动水平，同时 MRI 上的骨层和软骨层的透明样结构良好融合 [54]。此外，最近的一篇论文报道了一组接受该产品治疗的患者的初步结果，显示出了植入两种不同形状构成的支架后的整体临床疗效，并强调了这种改变的重要性。结果显示，就早期失败率而言，锥形植入物比圆柱形植入物更安全 [55]。

总 结

生物材料科学的研究成果促进了创新治疗策略的发展，为软骨的再生策略增加了新的选择。目前正在研究各种生物聚合物，以便为驻留细胞的增殖和分化提供临时支持。最新的治疗趋势为采用 I 期手术在缺损区植入无细胞生物材料以最大化组织本身的再生能力。针对软骨或骨软骨病变的不同产品显示出满意的临床改善能力，但是再生组织的质量欠佳。

尽管没有作者发现无细胞生物材料与临床疗效的相关性，但关于这些技术的此类问题值得进一步研究。需要进行高水平的研究来评估现有移植物的真实作用和最佳适应证，以及进一步改善和优化治疗软骨和骨软骨损伤的无细胞支架技术的长期疗效。

（何利雷 张颖 左镇华 译，
谭洪波 肖洪 审校）

参考文献

[1] Madry H, Kon E, Condello V, et al. Early osteoarthritis of the knee. Knee Surg Sports Traumatol Arthrosc, 2016,24(6)：1753–1762.

[2] Andrade R, Vasta S, Pereira R, et al. Knee donor-site morbidity after mosaicplastya systematic review. J Exp Orthop, 2016,3(1)：31.

[3] Brittberg M, Lindahl A, Nilsson A, et al. Treatment of deep cartilage defects in the knee with autologous chondrocyte transplantation. N Engl J Med,1994,331(14)：889–895.

[4] Goyal D, Goyal A, Keyhani S, et al. Evidence-based status of second- and third-generation autologous chondrocyte implantation over first generation：a systematic review of level I and II studies. Arthroscopy,2013,29(11)：1872–1878.

[5] Peterson L, Vasiliadis HS, Brittberg M, et al. Autologous chondrocyte implantation：a long-term follow-up. Am J Sports Med,2010,38(6)：1117–1124.

[6] Aldrian S, Zak L, Wondrasch B, et al. Clinical and radiological long-term outcomes after matrix-induced autologous chondrocyte transplantation：a prospective follow-up at a minimum of 10 years. Am J Sports Med, 2014, 42(11)：2680–2688.

[7] Gille J, Behrens P, Schulz AP, et al. Matrix-associated autologous chondrocyte implant-ation：a clinical follow-up at 15 years. Cart-ilage, 2016, 7(4)：309–315.

[8] Gille J, Kunow J, Boisch L, et al. Cell-laden and cell-free matrix-induced chondrogenesis versus micro-fracture for the treatment of articular cartilage defects：a histological and biomechanical study in sheep. Cartilage, 2010,

1(1)：29–42.

[9] Pape D, Filardo G, Kon E, et al. Disease-specific clinical problems associated with the subchondral bone. Knee Surg Sports Traumatol Arthrosc, 2010,18(4)：448–462.

[10] Kon E, Filardo G, Perdisa F, et al. A one-step treatment for chondral and osteochondral knee defects：clinical results of a biomimetic scaffold implantation at 2 years of follow-up. J Mater Sci Mater Med, 2014,25(10)：2437–2444.

[11] Kusano T, Jakob RP, Gautier E, et al. Treatment of isolated chondral and osteochondral defects in the knee by autologous matrix-induced chondrogenesis (AMIC). Knee Surg Sports Traumatol Arthrosc,2012,20(10)：2109–2115.

[12] Schiavone Panni A, Cerciello S, Vasso M. The manangement of knee cartilage defects with modified amic technique：preliminary results. Int J Immunopathol Pharmacol,2011,24(1 Suppl 2)：149–152.

[13] Gille J, Schuseil E, Wimmer J, et al. Mid-term results of autologous matrix-induced chondrogenesis for treatment of focal cartilage defects in the knee. Knee Surg Sports Traum-atol Arthrosc, 2010, 18(11)：1456–1464.

[14] Gille J, Behrens P, Volpi P, et al. Outcome of Autologous Matrix Induced Chondrogenesis (AMIC) in cartilage knee surgery：data of the AMIC registry. Arch Orthop Trauma Surg,2013,133(1)：87–93.

[15] Stanish WD, McCormack R, Forriol F, et al. Novel scaffold-based BST-CarGel treatment results in superior cartilage repair compared with microfracture in a randomized controlled trial. J Bone Joint Surg Am, 2013, 95(18)：1640–1650.

[16] Shive MS, Stanish WD, McCormack R, et al. BST- CarGel(R) treatment maintains cartilage repair superiority over microfracture at 5 years in a multicenter randomized controlled trial. Cartilage, 2015,6(2)：62–72.

[17] Benthien JP, Behrens P. Autologous matrix-induced chondrogenesis (AMIC). A one-step

procedure for retropatellar articular resurfacing. Acta Orthop Belg, 2010,76(2)：260–263.

[18]Benthien JP, Behrens P. The treatment of chondral and osteochondral defects of the knee with autologous matrix-induced chondrogenesis (AMIC)：method description and recent developments. Knee Surg Sports Traumatol Arthrosc, 2011,19(8)：1316–1319.

[19]Piontek T, Ciemniewska-Gorzela K, Szulc A, et al. All-arthroscopic AMIC procedure for repair of cartilage defects of the knee. Knee Surg Sports Traumatol Arthrosc, 2012,20(5)：922–925.

[20]Gobbi A, Scotti C, Karnatzikos G, et al. One-step surgery with multipotent stem cells and Hyaluronan- based scaffold for the treatment of full-thickness chondral defects of the knee in patients older than 45 years. Knee Surg Sports Traumatol Arthrosc,2017,25(8)：2494–2501.

[21]Gobbi A, Whyte GP. One-stage cartilage repair using a hyaluronic acid-based scaffold with activated bone marrow-derived mesenchymal stem cells compared with microfracture：five-year follow-up. Am J Sports Med, 2016, 44(11)：2846–2854.

[22]Rodriguez-Vazquez M, Vega-Ruiz B, Ramos-Zuniga R, et al. Chitosan and its potential use as a scaffold for tissue engineering in regenerative medicine. Biomed Res Int, 2015, 2015：821279.

[23]Steinwachs MR, Waibl B, Mumme M. Arthroscopic treatment of cartilage lesions with microfracture and BST-CarGel. Arthrosc Tech, 2014,3(3)：e399–402.

[24]Methot S, Changoor A, Tran-Khanh N, et al. Osteochondral biopsy analysis demonstrates that BST-CarGel treatment improves structural and cellular characteristics of cartilage repair tissue compared with microfracture. Cartilage,2016,7(1)：16–28.

[25]Trattnig S, Ohel K, Mlynarik V, et al. Morphological and compositional monitoring of a new cell-free cartilage repair hydrogel technology-GelrinC by MR using semi-quantitative MOCART scoring and quan- titative T2 index and new zonal T2 index calculation. Osteoarthr Cartil, 2015, 23(12)：2224–2232.

[26] Fortier LA, Chapman HS, Pownder SL, et al. BioCartilage improves cartilage repair compared with microfracture alone in an equine model of full-thickness cartilage loss. Am J Sports Med, 2016, 44(9)：2366–2374.

[27]Niederauer GG, Slivka MA, Leatherbury NC, et al. Evaluation of multiphase implants for repair of focal osteochondral defects in goats. Biomaterials, 2000,21(24)：2561–2574.

[28]Gelber PE, Batista J, Millan-Billi A, et al. Magnetic resonance evaluation of TruFit(R) plugs for the treatment of osteochondral lesions of the knee shows the poor characteristics of the repair tissue. Knee, 2014, 21(4)：827–832.

[29]Bekkers JE, Bartels LW, Vincken KL, et al. Articular cartilage evaluation after TruFit plug implantation analyzed by delayed gadolinium-enhanced MRI of cartilage (dGEMRIC). Am J Sports Med, 2013, 41(6)：1290–1295.

[30]Quarch VM, Enderle E, Lotz J, et al. Fate of large donor site defects in osteochondral transfer procedures in the knee joint with and without TruFit plugs. Arch Orthop Trauma Surg, 2014, 134(5)：657–666.

[31] Dhollander AA, Liekens K, Almqvist KF, et al. A pilot study of the use of an osteochondral scaffold plug for cartilage repair in the knee and how to deal with early clinical failures. Arthroscopy, 2012,28(2)：225–233.

[32] Slivka MA, Leatherbury NC, Kieswetter K, et al. Porous, resorbable, fiber-reinforced scaffolds tailored for articular cartilage repair. Tissue Eng, 2001,7(6)：767–780.

[33] Barber FA, Dockery WD. A computed tomography scan assessment of synthetic multiphase polymer scaffolds used for osteochondral defect repair. Arthroscopy, 2011, 27(1)：60–64.

[34] Carmont MR, Carey-Smith R, Saithna A, et

al. Delayed incorporation of a TruFit plug：perseverance is recommended. Arthroscopy, 2009,25(7)：810–814.

[35] Bedi A, Foo LF, Williams RJ 3rd, et al. The maturation of synthetic scaffolds for osteochondral donor sites of the knee：an MRI and T2-mapping analysis. Cartilage, 2010, 1(1)：20–28.

[36] Hindle P, Hendry JL, Keating JF, et al. Autologous osteochondral mosaicplasty or TruFit plugs for cartilage repair. Knee Surg Sports Traumatol Arthrosc, 2014,22(6)：1235–1240.

[37] Tampieri A, Sandri M, Landi E, et al. Design of graded biomimetic osteochondral composite scaf- folds. Biomaterials, 2008,29(26)：3539–3546.

[38] Delcogliano M, de Caro F, Scaravella E, et al. Use of innovative biomimetic scaffold in the treatment for large osteochondral lesions of the knee. Knee Surg Sports Traumatol Arthrosc,2014,22(6)：1260–1269.

[39] Kon E, Filardo G, Di Martino A, et al. Clinical results and MRI evolution of a nano-composite multilayered biomaterial for osteochondral regeneration at 5 years. Am J Sports Med, 2014, 42(1)：158–165.

[40] Marcacci M, Zaffagnini S, Kon E, et al. Unicompartmental osteoarthritis：an integrated biomechanical and biological approach as alternative to metal resurfacing. Knee Surg Sports Traumatol Arthrosc, 2013, 21(11)：2509–2517.

[41] Filardo G, Kon E, Perdisa F, et al. Osteochondral scaf- fold reconstruction for complex knee lesions：a comparative evaluation. Knee, 2013,20(6)：570–576.

[42] Filardo G, Kon E, Di Martino A, et al. Treatment of knee osteochondritis dissecans with a cell-free bio- mimetic osteochondral scaffold：clinical and imag- ing evaluation at 2-year follow-up. Am J Sports Med, 2013, 41(8)：1786–1793.

[43] Di Martino A, Kon E, Perdisa F et al. Surgical treatment of early knee osteoarthritis with a cell-free osteochondral scaffold：results at 24 months of follow-up. Injury,2015,46(Suppl 8)：S33–S38.

[44] Kon E, Delcogliano M, Filardo G, et al. Novel nano- composite multilayered biomaterial for osteochondral regeneration：a pilot clinical trial. Am J Sports Med, 2011,39(6)：1180–1190.

[45] Perdisa F, Filardo G, Sessa A, et al. One-step treatment for patellar cartilage defects with a cell-free osteochondral scaffold：a prospective clinical and MRI evaluation. Am J Sports Med, 2017, 45(7)：1581–1588.

[46]Berruto M, Delcogliano M, de Caro F, et al. Treatment of large knee osteochondral lesions with a biomi- metic scaffold：results of a multicenter study of 49 patients at 2-year follow-up. Am J Sports Med, 2014, 42(7)：1607–1617.

[47] Kon E, Filardo G, Perdisa F, et al. Clinical results of multilayered biomaterials for osteo- chondral regeneration. J Exp Orthop, 2014, 1(1)：10.

[48] Kon E, Filardo G, Shani J, et al. Osteochondral regeneration with a novel aragonite-hyaluronate biphasic scaffold：up to 12-month follow- up study in a goat model. J Orthop Surg Res, 2015, 10：81.

[49] Joshi N, Reverte-Vinaixa M, Diaz-Ferreiro EW, et al. Synthetic resorbable scaffolds for the treatment of isolated patellofemoral cartilage defects in young patients：magnetic resonance imaging and clinical evaluation. Am J Sports Med, 2012,40(6)：1289–1295.

[50] Kon E, Delcogliano M, Filardo G, et al. A novel nanocomposite multi-layered biomaterial for treatment of osteochondral lesions：technique note and an early sta- bility pilot clinical trial. Injury, 2010, 41(7)：693–701.

[51] Berruto M, Ferrua P, Uboldi F, et al. Can a biomimetic osteochondral scaffold be a reliable alternative to prosthetic surgery in treating late-

stage SPONK.Knee, 2016,23(6)：936–941.

[52] Christensen BB, Foldager CB, Jensen J, et al. Poor osteochondral repair by a biomimetic collagen scaffold：1- to 3-year clinical and radiological follow-up. Knee Surg Sports Traumatol Arthrosc, 2016,24(7)：2380–2387.

[53] Dhollander A, Verdonk P, Almqvist KF, et al. Clinical and MRI outcome of an osteochondral scaffold plug for the treatment of cartilage lesions in the knee. Acta Orthop Belg,2015,81(4)：629–638.

[54] Kon E, Drobnic M, Davidson PA, et al. Chronic post- traumatic cartilage lesion of the knee treated with an acellular osteochondral-regenerating implant：case history with rehabilitation guidelines. J Sport Rehabil, 2014, 23(3)：270–275.

[55] Kon E, Robinson D, Verdonk P, et al. A novel aragonite-based scaffold for osteochondral regeneration：early experience on human implants and technical developments. Injury, 2016, 47(Suppl 6)：S27–32.

第 25 章
胫骨截骨术矫正下肢力线不良

Andreas H. Gomoll, Jack Farr

适应证

• 下肢力线异常超过 3°~5°[1] 并合并以下情形：

– 存在需要修复的软骨缺损。

– 单间室骨关节炎（osteoarthritis，OA）。

– 半月板缺损。

– 后外侧角损伤伴症状性内翻。

– 交叉韧带损伤（原韧带重建失败）。

禁忌证

• 对侧间室的退行性改变和（或）半月板缺损。

• 炎症性关节炎。

• 胫骨半脱位 >1cm 并活动受限（屈曲 <90°，屈曲挛缩 >15°）。

• 肥胖。

• 吸烟。

• 骨质疏松症[1-6]。

争 议

• 髌股 OA：有几个研究团队报道：即使患有髌股 OA，他们采用胫骨高位截骨（HTO），股骨远端截骨（DFO）和内侧单间室置换都取得了好的结果[7-9]。

提纲：作者的经验

技术要点

• 仔细分离胫骨后部到腓骨头之间的软组织至关重要，那样便于放置棉纱（或）拉钩以保护血管神经束，而且对于实现后方皮质完全截骨也非常关键。

• 将钢板、楔形同种异体移植物、磷酸三钙（tricalcium phosphate, TCP）尽可能地放置在胫骨后方，可以减少加大后倾的风险。

A. H. Gomoll (✉)
Department of Orthopedic Surgery, Hospital for Special Surgery, New York, NY, USA
e-mail: GomollA@HSS.edu

J. Farr
OrthoIndy Knee Preservation and Cartilage Restoration Center of Indiana, Indianapolis, IN, USA

© Springer International Publishing AG, part of Springer Nature 2018
J. Farr, A. H. Gomoll (eds.), *Cartilage Restoration*, https://doi.org/10.1007/978-3-319-77152-6_25

病理基础

• 单间室（内侧或外侧）病变引起的内外翻力线不正的病理原因，包括半月板缺损、软骨缺损或骨性关节炎。矫正的程度取决于病理情况；单间室内单极缺损矫正到中立位即可，而半月板缺陷导致的双极缺损需要过度矫正。

注意事项

• HTO 截骨过程中增加后倾。

• HTO 截骨导致关节内骨折。

• DFO/HTO 截骨导致对侧骨皮质铰链断裂。

• DFO 截骨过程导致的屈伸和旋转改变。

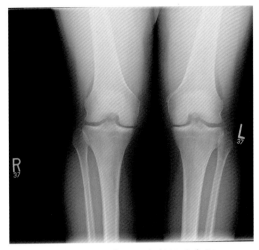

图 25.1 负重正位片显示内侧间隙良好

病例研究

健康男性，40 岁，主诉左膝前部及内侧疼痛，进行性加重影响活动 4 年。之前做过两次内侧半月板部分切除和滑车软骨成形术，每次手术后疼痛都有很好的初始缓解。疼痛复现后，曾尝试皮质类固醇和关节腔注射，但仍然没有缓解。查体：BMI 为 33kg/m^2，双下肢无明显肌肉萎缩。X 线片显示内侧关节间隙尚可（图 25.1），负重位下肢全长片显示：机械轴穿过胫骨内侧平台内侧半，8° 内翻（图 25.2）。MRI 显示内侧半月板缺损（图 25.3），滑车有大块软骨缺损，内侧室关节面有小块损伤。在讨论治疗方案后，患者选择行自体软骨细胞植入，以解决他的滑车软骨缺损，同时内侧入路行楔形胫骨高位截骨术（HTO；图

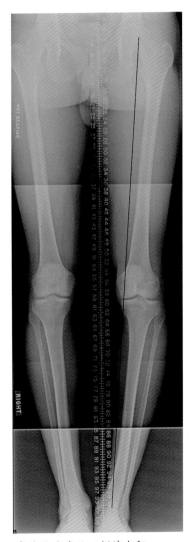

图 25.2 负重位力线示双侧膝内翻

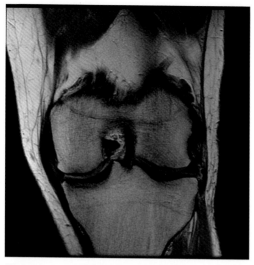

图25.3 MRI示内侧半月板缺失

25.4~25.14）治疗由于半月板缺损引起的内侧间室负荷过高。曾与患者讨论过半月板移植，但截骨矫形足以充分解决其半月板缺损引起的症状，因为膝关节力线纠正后可以使其病情进展相对缓慢。手术后几年，患者在日常生活和小跑活动中，很少再有疼痛。

技术操作

术前规划

在前一章中已经介绍了截骨术的准

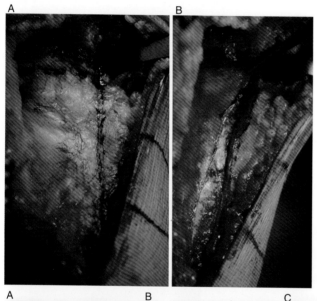

图25.4 A.标记的内侧软组织L形切口（左腿内侧观）。近端顶部；拉钩位于髌腱后方。B.切取内侧软组织瓣。镊子夹在组织瓣的一角

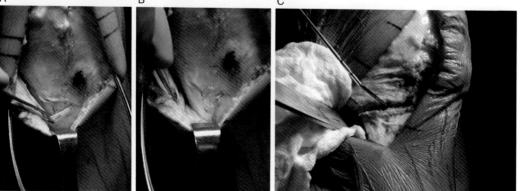

图25.5 A.筋膜沿鹅足上缘切开（左腿内侧观）。顶部近端；镊子夹持鹅足肌腱。B.切除了鹅足肌腱，钳子指示鹅足远端和中间，下面是MCL纤维。C.在透视引导下确定截骨起始点，在同一水平截断MCL

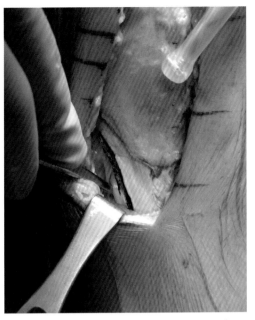

图 25.6 沿胫骨后内侧边缘进入后侧深部间室，分离胫骨后侧的肌肉

A

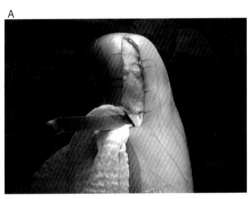

B

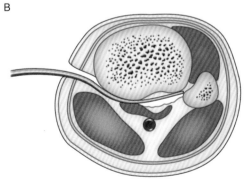

图 25.7 A. 在软组织和胫骨之间放置棉纱和拉钩以保护神经血管束（注意为随后的关节内手术切口的近端长度范围）。B. 后部拉钩放置在胫骨后方与软组织之间，避免摆锯损伤神经血管束

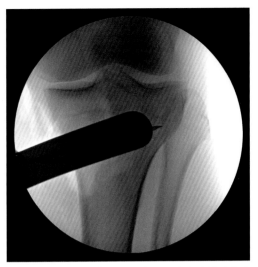

图 25.8 通过胫骨斜放一导针，瞄准腓骨头（注意后部拉钩位置）

备工作和手术计划的细节。拍摄下肢全长力线片，以此计算所需的矫正角度，从髋关节和踝关节的中心分别画出两条单独的线到胫骨平台上显示机械轴需要矫正的位置。两条线之间的夹角就是所需矫正的角度（图 25.15）。这个角度可以画在截骨平面的胫骨 X 线片上，放大后可以测量以毫米为单位的开口长度。根据截骨术的具体适应证，选择不同的点将机械轴移至此。如果行内侧间室 OA 的治疗，机械轴应该被矫正到外侧间室：Hernigou 推荐矫正到 3° ~6° 的机械性外翻[10]；Fujisawa（除外其他人）更喜欢跨越胫骨平台 62% 的点（图 25.16）[11]。然而，如果作为软骨修复的辅助手段进行截骨，则优选力线居中或轻度外翻进行矫正，其中机械轴被矫正到胫骨平台中央的位置（50%~60%；0° ~3° 外翻）。对于 DFO，由于迅速退变风险高，建议不要过度矫正进入内侧间室[12]。

311

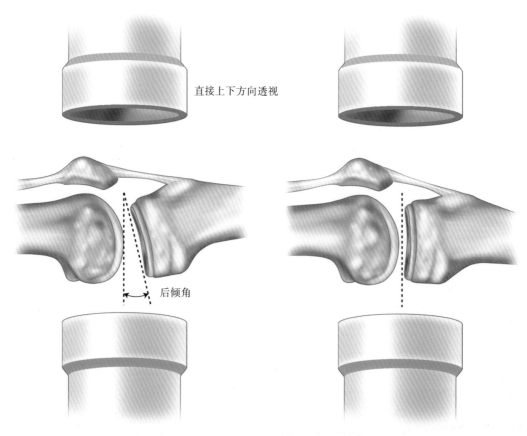

直接上下方向透视

后倾角

图 25.9 肢体力线纠正的截骨平面与胫骨后倾相匹配的示意图

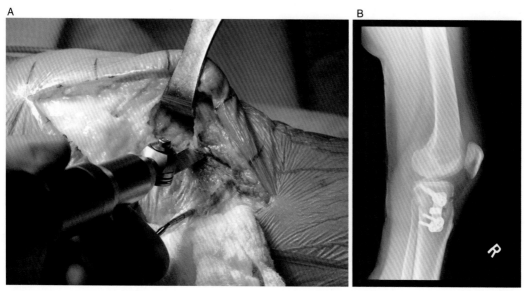

图 25.10 A. 使用小型摆锯对胫骨结节近端进行截骨，拉钩放置在髌腱后面起保护作用。B. 术后侧位片显示胫骨结节后截骨角度

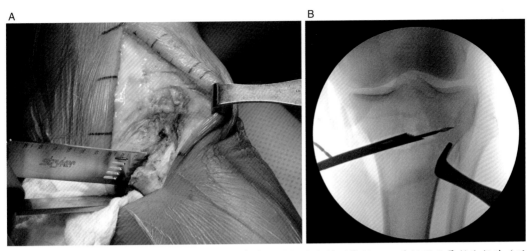

图 25.11 A.用摆锯进行截骨。MCL 先前已在导针的水平上横形截断。B.透视显示导针和锯片（后拉钩被临时取出可减少对透视的影响）

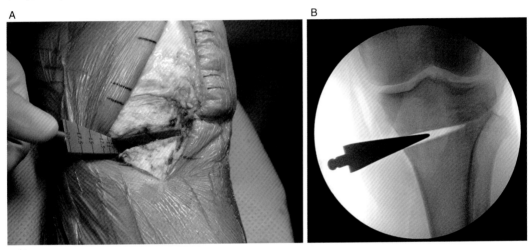

图 25.12 A.插入楔形骨刀撑开截骨间隙。B.透视图

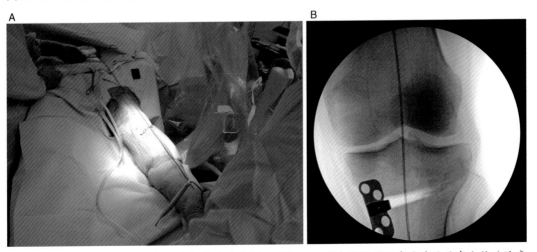

图 25.13 A.术中用电刀线或力线杆检查力线矫正效果。B.术中透视图证实力线处于中立位（注意钢板临时放置位置应合适）

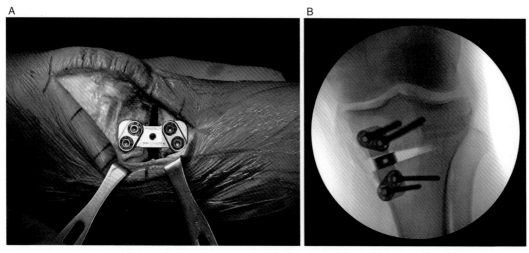

图 25.14 A.最终的锁定板尽可能向后放置。截骨术后内侧间隙比术前增宽。B.透视图

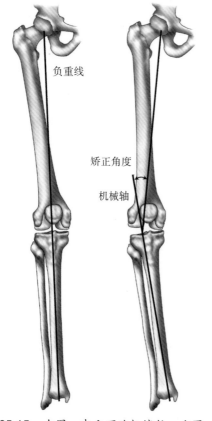

图 25.15 左图：中立下肢机械轴。右图：膝内翻矫正角度的规划

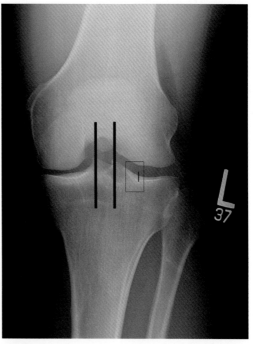

图 25.16 站立位膝关节正位片显示胫骨棘（粗黑线）交界处的中性区，以及过矫的两个建议：Hernigou 区（3°~6° 外翻；方框中所示）和 Fujisawa 点（62% 横跨胫骨高原；短线所示）

胫骨高位截骨术

在上一章已经概述其基本原理和背景。

将患者置于可透 X 线的手术床，要求可以透视髋、膝和踝关节。下肢用常规消毒和铺单的无菌方式准备和覆盖，并且通常采用气囊止血带止血。根据需求，可以采用多种手术入路，最实用的是标准的前正中切口，有利于关节内操作，或者将来可以再用于其他手术操作，如全膝关节置换术。对于单纯的 HTO 来说，可在胫骨近端正中间选择一个短的纵向切口，该切口从关节线下方 1cm 一直延伸到鹅足的水平。切取全厚皮瓣并牵开，显露髌腱内侧缘。在髌腱后放置一个拉钩以保护肌腱。

有几个不同的方法暴露胫骨内侧，深入后间室和处理内侧副韧带（MCL；图 25.17）：

1. 倒置 "L" 形切口入路。近端自平台远侧 1.5cm，平行关节线，切开筋膜及 MCL 向前止于髌腱前方。"L" 的纵向臂开始于髌腱的内侧边缘，并向远侧延伸至鹅足附着区（图 25.4A）。从前切口到胫骨内侧缘掀起一个全厚度皮瓣（图 25.4B），然后行胫骨后壁的骨膜下分离致腓骨。在钢板放置之后，皮瓣覆盖回钢板上，并且切口边缘保持松弛。

2. MCL 剥离入路。沿鹅足上缘切开，向后和远侧拉开，暴露 MCL。MCL 以骨膜下方式从胫骨内侧剥离并向后拉开，使其与远端软组织连续。这样可以进入深部后间室。植入钢板后，MCL 被拉回覆盖钢板之上。

3. 截骨线 MCL 切开入路。沿鹅足上缘切开皮肤（图 25.5A），向后和远侧拉开暴露 MCL（图 25.5B）。一旦通过透视针定位确定了截骨平面，MCL 就会在这个平面被截断（图 25.5C）。钢板

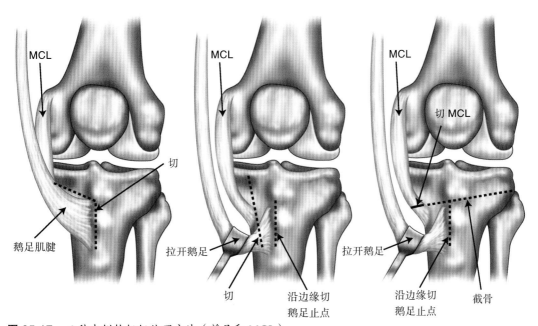

图 25.17　三种内侧软组织处理方法（鹅足和 MCL）

被放置在 MCL 的顶部，鹅足被反拉回钢板的远端，边缘保持松弛。

上述入路显露后，经胫骨后内侧缘进入后部肌间隔（图 25.6）。在胫骨近端后表面进行钝性软组织分离，直到腓骨头被触及。在这个空间中放置一个大棉纱和一个金属牵开器，以保护神经血管束免受锯片的损伤（25.7A、B）。

在透视下，瞄准腓骨头，在胫骨近端斜行置入一根导针（图 25.8）。使用

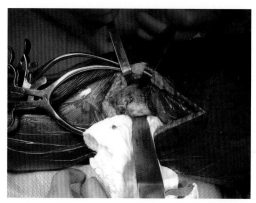

图 25.18 外侧直切口股肌下入路显露股骨远端

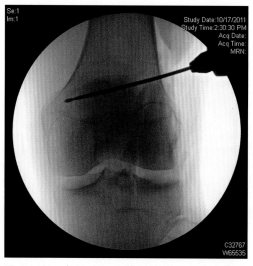

图 25.19 在股骨远端外侧干骺端瞄向内侧干骺结合部斜行打入一枚导针，抵达内侧髁后部皮质

前后位透视，小腿弯曲直到胫骨平台与透视图平行（图 25.9）。需要屈膝的程度等于后倾角度。将第 2 根针与第 1 根针平行置入，并在透视视图中与其直接平齐，从而创建一个与胫骨后倾平行的平面。

截骨应在胫骨平台下至少 2cm 处；在内侧，这有利于钢板的放置；在外侧，可减少截骨时不慎延伸到胫骨平台的风险。在中央，截骨平面应该位于胫骨结节的上方。然而，胫骨结节的解剖学变化很大，在一些髌腱附着在胫骨上非常近端的患者中，这种操作需做必要的调整。对于这些患者,为了保留胫骨结节的近端，需要非常靠近平台部位的截骨。因此，截骨术应该尽可能放在平台远处，以减少术中骨折的风险。髌腱可以在胫骨结节远端 1cm 处骨膜下适度分离，也可以在胫骨结节后面进行反切，向远端延伸约 2cm（图 25.10A、B）。这种反切允许截骨在胫骨结节后面更靠远端进行[13]。

持续冲洗下，利用一个大的摆锯根据定位针进行截骨，先不截后壁。胫骨前部从内侧到外侧截开，注意保留 1~1.5cm 外侧铰链的完整性（图 25.11A、B）。在屈膝时放松神经血管结构，在拉钩或棉纱保护下，行后壁截骨，留下和前面相同的外侧铰链。利用金属楔子，定制的"楔形"撑开装置或堆叠式截骨器，截骨处被慢慢撑开到所需的间隙（图 25.12）。截骨中任何明显的撑开阻力都应仔细检查，并再次重复截骨操作以彻底消除限制。限制往往来源于后侧皮质未截断。如果不小心，可能会导致胫骨平台骨折。现在，髋-

膝－踝关节力线校准用电刀线或力线杆（图 25.13）进行透视检查，最好两次检查比较术前计算的撑开开口大小。如果不这样做，由于肢体在透视床上轻度旋转和伸曲，并且膝盖通常略微弯曲，容易引起误差，因此腿需要完全伸展并置于中立位，以便进行正确的透视评估。如果力线可以接受，截骨术后用钢板固定，目前主要采用锁定钢板系统（图 25.14）。否则，在获得最佳力线前，截骨间隙会有增大或减小的变化。根据矫正量和外科医生的偏好，截骨间隙可以不植骨，或用三皮质髂骨移植、承重 TCP 楔形替代物、非承重同种异体骨片或楔形 TCP 替代物、脱钙骨基质或股骨远端自体移植物进行骨移植。在钢板固定和骨移植后，将鹅足修补回钢板上，放止血带，止血。可放置负压引流装置，然后逐层封闭皮肤。放置敷料、弹力袜、冷却装置和膝部支具。除非术中已经获得透视影像，否则在恢复室应尽早 X 摄片。

股骨远端截骨术

与 HTO 类似，股骨远端截骨术也可以采用内侧闭合楔形截骨，或者更常见的是采用外侧开放楔形截骨。后者的好处是大腿外侧更容易操作，损伤神经血管的风险小。

操作与 HTO 相同。建议使用止血带，止血带应尽可能靠近近侧放置，以留有足够的空间进行操作。股骨远端通常通过直接外侧入路进入。有时，可用于其他关节内手术的向近端延伸的前正中直切口可能更好。然而，由于皮瓣的

限制，后者可能使后侧部分组织分离复杂化，所以此切口通常仅在偏瘦患者中进行。如果采用直接外侧入路，前后两侧掀起皮瓣，露出髂胫束。可以沿其纤维走形，也可以沿其前缘切开并向后方反折。然后行股外侧肌下入路，露出股骨远端外侧面和外上髁（图 25.18）。有许多血管穿透肌间隔，需要仔细止血。然后从股骨远端解剖肌间隔，解剖向股骨后部延伸，注意保护仅由一薄层脂肪组织与股骨相隔的神经血管束。棉纱和拉钩向后放置，前侧分离，在股骨前表面和股四头肌腱、肌肉之间的骨膜下进行分离；这里放置另一个牵开器，隔离股骨，以便安全地进行截骨。

透视引导下，斜行植入一根克氏针穿入股骨，进针点位于干骺端，尖端瞄准内侧骺线水平并靠近内侧髁后部（如果使用齿状承重钢板，则需在置入确定"截骨平面"导针前，临时放置一下钢板，以确保远端有足够的螺钉置入位置；图 25.19）。将第二根克氏针从第一根后侧与第一根针平行置入，由两根针确定的平面应该垂直于股骨长轴（例如，由于将导致齿状钢板的近端沿股骨长轴前、后旋转，所以截骨术时应该保持中立位，而不是相对于长轴屈曲或伸直）。确定导针位置放置正确后，沿针近端的前后侧用摆锯进行截骨（图 25.20）。为确保结构的稳定，必须保持内侧铰链完整。如果无意中破坏了铰链结构，可以通过在骨折处放置短钉或短重建钢板来恢复稳定性。

使用定制的截骨撑开器、加厚截骨器或楔形锥将截骨处缓慢撑开（图

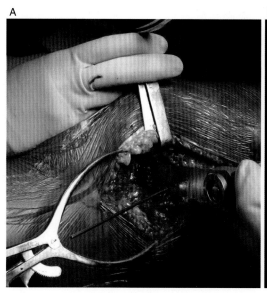
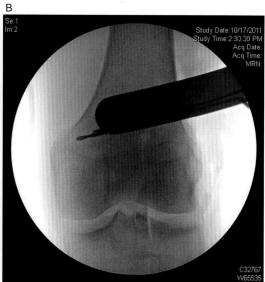

图 25.20 A. 用摆锯进行截骨。B. 放置后拉钩的透视图

25.21）。如果打开时有明显阻力，截骨的所有地方都应该用锯或截骨器再处理一遍，否则，可能导致意外骨折。较大的矫正角度会无意中增加旋转、屈曲或过伸的风险。作为预防措施，防止在截骨撑开过程中发生偏差，可以在截骨近端和远端的前后方，彼此平行放置两根斯氏针作为参考。它们应该保持彼此平行，并且可以把它们用作操纵杆，在发生偏差时操纵截骨回到正确的力线。

一旦达到预先计划的撑开位置，就用楔形锥或层状扩张器固定，用电刀线或力线杆透视检查髋–膝–踝关节，确定肢体的力线。在获得满意的效果之前，持续进行矫正，然后用钢板和螺钉固定截骨；目前的技术通常利用锁定钢板装置来增加稳定性（图 25.22）。截骨间隙可用同种异体骨片、脱钙骨基质或胫骨近端局部自体骨移植来植骨。放松止血带，彻底止血，然后靠近截骨处放置负压引流，缝合髂胫束（ITB），标准缝合皮肤关闭切口。下肢放置膝关节固定器或铰链式膝关节支具。如果无透视图像，则在恢复室摄片。

图 25.21 截骨后用楔形锥撑开间隙到所需尺寸

技术考虑

固定装置的选择

第一代系统采用传统螺钉和不锈钢

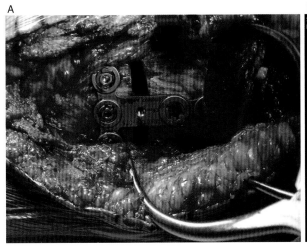
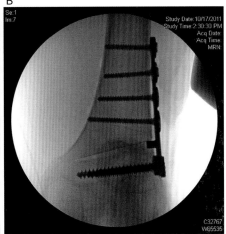

图 25.22 A. 锁定板放置完毕。B. 透视图

板，失败率相当高，导致机械稳定性更高的锁定板的发展 [5,14-16]。各种第二代系统的临床结果报道具有可比性，并且应用主要基于实用性、成本和外科医生的偏好。

铰链断裂

特别是在较大角度截骨矫形过程中，如果锯片伸入过深，势必导致胫骨近端或股骨远端对侧皮质的断裂。这种所谓的铰链断裂使截骨术的轴向刚度降低了 58%，扭转刚度降低了 68%，从而容易引起固定失效和出现骨不连的风险 [17]。据报道，HTO 患者中闭合楔形截骨失败率高达 80%，而在开放楔形截骨中依然高达 30%。虽然在开放 HTO 截骨中铰链断裂不太常见，但开放 HTO 矫形更容易导致矫形不到位 [18]。但是，该研究采用了非锁定板系统，其刚性较小，因此更容易失败。如果术中发现皮质断裂，使用螺钉或小钢板固定断裂部位，可重获稳定性 [19]。一项研究表明，楔形开放 HTO 时，瞄准腓骨头的上半部，而不是瞄准腓骨头的最大宽度的远端，可以显著降低外侧铰链骨折的风险（样本骨折率分别是 0/9 和 6/9）[20]。而其他作者建议在截骨术的顶点处由前向后钻孔（减少局部应力），有利于皮质骨折前增加开口 [21]。

胫骨高位截骨术后倾与髌骨高度

截骨矫正力线的目的主要是改变冠状面。由于胫骨近端形状的复杂性，在矢状面上同时发生的意外变化是很常见的。一般来说，开放楔形截骨术会增加后倾，而闭合楔形截骨术会减少后倾约 0.6°～0.7° [22]。胫骨后倾通常为 3°～10°；任何后倾的增加都会损害胫骨的完全伸直、促进胫骨前方平移，加重先前存在的前交叉韧带（ACL）缺损的后果，并且会使本身 ACL 缺失的膝关节胫骨平台上的负荷中心向后移动 24% [23,24]。一些技术改进旨在最小化后倾的改变：保留外侧而不是后外侧的皮质铰链会减少后倾的增加（平均分别为 0.59° 和 3.45°）[25]。开放截骨后，后方截骨间隙应为胫骨结节附近前方间隙的两倍，每偏离这个比率1mm，后倾就会改变2°[26]。最后，钢板"牙齿"应尽可能向后方放置；前侧钢板"牙齿"位置显示为增加了后倾（提示：对于没有牙齿的钢板，同样的逻辑适用于植入物，例如承重的带三面皮质的髂嵴自体骨，TCP楔形骨）[23,27]。

在HTO中，当截骨位于胫骨结节的近端时，髌骨高度会发生变化。开放楔形截骨术使结节移位，可能导致低位髌骨[24]。这种影响通常是轻微的，但术前存在低位髌骨和膝前疼痛的患者应考虑闭合楔形截骨术，或开放楔形截骨术时应使胫骨结节附着在胫骨平台近端。

骨移植

自体髂嵴骨移植以前经常用于开放楔形截骨，但是由于术后疼痛和并发症，大部分术者已放弃[28]。现代钢板系统是否还需要植骨存在争议。一些报告已经证实，使用非常坚固的锁定钢板，即使没有骨移植几乎所有患者均获得愈合[29,30]。另一项研究显示，即使使用第一代非锁定钢板[31]，行或不行髂嵴骨移植治疗的患者在愈合时间和并发症发生率方面也没有显著差异。即便如此，许多外科医生仍然使用同种异体骨，人工材料如TCP楔形骨，或使用来自股骨远端的局部自体骨进行骨移植[4,32-35]，后者可以通过靠近股骨内上髁或外上髁的小切口获得。在钝性分离至骨后，切开骨膜瓣（术后缝合），然后使用骨刀和刮匙或自体骨软骨移植物采集装置获得所需骨块。取骨处可以回填同种异体骨或脱钙骨基质。

后期膝关节置换

一些研究报告了HTO术后再行全膝关节置换会增加并发症，降低术后效果。这些早期报道通常来自闭合楔形截骨术相关的问题，例如损失外侧骨储备和低位髌骨（来自早期使用有限固定和术后石膏固定的病例）[36,37]。然而，最近的文章发现，是否经过HTO术的膝关节置换患者之间没有显著差异[38-40]。

手术并发症

术中并发症包括神经血管损伤、铰链断裂和关节内骨折。腓神经损伤是闭合楔形HTO的常见并发症，但在开放楔形HTO中很少见。用DFO矫正严重外翻畸形可导致暂时性腓神经麻痹，对于非常大的畸形矫正，术中可考虑松解腓神经。血管损伤相当罕见（<1%），在截骨术中保持膝关节弯曲到90°将更安全，因为腘动脉距离胫骨后部最远。然而，大约2%的人存在腘动脉三叉样解剖变异[41]。在这些患者中，胫前动脉近端起始部异常，朝向腘肌的前方而不是后面，腘肌将动脉压在后皮质上，不允许动脉在屈曲时分离。需要再次强调从后皮质解剖所有后部软组织并放置拉钩和棉纱的重要性。另外，锯片的角度应该保持在冠状面的30°以内[42]。

据报道，关节内骨折高达10%（内侧开放楔形截骨）到20%（外侧闭合楔形截骨），术中应行内固定以避免术后移位[10,43]。闭合复位截骨术的骨折，靠近并平行胫骨平台，由内向外置入几枚螺钉（例如 6.5mm 松质螺钉）。这些螺钉需要小心放置，以免影响截骨器械。此后，用骨刀重新检查截骨切口，然后用楔形骨刀缓慢地完全插入截骨端，撑起胫骨平台。最后，用钢板固定截骨，应该考虑植骨，通过后期连续复查 X 线片，仔细监测病情变化。

术后并发症包括一般风险，如感染和深静脉血栓形成以及截骨术特有的风险，如钢板失效、矫正丢失、筋膜间室综合征和截骨处不愈合[3–5]。据报道，早期固定系统的钢板断裂和矫正丢失高达 16%，但是对于目前的植入物来说，这并不是主要问题[5]。闭合楔形截骨术后骨不连不常见（<1%）[44]；但开放楔形截骨术后骨不连发生率高达 1.6%[45]。其他术后问题包括隐神经损伤。虽然在膝部切口侧的麻木是可见的，但损伤形成的隐神经瘤是一种痛性并发症，偶尔还需要外科干预。钢板偶尔会对于接受 HTO 的腘绳肌和 DFO 手术患者的髂胫束引起刺激，如果影像显示截骨愈合良好，通常可在 9~12 个月后安全取出，内植物刺激也会随之消失。一些作者报告在闭合楔形截骨术中，多达 23% 的患者为此进行了钢板取出，而在开放楔形截骨术中，该比例多达 60%[46]。

术后康复

大多数作者建议在截骨术后 6~8 周内进行非负重锻炼，随后过渡到完全负重。现代的锁定板系统，特别是当结合使用分担载荷的 TCP 楔形植入物时，允许更快地进展到完全负重，大多在 4~6 周内。运动不受限制；可使用 CPM 机器，特别是在没有同时行关节内手术时。物理治疗包括等长股四头肌和腘绳肌加强训练，疼痛耐受即可行直腿抬高训练。术后即可使用固定自行车锻炼，阻力应该缓慢增加。完全恢复活动预计在术后 3~6 个月，但 X 线片复查确认截骨部位完全愈合后才允许患者进行高冲击和碰撞运动[1,4,47]。

（李福兵 施洪臣 译，胡炜
项毅 审校）

参考文献

[1] Wright JM, Crockett HC, Slawski DP, et al. High tibial osteotomy. J Am Acad Orthop Sur, 2005,13(4)：279–289.

[2] Brinkman JM, Lobenhoffer P, Agneskirchner JD, et al. Osteotomies around the knee：patient selection, stability of fixation and bone healing in high tibial osteotomies. J Bone Joint Surg Br, 2008, 90(12)：1548–1557.

[3] Miller BS, Downie B, McDonough EB, et al. Complications after medial opening wedge high tibial osteotomy. Arthroscopy, 2009, 25(6)：639–646.

[4] Noyes FR, Mayfield W, Barber-Westin SD, et al. Opening wedge high tibial osteotomy：an operative technique and rehabilitation program to decrease complications and promote early union and function. Am J Sports Med, 2006, 34(8)：1262–1273.

[5] Spahn G. Complications in high tibial (medial opening wedge) osteotomy. Arch Orthop Trauma Surg, 2004,124(10)：649–653.

[6] Spahn G, Kirschbaum S, Kahl E. Factors that influence high tibial osteotomy results in patients with medial gonarthritis：a score to predict the results. Osteoarthr Cartil, 2006, 14(2)：190–195.

[7] Majima T, Yasuda K, Aoki Y, et al. Impact of patellofemoral osteoarthritis on long-term outcome of high tibial osteotomy and effects of ventralization of tibial tubercle. J Orthop Sci, 2008,13(3)：192–197.

[8] Kang SN, Smith TO, De Rover WB, et al. Preoperative patellofemoral degenerative changes do not affect the outcome after medial Oxford unicompartmental knee replacement：a report from an independent centre. J Bone Joint Surg Br, 2011,93(4)：476–478.

[9] Zarrouk A, Bouzidi R, Karray B, et al. Distal femoral varus osteotomy outcome：is associated femoropatellar osteoarthritis consequential. Orthop Traumatol Surg Rres, 2010, 96(6)：632–636.

[10] Hernigou P, Medevielle D, Debeyre J,et al. Proximal tibial osteotomy for osteoarthritis with varus deformity. A ten to thirteen-year follow-up study. J Bone Joint Surg Am, 1987, 69(3)：332–354.

[11] Fujisawa Y, Masuhara K, Shiomi S. The effect of high tibial osteotomy on osteoarthritis of the knee. An arthroscopic study of 54 knee joints. Orthop Clin North Am, 1979, 10(3)：585–508.

[12] Puddu G, Cipolla M, Cerullo G, et al.Which osteotomy for a valgus knee? Int Orthop, 2010, 34(2)：239–247.

[13] Lobenhoffer P, Agneskirchner JD. Improvements in surgical technique of valgus high tibial osteotomy. Knee Surg Sports Traumatol Arthrosc, 2003, 11(3)：132–138.

[14] Dorsey WO, Miller BS, Tadje JP, et al. The stability of three commercially available implants used in medial opening wedge high tibial osteotomy. J Knee Surg, 2006,19(2)：95–98.

[15] Niemeyer P, Koestler W, Kaehny C, et al. Two- year results of open-wedge high tibial osteotomy with fixation by medial plate fixator for medial compartment arthritis with varus malalignment of the knee. Arthroscopy, 2008,24(7)：796–804.

[16] Spahn G, Muckley T, Kahl E, et al. Biomechanical investigation of different internal fixations in medial opening-wedge high tibial osteotomy. Clin Biomech (Bristol, Avon), 2006,

21(3)：272–278.

[17] Miller BS, Dorsey WO, Bryant CR, et al. The effect of lateral cortex disruption and repair on the stability of the medial opening wedge high tibial oste-otomy. Am Journal Sports Med, 2005, 33(10)：1552–1557.

[18] van Raaij TM, Brouwer RW, de Vlieger R, et al. Opposite cortical fracture in high tibial osteotomy：lateral closing compared to the medial opening-wedge technique. Acta Orthop, 2008, 79(4)：508–514.

[19] Pape D, Adam F, Seil R, Georg T,et al. Fixation stability following high tibial osteotomy：a radioste- reometric analysis. J Knee Surg, 2005, 18(2)：108–115.

[20] Han SB, Lee DH, Shetty GM, et al. A"safe zone" in medial open-wedge high tibia osteotomy to prevent lateral cortex fracture. Knee Surg Sports Traumatol Arthrosc, 2011,21：90–95.

[21] Kessler OC, Jacob HA, Romero J. Avoidance of medial cortical fracture in high tibial osteot-omy：improved technique. Clin Orthop Relat Res, 2002, 395：180–185.

[22] Ducat A, Sariali E, Lebel B, et al. Posterior tibial slope changes after opening-and closing-wedge high tibial osteotomy：a comparative prospective multicenter study. Orthop Traumatol Surg Res, 2012, 98(1)：68–74.

[23] Rodner CM, Adams DJ, Diaz-Doran V, et al. Medial opening wedge tibial osteotomy and the sagittal plane：the effect of increasing tibial slope on tibiofemoral contact pressure. Am J Sports Med, 2006, 34(9)：1431–1441.

[24] El-Azab H, Glabgly P, Paul J, et al. Patellar height and posterior tibial slope after open- and closed-wedge high tibial osteotomy：a radiological study on 100 patients. Am J Sports Med, 2010,38(2)：323–329.

[25] Wang JH, Bae JH, Lim HC, et al. Medial open wedge high tibial osteotomy：the effect of the cortical hinge on posterior tibial slope. Am J Sports Med, 2009, 37(12)：2411–2418.

[26] Noyes FR, Goebel SX, West J. Opening wedge tibial osteotomy：the 3-triangle method to correct axial alignment and tibial slope. Am J Sports Med, 2005,33(3)：378–387.

[27] Rubino LJ, Schoderbek RJ, Golish SR, et al.

The effect of plate position and size on tibial slope in high tibial osteotomy： a cadaveric study. J Knee Surg,2008,21(1)：75–79.

[28] Pollock R, Alcelik I, Bhatia C, et al. Donor site morbidity following iliac crest bone harvesting for cervical fusion：a comparison between minimally invasive and open techniques. Eur Spine J, 2008,17(6)：845–852.

[29] Brosset T, Pasquier G, Migaud H, et al.Opening wedge high tibial osteotomy performed without filling the defect but with locking plate fixation (TomoFix) and early weight-bearing： prospective evaluation of bone union, precision and maintenance of correction in 51 cases. Orthop Traumatol Surg Res,2011,97(7)：705–711.

[30] El-Assal MA, Khalifa YE, Abdel-Hamid MM, et al. Opening-wedge high tibial osteotomy without bone graft. Knee Surg Sports Traumatol Arthrosc, 2010,18(7)：961–966.

[31] Zorzi AR, da Silva HG, Muszkat C, et al. Opening-wedge high tibial osteotomy with and without bone graft. Artif Organs,2011,35(3)：301–307.

[32] Moyad TF, Minas T. Opening wedge high tibial osteotomy： a novel technique for harvesting autograft bone. J Knee Surg,2008,21(1)：80–84.

[33] Takeuchi R, Ishikawa H, Aratake M, et al. Medial opening wedge high tibial osteotomy with early full weight bearing. Arthroscopy, 2009,25(1)：46–53.

[34] Yacobucci GN, Cocking MR. Union of medial opening-wedge high tibial osteotomy using a corticocancellous proximal tibial wedge allograft. Am J Sports Med,2008,36(4)：713–719.

[35] Saragaglia D, Blaysat M, Inman D, et al. Outcome of opening wedge high tibial osteotomy augmented with a Biosorb(R) wedge and fixed with a plate and screws in 124 patients with a mean of ten years follow-up. Int Orthop,2011,35(8)：1151–1156.

[36] Nizard RS, Cardinne L, Bizot P, et al. Total knee replacement after failed tibial osteotomy： results of a matched-pair study. J Arthroplasty,1998,13(8)：847–853.

[37] Mont MA, Antonaides S, Krackow KA, et al. Total knee arthroplasty after failed high tibial osteotomy. A comparison with a matched group. Clin Orthop Relat Res, 1994,299：125–130.

[38] Meding JB, Keating EM, Ritter MA,et al. Total knee arthroplasty after high tibial osteotomy. A comparison study in patients who had bilateral total knee replacement. J Bone Joint Surg Am, 2000,82(9)：1252–1259.

[39] Karabatsos B, Mahomed NN, Maistrelli GL. Functional outcome of total knee arthroplasty after high tibial osteotomy. Can J Surg, 2002, 45(2)：116–119.

[40] Kazakos KJ, Chatzipapas C, Verettas D, et al. Mid-term results of total knee arthroplasty after high tibial osteotomy. Arch Orthop Trauma Surg,2008,128(2)：167–173.

[41] Klecker RJ, Winalski CS, Aliabadi P, et al. The aberrant anterior tibial artery： magnetic resonance appearance, prevalence, and surgical implications. Am J Sports Med, 2008,36(4)：720–727.

[42] Kim J, Allaire R, Harner CD. Vascular safety during high tibial osteotomy： a cadaveric angiographic study. Am J Sports Med, 2010, 38(4)：810–815.

[43] Matthews LS, Goldstein SA, Malvitz TA, et al. Proximal tibial osteotomy. Factors that influence the duration of satisfactory function. Clin Orthop Relat Res,1988,229：193–200.

[44] Insall JN, Joseph DM, Msika C. High tibial osteotomy for varus gonarthrosis. A long-term follow-up study. J Bone Joint Surg Am, 1984,66(7)：1040–1048.

[45] Warden SJ, Morris HG, Crossley KM, et al. Delayed and nonunion following opening wedge high tibial osteotomy： surgeons' results from 182 completed cases. Knee Surg Sports Traumatol Arthrosc,2005,13(1)：34–37.

[46] Brouwer RW, Bierma-Zeinstra SM, van Raaij TM, et al. Osteotomy for medial compartment arthritis of the knee using a closing wedge or an open- ing wedge controlled by a Puddu plate. A one-year randomised, controlled study. J Bone Joint Surg Br, 2006,88(11)：1454–1459.

[47] Aalderink KJ, Shaffer M, Amendola A. Rehabilitation following high tibial osteotomy. Clin Sports Med, 2010,29(2)：291–301.

第 26 章

胫骨结节截骨移位术

Jack Farr, Andreas H. Gomoll

适应证

1. 改善髌股关节（PF）的接触面积。
2. 降低髌股关节应力。
3. 改善髌骨动力学。

禁忌证

1. 除了胫骨结节前方移位术，髌股关节周围截骨不能引起髌骨相关参数超出正常范围。

2. 如果股骨过度前倾或胫骨过度外旋是髌股关节疾病的病因，应治疗病因而不是行髌股关节周围截骨[1, 2]。

作者的经验

胫骨结节前移术

- 技巧：直接从前向后截骨。

- 原理：当胫骨结节位置基本正常（TT-TG 和 TT-PCL 正常）时，用以减少髌股关节压力。
- 避免：禁止破坏胫骨后方骨皮质。

胫骨结节前内移位术

- 技巧：使用截骨板行 Fulkerson 前内移位术。
- 原理：通过截骨增加 TT-TG 和 TT-PCL 以减少髌股关节压力。
- 避免：禁止破坏胫骨后方骨皮质，不能单独使用该方法改善髌股关节的稳定性。

病例报道

患者女性，48 岁，髌股关节疼痛 3 年，逐渐加重，疼痛位于髌骨下级。股骨滑车良好，髌骨软骨损伤，软骨成形术无效，物理治疗无效。髌骨力线正常：Caton-Deschamps 指数，TT-TG 正常，轴位片和 MRI 显示髌骨位于滑车中心，形态正常（图 26.1、26.2）。治疗上先在髌骨下级软骨损伤处行自体软骨移

J. Farr (✉)
OrthoIndy Knee Preservation and Cartilage Restoration Center of Indiana, Indianapolis, IN, USA

A. H. Gomoll
Department of Orthopedic Surgery, Hospital for Special Surgery, New York, NY, USA

J. Farr, A. H. Gomoll (eds.), *Cartilage Restoration*, https://doi.org/10.1007/978-3-319-77152-6_26

图 26.1 髌骨 merchant 位显示髌骨位于滑车中心

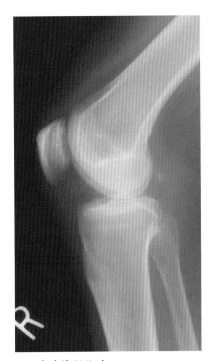

图 26.2 膝关节侧位片

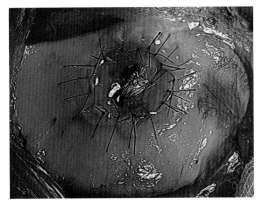

图 26.3 髌骨自体软骨移植术后

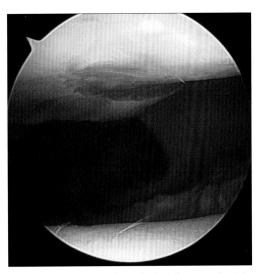

图 26.4 ACI 和胫骨结节前移术后 12 个月行二次关节镜检，软骨完全愈合，软骨面完整，ICRS 评分 12 分

植，然后采用胫骨结节前移术（straight anteriorization, SA）减少软骨移植区应力，前内移位术不适合的原因是其会过度内移胫骨结节（图 26.3、26.4）。

背 景

胫骨结节手术属于髌股关节远端重排手术，很少单独使用，一般与外侧软组织松解或 MPFL（medial PF ligament）重建中外侧软组织延长手术联合使用，外侧软组织手术技术见第 9 章。生物力学研究显示过度内移胫骨结节会导致内侧髌股关节和内侧胫股关节应力增加，因此临床上并不提倡过度内移胫骨结节。胫骨结节前置 10~15mm 可以减少髌股关节应力，而胫骨结节后置会增加髌股关节应力，这也是 Hauser 术后发生髌股关节炎的原因。高位髌骨导致髌股关节接触面不正常、应力增加以及髌骨不稳定。胫骨结节远端移位应注意避免低位髌骨，把髌骨高度恢复正常即可，这样髌股关节应力也同时恢复正常。低位髌骨病因众多，不仅有髌骨位置过低问题，还存在相关软组织问题，在准备行胫骨结节近端移位之前应考虑所有相关病理因素。髌韧带延长术也是一种可选择的治疗方式，通过将胫骨结节短缩并向近端移位可以在一定程度上缓解髌骨低位，从而避免髌韧带止点过度靠近关节线，为将来的关节置换创造良好的条件。

胫骨结节内移术

• **适应证**：使 TT-TG 恢复正常，从而改善股四头肌的力臂方向。

• **禁忌证**：髌骨内侧软骨损伤。

• **特别提示**：由于髌骨内侧软骨损伤是髌骨内移术的禁忌证，因此在修复髌股关节软骨时很少直接使用该术式。该术式一般用于治疗髌股关节不稳定，与 MPFL 重建一起恢复髌骨的稳定性。对于合并 TT-TG/TT-PCL 过大和软骨损伤的患者，推荐使用前内移位术。该术式的手术细节请参阅 Farr 的文献。

胫骨结节前方移位术

• **适应证**：减少髌股关节，尤其是髌骨下极的压力。适用于 TT-TG（10~13mm）和 TT-PCL 正常（<24mm）的患者。

• **禁忌证**：髌骨上极软骨损伤，此种情况建议同时行软骨修复。

胫骨结节前方移位术又称为 Maquet 截骨，保留较长的胫骨结节同时维持远端合页完整。前移后骨缺损由髂骨骨皮质充填，无须固定。该术式在很多膝关节书籍中有详细描述，由于其无须截骨，是一种良好的选择，我们将在下文讨论。该术式可改良为前内移位术，又称 Fulkerson 截骨[11]。

1. 前入路，将前间室肌肉结构从胫骨外侧壁剥离。仔细鉴别出胫骨后壁，用拉钩固定于胫骨后壁，从而保护深层的胫神经和胫前动脉（图 26.5）。

2. 自关节囊处分离髌韧带内外缘，拉钩全程保护髌韧带。自髌韧带内缘骨膜下剥离，做一长约 10cm 的纵行骨块，注意往远端截骨时适当增宽，最终确保远端截骨宽度为 10mm。术前测量胫骨前后径，摆锯深度要小于胫骨前后径 5mm 以上。

通过触摸股骨后髁和胫骨近端后缘来确定矢状位截骨方向。通常麻醉状态

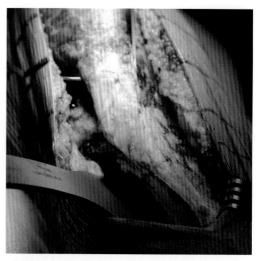

图 26.5 将拉钩置于胫骨后壁，显露胫骨外侧壁和髌韧带

下下肢处于外旋位，助手应使下肢恢复中立位从而保证胫骨后缘平行于手术床。确认好参考面后，使用特制截骨板进行操作，比如 Arthrex 的 T3 系统（Arthrex Inc., Naples, FL），对于胫骨结节前方移位术将 T3 截骨板调整至 90°截骨，对于胫骨结节前内移位术，调整至 60°/45°截骨，这样可以保证摆锯截骨垂直于胫骨后缘。当然，前后缘截骨也可以徒手进行，但要注意避免破坏胫骨后壁骨质（图 26.6~26.8）。

3. 再次确认后壁。使用 90°摆锯从外侧壁开始截骨，注意摆锯深度要距离胫骨后壁 5mm 以上（图 26.9、

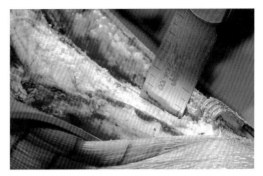

图 26.8 完成前后向截骨

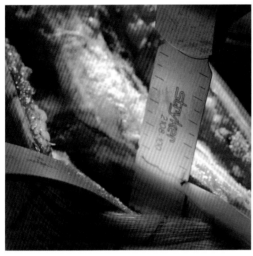

图 26.6 锯片上有标记，确保截骨深度不累及胫骨后壁

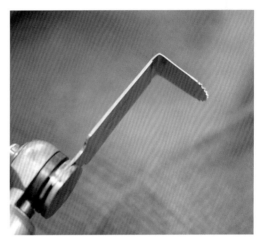

图 26.9 90°摆锯

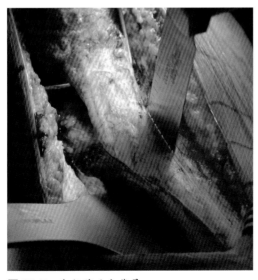

图 26.7 先行前后向截骨

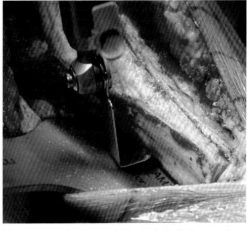

图 26.10 使用 90°摆锯行后方截骨，距离胫骨后壁 5mm 以上

26.10）。

4. 远端前后向截骨时注意保持胫骨内侧壁完整，否则会导致局部应力增高。近端前后向截骨由骨刀完成，截到髌韧带外缘时立刻改变骨刀方向，从外向内截骨直至胫骨结节游离（图26.11~26.13）。

5. 胫骨结节远端骨块与胫骨远端能够完全对齐，仅将其近侧缘向前方前置1~1.5cm。随后用2枚螺钉从外向内固定（图26.14~26.16）。

胫骨结节前内移位术

• **适应证**

1. 如未行软骨修复术，当患者的TT-TG和TT-PCL过大时，要求髌骨远端外侧软骨完好。

2. 如行软骨修复术，当患者的TT-TG过大时，使用该术式增加髌股关节接触面积，减少局部应力。

• **禁忌证**

1. 如未行软骨修复术，胫骨结节前内移位术不适用于全髌骨软骨损伤，内侧面软骨损伤，髌骨上极软骨损伤和股骨滑车软骨损伤患者。

2. 患者的TT-TG和TT-PCL正常。

1983年Fulkerson首次使用胫骨结节前内移位术治疗髌股关节软骨损

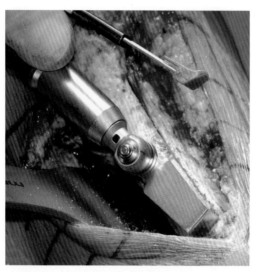

图 26.11 使用 90° 摆锯行胫骨远端截骨

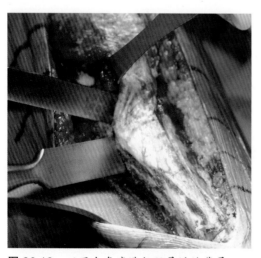

图 26.12 以两个角度进行胫骨近端截骨：一是前后向截骨，从髌韧带近端外缘到胫骨结节；二是从外向内截骨，从髌腱近端到胫骨结节

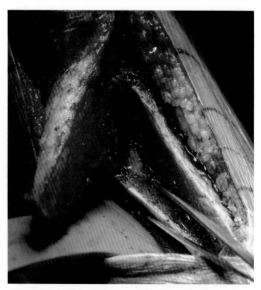

图 26.13 完全游离胫骨结节，可见截骨面平整，胫骨后壁完整

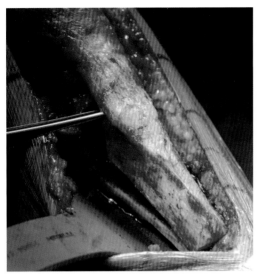

图 26.14　胫骨结节近端前置，远端与胫骨嵴平齐

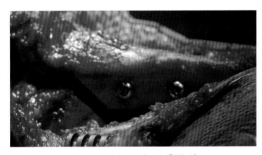

图 26.15　用 2 枚螺钉固定胫骨结节

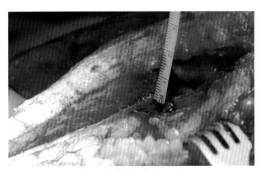

图 26.16　测量胫骨结节前置距离

伤患者，但并未同期修复软骨。随后 Brittberg 将其应用于修复髌股关节软骨损伤，胫骨结节前内移位术可以改善髌股关节应力分布，为软骨修复提供良好的环境以保证疗效。尽管有经验的医生

可以徒手截骨，但作者还是建议使用截骨板进行相关操作。作者参与了两种截骨板的设计，分别为 TRACKER AMZ 截骨板（DePuy Mitek, Raynham, MA）T3 AMZ 截骨板（Arthrex Inc., Naples, FL）。当需要修复软骨时，可以同时行外侧支持带松解术，这样可以减少外侧软组织张力。也可以采用第 9 章描述的外侧软组织延长术，这样能够封闭关节腔。

• **特别提示**：无论徒手还是使用截骨板，关键在于保证截骨平面平行于胫骨近端后缘。患者在麻醉状态下往往处于下肢外旋体位，如果此时以手术床面而不是胫骨后缘为标志进行截骨，截骨的倾斜角将减小，截骨块的内移和前置都会产生显著变化。

• **固定**：要保证截骨块大小，以容纳 2 枚螺钉固定。

• **骨折风险**：后方截骨应避免侵犯胫骨后壁，否则会增加骨折风险。

胫骨结节前内移位术的手术技巧

1. 将前间室肌肉结构从胫骨外侧壁剥离。仔细鉴别出胫骨后壁，将拉钩固定于胫骨后壁，从而保护深层的胫神经和胫前动脉（图 26.17）。

2. 自关节囊处分离髌韧带内外缘，拉钩全程保护髌韧带。自髌韧带内缘骨膜下纵行剥离 10cm，向远端延伸到胫骨嵴的外侧缘。

3. 固定截骨板，以胫骨后壁为参考设置截骨倾斜角（图 26.18、26.19）。截骨倾斜角最大可以设置到 60°[13]。自髌韧带止点内缘开始前方截骨，注

意保护胫骨后壁。一般建议向前移位10~15mm，截骨倾斜角取决于截骨块内移程度。如果选择60°倾斜角，前移15mm，需内移8.7mm。如果仅前移10mm，那么内移距离将减少。因此如果要获得更大程度的内移，需要减少倾斜角，比如说45°，此时内移和前移的程度就是相等的。因此，通过改变倾斜角和前移程度，可以充分调整截骨块的内移程度，从而适应不同的TT-TG/TT-PCL调整要求（图26.20、26.21）。

• **特别提示：**对于滑车发育不良的患侧，很难精确测量TT-TG。凸面型滑车根本就无法测量TT-TG，因此此时往

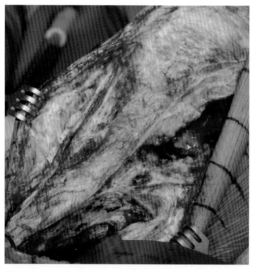

图26.17　将拉钩置于胫骨后壁拉开软组织，显露胫骨外侧壁

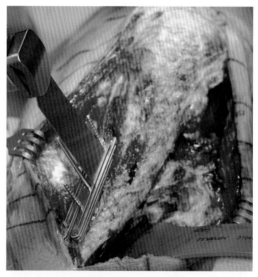

图26.19　摆锯在截骨板的操作图

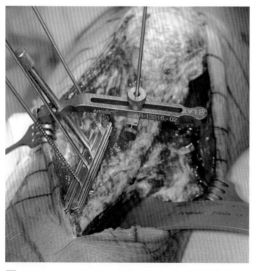

图26.18　方法1：使用克氏针将截骨板以60°倾斜角固定于胫骨结节旁，截骨面垂直于胫骨后缘

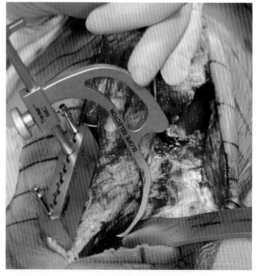

图26.20　方法2：以其他倾斜角进行截骨，注意截骨板导针尖端对应的位置就是摆锯出来的位置

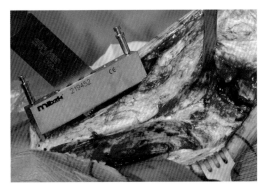

图 26.21　摆锯在截骨板的操作图

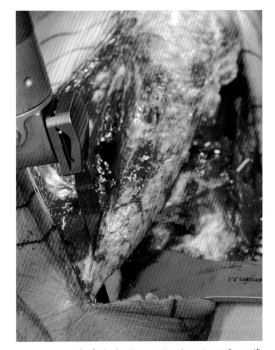

图 26.22　截骨完成图，用拉钩保护深部血管神经

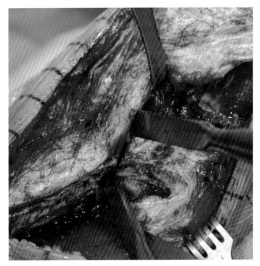

图 26.23　胫骨近端截骨：先以一定角度从髌韧带止点外缘行前后向截骨，再从髌腱近端到胫骨结节行从外向内截骨

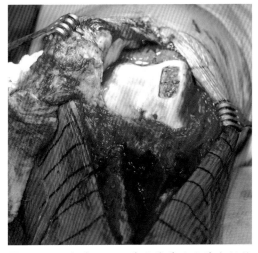

图 26.24　截骨后：胫骨结节骨块向前内侧转位，同时行股骨外侧滑车软骨修复术

往往需要选择其他指标来评估胫骨结节位置，例如 TT-PCL。

4. 按照相关倾斜角截骨，完成时可见锯片在拉钩前方摆出。

5. 制备胫骨结节骨块需截两刀，先从髌韧带止点外缘行前后向截骨，再从髌腱近端到胫骨结节行由外向内截骨（图26.23）。游离胫骨结节骨块后可以根据需要向前、向内移位，然后使用两枚螺钉垂直截骨面进行固定。胫骨结节骨块内缘往往比较锋利，可用咬骨钳粗糙化（图 26.24~26.27）。

胫骨结节远端移位术

• **适应证**：恢复正常髌骨高度。

• **禁忌证**：髌骨高度正常（不宜用

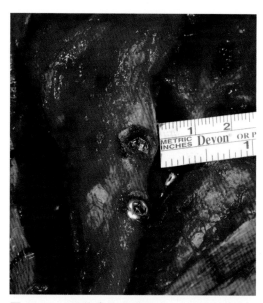

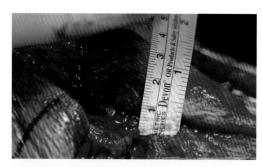

图 26.25　测量骨块前移程度

图 26.26　测量骨块内移程度，注意两枚固定螺钉

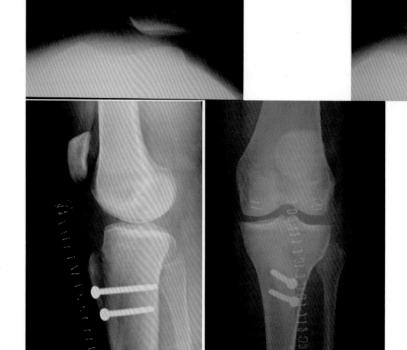

图 26.27　前内侧移位术前、术后 X 线片。术中胫骨结节位置良好，髌股关节对合好。但术后髌骨仍存在轻度外偏，这可能是术后松解的外侧软组织再次疤痕挛缩所致，也可能是骨与软骨形态不匹配所致，Staubli 报道过此现象 [14]

于 CD <1.4）。

部分医生担忧远端移位术将导致低位髌骨，但完善的术前计划和正确的执行可以恢复正常髌骨高度，避免医源性低位髌骨。髌骨高度正常化可以改善髌股关节对合关系，让髌骨更早地进入股骨滑车获得更好的稳定性。手术指征是髌骨高度超出正常值。由于 Insall-Salvati 指数以胫骨结节为测量参考，远端移位术后该指数可能不会改善，因此推荐使用 Caton-Deschamps 指数或 Blackburn-Peel 指数评估髌骨高度（图 26.28）。

正常值上限为 1.2，但一般认为只有当 CD 指数大于 1.4 才能行远端移位术。由于真正的侧位片会放大影像，所以需要放置标度尺。首先测量胫骨平台前缘到髌骨下级软骨下骨的距离 y，再测量髌骨关节软骨的长度 x。（$y-x$）就是术中需要远端移位的距离，这样保证术后指数为 1.0。术中也可以通过屈膝 10° 时髌骨是否进入滑车来验证是否恢复髌骨正常高度。当然，我们也可以通过术中透视或切开髌股关节直接测量来确认髌骨高度（这样往往需要牵引下拉股四头肌腱）。

对于临床上大部分的髌骨高位，胫骨结节下移 12mm 即可满足要求。该方法同样可以与内侧移位或前内侧移位术联合使用（图 26.29）。

远端移位术

1. 锐性分离髌骨内外侧，将拉钩置于髌下脂肪垫保护髌韧带。如仅进行远端移位术，在髌韧带止点内外缘进行 V 形侧方截骨，骨块长度约为 6cm。在髌韧带止点远近端行横向截骨（图 26.30）。如果同时行内侧移位或前内侧移位术截骨方法相同。

2. 测量骨块转位距离，制作骨槽以满足骨块转位（图 26.31）。

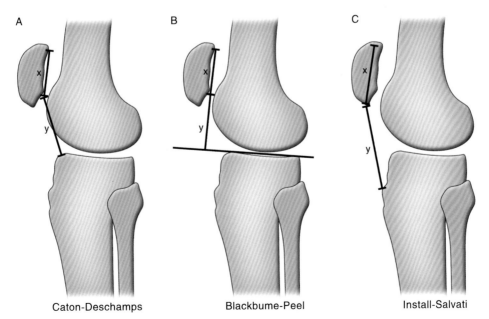

图 26.28　测量髌骨高度的方法。A.Caton-Deschamps 指数。B.Blackburne-Peel 指数。C.Install-Salvati 指数。x：髌骨关节软骨长度；y：髌骨高度

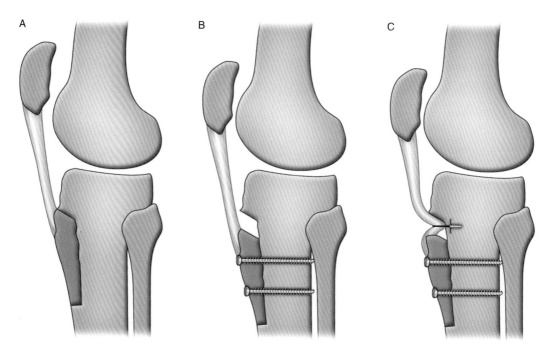

A   B   C

图 26.29   胫骨结节远端截骨示意图。A. 胫骨结节截骨已完成。B. 远端移位 + 固定。C.Neyret 建议在原止点处行髌腱固定术

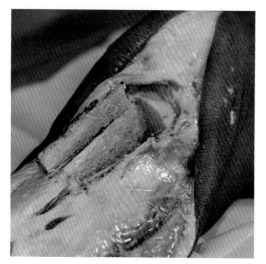

图 26.30   在髌韧带止点内外缘进行 V 形侧方截骨，在髌韧带止点远近端行横向截骨，骨块长度约为 8cm

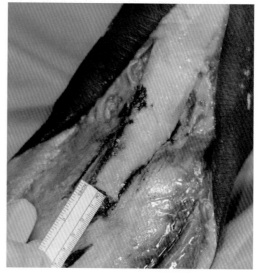

图 26.31   按照术前计划（CD 指数），测量并移除结节远端骨质

3.移位胫骨结节骨块，注意保证骨块与骨床完全贴合。临时固定骨块，术中透视或屈膝观察髌骨进入股骨滑车情况来确定移位程度是否恰当。一旦确认，采用两枚螺钉固定骨块（图 26.32、26.33）

4.必要时，可以使用 Neyret 推荐的将髌腱再固定于原止点（距离关节线 28~29mm）处以缩短髌腱长度。但该方法仅见于病例报道且未设对照组（图 26.34）。

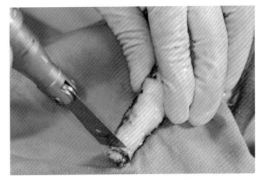

图 26.32　截除胫骨结节远端骨质

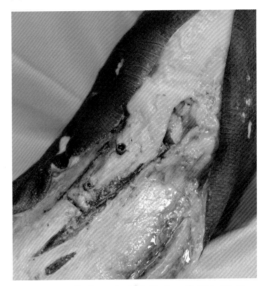

图 26.33　骨块远端移位并用 2 枚螺钉固定，螺钉应埋头处理以减少凸起

胫骨结节近端移位术

- **适应证**

低位髌骨，且纤维组织疤痕化已经完全成熟。

- **禁忌证**

1.低位髌骨，但纤维组织疤痕化仍处于活跃期。

2.胫骨结节骨骺未成熟。

近端移位是为了恢复髌股关节的正常接触面积。对于重度低位髌骨，往往

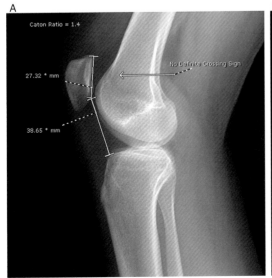

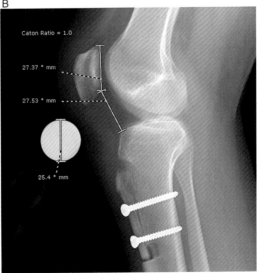

图 26.34　A、B.术前 CD 指数 1.4，术后 CD 指数 1.2

需要广泛的软组织手术，包括用腘绳肌增强的髌腱松解延长术。和远端移位术一样，术前需要根据膝关节侧位片测量CD指数来计算移位程度。对于CD指数在0.5~0.7的低位髌骨，可以在保留止点远端完整性的基础上，通过锐性分离髌韧带止点近端，短缩近端胫骨结节来获得正常的髌骨高度。进行近端移位未行近端胫骨结节短缩会导致髌韧带止点过于靠近关节线（正常髌韧带止点位于关节线28~29mm），给以后的关节置换手术带来困难。近端移位术同样可以与前内移位术或前方移位术联合使用。

1. 游离胫骨结节骨块的方法与远端移位术方法相同，可以与前内移位术或前方移位术联合使用。

2. 锐性分离髌韧带近端止点约1cm（图26.35）。

3. 祛除结节近端骨质，按照术前计划移位，用两枚螺钉将骨块平齐地固定

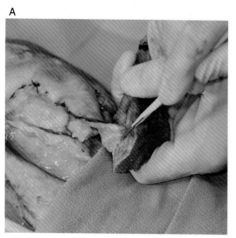

图 26.35　锐性分离髌韧带近端止点

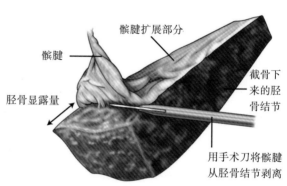

髌腱扩展部分

髌腱

胫骨显露量

截骨下来的胫骨结节

用手术刀将髌腱从胫骨结节剥离

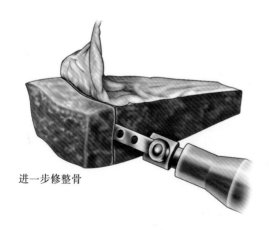

进一步修整骨

图 26.36　去除近端骨质

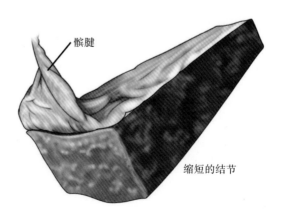

髌腱

缩短的结节

图 26.37　缩短胫骨结节骨块

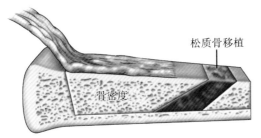

图 26.38　胫骨结节骨块被缩短并向近端移位

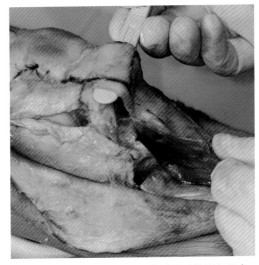

图 26.39　确认近端移位程度并用两枚螺钉固定

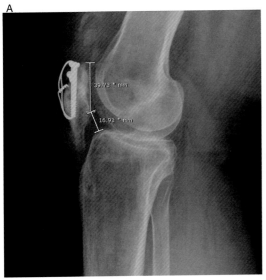

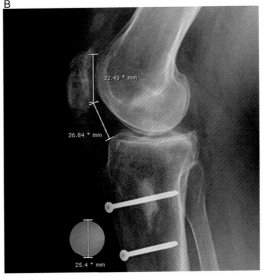

图 26.40　A、B. 近端移位后，CD 指数恢复正常

于近端骨床中（图 26.36~26.40）。

（黄添隆 译，谭洪波 崔运利 审校）

参考文献

[1] Teitge RA. Osteotomy in the treatment of patell-ofemoral instability. Tech Knee Surg, 2006, 5:2–18.

[2] Paulos L, Swanson SC, Stoddard GJ, et al. Surgical correction of limb malalignment for instability of the patella: a comparison of 2 techniques. Am J Sport Med, 2009,37:1288–1300.

[3] Dejour H, Walch G, Nove-Josserand L, et al. Factors of patellar instability: an anatomic radiographic study. Knee Surg Sports Traumatol Arthrosc, 1994,2(1):19–26.

[4] Seitlinger G, Scheurecker G, Högler R, et al.

Tibial tubercle-posterior cruciate ligament distance: a new measurement to deine the position of the tibial tubercle in patients with patellar dislocation. Am J Sports Med, 2012, 40(5):1119–1125.

[5] Daynes J, Hinckel BB, Farr J. Tibial tuberosity-posterior cruciate ligament distance. J Knee Surg, 2016,29(6):471–477.

[6] Kuroda R, Kambic H, Valdevit A, et al. Articularcartilage contact pressure after tibial tuberos-ity transfer. A cadaveric study. Am J Sport Med, 2001,29:403–409.

[7] Pandit S, Frampton C, Stoddart J, et al. Magnetic resonance imaging assessment of tibial tuberosity- trochlear groove distance: normal values for males and females. Int Orthop,2011,35:1799–1803.

[8] Hauser E. Total tendon transplant for slipping patella: a new operation for recurrent dislocation of the patella. Surg Gynecol Obstet, 1938, 66:199–214.

[9] Farr J, Schepsis A, Cole B, et al. Anterom-edialization: review and technique. J Knee Surg, 2007, 20:120–128.

[10] Maquet P. Advancement of the tibial tuberosity. Clin Orthop Relat Res,1976,115:225–230.

[11] Fulkerson JP. Anteromedialization of the tibial tuber-osity for patellofemoral malalignment. Clin Orthop Relat Res,1983,177:176–181.

[12] Brittberg M, Lindahl A, Nilsson A, et al. Treatment of deep cartilage defects in the knee with autolo-gous chondrocyte transplantation. N Engl J Med, 1994,331:889–895.

[13] Liu JN, Mintz DN, Nguyen JT, et al. Magnetic resonance imaging validation of tibial tubercle transfer distance in the Fulkerson osteotomy: a clinical and cadaveric study. Arthroscopy, 2017, pii: S0749-8063(17)30761-2.

[14] Staubli HU, Dürrenmatt U, Porcellini B, et al. Anatomy and surface geometry of the patello-femoral joint in the axial plane. J Bone Joint Surg Br, 1999,81(3):452–458.

[15] Mayer C, Magnussen RA, Servien E, et al. Patellar tendon tenodesis in association with tibial tubercle distalization for the treatment of episodic patellar dislocation with patella alta. Am J Sport Med, 2012,40:346–351.

[16] Neyret P, Robinson AHN, Le Coultre B, et al. Patellar tendon length—the factor in patellar instability. Knee, 2002,9:3–6.

Alan Getgood, Jack Farr, Andreas H. Gomoll

适应证

同种异体半月板移植术（meniscal allograft transplantation, MAT）的目的是限制或减少半月板缺失对膝关节造成的负面影响，即减轻疼痛、恢复关节的生物力学状态以及改善膝关节功能。目前的研究缺乏保守治疗对照组，无法确定 MAT 缓解疼痛和软骨保护的程度，但在其他治疗无法缓解膝关节疼痛的情况下，还是强烈建议行 MAT。2015 年国际半月板重建论坛（International Meniscus Reconstruction Forum, IMREF）上就 MAT[1] 的适应证已达成以下 3 点专家共识：

1. 半月板功能性全切或次全切术后出现的单间室疼痛。

半月板环形结构的完整性是实现其

A. Getgood (✉)
Fowler Kennedy Sport Medicine Clinic, University of Western Ontario, London, ON, Canada
e-mail: getgood@uwo.ca

J. Farr
OrthoIndy Knee Preservation and Cartilage Restoration Center of Indiana, Indianapolis, IN, USA

A. H. Gomoll
Department of Orthopedic Surgery, Hospital for Special Surgery, New York, NY, USA

© Springer International Publishing AG, part of Springer Nature 2018
J. Farr, A. H. Gomoll (eds.), *Cartilage Restoration*, https://doi.org/10.1007/978-3-319-77152-6_27

功能的前提，环形结构的破坏会减少其张力，从而导致其不能完全传导轴向的负荷[2]。因此，半月板功能丢失这个概念非常重要。半月板功能丢失可出现于半月板组织仅缺失一小部分甚至没有缺失的情况，比如半月板的完全辐射状撕裂或者根部撕裂。

半月板切除后综合征是指以膝关节疼痛表现为主，半月板没有功能，但没有明显软骨损伤的一类患者。一些证据显示外侧间室的治疗更加重要，因为外侧间室的半月板切除后会导致股骨远端和胫骨近端表面之间出现不匹配的情况，从而引起更早的膝关节退行性变[3]。尽管没有确凿的软骨保护证据，以及移植的半月板会在 7~10 年内出现磨损，但是大量证据显示 MAT 可以改善半月板切除后综合征患者的临床预后。

2. MAT 可用于 ACL 翻修重建术的伴行手术，以增加膝关节的稳定性，因为半月板的缺失是导致 ACL 重建失败的重要原因。

同样地，人们强烈认为对于 ACL 缺失和内侧半月板缺失的患者，内侧 MAT

是有利于 ACL 翻修的。对于 ACL 缺失的膝关节而言，内侧半月板是第二重要的防止胫骨平台过度前移的结构（图 27.1）。生物力学研究显示，内侧半月板缺失可引起胫骨平台前移不稳，而外侧半月板缺失则可引起胫骨平台旋转不稳 [4]。因此，半月板移植后被认为可以保护前交叉韧带 [5]，反之亦然。临床研究显示，膝关节不稳会影响 MAT 的效果，Arkel 和 de Boer 报道 MAT 的失败更容易发生在 ACL 缺失的膝关节 [6]。然而对于 ACL 手术失败的患者，并非出现半月板功能丢失就需要行 MAT，我们需要充分考虑总体情况后，可以选择在之后的 ACL 翻修术中行 MAT，或者分期行 MAT。

3. 半月板缺失同一间室行软骨修复术的伴行手术。

对于一些患者而言，半月板切除后会引起关节接触面减少，从而增加关节间的接触压强（压强 = 压力 / 面积），导致关节的功能区间超负荷，从而使软骨损伤 [7]。半月板部分切除，尤其是切除部分包括半月板后角的情况下，会大大增加相应软骨接触面的压强 [8]。也就是说，半月板功能的丢失就是半月板环形张力的丢失，因为环形张力的丢失会破坏半月板圆周阻力，这一理论已经在 Cole 实验室中经一系列的半月板切除实验后得以验证 [2]。关节软骨修复的适应证中就包括半月板功能的存在。当半月板功能缺失，会增加软骨接触面的压强从而导致修复手术失败 [9]。半月板和关节软骨之间存在着共生关系，为了膝关节的内稳定，两者最好都保留下来。随着 MAT 技术的进步和对其理解的加深，以及关节软骨修复技术的不断进步，相信两种手术同时施行的术后临床效果可

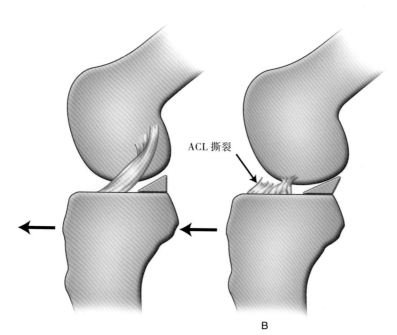

ACL 撕裂

B

图 27.1 A. 完整的 ACL 和内侧半月板均能抵抗前移。B. 当 ACL 缺失的膝关节受到前移力时，内侧半月板受到的力会增加

以和只行某一种手术（另一个结构是完整的）的术后临床效果一样好[9]。

禁忌证

1. Kellgren-Lawrence 评分 ≥ 3 级。

2. 同侧间室软骨 ICRS ≥ 3 级（未治疗）。

3. 无症状患者（后外侧半月板切除术的年轻患者视为相对适应证）。

4. 未处理的膝关节力线不正和（或）不稳。

个案报道

我们选择了一例 18 岁的年轻女性患者进行研究，她于 3 年前在滑雪时损伤 ACL。开始因为上学选择了非手术治疗，打算等到暑假再做手术。不幸的是 2 个月后因打软腿损伤了内侧半月板，1 个月后行前交叉韧带重建术和内侧半月板修复术。

在重返运动 8 个月后，她又伤到患膝而导致半月板受损，于是再次行膝关节镜手术，并对内侧半月板采取次全切处理，切除了 90% 的半月板体部，并延伸至后 1/3。

患者虽然经过一系列的康复治疗，仍然出现进行性膝关节疼痛和不稳，寻求专家的意见。她的膝关节疼痛部位为内侧间室，负重活动时出现，各种体育运动时疼痛加重，同时诉膝关节不稳和恐惧感。

查体膝关节无发热，无明显积液，内侧关节线压痛。Lachman 试验 3 级，轴移试验 2 级（显示 ACL 松弛），膝关节力线轻度外翻。

X 线平片显示前叉股骨隧道采用悬吊式固定，隧道方向偏垂直；胫骨隧道偏后，采用 U 形钉固定（图 27.2）。

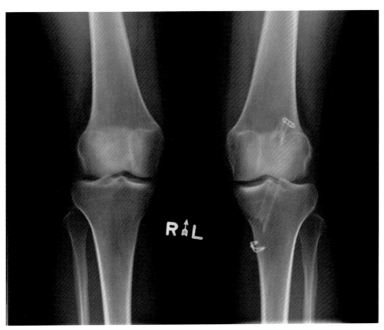

图 27.2　负重位双膝关节正位片，左侧显示 ACL 重建术后

负重站立正位 X 线片显示膝关节无明显 OA 退行性变，单腿站立伸直侧位片未发现胫骨平台明显前移（图 27.3A）。髋踝对线显示力线轻度外翻（图 27.3B）。

MRI 显示内侧半月板明显缩小，但无明显软骨及软骨下骨损伤（图 27.4）。

患者经历了一个完全失败的保守康复治疗，其中包括使用支具、关节腔内注射透明质酸和物理治疗。她接下来将同时行 ACL 翻修和 MAT 术。

从 AATB 授权的组织库获取一个匹配的、未经辐照的冷冻内侧同种异体半月板移植物。患者全身麻醉后先用关节镜明确是否能行一期 ACL 重建术。旧的股骨隧道并非位于 ACL 解剖止点，因此无须异体骨植骨，可直接钻新的骨隧道行一期手术。因为前期手术为经胫骨技

术，导致胫骨隧道偏后。新隧道的位置至少在旧隧道之前 10mm。先钻 6mm 隧道，之后扩宽骨隧道到 10mm 以适应新的韧带移植物。这种做法可将自体骨推回填充既往孔道，保存一定骨量，确保 ACL 翻修一期完成。

然后修整残留的内侧半月板，保留 2mm 残边，边缘刺孔，刨去周围的滑膜新鲜化。后侧骨槽使用逆行钻，前侧骨槽使用顺行钻，确保没有隧道和 ACL 隧道相连。

获取自体骨－髌腱－骨移植物，然后准备同种异体半月板，使用空心钻制作 8mm 骨栓，用高强度缝合线经骨栓固定半月板后根和前根，在半月板体部中后 1/3 处缝牵引线。

半月板移植物通过扩大的入口拉入膝关节，将骨栓固定于骨槽上并用纽扣

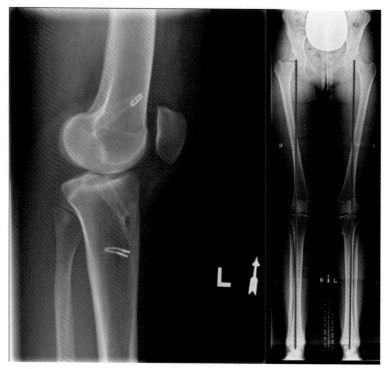

图 27.3 左侧：单足站立伸直位侧位片。右侧：髋踝力线图

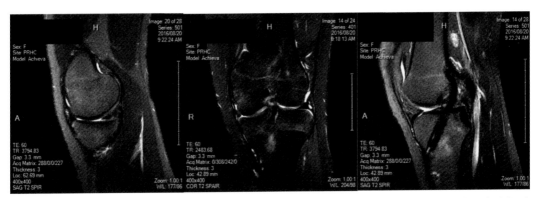

图 27.4　矢状面在 MRI 上可见退变的内侧半月板后角（如左图所示）；冠状面可见内侧半月板的中部明显小（如中图所示）；矢状面可见重建的前交叉韧带位置偏后且更垂直（如右图所示）

钢板固定。然后半月板中部和前 1/3 由内到外垂直褥式缝合，其中两针缝合于上表面，一针缝于下表面。后 1/3 用 3 针全内缝合装置（FastFix 360，Smith and Nephew，Andover MA）缝合，同样上表面缝 2 针，下表面缝 1 针。

然后将 ACL 移植物通过界面螺钉固定在两侧（图 27.5）。

术后康复包括 6 周的部分负重，膝关节活动范围限制在 0 ~ 90°。6 周后鼓励患者进行性负重和全幅度运动，3 个月内避免超过 90° 的深蹲。4 个月后患者开始进行一些非剧烈的运动，比如骑单车和健身房健身。

背 景

可以阅读第 8 章来拓展背景知识。

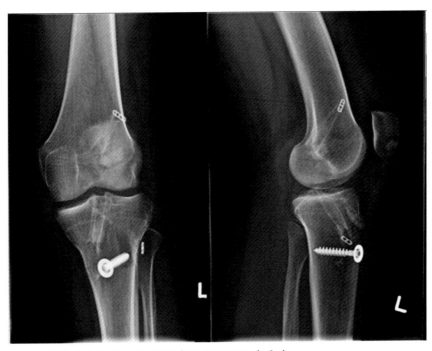

图 27.5　ACL 翻修重建术合并内侧 MAT 术后正侧位 X 线平片

MAT 的目标是恢复半月板的功能，一般包含以下技术：

1. 采用和患者原半月板相匹配的半月板移植物。

2. 半月板前后角要固定于原来的解剖位置（图 27.6）。

3. 牢固固定附着区。

4. 半月板修复的金标准是垂直褥式缝合于关节囊上。

全软组织技术可以降低关节镜下操作的难度，同时减少在进行半月板角缝合时和 ACL 解剖之间的难度。除此之外，这项技术即可同时用于双侧半月板的 MAT，也适用于关节间隙狭窄的患者，此类患者在松解了周围软组织后仍不能降低关节镜进入关节腔的难度。但是，这项技术可能会轻微改变膝关节的生物力学情况，这已经得到实验室相关研究的证实[10]。但是临床研究结果显示全软组织技术和全骨缝合技术在预后上没有差异[11]。因此，全世界范围内对这两项技术各有推崇，其中欧洲派更倾向于全软组织技术，而北美和亚洲派则更倾向于使用骨缝合技术。尽管行 MAT 时外科医生的手术风格迥异，但挤压固定却是这两种技术的共同点。

如果倾向于使用骨块固定技术，绝大多数的外科医生在进行外侧半月板 MAT 时，会选择骨桥骨槽技术，因为外侧半月板角前后角距离很近。对于内侧半月板，前后角附着处都可钻隧道，在较大的膝关节可以选择骨桥和骨槽技术，一般不会损伤 ACL 止点。Lattermann 的研究结果显示：对于较小的膝关节，过多的 ACL 组织会被切掉，这时只能使用骨栓技术。因为同时行 ACL 翻修和 MAT 术比较常见，使用骨桥技术时，需要小心避免 ACL 隧道和 MAT 骨槽交叉，同时也要避免 ACL 隧道和 MAT 骨槽重叠。本文作者更倾向于使用骨固定技术，骨桥技术和骨栓技术都会在本章节接下来的内容中阐述。

半月板大小

半月板移植物的大小匹配患者原半月板大小很重要，不是以患者的身高、体重作为依据，因此绝大多数外科医生使用 Pollard 影像技术来确定半月板移植物大小，其中，两侧半月板内外（M/L）径大小和同侧胫骨平台边缘到同侧胫骨棘之间的距离相关联；而对于前后（A/P）径大小而言，其中外侧半月板大小为 0.7 倍胫骨 AP 大小，而内侧半月板大小为 0.8 倍胫骨 AP 大小（图 27.7、27.8）。使用对侧膝的 MRI 则是另一种选择，且更准确，但这种方法因为价格原因受限。Burks 的研究显示，当半月板移植物和原本半月板的大小相差超过 10% 时，会导致张力的明显变化，因此

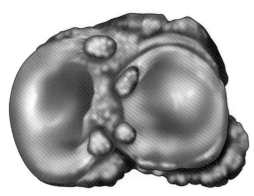

图 27.6　半月板前后角附着的足印区

在选取移植物时大小差别应尽量控制在这个范围内。既然绝大多数的半月板大小在 30~40mm，因此选取的移植物大小和原本半月板大小差别控制在 2mm 以内的话，移植物的匹配度将会非常好。

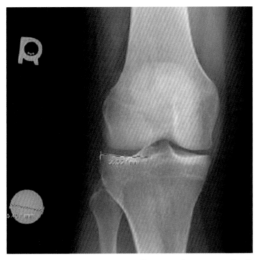

图 27.7 通过正侧位平片标记前后径及内外径。注意测量时需使用参考球体，并在标准PACS 软件中进行校正

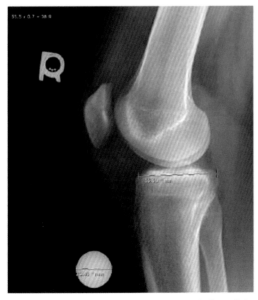

图 27.8 半月板移植物放大校正后的内、外侧（M/L）尺寸。外侧半月板和内侧半月板的前后径（A/P）分别为 0.7 倍和 0.8 倍测量值（经放大校准）

力 线

通过标准的膝关节负重位全长 X 线片评估膝关节的力线是最重要的术前评估手段。如果力线落在受影响的间室，则需通过截骨使其恢复正常力线情况。力线和软骨损伤[14] 进展有关，而通过截骨使力线恢复可以有效减少膝关节冠状面旋转力矩[15]。Van 的研究显示，即使对力线很小的矫正，使其偏离同侧间室，都会有效减小关节面的接触情况，从而给予 MAT 后更加良好的关节内环境以促使新的半月板移植物恢复[16]。

矫正内翻膝的力线可选择 HTO，该方法可以和 MAT 同时进行。首先行截骨术以恢复下肢力线，然后在关节内准备半月板移植床，最后制作骨隧道，可以带或不带骨槽（根据具体技术），然后将 MAT 移植物从隧道穿过[16]。

对于外翻膝，当矫正小于 7mm 时，胫骨 HTO 可以矫正伸屈膝两种状态的力线，而股骨截骨则主要矫正伸膝力线。我们可以选择外侧开放或者内侧闭合两种技术矫正外翻膝。对于更大角度的矫正，远侧股骨截骨是更好的选择，也可选择同时行外侧开放或者内侧闭合截骨。

骨栓骨槽技术

需要修整半月板移植物周边的脂肪和其他无关组织。8mm（外径）的圆锯可以覆盖整个后角的附着点

（图 27.9）；也可用摆锯修整，能获得直径约 7mm、深度 8mm 的骨栓（图 27.10）。内侧股骨髁和 PCL 之间的通道狭窄，骨栓越长就越难穿越。除此之外，越长的骨栓则越难进入后侧骨孔。

内侧半月板前角附着点变异大（少部分内侧半月板前角只有软组织附着；图 27.11）。只有带骨附着点才能做移植。内侧半月板前角软组织和骨附着点的宽度为 8~15mm，但大多数约为 10mm（图 27.12）。如果栓子大小符合上述范围，则可以像制备后角一样修整（图 27.12）。如果附着点面积偏大（如 15mm），骨栓就需要带上胫骨平台关节面。同样地，如果附着面是矩形的（有时是三角形），切割出来的矩形骨栓一般不会破坏关节面（图 27.13）。三角形

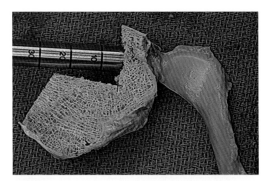

图 27.9 圆锯覆盖内侧半月板后角附着部

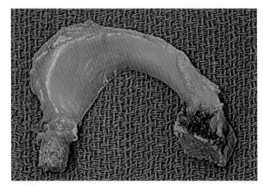

图 27.10 直径 7mm、长 8mm 的后角骨栓已制备完成

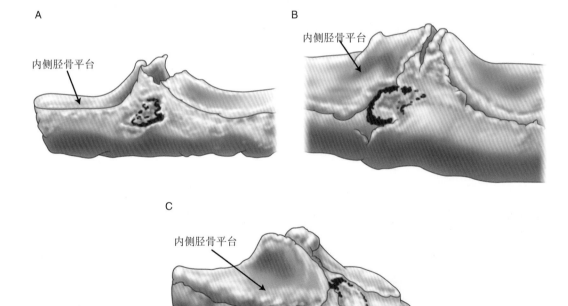

图 27.11 内侧半月板的前角附着部位的变异。A. 显示在平坦的髁间区域上：Ⅰ 型附着。B. 在下倾斜面上：Ⅱ 型附着。C. 在前斜面上：Ⅲ 型附着

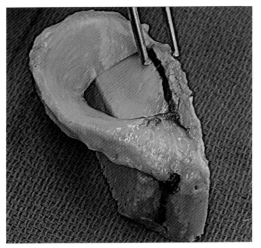

图 27.12 注意前角附着面宽，其位于胫骨平台关节面的远端和前方

中后 1/3 连接处缝入牵引线（图 27.14、27.15）。

　　所有技术中，残余半月板的准备都类似。为了最大限度地减少"挤出"，"红区"通常从前到后保持 2mm 的残余物（图 27.16）。毛糙化半月板和刨削滑膜刺激愈合反应。内侧间室紧张的情况下，多种技术可用来扩大间隙。首先，采用"馅饼皮"技术，用 18 号针头对内、侧副韧带进行穿刺。关节镜直视下，在内侧副韧带的半月板股骨部分进行多次穿刺，同时施加轻柔的外翻应力，逐渐扩大内侧间室视野。为了看清内侧半月板后根附着，将膝关节置于内翻位。胫骨内侧平台较宽，本操作将导致膝关节内侧边缘发生轴移，关节间隙在髁间平面打开，从而更好地显露根部附着处。如果仍难以看到后角附着，则对股骨内侧髁行薄的"迷你"髁间窝成形术，并用磨钻部分磨除胫骨内侧髁间脊（图 27.17、27.18），从前到后最容

或矩形骨栓的另一个作用就是控制方向。半月板宽大的后角使用圆柱形栓，可以非常容易地放置在解剖点处，但前角连接点更宽更平，使用圆柱形骨栓很难控制方向。

　　半月板前角和后角骨栓钻孔有助于插入和固定，骨槽和骨孔技术都需要钻孔。为了帮助拉入半月板，可在半月板

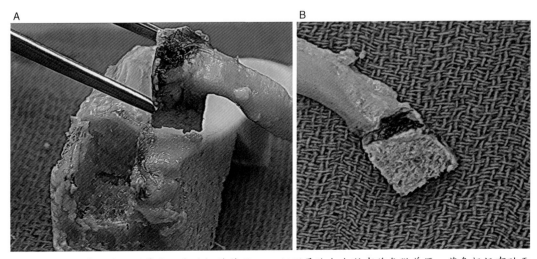

图 27.13 A. 截取的矩形骨块不会破坏关节面。B. 矩形骨块包含所有前角附着区，蓝色标记有助于在植入过程中定向

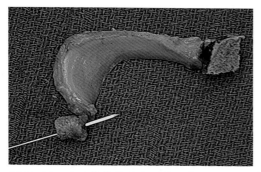

图27.14 克氏针将缝线穿过骨栓中心的钻孔

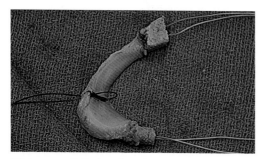

图27.15 骨栓缝入高强度不可吸收缝合线，在半月板体的中间和后1/3的连接处缝入牵引缝合线。请注意，缝合线只能固定在半月板前角的软组织中（因为骨骼的强度，缝合线可能被骨栓切断），然后通过骨孔拉出来

易的通道是通过一个前方辅助入路（穿过髌腱），经直线到半月板后角附着部位。后角骨柱和移植的半月板将通过该入路进入关节。

可从辅助的后内侧入路或前外侧入

路直接观察到后角附着部——关键是看到半月板根部的附着部位。由于后内侧切口是直接用于缝合关节囊，所以在灌注前组织平面会显露更清楚。因此，在灌注前建立内侧入路更方便。

先切开浅表筋膜，然后是缝匠肌筋膜的前缘。拉开鹅足肌腱，暴露关节囊和腓肠肌腱内侧头。扩大腓肠肌和关节囊之间的间隙，修复过程中，放入拉钩以便直接看到缝线（图27.19A）。为了比较，标出了后外侧入路（图27.19B）。外侧入路位于髂胫束后缘和股二头肌之间，间隙位于腓肠肌外侧头与关节囊之间。

使用弧形等离子刀最容易清理半月板后角附着部位，避免插入骨栓时软组织阻挡（图27.20A、B）。

导向器经前方辅助入路，定位于半月板后角附着区——后交叉韧带（PCL）旁，关节面下方，并位于内侧胫骨平台最后缘的稍前方。打入导针，用8mm的钻头扩隧道，也可用翻转钻头（Arthrex，Naples，FL）形成直径8mm、深8mm的骨孔，翻转钻头可以减少灌洗液流出，骨栓插入后有骨性支撑，如果同时行前

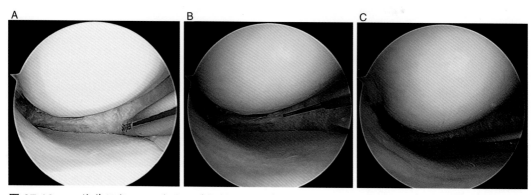

图27.16 A. 修剪保留2mm残边，并新鲜化。B. 穿刺残边。C.新鲜化半月板以启动愈合反应

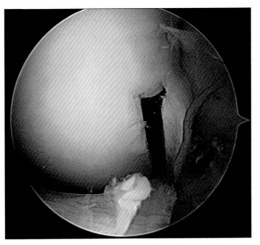

图 27.17　为了帮助观察后角附着区（和骨栓通道），在 MFC 上进行薄的（3mm）"迷你"髁间窝成形术

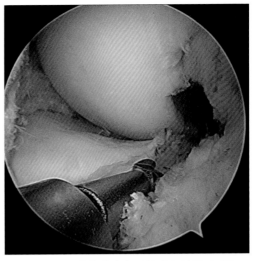

图 27.18　如果需要（在髁间嵴大的情况下），可以部分磨除胫骨内侧髁间嵴

A

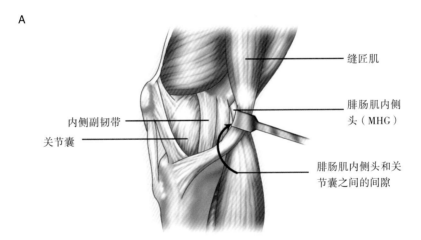

缝匠肌

腓肠肌内侧头（MHG）

内侧副韧带

关节囊

腓肠肌内侧头和关节囊之间的间隙

B

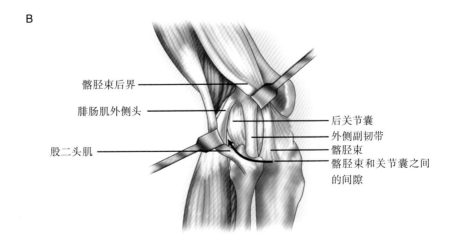

髂胫束后界

腓肠肌外侧头

股二头肌

后关节囊

外侧副韧带

髂胫束

髂胫束和关节囊之间的间隙

图 27.19　A. 后内侧切口进入后内侧囊的示意图。B. 后外侧切口进入后外侧囊的示意图

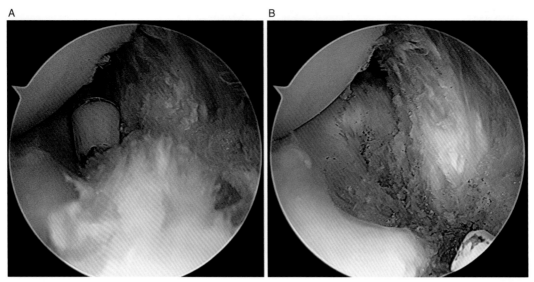

图 27.20　A、B. 后内侧入路观察。PCL 位于射频刀头右侧，图中正在清理半月板骨性附着部位，该附着处位于胫骨平台关节面下方、PCL 前方

交叉韧带（ACL）重建，还能减少隧道相互交叉。必须清理开口处的软组织，避免在骨栓插入过程中发生撞击（图27.21~27.23）。半月板后角的牵引线从前方辅助入路拉出，用于拉入后角骨栓（图 27.24）。

屈曲膝关节至 90°，将前入路从关节线延伸至髌骨。拉钩拉开暴露前角残端。用骨凿制成矩形或三角形插孔，同时将同种异体移植物前角制成相同尺寸的矩形或三角形骨栓（图27.25）。

后角骨栓被拉在 MFC 和 PCL 之间。牵引线会将骨栓拉超后方或向后方成角，然而插孔的方向是从后向前。需要重新调整骨栓角度，用探钩将后角附带的软组织向后推，同时牵引线将骨栓向前拉，从而将骨栓拉入隧道或骨孔中（图27.26A、B）。

后角一旦固定（拴在纽扣钢板或骨

头上），后部软组织牵引线借助外翻应力可复位后角。如果内侧间室空间太小，可用腰椎穿刺针点状松解(馅饼皮技术)，部分松解关节线以上的 MCL（见前面描述）。将前角三角形或矩形骨栓通过关节小切口，在直视下植入匹配的骨孔中，

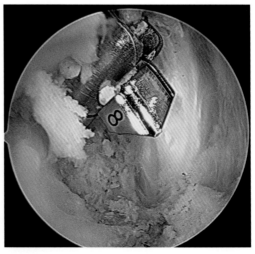

图 27.21　一种可翻转钻头用于制备直径8mm、深 8mm 的骨孔

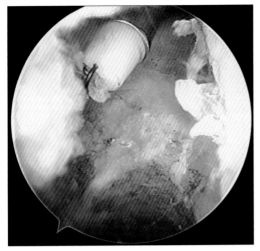

图 27.22　骨槽周围软组织需要清理干净

绑在固定后角骨栓的纽扣钢板、骨桥或锚钉上（图 27.27）。半月板的软组织部分用 2-0 不可吸收缝线经套管从内到外缝合（图 27.28A、B）。应注意，半月板上下表面均需缝合，避免移植物宿主界面出现间隙。全内缝合或混合缝合器一般应用于后 1/3 部。我们不推荐使用全内缝合器，因为它们会比内 - 外缝合针造成更大的穿刺孔。

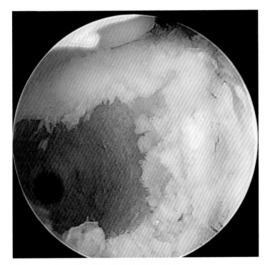

图 27.23　清理骨隧道边缘碎片

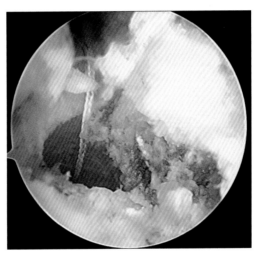

图 27.24　缝线从后角骨孔经前方辅助入路拉出

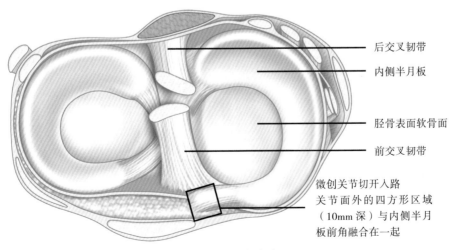

后交叉韧带

内侧半月板

胫骨表面软骨面

前交叉韧带

微创关节切开入路
关节面外的四方形区域
（10mm 深）与内侧半月
板前角融合在一起

图 27.25　在半月板前角附着的四方形区域制作骨槽

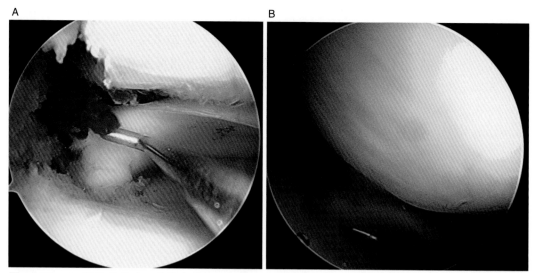

图 27.26 A. 复位开始时，骨块在引导下逐渐置入骨道内（骨块仍然可见）。B. 骨块完全放入骨道内已不可见。移植半月板后角已放入解剖位置

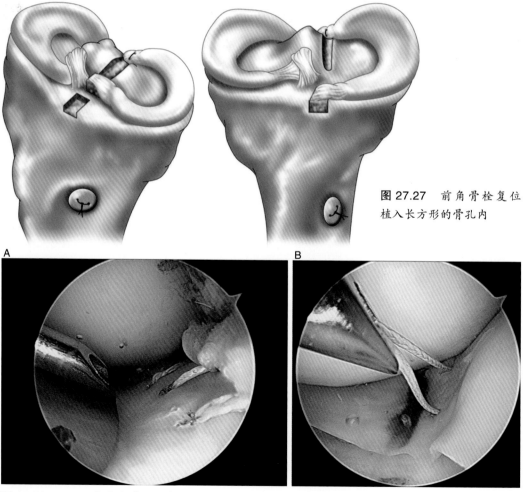

图 27.27 前角骨栓复位植入长方形的骨孔内

图 27.28 A、B. 由内向外的垂直褥式缝合技术与半月板桶柄样撕裂的缝合技术类似。通过后内侧辅助切口，缝线直接在关节囊表面打结

骨桥骨槽技术

有多种方法都使用一种共同的概念：将半月板移植物的骨性附着部修整成"骨桥"，然后在患者膝关节制作一个骨槽与之相匹配。制备的骨槽有 4 种类型：锁眼形、圆槽形、楔形（燕尾形）、方槽形（图 27.29~27.31）。残留软组织清理和半月板移植物体部的固定与上述骨栓或骨孔技术相同。

正如每位设计手术的外科医生对每项技术发明都有其特殊的理论基础，作者之一（JF），作为共同设计出方槽技术的外科医生明显就有自己的偏好。读者总是急于评估每项方法并找到哪种方法最适合他（她）。它们的共同点是：如果半月板尺寸合适，前后角被定位于骨桥的中部，骨道位于前后角附着部的中央；一旦骨桥放置在骨道中，就能对半月板移植物附着部进行解剖学刚性固定。在实验室中已经证实，骨组织比软组织具有更好的固定效果，因此，对于每种方法，都能安全固定。作者谦虚地指出，这些方法的主要区别在于使用方便，并将详细介绍方槽形骨桥。

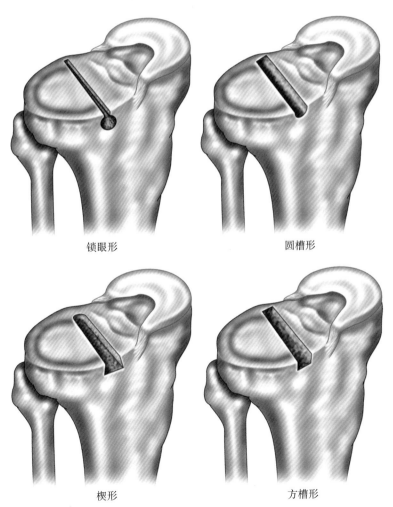

锁眼形　　　　　　　圆槽形

楔形　　　　　　　方槽形

图 27.29　带半月板附着的不同形状的骨槽

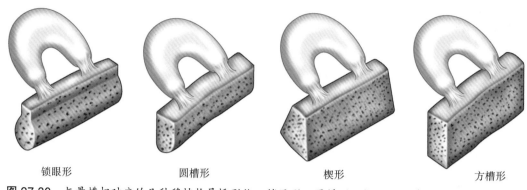

锁眼形　　　　　　圆槽形　　　　　　楔形　　　　　　方槽形

图 27.30　与骨槽相对应的几种移植物骨桥形状：锁眼形、圆槽形、楔形和方槽形

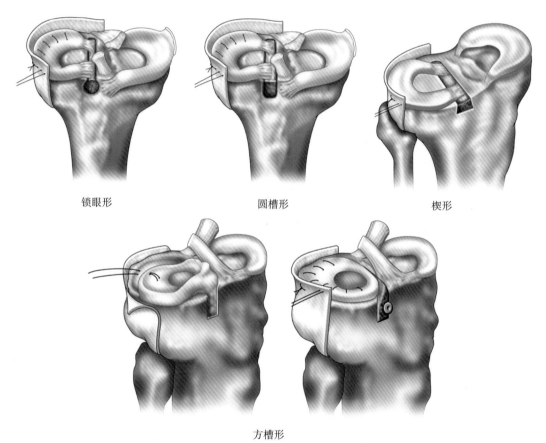

锁眼形　　　　　　　　圆槽形　　　　　　　　楔形

方槽形

图 27.31　不同的骨桥匹配不同的骨槽

总体来说，在方槽形技术中的骨桥使用 7mm 宽（在前后角处深 10mm）的矩形骨桥。在膝关节中做宽为 8mm，深度为 10mm 的方形槽。这样有利于骨桥的准备和插入。

骨桥与骨槽技术：外侧半月板移植

将外周的残余物刨削后，留下约 2mm 宽的边缘，显露外侧半月板的前后角。从

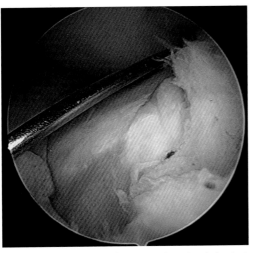

图 27.32 将硬膜外穿刺针从半月板前角的附着区插至后角附着区，然后根据穿刺针选择合适的辅助切口

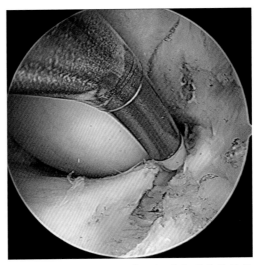

图 27.33 用射频去除半月板前角附着区的软组织

前角附着点的中心至后角附着点中心插入一根硬膜外穿刺针（图 27.32）。穿刺针有利于引导建立辅助入路，用 11 号尖刀片将髌腱纤维纵行劈开约 10mm 作为开始的辅助入路。

然后利用辅助切口，用骨凿、小骨刀或者磨钻做一个有限的髁间窝成形术。利用射频将穿刺针周围，前角至后角的软组织彻底清理干净（图 27.33）。然后用 4mm 磨钻以穿刺针做参考，做一个约 4mm 深的骨槽，骨槽周围需保持足够的骨量，而且骨槽的坡度应与胫骨平台的坡度相适应（图 27.34A、B）。

下一步操作可以在关节镜下进行，也可以通过延长辅助前入路完成，切口延长至关节线下 1cm，纵行劈开髌腱。将 4mm 克氏针置入骨槽内再次确保骨槽深度为 4mm，并且与胫骨外侧平台的斜坡平行。沿导针安装导向器。导针转入骨槽的远端，与骨槽相平行，但不能钻透胫骨后侧皮质（图 27.35A、B）。取出钻头，沿导针置

入 8mm 空心钻，钻孔后测深，但仍不能钻透胫骨后侧皮质，制成直径 8mm 的盲骨道（图 27.36、27.37）。

将"牛鼻形"方骨凿沿骨道插入（图 27.38A、B）。这种方骨凿的"鼻子"可以顺骨道插入，方骨凿的垂直刀口可彻底去除骨道上方残留的骨皮质。有一点比较重要，方凿上方的尖齿应该高于胫骨平台软骨面，但不能太高。假如外露过多，尖齿可能会破坏股骨髁软骨面，但假如放置过深，未能高于平台软骨面，可能会导致"清雪车"效应，上方残留的骨质在操作时会损伤前交叉韧带的足印区（图 27.39、7.40）。

将骨槽上部的骨质去除后，我们制成一个带弧形底面的骨槽。然后再用带刻度尺的、直径 7mm 或 8mm 的骨凿进行打磨。因为移植半月板一般为 10mm 厚，因此在自体半月板的前后角附着区的平台区也应进行打磨（图 27.41、27.42）。

一般来说，8mm 的骨槽内应该放置 7mm 的骨桥，同时移植的半月板也需要

进行适当的处理。首先，将移植半月板的解剖点精确标记出来。一般来说，移植半月板的后角骨质为 5~6mm 宽，因此置入 7mm 的骨桥应该匹配较好。但有时，因为半月板前角附着区变异性较大，有时会超过 7mm（图 27.43）。

假如遇到变异性较大的半月板前角附着区，也应将移植半月板的骨桥制成 7mm 宽，如果在这个宽度下无法容纳半月板前角的附着，仅加大前部的骨桥和相应的骨槽（图 27.44、27.45）。

内侧及外侧半月板与胫骨平台从前往

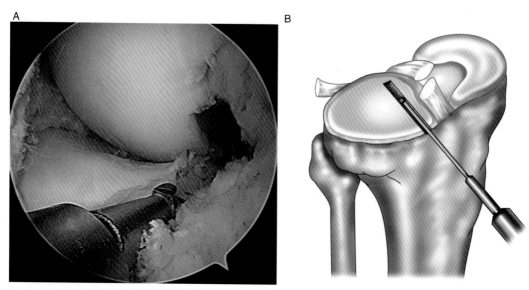

图 27.34　A. 小髁间窝成形后可以直视下观察半月板后角，然后用 4mm 磨钻制成与胫骨平台斜坡相匹配的骨槽。B. A 的示意图

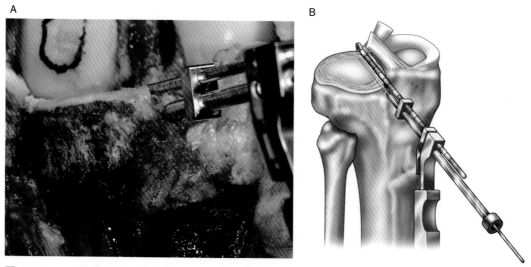

图 27.35　A. 将导针置入骨槽表面。通过表面导针和导向器，在关节线的远端，平行于关节面植入导针。B. A 的示意图

A 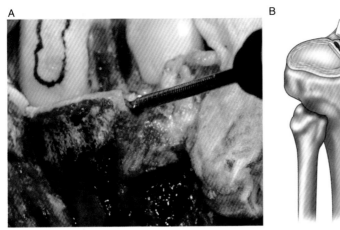 B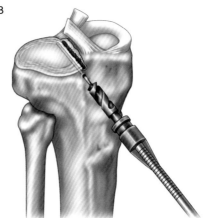

图 27.36 A. 沿导针钻入 8mm 空心钻。B. A 的示意图

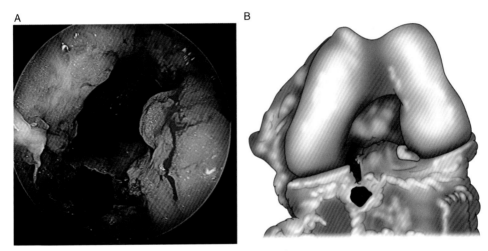

图 27.37 A. 在关节表面远端钻一个盲骨道。B. A 的示意图

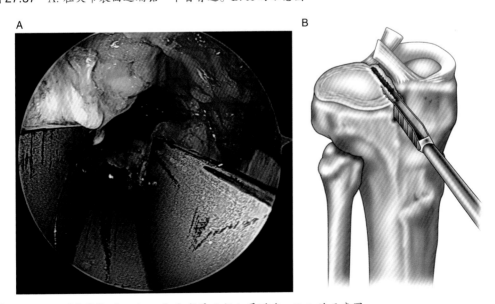

图 27.38 A. "牛鼻"（bullnose）盒式骨凿插入骨道内。B. A 的示意图

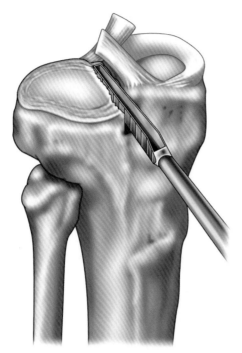

图 27.39　盒式骨凿的齿外露过多可能会损伤髁部软骨

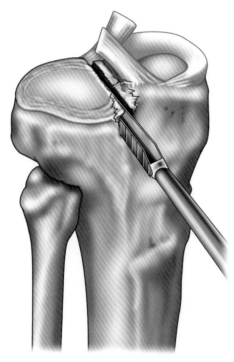

图 27.40　盒式骨凿的齿过深的话，可能无法凿除上部的骨质，从而产生"清雪车"效应，在凿入时将上部骨质推高，损伤前交叉韧带足印区

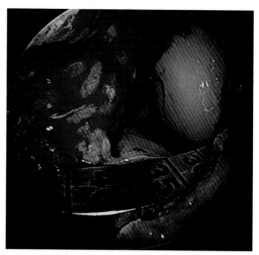

图 27.41　带刻度骨锉底部是齿状，表面带有刻度

后均相连（图 27.46）。因此，应尽量去除后侧多余的骨质，保证置入带骨桥的半月板，但是胫骨后侧骨皮质可保持完好（图 27.47）。而内侧半月板的前角与胫骨平台的前侧及远端相连接，所以前侧骨质无须进一步处理。

保留外侧半月板前角附着点前侧的骨质，并将其作为移植后是否合适的第二个解剖标记。然后在半月板后角、中后 1/3 的连接区分别预留牵引线（图 27.48）。在半月板的中后 1/3 的滑膜附着区也用过线器预留牵引线。在半月板前后角的附着区可以有选择地预留缝线。在屈膝 90° 时，将制备好的移植半月板骨桥由骨槽前方插入，进入关节腔内（图 27.49）。

骨桥导入约 2/3 时，在前方施压的同时拉紧牵引线。对于内侧半月板，需屈膝 20° 并外翻位时操作。有时移植的内侧半月板后角比内髁及内侧胫骨平台之间的间隙更大，这时，采用硬膜外穿刺针用"馅饼皮技术"可以适当松解关节线上方的内侧副韧带，配合牵引线技术，可以将骨桥的后部合适地放置于骨槽内。对于外侧半月板，将膝关节置于"4字位"，配合牵引线技术也足以将移植的半月板合适放入。最后全范围地活动膝关节，观察半月板与软组织结合的紧密程度（图27.50），以及在接近伸直位时是否可以观察到骨桥与骨槽是否与髁部发生撞击。最后将牵引线逐一拉紧、打结固定，也可用带线锚钉或者界面螺钉固定骨桥（图27.51）。半月板周围软组织的缝合类似于骨栓–骨槽技术。不可吸收缝线采用"由内向外"的技术进行垂直褥式缝合（图27.52）。对于外侧半月板，腘肌腱的前侧及内侧各放置一根牵引线，打结后可以将外侧半月板进行牢固固定。

术后管理

　　术后管理主要是经验性的，主要以4级案例证据为主。文献中大部分以临床结果和康复为主，而且大部分的结果均类似，而且影响术后效果的原因也类似（表27.1）。以作者的经验认为，经恰当的术后管理，均可以获得相对满意的效果，很少丧失关节活动度。因为半月板与周围组织之间，在完全伸直至屈膝60°时基本无相对活动。因此，最初2周应该将膝关节限制在0~60°范围内活动，这样半月板与周围组织可获得较好愈合。从术后第一天开始，即要求患者完全伸膝。在这期间，在支具保护下行标准核心肌力锻炼和下地活动。最初4周，患者应在双拐保护下用"平足"步态进行少量的负重锻炼。2~4周后，屈膝活动度可逐渐增加至90°，鼓励积极康复锻炼。4周后，恢复完全的活动度练习和完全伸直。患者可以逐渐弃拐，用正常步态行走。6周后，逐渐进行骑车练习。6个月内暂时避免下蹲及膝关节扭转。具体何时才能恢复体育运动因人而异，一般来说需要在术后1年以后，前提是必须进行充分的评估。

A

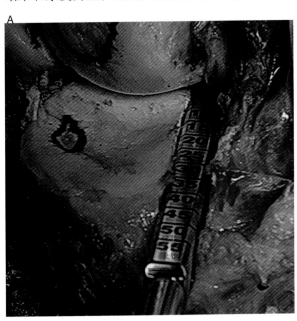

B

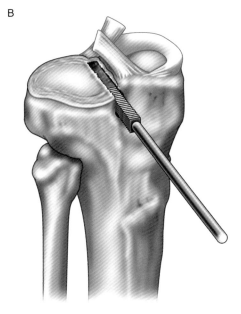

图 27.42　A. 用带刻度骨锉将胫骨平台的骨槽由前至后充分锉磨。B. A 的示意图

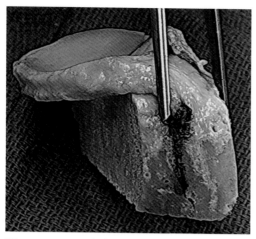

图 27.43　此例患者的内侧半月板前角附着区骨质宽

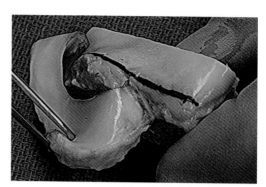

图 27.46　另一侧膝关节演示了内侧半月板后角的附着区是在：①软骨面的远侧；②后交叉韧带斜坡凹陷平面；③胫骨平台后侧靠前侧。因此，导向器不应位于软骨面的上方

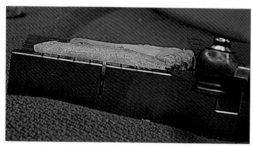

图 27.44　将骨桥放入 7mm 宽的模具内，去除多余骨质。此例患者中，将前角骨质修整至 7mm 宽直至可以放置于 7mm 宽的模具内

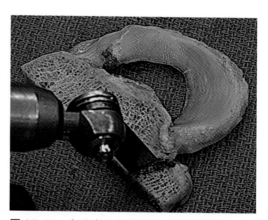

图 27.47　去除半月板前后角多余的骨质

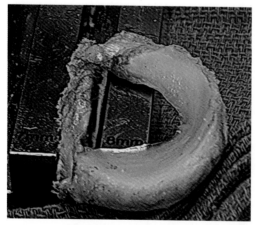

图 27.45　将移植半月板的骨桥置于宽 8mm、深 10mm 的模具内，通过反复锉磨，使其深度为 10mm，同时在模具内轻松滑动，便于在后期置入骨槽

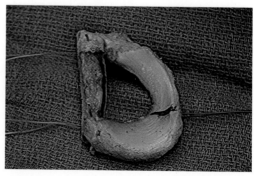

图 27.48　有选择地在骨桥及软组织的后侧放置牵引线

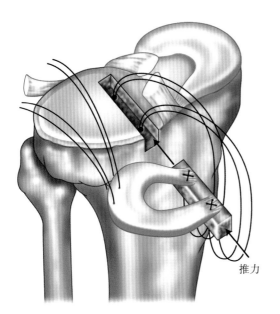

图 27.49　将骨桥插入骨槽

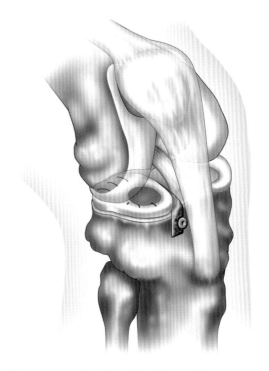

图 27.51　用界面螺钉固定骨桥于骨槽

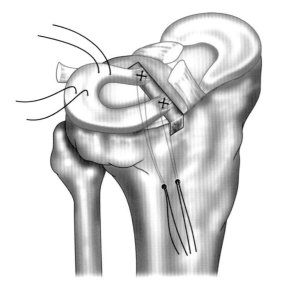

图 27.50　移植半月板的骨桥及软组织复位

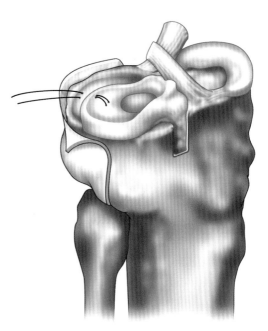

图 27.52　将移植半月板与周围软组织进行缝合加固

361

表 27.1　文献报道的临床结果

作者	随访时间	临床结果
Milachowski 等 [17]	平均 14 个月	22 例手术，19 例成功 成功率 86%
Garrett [18]	2~7 年	43 例手术，35 例成功 成功率 81%
Noyes, Barber-Westin [19]	平均 30 个月 （22~58 个月）	96 例手术，56 例失败（失败率 58%） 软骨 3~4 度坏死，30% 有较好结果
van Arkel , de Boer [20]	2~5 年	23 例手术，22 例成功 成功率 87%
Goble 等 [21]	最少 2 年	29 例手术，17 例成功 成功率 94%
Cameron，Saha [22]	平均 31 个月 （12~66 个月）	63 例手术，58 例成功 成功率 92%
Carter [23]	平均 48 个月	51 例手术，45 例成功 成功率 88%
Rodeo [24]	最少 2 年	33 例手术，22 例成功 成功率 67% 16 例中有 14 例（88%）进行内固定 17 例中有 8 例未进行内固定
Rath 等 [25]	平均 5.4 年（2~8 年）	22 例手术，14 例成功 成功率 64%
Verdonk 等 [26]	平均 7.2 年 （0.5~14.5 年）	16% 的病例（10/61）外侧移植失败 28% 的病例（11/39）内侧移植失败
Cole 等 [27]	平均 33.5 个月（24~57 个月）	45 例手术， 41 例成功 成功率 91% 85% 的成功移植病例可能需要接受二次手术
Noyes，Barber-Westin [28]	2~15 年	2 年成功率 85% 5 年成功率 77% 7 年成功率 69% 10 年成功率 45% 15 年成功率 19%

（宁志刚 陈加荣 谭洪波 译， 韩梅 项毅 审校）

参考文献

[1] Getgood A, LaPrade RF, Verdonk P, et al. International meniscus reconstruction experts forum (IMREF) 2015 consensus statement on the practice of menis cal allograft transplantation. Am J Sports Med, 2017,45(5)：1195–205.

[2] Ode GE, Van Thiel GS, McArthur SA, et al. Effects of serial sectioning and repair of radial tears in the lateral meniscus. Am J Sports Med,

2012,40(8)：1863–1870.

[3] Walker PS, Erkman MJ. The role of the menisci in force transmission across the knee. Clin Orthop Relat Res,1975,109：184–192.

[4] Musahl V, Citak M, O'Loughlin PF, et al. The effect of medial versus lateral meniscectomy on the stability of the anterior cruciate ligament-deficient knee. Am J Sports Med, 2010,38(8)：1591–1597.

[5] Lubowitz JH, Verdonk PC, Reid JB 3rd. VerdonkMeniscus allograft transplantation：a current concepts review. Knee Surg Sports Traumatol Arthrosc, 2007,15(5)：476–492.

[6] van Arkel ER, de Boer HH. Survival analysis of human meniscal transplantations. J Bone Joint Surg Br,2002,84(2)：227–231.

[7] McDermott ID, Amis AA. The consequences of menis-cectomy. J Bone Joint Surg Br, 2006,88(12)：1549–1556.

[8] Farr J, Cole B, Dhawan A, et al.Sherman Clinical cartilage restoration：evolution and overview. Clin Orthop Relat Res, 2011,469(10)：2696–2705.

[9] Harris JD, Cavo M, Brophy R, et al. Biological knee reconstruction：a systematic review of combined meniscal allograft transplantation and cartilage repair or restoration. Arthroscopy,2011,27(3)：409–418.

[10] McDermott ID, Lie DT, Edwards A, et al. The effects of lateral meniscal allograft transplantation techniques on tibio-femoral contact pres- sures. Knee Surg Sports Traumatol Arthrosc Off J ESSKA,2008,16(6)：553–560.

[11] Abat F, Gelber PE, Erquicia JI, et al. Suture-only fixation technique leads to a higher degree of extrusion than bony fixation in meniscal allograft transplantation. Am J Sports Med,2012,40(7)：1591–1596.

[12] Fu FH, Bennett CH, Ma CB, et al. Current trends in anterior cruciate ligament reconstruction. Part II. Operative procedures and clinical correlations. Am J Sports Med, 2000, 28：124–130.

[13] Dienst M, Greis PE, Ellis BJ, et al. Effect of lateral meniscal allograft sizing on contact mechanics of the lateral tibial plateau：an experimental study in human cadaveric knee joints. Am J Sports Med, 2007,35：34–42.

[14] Teichtahl AJ, Davies-Tuck ML, Wluka AE, et al. Change in knee angle influences the rate of medial tibial cartilage volume loss in knee osteoarthritis. Osteoarthr Cartil/OARS, Osteoarthr Res Soc,2009,17(1)：8–11.

[15] Birmingham TB, Giffin JR, Chesworth BM, et al. Medial opening wedge high tibial osteotomy：a prospective cohort study of gait, radiographic, and patient-reported outcomes. Arthritis Rheum, 2009,61(5)：648–657.

[16] Van Thiel GS, Frank RM, Gupta A, et al. Biomechanical evaluation of a high tibial oste-otomy with a meniscal transplant. J Knee Surg,2011,24(1)：45–53.

[17] Milachowski KA, Weismeier K, Wirth CJ. Homologous meniscus transplantation. Experimental and clinical results. Int Orthop,1989,13：1–11.

[18] Garrett JC. Meniscal transplantation：a review of 43 cases with 2- to 7-year follow-up. Sports Med Arthrosc,1993,1：164–167.

[19] Noyes F, Barber-Westin S. Irradiated meniscus allografts in the human knee：a two to five year follow- up study. Orthopaedic. Transactions,1995,19：417.

[20] van Arkel ER, de Boer HH. Human meniscal trans- plantation. Preliminary results at 2 to 5-year follow- up. J Bone Joint Surg Br,1995,77：589–595.

[21] Goble E, Kane S, Wilcox T, et al. Meniscal allografts. Operative arthroscopy. Philadelphia：Lippincott-Raven,1996：317–331.

[22] Cameron JC, Saha S. Meniscal allograft transplanta- tion for unicompartmental arthritis of the knee. Clin Orthop Relat Res,,1997,337：164–171.

[23] Carter T. Meniscal allograft transplantation. Sports Med Arthrosc Rev,1999,7：51–62.

[24] Rodeo SA. Meniscal allografts-where do we

stand? Am J Sports Med, 2001,29：246–261.

[25] Rath E, Richmond JC, Yassir W, et al. Meniscal allograft transplantation. Two- to eight-year results. Am J Sports Med,2001,29：410–414.

[26] Verdonk PCM, Demurie A, Almqvist KF, et al. Transplantation of viable meniscal allograft. Survivorship analysis and clinical outcome of one hundred cases. J Bone Joint Surg Am, 2005,87：715–724.

[27] Cole BJ, Dennis MG, Lee SJ, et al. Prospective evaluation of allograft meniscus transplantation： a minimum 2-year follow-up. Am J Sports Med, 2006,34：919–927.

[28] Noyes FR, Barber-Westin SD. Meniscal transplan- tation in symptomatic patients under fifty years of age： survivorship analysis. J Bone Joint Surg Am, 2015,97(15)：1209–1219.

第 28 章

半月板增强修复和置换（Menaflex、Actifit 和 NUsurface）

Aad Alfons Maria Dhollander, Vincenzo Condello, Vincenzo Madonna, Marco Bonomo, Peter Verdonk

半月板增强修复

目前半月板修补是治疗半月板损伤的首选方案。然而，在某些情况下却不适合修补：如位于半月板内 1/3 的损伤，因为这一区域的血供和愈合能力有限[1]。退行性半月板撕裂的修复效果较差，因为它们常见于老年患者，撕裂方式及半月板质量均不利于修复。因此，退行性半月板撕裂通常是半月板切除术的适应证。此外，在理想的情况下，即使撕裂部分在物理和生理特征上可以修复，仍然存在高达 30% 的失败率[2]。因此，如何加强半月板修复技术是外科医生和科研工作者共同关心的问题[3]。为了解决这个问题，我们可以通过促进细胞趋化，细胞增殖和细胞外基质分泌来克服半月板愈合的障碍。早期强化策略是利用机械刺激促进损伤部位血管化，并刺激周围组织的细胞、细胞因子以及骨髓细胞。虽然这些技术已在临床应用多年，但其临床结果不尽相同[2]。此外，文献表明，运用外源性纤维蛋白凝块、生长因子和不同来源的细胞有助于改善半月板修复效果[4]。

最近，有 3 项临床研究讨论了加强半月板修复的方法。Jang 等发表了一项关节镜下将自体纤维蛋白凝块添加到从内到外半月板缝合术中[5]。这项技术的成功率为 95%（41 例患者中的 39 例）。这项研究包含 41 例半月板撕裂（19 例放射状撕裂，12 例红白区纵向撕裂，7 例横裂，3 例斜裂）。Ra 等也报道了由内向外半月板缝合联合纤维蛋白凝块治

A. A. M. Dhollander
Department of Orthopedic Surgery and
Traumatology, AZ KLINA, Brasschaat, Belgium

V. Condello (✉) · V. Madonna · M. Bonomo
Department of Orthopedics and Traumatology, Sacro
Cuore-Don Calabria Hospital, Negrar (Verona), Italy
e-mail: ortho@vincenzocondello.it

P. Verdonk
Antwerp Orthopedic Center, Monica Hospitals,
Antwerp, Belgium

Department of Orthopedic Surgery, Antwerp
University Hospital, Antwerp, Belgium

© Springer International Publishing AG, part of Springer Nature 2018
J. Farr, A. H. Gomoll (eds.), *Cartilage Restoration*, https://doi.org/10.1007/978-3-319-77152-6_28

疗放射状半月板撕裂的疗效[6]。术后平均随访 30 个月（s=4），Lysholm 评分从 65 分（s=6）提高到 94 分（s=3），IKDC 主观评分从 57 分（s=7）提高到 92 分（s=3）。7 例半月板损伤患者二次镜检时发现有 6 例完全愈合。两项研究数据表明，使用纤维蛋白凝块有助于半月板愈合[5,6]。Jang 等提供的纤维蛋白胶植入技术也很方便应用于临床[5]。

Vangsness 等发表了一项随机双盲对照研究，用于了解膝关节内注射人间充质干细胞（MSCs）的安全性。该研究的目的是了解 MSCs 在部分半月板切除术后促进半月板再生能力，并评估 MSCs 治疗膝关节骨性关节炎的效果[7]。7 家单位共有 55 例患者接受了关节镜下内侧部分半月板切除术，术后 7~10d 予单次膝关节外上侧注射。患者随机分配为 3 个治疗组。组 1：注射 50 ± 106 个同种异体 MSCs；组 2：注射 150 ± 106 个同种异体 MSCs；组 3 为对照组，注射透明质酸钠 (hyaluronic acid/hyaluronan)。在随后的 2 年内，评估其安全性、半月板再生、膝关节的整体状况和患者的临床结果，并行 MRI 检查。结果未发现异位组织形成或临床安全问题。通过定量 MRI 发现，第 1 组中 24% 的患者及第 2 组中 6% 的患者，在半月板切除术后 12 个月，半月板体积明显增加（预定义阈值为 15%；P=0.022）。对照组中无一例患者半月板体积增加达到 15% 的阈值。基于视觉模拟量表评估，注射 MSCs 的骨性关节炎患者与注射透明质酸钠作为对照的患者相比，疼痛明显减轻[7]。

半月板置换

胶原半月板移植物（CMI）

介　绍

Menaflex 胶原半月板植入物于 1992 年首次出现，也被称为 CMI（collagen meniscal implant），是一种组织工程产品[8]。CMI 用于治疗无法修复的半月板撕裂或部分半月板切除术后的患者。植入的目标是增强半月板样组织的再生，其次是防止膝关节退行性改变。CMI 由源自牛跟腱的富含糖胺聚糖（GAG）的三维 I 型胶原网络组成，包括硫酸软骨素和透明质酸，目的是刺激细胞长入。经过化学和物理处理，去除分子抗原和非胶原材料。形状类似于人体半月板，使用的材料具有生物相容性（图 28.1）[8]。

体外研究表明，成纤维细胞能够迁移至支架内。这种现象刺激了细胞的增殖和细胞外基质的分泌[8]。在动物研究中，CMI 显示出生物相容性，吸收时间为 9~12 个月[8]。临床可行性研究证实有类似半月板结构形成、不伴软骨损伤和

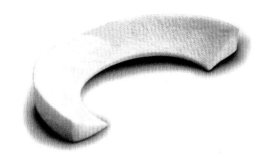

图 28.1　胶原半月板植入物（CMI），具有和正常半月板一样明显的半圆形和三角形截面

免疫反应 [9,10]。在临床环境中，变量可以分为两组：生物因素如患者的年龄，关节退变的程度等；机械因素如损伤大小，肢体力线和关节不稳，后两者如未在术前和（或）手术时进行矫正，视为CMI 的相对禁忌证。如果手术指征把握明确并且遵循康复计划，那么中长期随访结果乐观 [11]。

适应证和禁忌证

适应证

• 年龄 <55 岁。
• 部分半月板切除术后疼痛。

禁忌证

• 骨关节炎（＞Ⅲ级）。
• 全半月板切除术后疼痛。
• 植入材料过敏。
• 韧带不稳。
• 力线不良。
• 感染。
• 类风湿性疾病。

手术方法

CMI 通过常规的前外侧和前内侧入路植入。对关节进行详细的关节镜检查后，去除不可修复的受损组织。目的是在节段性缺损周边保留红－红区或红－白区的健康组织。清创后，使用专用的测量装置测量半月板缺损尺寸，并且对CMI 进行尺寸修整以填充缺损。通过打磨残余的半月板和清理周边滑膜，增强细胞对植入物的侵入而促进"愈合反应"。然后通过关节镜套管引入CMI。为增加显露，可通过腰椎穿刺针对 MCL 进行"馅饼皮"样松解。使用

2-0 不可吸收缝合线，用标准的全内、自内向外或自外向内缝合技术将 CMI 支架固定到半月板残端。垂直褥式缝合固定植入物的体部，水平褥式缝合将 CMI 固定到后角根部和半月板的前方残余部。在缝合后用探针测试植入物的稳定性（图 28.2~28.4）。

康复

膝关节支具伸直位固定 6 周。术后即允许患者每天进行 3~4 次连续被动活动：4 周内屈曲不应超过 60°，7 周内屈曲不超过 90°。6 周内允许负重，患者使用拐杖行走。术后 6 周允许部分负重，此后 2~3 周开始完全负重。通常术后 6 个月后可进行不受限制的体育活动。

Actifit™

介 绍

Actifit™ 是一种可生物降解的无细胞合成支架，由两种成分组成：聚酯 [聚 – ε（小量）– 己内酯 = 软链段] 和聚氨酯（＝硬链段）（图 28.5）。与 CMI 相比，Orteq 生物工程有限公司（London，UK）的 Actifit™ 具有更容易处理和更好的早期生物力学性能。狗模型临床前研究表明，3 个月后植入物的多孔结构完全长入，6 个月后与关节囊完全融合 [12]。Actifit™ 有两种配置：内侧和外侧。Verdonk 等的研究显示 52 例Actifit 支架植入术后 6 个月，所有临床结果评分（VAS 疼痛，IKDC，Lysholm和 KOOS）在统计学上有显著改善。此

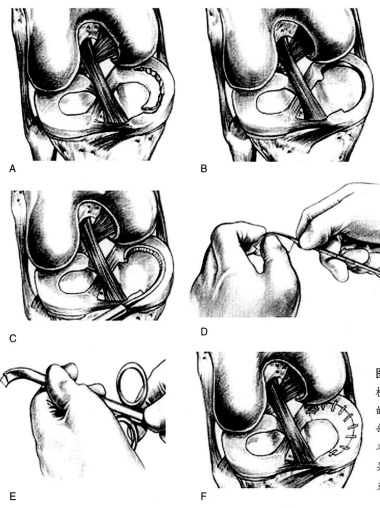

A

B

C

D

E

F

图28.2 胶原半月板（CMI）植入手术技术。A.无法修复的半月板损伤。B.清创损伤部位。C.使用专用杆测量半月板缺损。D、E.通过关节镜套管引入CMI。F.将支架缝合到半月板基座上

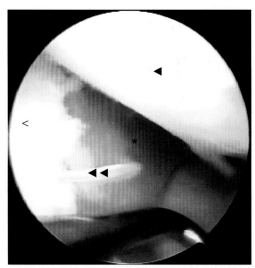

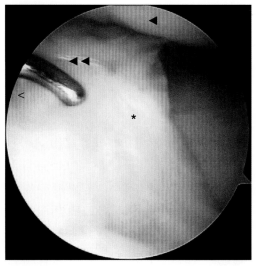

图28.3 植入CMI后的关节镜观察：种植体（*），残留的原生半月板（<），股骨髁（◄），不可吸收缝线（◄◄）

图28.4 种植体在6个月时的外观：种植体（*），残留的原生半月板（<），股骨髁（◄），不可吸收缝线（◄◄）

外，随访 24 个月，临床症状持续改善，与基线相比具有统计学意义[13]。植入 3 个月后，81.4% 的患者（35/43）的 MRI 显示组织长入植入物。植入 12 个月后进一步研究，二次镜检显示 97.7% 的患者（43/44）出现支架整合，并且所有（44例）活检标本均有半月板样组织生长[14]。最近的研究表明，植入 5 年内 Actifit™ 可以改善膝关节功能，并显著减少疼痛。但一项为期 5 年的随访研究也显示，仅 46.7% 的患者的相应膝关节间室软骨状态稳定，使得人们质疑植入物的软骨保护能力。此外，相对高的失败率也引起了人们的注意。必须进行长期随机对照研究，以确认初期结果和该技术的可靠性[15]。

适应证和禁忌证

适应证

- 无法修复的内侧或外侧半月板撕裂或部分半月板缺失，边缘完整。最重要的是，半月板的合成替代物并不用于治疗全部或几乎全部缺损的半月板。理想情况下，缺损长度应限制在 5~6cm。
- 骨骼成熟的男性或女性患者。
- 年龄范围 16~50 岁。
- 稳定的膝关节或在 12 周内能保持稳定的膝关节。
- 国际软骨修复协会（ICRS）分类 ≤ 3 级。

禁忌证

- 完全半月板缺失或不稳定的节段性边缘缺损（包括后根损伤）。
- 单个支架无法治疗的多区域半月板部分损伤。
- 明显的力线不良（内翻或外翻）。
- 存在软骨缺损 ICRS 分类 > 3 级。
- BMI ≥ 35kg/m²。
- 感染。
- 类风湿性疾病。

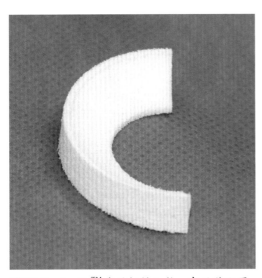

图 28.5　Actifit™ 半月板植入物：有两种配置，为内侧和外侧。它是一种可生物降解的无细胞合成支架，由聚酯 [聚 - ε（小量）- 己内酯 = 软链段] 和聚氨酯（= 硬链段）组成

手术方法

使用标准设备，按照标准的关节镜手术将 Actifit® 半月板支架植入患者的膝关节。在植入之前，应检查关节软骨状态、半月板边缘以及前角、后角的完整性。在内侧关节间室较紧的情况下，可以使用自外向内穿刺法（从外到内多次使用腰椎穿刺针穿刺）或自内到外的"馅饼皮"技术来松解内侧副韧带。通过这种方式，手术医生可以充分观察股骨和胫骨的软骨状态，并为半月板植入创造足够的工作空间。第一步，处理损伤的半月板，做植入前的准备。清理和去除所有病变组织，确保半月板缺损部

位达到血管化的红－红区或红－白区。远离滑膜的半月板缺损类型愈合能力有限，应排除此型手术。此外，可穿刺半月板边缘增加血供来刺激愈合。轻柔刨削滑膜可进一步增强半月板融合和组织长入。使用特殊设计的半月板尺和半月板尺引导器，沿半月板缺损内边缘测量其曲率。然后测量 Actifit®，无菌条件下用手术刀修整，使其适合缺损半月板的位置和形状。建议比缺损半月板长10%（<3cm 的缺损为 3mm，≥ 3cm 的缺损为 5mm），以弥补缝合海绵状材料而引起的支架收缩，确保半月板植入物和缺损部位紧密贴合。支架的前侧应以 30°～45° 的斜角切割，以便与原半月板的前部完美贴合（图 28.6）。扩大入口（小指的尺寸通常足够），以便插入装置引导支架平滑进入。

采用缝合固定 Actifit®，首先采用全内水平缝合半月板支架的后缘到原半月板。应紧密缝合；须注意避免过度收紧缝线，否则会改变支架的外观并使支架成锯齿状。缝合线之间的距离应保持约 0.5cm，每根缝合线应放置于支架的 1/3～1/2 高度处（参照下表面）。

缝合后，如需要可用篮钳进一步修剪植入物并在关节内进行微调。一旦支架牢固固定，使用探针和 0～90° 范围内活动膝关节测试其稳定性。可将髁间窝处抽吸的骨髓直接注射入植入的干燥支架内，刺激愈合反应（图 28.7）。

康　复

为了保护新形成的脆弱组织并提供最佳的康复环境，所有患者应接受类似半月板同种异体移植的康复计划。通常康复期为 16~24 周。患者在前 3 周内禁止负重。从第 4 周起允许部分负重，在植入后 9 周逐渐增加负荷至 100%。分阶段开始逐渐增加负重，对于体重 ≤ 60kg 的患者，每周增加 10kg，对于体重 60~90kg 的患者，每周增加 15kg。从第 9 周开始，支架保护下可完全负重，从第 14 周开始不再使用支架。逐渐增加活动度，前 6 周应限制在

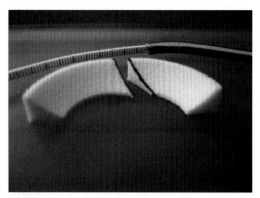

图 28.6　应用手术刀修整 Actifit® 半月板支架使其完美贴合半月板缺损部位

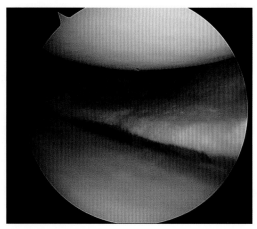

图 28.7　植入 1 年后，镜下观察 Actifit®，支架和边缘及后角完全整合

90°内，6 个月后由责任外科医生评估后逐渐恢复运动，9 个月后才允许接触性运动。

NUsurface®

介　绍

　　NUsurface® 是一款非锚定、自我中心的内侧半月板植入物（NUsurface® MeniscusImplant，Active Implants LLC，TN，USA；图 28.8），为关节疼痛伴半月板功能丧失的中年患者进行过渡治疗而开发[16]。这种具有可靠生物力学性能的内侧半月板植入物的概念与以前的产品不同，因为它不需要固定或附着，不是为了让天然组织长入而设计的。植入物的形状和形态基于广泛的 MRI 研究，该研究包含 100 余次膝关节扫描的几何形态；该植入物与以前的植入装置不同，它具有独特的位于胫骨髁间嵴和股骨髁间窝的外侧"桥"，可限制过度运动和脱位[17-19]。植入物材料的生物力学优化是基于体外膝关节标本与植入物的接触压力测量，和计算有限元（FE）分析和混合模式的磨损模拟[20]。最后一个临床前实验是在绵羊模型内进行的，在显微镜下对植入后的软骨进行了广泛的定量评估研究[21]。该植入物的材料特性被调整到最佳压力分布状态，以便减少软骨负荷，从而减轻疼痛[22]。该植入物与其他植入物的区别在于，它能够适应负荷却不影响其完整性。

　　人体内系列研究于 2008 年 5 月首次开展。纳入标准会在下文提及，包括 Outerbridge 分类 4 级的软骨退变患者。与下文的纳入标准相比，第二个主要差异是，原研究未涉及半月板的后根状态。这两个变化源于一些临床失败（未发表的数据）案例。基于这些数据，在欧洲和以色列开展了一项前瞻性、多中心、非随机、开放性研究。

　　2011—2013 年，欧洲和以色列的 128 例患者参加了 NUsurface® 半月板移植物的单臂、多中心试验（MCT）。该 MCT 的主要发现包括：KOOS、VAS、IKDC 和 EQ-5D 评分在术后 2 年内的每个时间点都有显著的临床改善。在这 2 年期间进行的 MRI 提供了一些初步证据，证明在大多数患者中，NUsurface® 维持了植入物邻近软骨的状态。在研究期间，

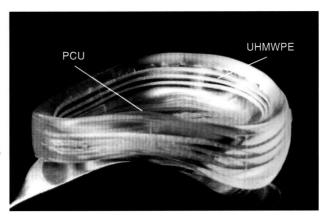

图 28.8　NUsurface® 聚碳酸酯－聚氨酯（PCU）制成的内侧半月板植入物，采用超高分子量聚乙烯（UHMWPE）纤维环增强（Dyneema® Purity，DSM）

确定失效的植入物可通过更换改进后的植入物解决，后者的耐疲劳强度比第一代装置强 1 倍。一些患者从第一代植入物升级为新版本，这些病例的经验表明，植入物的移除和更换不会对膝关节的软骨造成任何损害，并且在移除植入物之前发现，正常使用该装置产生的任何碎屑都可以很好地耐受，不会引起急性滑膜炎。

目前，美国 FDA 正在进行两项临床研究，包括来自欧盟和以色列的患者：一项前瞻性、多中心、随机对照临床试验（VENUS：验证 NUsurface® 系统的有效性）和一项前瞻性多中心研究（SUN：安全使用 NUsurface®）。这两项研究中使用装置的强度是第一代 RCT 试验中植入装置强度的两倍。

适应证和禁忌证

适应证

- 通过 MRI 证实内侧半月板的退行性变和（或）撕裂和（或）既往行半月板切除术。
- KOOS 疼痛量表的疼痛评分为 75 分或以下，其中 100 分为正常。
- 机械轴力线偏差在 ±5° 以内。
- 计划手术时，年龄在 35 ~ 75 岁。

禁忌证

- 可 NUsurface® 植入物接触的内侧胫骨平台或股骨髁有Ⅳ级软骨损伤（Outerbridge 分级系统）。
- 外侧间室疼痛伴外侧关节软骨损伤大于Ⅱ级（OB）和（或）外侧半月板撕裂。
- 膝关节内翻或外翻畸形 > 5°。

- 根据 ICRS 评分，关节松弛超过Ⅱ度，继发于 ACL 和（或）PCL 和（或）LCL 和（或）MCL 的损伤。
- 髌骨不稳或非解剖位的髌骨。
- 髌骨间室疼痛和（或）大于Ⅱ级（Outerbridge 分级）的髌股关节软骨损伤。
- 需要同时行胫骨截骨术。
- 在植入 NUsurface® 植入物前 ACL 重建 <9 个月。
- 既往有半月板假体植入史或有塑料成分的韧带或膝关节植入物史。
- 膝关节屈曲挛缩 >10°。
- 膝关节屈曲 <90°。
- 双下肢不等长导致明显的跛行。
- 既往重大膝关节髌部手术史。
- 膝关节炎性疾病，包括干燥综合征。
- 病态肥胖，BMI> 35kg/m^2。

手术方法

建立标准的关节镜前外侧和前内侧入路。首先，将剩余的半月板组织清除至稳定半月板边缘。检查半月板边缘和前后角的连续性，记录十字交叉韧带的稳定性和评估关节软骨的退变。膝关节弯曲 90°，自髌骨顶端向下至胫骨干骺端沿髌骨内侧缘，切长 5~7cm 的皮肤纵向切口（图 28.9）。切开关节囊后，可切除部分滑膜组织和脂肪垫，显露关节内侧的关节囊到髁间窝区域。

术前，将模板置于标准膝关节 X 线片上测量内侧间室前后径和内外径，确定植入物的合适尺寸，在 30~90 码之间有 7 种植入物尺寸可选，每一型号递增代表在空间维度上增加约 4%。每种植入假体尺寸都配备相同尺寸的试模，试模周边不透 X 线，术中可以透视定位（图 28.10）。

移植体植入的最佳体位是在外翻应力下屈膝约 30° 位。该半月板植入体由专用植入器植入，植入器通过前边

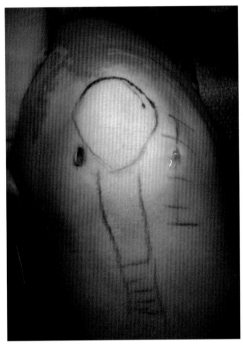

图 28.9　皮肤切口位于髌骨内侧，长 5 ～ 7cm

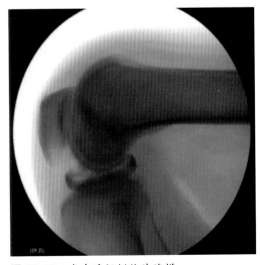

图 28.10　术中透视侧位片试模

缘夹持（图 28.11）。将 NUsurface® 放入内侧间室后，多次屈伸膝关节使植入体居中。应重点检查植入体内侧缘是否悬吊出去；内侧关节囊韧带结构可以很好地耐受几毫米的内侧挤压。避免髁间窝的侧方撞击是保证植入体平稳滑动的关键。因此，在股骨内侧髁后方进行髁间窝成形术有利于植入体的滑动。应特别注意髁间窝的顶部，防止在负重时撞击植入体的上表面。透视可轻松确认 NUsurface® 试模位置，包括静态位置、屈伸移位，也可用于比较不同尺寸。试模插入后，前外入口插入关节镜，观察植入体在屈伸膝关节时的轨迹和撞击。使用植入试模一样的技术植入最终植入体。常规缝合关节囊，完全伸直膝关节评估前方撞击。引流管可留置一晚。

康　复

术后第 1 周用支具固定膝关节于完全伸直位。术后第 1 天，允许部分负重和股四头肌等长活动。从第 2 周开始进行可耐受的完全负重练习、水疗和闭链运动。6 周后才允许进行开链式运动。鼓励本体感觉运动练习，因为在植入术后最初 2~3 个月患者的主诉之一是缺乏本体感觉。

结　论

半月板增强修复和置换仍然是骨科尚未解决的问题。半月板修复手术的增强修复策略具有很大的潜力，然而，目

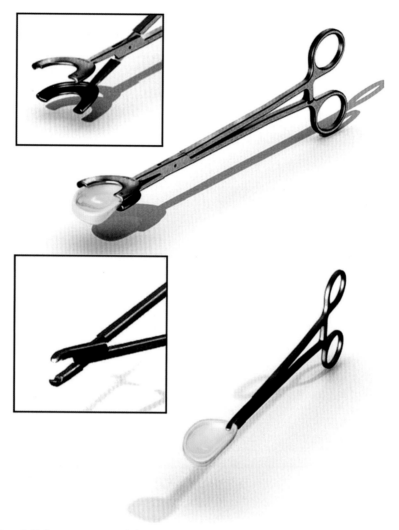

图 28.11 植入和拔出 NUsurface® 的专用器械

前仍然缺乏相关的临床研究。因此，迫切需要增加转化研究和改进基础设备，以获取大量体外和临床前生物数据应用于临床 [3]。

　　基于合成或天然聚合物的半月板替代品已出现 [11-15]。多数植入物都是基于可生物降解的材料，其形成的临时支架随时间在体内降解并逐渐被新生组织替代。这种方法的潜在缺点包括：缺乏可持续性，持续性与大多数生物降解材料在体内膝关节的负荷条件相关；以及存

在个体对植入物生物反应的变异性，变异性与目标人群有年龄限制及新生组织的质量有关 [11-15]。

　　目前，保守治疗（如膝关节支具固定、改变活动方式和注射），甚至各种半月板切除术（初次、再次、多次）都是主流的治疗方法，主要适用于 50 岁左右并有半月板功能缺失症状的患者。年龄较大的患者，例如 65 岁以上，临床医生通常选择关节置换术。传统的单髁关节置换术（UKA）仍然很受欢迎，但需

要进行较多的骨切除并伴随着患者活动方式的改变。全膝关节置换术（TKA）是一种可靠的手术方法，但通常不建议年龄 <55 岁的年轻患者进行这种手术，因为他们可能需要进行后续翻修手术。

虽然还在早期探索阶段，但上述治疗方法的间隔期也有不同的治疗方法可以选择。以真正再生具有接近原生半月板生物学和生物力学性能的半月板组织为目标，进一步研究和开发，会拓展更多的治疗方法处理富有挑战性的半月板病变。

（金旭红 陈侠甫 谭洪波 译，
杨滨 肖洪 审校）

参考文献

[1] Arnoczky SP, Warren RF. Microvasculature of the human meniscus. Am J Sports Med, 1982, 10:90–95.

[2] Maak TG, Fabricant PD, Wickiewicz TL. Indications for meniscus repair. Clin Sports Med, 2012, 31: 1–14.

[3] Moran CJ, Busilacchi A, Lee CA, et al. Biological augmentation and tissue engineering approaches in meniscus surgery. Arthroscopy, 2015, 31:944–955.

[4] Scotti C, Hirschmann MT, Antinolfi P, et al. Meniscus repair and regeneration: review on current methods and research potential. Eur Cell Mater, 2013, 26:150–170.

[5] Jang SH, Ha JK, Lee DW, et al. Fibrin clot delivery system for meniscal repair. Knee Surg Relat Res, 2011,23:180–183.

[6] Ra HJ, Ha JK, Jang SH,et al. Arthroscopic inside-out repair of complete radial tears of the meniscus with a fibrin clot. Knee Surg Sports Traumatol Arthrosc, 2013,21:2126–2130.

[7] Vangsness CT Jr, Farr J II, Boyd J, et al. Adult human mesenchymal stem cells delivered via intra-articular injection to the knee following partial medial meniscectomy: a randomized, double-blind, controlled study. J Bone Joint Surg Am, 2014,96:90–98.

[8] Stone KR, Rodkey WG, Webber R, et al. Meniscal regeneration with co polymeric collagen scaffolds. In vitro and in vivo studies evaluated clinically, histologically, and biochemically. Am J Sports Med,1992,20:104–111.

[9] Rodkey WG, Steadman JR, Li ST. A clinical study of collagen meniscus implants to restore the injured meniscus. Clin Orthop Relat Res, 1999,367:281–292.

[10] Stone KR, Steadman JR, Rodkey WG, et al. Regeneration of meniscal cartilage with use of a collagen scaffold. Analysis of preliminary data. J Bone Joint Surg Am, 1997,79:1770–1777.

[11] Zaffagnini S, Marcheggiani Muccioli GM, Lopomo N, et al. Prospective long-term outcomes of the medial collagen meniscus implant versus partial medial meniscectomy: a minimum 10-year follow-up study. Am J Sports Med, 2011, 39:977–985.

[12] Tienen TG, Heijkants RG, de GJH, et al. Replacement of the knee meniscus by a porous polymer implant: a study in dogs. Am J Sports Med, 2006,34:64–71.

[13] Verdonk P, Verdonk R, Huysse W, et al. Successful treatment of painful irreparable partial meniscal defects with a polyurethane scaffold—two year safety and clinical outcomes. Am J Sports Med, 2012,40:844–853.

[14] Verdonk R, Verdonk P, Huysse W, et al. Tissue ingrowth after implantation of a novel, biodegradable polyurethane scaffold for treatment of partial meniscal lesions. Am J Sports Med, 2011,39:774–782.

[15] Dhollander A, Verdonk P, Verdonk R. Treatment of painful, irreparable partial meniscal defects with a polyurethane scaffold: midterm clinical outcomes and survival analysis. Am J Sports Med, 2016,44:2615–2621.

[16] Zorzi C, Condello V, Verdonk P, et al. Too old

for regenerative treatment? Too young for joint replacement? Clinical indication for a novel meniscus implant. Canada: ICRS 2012 meeting, 2012.

[17] Elsner JJ, Portnoy S, Guilak F, et al. MRI-based characterization of bone anatomy in the human knee for size matching of a medialmeniscal implant. J Biomech Eng,2010,132:101008.

[18] Linder-Ganz E, Elsner JJ, Danino A, et al. A novel quantitative approach for evaluating contact mechanics of meniscal replacements. J Biomech Eng,2010,132:024501.

[19] Elsner JJ, Shemesh M, Shefy-Peleg A, et al. Quantification of in vitro wear of a synthetic meniscus implant using gravimetric and micro-CT measurements. J Mech Behav Biomed Mater,2015,49:310–320.

[20] Elsner JJ, Portnoy S, Zur G, et al. Design of a free-floating polycarbonateurethane meniscal implant using finite element modeling and experimental validation. J Biomech Eng, 2010,132:095001.

[21] Zur G, Linder-Ganz E, Elsner JJ, et al. Chondroprotective effects of a polycarbonate-urethane meniscal implant: histopathological results in a sheep model. Kne Surg Sports Traumatol Arthrosc,2011,19:255–263.

[22] Shemesh M, Asher R, Zylberberg E, et al. Viscoelastic properties of a synthetic meniscus implant. J Mech Behav Biomed Mater, 2014, 29:42–55.

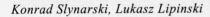

第 29 章
减震装置

Konrad Slynarski, Lukasz Lipinski

引 言

退行性关节病的特征是关节软骨的改变，逐渐出现关节疼痛和功能变化。膝关节骨性关节炎（OA）是退行性关节病的最常见表现，在 45 岁以上人群中所占比例超过 30%。骨关节炎的治疗可分为保守（口服药物，注射，减轻体重，活动改变，支具）和手术（关节保留和关节置换技术）两种选择。对于中度骨关节炎变化的患者，保守治疗在一定时间内可以缓解疼痛。一旦保守治疗失败，手术治疗就可以发挥作用。

年轻成人和早期骨性关节炎患者的病理学改变在诊断方面具有一定的挑战性[1]。在许多病例中，自然病史始于膝关节外伤，创伤后发生骨性关节炎的概率可增加 3.86 倍[2]。一部分患者中存在

力线不良；另一部分患者具有骨性关节炎的遗传因素；当患者同时存在这两个条件时，OA 就可以发生于年轻期。而创伤则是不同于这两种因素的额外的作用因素[3]。首先，当组织（例如半月板、软骨、韧带）受到创伤时，一系列反应就开始了，一些作者将这种反应称为骨关节炎变化的开始，之后由退变逐渐向完全性 OA 发展。第二，也是最重要的改变，即受创伤的组织不能维持其本身的机械功能（例如，受损的半月板失去其作为减震器的功能）。我们可以通过假体关节置换术治疗严重的 OA，但轻度至中度 OA 患者更值得我们的关注，他们的目标是尽可能多地保留受伤前的活动力和关节功能水平，而不会产生疼痛。这类患者一般不愿意接受膝关节骨质切除手术[4]，且近期文献显示，大约 30% 的年轻 OA 患者行关节置换术后仍然会有残余疼痛[5]。

负载管理与关节保守治疗的演变

关节负载管理是一种接受度很高的

K. Slynarski (✉)
Department of Orthopedics, Gamma Medical Center,
Warszawa, Mazowieckie, Poland
e-mail: konrad@slynarski.pl

L. Lipinski
Department of Orthopedics, Orthopedics and
Pediatric Orthopedics Clinic, Medical University in
Lodz, Lodz, Poland

© Springer International Publishing AG, part of Springer Nature 2018
J. Farr, A. H. Gomoll (eds.), *Cartilage Restoration*, https://doi.org/10.1007/978-3-319-77152-6_29

膝关节 OA 治疗方法。膝关节减荷支具可减轻患者的疼痛，并使其恢复正常活动状态。Lee PY 等通过长达 8 年的随访，对 63 例中度膝关节 OA 患者应用减荷支具与膝关节单髁置换术进行了比较分析，结果显示临床评分良好且成本效益较高 [6]。但是总体来看，患者对减荷支具的长期依从性差，因为必须长时间佩戴，可能不舒服，并可能引起社会耻辱感。

既往已经报道了有许多手术方式可通过改变膝关节间室的压力阻止或延缓关节炎变化。1958 年，Jackson 率先描述了减轻膝关节炎患者内侧间室负荷的方法 [7]。Coventry 的闭合楔形截骨术是世界上首次尝试截骨治疗 OA 的手术方式之一 [8-10]。最近，开放楔形胫骨高位截骨术（HTO）正在重新引起人们的兴趣，因为活动量大、年轻的骨关节炎和力线不良的患者缺乏治疗的选择。虽然 HTO 相关文献显示截骨术具有良好的临床效果，且仍然可以转变为关节置换术，但也有一些患者仍然对其保持谨慎态度，因为截骨术的治疗涉及骨破坏和漫长的愈合过程，并且可能引起对侧间室的退变。因此，研究人员仍在寻找膝关节 OA 的微创技术。

单髁膝关节减震器：Atlas

Atlas（R）系统（美国 Moximed 公司设计，美国 FDA 要求仅限于美国使用），是一种皮下、囊外植入物，由两个组成部分（股骨和胫骨）和一个减震组件组成。它的特点是可以减轻膝关节内侧间室 13kg 的负荷，作用相当于一个

5°或 10°开放楔形 HTO 截骨术 [11]。该设备从 0°～30°的低弯曲度活动中只充当一个减震器，而不转移对侧间室的负荷。相比之下，我们了解到患者在 HTO 截骨术后 6 年就可以发展为对侧间室的 OA[12]。Atlas 系统可以作为独立手术植入，也可以结合关节镜手术治疗（例如半月板或软骨损伤）。

Bode G. 等在尸体标本上评估了膝关节内侧间室内植入减震装置术后以及 5°和 10°胫骨高位截骨术后的峰值负荷力 [13]。在所有分组中，内侧接触压力和峰值接触压力的结果显著降低，并且作者得出结论，HTO 截骨术和植入减震器的结果类似，均能减轻内侧间室的负荷。因此，这种治疗方法可以应用于膝内侧骨关节患者和下肢力线正常的患者（这类患者不适合行 HTO 截骨手术）。

手术按照计划步骤进行，采用标准麻醉方法，术中使用止血带。采用膝关节内侧皮肤切口，小心剥离内侧副韧带的浅层。然后于股骨内侧髁的髁线处用克氏针钻孔，之后在胫骨平台下方 5mm 的位置用克氏针标记，作为胫骨固定点，使膝关节完全伸展并施加内翻应力。在测量出所需的合适减震装置长度后，用克氏针钻出最终的胫骨固定点（在浅侧内侧副韧带的前缘）。用克氏针临时固定该减震装置，内外翻试验再次验证减震单元的长度变化，这一步对于最终结果至关重要。在 0°～30°的屈曲运动范围内，植入的减震装置应起到减震器的作用，并且手术医生应能看到减震单元的压缩，当进行更大的屈曲活动时减震单元会松弛。如果设备位置可以接受，

则使用标准自锁螺钉固定最终植入的减震装置。常规闭合皮肤。作者的康复方案中允许患者在 Atlas 手术后在可承受的疼痛范围进行部分负重。

膝关节间室减少负重后可以促进膝关节软骨愈合并减少软骨下骨水肿。Miller 等的研究评估了 9 例膝关节内侧骨性关节炎患者采用关节减震装置的疗效[14]。他们测量了关节间隙宽度，基线从平均 0.9mm 显著增加至 2 年随访时的 3.1mm。所有患者的 WOMAC 评分均有所改善。

Slynarski 等发表了半职业篮球运动员植入 Atlas 系统后膝关节完全无痛的病例报告[15]。该患者在 6 个月时 WOMAC 和 KOOS 评分均有改善，在膝关节正常活动中无疼痛感并恢复了高强度的运动活动。最近，一项针对 Atlas 系统设计的包含 26 名受试者的可行性研究报告显示，1 年时的有效率大于 90%，有效率定义为 WOMAC 疼痛量表从基线开始改善 > 20%（图 29.1、29.2）[16]。

Madonna V 等在 53 例患者中植入上一代减震器，平均随访 12 个月[17]，评估了这些患者的 KOOS、Tegner、Lysholm、VAS 和 IKCD 评分。在这项研究中，作者报告了 91% 的有效率。

可供选择的减震技术

Shenoy 等进行了一项有趣的研究，

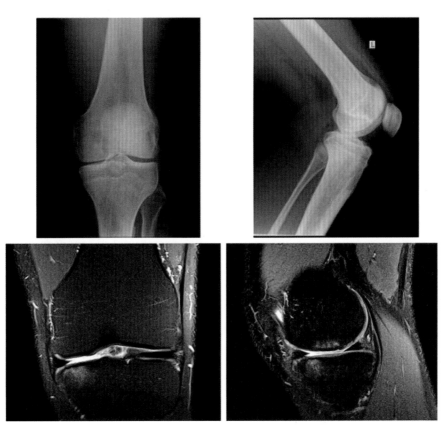

图 29.1　行 Atlas 减震系统植入术前的患者，该患者可见膝关节内侧间室关节软骨部分丢失和软骨下骨应激反应的变化

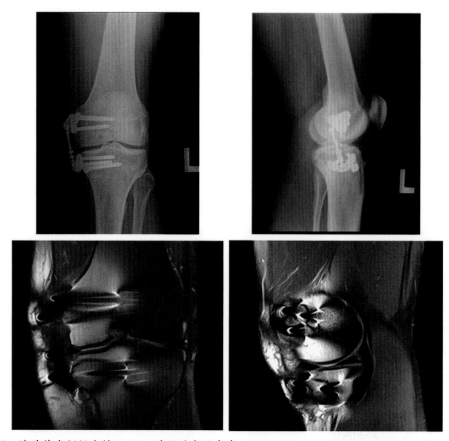

图 29.2　膝关节内侧间室植入 Atlas 系统的术后患者

研究重点是膝关节内侧髁间的减震概念（Latella Knee Implant®，Cotera，Inc.，Menlo Park，USA）。他们认为改变作用在膝关节上的力的杠杆臂可以改变膝关节髁间中的载荷分布。他们推出了一种装置，可以从股骨外侧髁移位髂胫束，并改变有效力臂，以便向外侧间室转移改变负荷分布，类似于 HTO 截骨手术[18]。在临床应用该技术之前，在尸体标本上的试验结果提示该方法可行用有效，并且从内侧间室到外侧间室的负荷分布变化范围为 34%~65%。这是通过髂胫束的横向位移在 15~20mm 获得的。应用该技术后出现的一个问题是髂胫束综合征，但即使没有植入这种装置，髂胫束综合征也可能是骨关节炎患者会发生的严重问题，这一点还有必要进一步证实。

结　论

总之，植入减震装置是一种关节外植入技术，是轻度至重度骨关节炎患者的一种有前景的替代方案，可能会改善患者的症状并提高其生活质量。还需要进一步的研究评估这种治疗方法的长期效果。在软骨修复的背景下，相比于 HTO 截骨术，这种方法通过植入减震器并没有对韧带进行改变，可能是一种更有吸引力的替代方案。

（姜楠 曾伟南 译，胡炜 肖洪 审校）

参考文献

[1] Luyten FP, Bierma-Zeinstra S, Dell'Accio F, et al. Toward classiication criteria for early osteoar-thritis of the knee. Semin Arthritis Rheum, 2017. pii: S0049-0172(17)30098-7. https://doi.org/10.1016/j.semarthrit,2017.08.006. [Epub ahead of print].

[2] Blagojevic M, Jinks C, Jeffery A, et al. Risk factors for onset of osteoarthritis of the knee in older adults: a systematic review and meta-analysis. Osteoarthr Cartil, 2010, 18:24–33.

[3] Cattano NM, Barbe MF, Massicotte VS, et al. Joint trauma initiates knee osteoarthritis through biochemi-cal and biomechanical processes and interactions. OA Musculoskeletal Medicine, 2013, 1(1):3–8.

[4] Moorman T, Kirwan T, Share J, et al. Patient preferences regarding surgical interven-tions for knee osteoarthritis. Clin Med Insights Arthritis Musculoskelet Disord, 2017, 10:1–12.

[5] Parvizi J, Nunley RM, Berend KR, et al. High level of residual symptoms in young patients after Total knee arthroplasty. Clin Orthop Relat Res, 2014, 472:133–137

[6] Lee PY, Winield TG, Harris SR, et al. Unloading knee brace is a cost-effective method to bridge and delay surgery in unicompartmental knee arthritis. BMJ Open Sport Exerc Med, 2017, 2(1):e000195. https://doi.org/10.1136/bmjsem-2016-000195. eCollection 2016

[7] Jackson JP, Waugh W. Tibial osteotomy for osteoar-thritis of the knee. Proc R Soc Med, 1960, 53(10):888.

[8] Coventry MB. Osteotomy of the upper portion of the tibia for degenerative arthritis of the knee. A prelimi-nary report. J Bone Joint Surg Am, 1965, 47:984–90.

[9] Coventry MB. Upper tibial osteotomy. Clin Orthop Relat Res, 1984, 182:46–52.

[10] Coventry MB, Ilstrup DM, Wallrichs SL. Proximal tibial osteotomy. A critical long-term study of eighty-seven cases. J Bone Joint Surg Am, 1993, 75(2): 196–201.

[11] Becher C, Huelsmann J, Ettinger M, et al. Comparing established and emerging surgical options for load reduction of the medial knee: a biomechanical study. Knee Surg Sports Traumatol Arthrosc, 2016, 24(Supp 1):S4–S114.

[12] Gomoll AH, Angele P, Condello V, et al. Load distribution in early osteoarthritis. Knee Surg Sports Traumatol Arthrosc, 2016, 24(6):1815–25.

[13] Bode G, Kloos F, Feucht MJ, et al. Comparison of the eficiency of an extra-articular absorber system and high tibial osteotomy for unloading the medial knee compartment: an in vitro study. Knee Surg Sports Traumatol Arthrosc, 2016. [Epub ahead of print].

[14] Miller LE, Sode M, Fuerst T, et al. Joint unload-ing implant modiies subchondral bone trabecular structure in medial knee osteoarthritis: 2-year out-comes of a pilot study using fractal signature analysis. Clin Interv Aging, 2015, 10:351–357. https://doi.org/10.2147/CIA.S76982. eCollection 2015

[15] Slynarski K, Lipinski L. Treating early knee osteoarthritis with the atlas® Unicompartmental knee system in a 26-year-old exprofessional basketball player: a case study. Case Rep Orthop, 2017, 2017:5020619.

[16] Slynarski K, Walawski J, Smigielski R, et al. Feasibility of the atlas unicompartmental knee system load absorber in improving pain relief and function in patients needing unloading of the medial compartment of the knee: 1-year follow-up of a prospective, multicenter, single-arm pilot study (PHANTOM high lex trial). Clin Med Insights Arthritis Musculoskelet Disord, 2017, 10:1–9.

[17] Madonna V, Condello V, Piovan G, et al. Use of the KineSpring system in the treatment of medial knee osteoarthritis: preliminary results. Joints, 2016, 3(3):129–135. https://doi.org/10.11138/jts/2015.3.3.129. eCollection 2015 Jul-Sep

[18] Shenoy VN, Gifford HS Ⅲ, Kao JT. A novel implant system for unloading the medial compartment of the knee by lateral displacement of the iliotibial band. Orthop J Sports Med, 2017, 5(3): 2325967117693614.

第 30 章
软骨修复新技术

Mats Brittberg

前 言

成功的软骨缺损治疗技术必须能对大多数患者起到缓解疼痛和恢复功能的作用，同时能阻止或延缓骨性关节炎（OA）的发展。

如今软骨修复的主要手段是填充封闭关节软骨表面、软骨层或骨软骨层的缺损区域。所用填充物必须能抗磨损，并且能够缓冲传导至软骨下骨的应力。

传统意义上，软骨修复技术可被分为五类：

• 骨髓刺激联合或不联合组织工程支架。

• 完整的软骨生成组织填充技术。

• 各种来源的成软骨细胞治疗。

• 合成植入物或金属植入物技术。

• 软骨生长调节因子注射治疗。

目前的技术如微钻孔术（micro-fracture，MFX）、骨软骨组织自体移植系统、骨软骨组织异体移植物以及自体软骨细胞移植，都能诱导高质量的软骨修复，但同时它们也都存在很大的局限性。未来新一代软骨修复技术将专注于基因治疗，干细胞治疗（骨髓、脂肪或肌肉来源）以及更先进的组织工程学方法。新技术包括：从天然材料中提取高聚物用来制作高生物相容性支架；利用3D基质水凝胶来优化细胞分布；利用非病毒的基因传递技术促使间充质干细胞（MSC）能够表达促进成骨或成软骨的生长因子。虽然这些技术大多数还未进入随机队列研究，但我们可以通过新软骨修复技术来检验其意义所在。

骨髓刺激联合或不联合组织工程支架修复软骨

1999年Steadman等首次提出MFX[1]，随后的25年这一技术被作为软骨修复的首要选择。但是近期一项临床前研究发现，微钻孔的深度难以达到骨髓中的大血管[2]。当钻孔触及大血管，更多的周

M. Brittberg (✉)
Department of Orthopedics, Kungsbacka Hospital, Kungsbacka, Sweden

Cartilage Research Unit, University of Gothenburg, Gothenburg, Sweden
e-mail: mats.brittberg@telia.com

© Springer International Publishing AG, part of Springer Nature 2018
J. Farr, A. H. Gomoll (eds.), *Cartilage Restoration*, https://doi.org/10.1007/978-3-319-77152-6_30

皮细胞 /MSC 就能被吸引迁移到缺损区域进行修复过程，因此，深钻孔术比传统 MFX 能诱导更多的修复填充组织。制造商注意到了这些研究并引进了纳米钻孔技术，即用细针或毛刺在骨上钻得更深，达到 7~12mm，而 MFX 则是 4mm。组织工程支架增强型 MFX 目前也在进行纳米钻优化，例如自体基质诱导成软骨分化联合 Chondro-Gide®（Geistlich Pharma AG, Wolhusen, Switzerland）[3]，联合 Hyalofast®（Anika Therapeutics InC. Bedford, MA, USA）[4]，或联合 Maioregen®（Fin-Ceramica S.p.A, Faenza, Italy；图 30.2）[5]。双相的 Maioregen 移植物最初只有 6mm 厚，现在也有 4mm 和 2mm 厚，这些移植物适用于不同深度的骨软骨缺损。而且，这种移植物在未来可以通过交联技术接合上载细胞层。

为了促进成软骨细胞从骨髓向仿生多孔支架内生长，目前的趋势是优化纳米纤维支架使之能与新技术联合，通过添加生物活性因子（bioactivecues）来提高支架的生物功能[6]。纳米材料拥有独特的理化特性，以新颖的方式与软骨细胞环境相互作用，为软骨修复技术的发展开辟新的道路。

目前市面上的新型多孔支架有 Agili-C，商品名 Cartiheal®（Kfar Saba, Ha Merkaz, Israel），它是一种以珊瑚霰石为原料的支架[7]。然而这个产品在

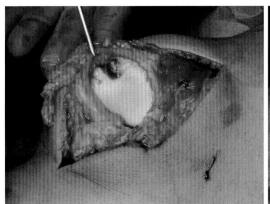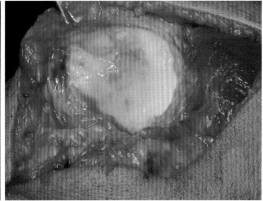

图 30.1　创伤性髌骨软骨损伤经软骨下骨钻孔治疗后；植入 Hyalofast（Anika Therapeutics Inc, Bedford, MA, USA）联合纤维凝胶固定后的情况

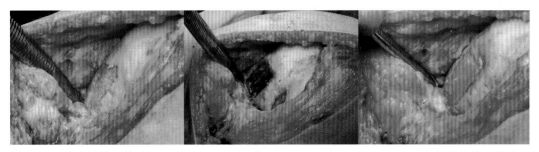

图 30.2　通过软骨下骨植入 6mm Maioregen（Fin-Ceramica S.p.A., Faenza, Italy）移植物，并使用纤维凝胶覆盖创面，治疗早期退变性股骨髁损伤

修复概念上模仿了既往的支架植入物 OBI-Trufit®（Smith & Nephew Inc., Andover，MA 01810，USA），这类产品可导致骨愈合减慢，因此最终结果让人担忧。在最近发表的一篇文章中，Kon 等发现通过机械修饰在珊瑚软骨上建立孔道，并灌注透明质酸（Hyaluronic acid，HA）所得植入物的软骨修复作用优于其他植入物。他们得出的结论是，尽管原生珊瑚是一种很好的骨修复材料，但作为一种独立的材料植入物，它不会诱导透明软骨生成[7]。通过机械改性建立孔道和在孔道灌注 HA 增强了支架的软骨再生潜能。与其他骨诱导材料一样，患者对骨诱导的反应有很大差异，而这将影响所有新型双相支架的成功研发。

理想的支架材料也许是一种糊状或胶状的，可通过关节镜系统注射，并且能够很好地充盈缺损区域。糊状或胶状支架必须能快速凝固，随后细胞能长入支架区域。BST-CarGel®（Smith & Nephew Inc，Andover，MA 01810，USA）就是这样一种胶状材料，但它依赖于注射时的

干燥环境[8]。在一项随机对照试验中，BST-CarGel® 在 5 年内持续展现出显著优于单纯 MFX 组的再生组织量与品质。在临床症状改善方面，相较于基线水平而言，BST-CarGel® 和单纯 MFX 组都有显著改善。关于壳聚糖聚合物的研究表明，它能诱导 MSC 的成软骨分化[9]。因此壳聚糖似乎是一种不错的多聚物，可用来合成软骨缺损修复支架或水凝胶材料[10]。

这类胶状材料还有 GelrinC®（Regentis Biomaterials, Or-Akiva 3060000, Israel），这是一种可注射、可被长波紫外线诱导固化的水凝胶（图 30.3）[11]。它的末端添加了聚乙二醇二丙烯酸酯以及变性纤维蛋白原，在原位可与长波紫外线发生光交联。在短暂暴露于 UVA 光线后，水凝胶植入物变成半固体并且紧密地与周围的组织和骨连接在一起，不需要额外添加纤维蛋白胶来进行原位固定。植入物作为支架，会随着新生软骨长入逐渐被侵蚀，最终在 6~12 个月内完全降解[11]。

这些类型的优化骨髓刺激技术将来

关节镜所见

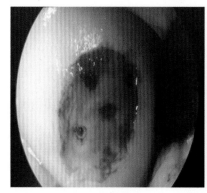 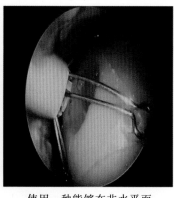

使用 GelrinC 填充缺损（微钻孔术后）

使用一种能够在非水平面缺损中封闭 GelrinC 的配件封住缺损

图 30.3 利用紫外线固化 GelrinC（courtesy of Regentis Biomaterials Ltd，Or-Akiva 3060000，Israel）治疗软骨损伤

会更加常见，因为它们能够一步完成且价格低廉。联合生长因子（见下述生长因子章节），这些技术也可能对大的软骨缺陷和关节早期退化/骨关节炎前期有帮助。

完整的软骨生成组织在软骨修复中的应用

这一类技术主要依靠完整的软骨组织或软骨生成组织，也包括了自体或同种异体骨软骨组织、软骨膜和骨膜组织。

同种异体软骨碎块移植是这类技术的新成员，主要使用现成软骨组织（尤其是青少年的同种异体软骨），是一种值得关注的技术选择[12]。虽然已经有两项 RCT 研究表明自体软骨碎片替代物 CAIS®（DePuy Mitek，Raynham，MA，USA）的修复作用显著优于单纯 MFX，但这一产品仍然没有被正式应用于临床，目前该公司资助方因产品注册困难而终止了对这项研究的投资[13]。此外，还有一种通过手工取材和切割获得软骨碎片，随后将碎片注射到缺损部位再利用纤维凝胶或透明质酸薄膜进行原位固定（薄膜增强的软骨碎片移植技术；CAFRIMA；图 30.4）的改良技术。不论是同种异体移植技术，还是自体组织移植技术，其操作都很简单，未来我们还会看到更多此类产品。Bonasia 等（2011）最近的研究发现，混合成年白兔的自体软骨碎片以及异体青年兔软骨碎片能够提高兔软骨缺损模型中软骨修复的效果[14]。在临床中，我们也能设想类似一步成型的软骨修复技术，主要通过联合使用现成的异体青少年白兔软骨碎片和自体清创时剩余的软骨碎片，来获得更好的软骨修复效果和大面积缺损的覆盖。

各种来源的成软骨细胞在软骨修复中的应用

目前在软骨修复的治疗中，曾使用的成熟软骨细胞有被来自其他组织的软骨细胞前体细胞取代的趋势。这是因为，无论是在术中直接分离提取这些细胞还是术前就定制好细胞，都能使术者在一期手术中完成对患者的治疗。目前的担忧是这些方法是否能获得足够数量的细胞，因为软骨修复过程的启动需要大量的成软骨细胞参与[15, 16]。只有进行体外

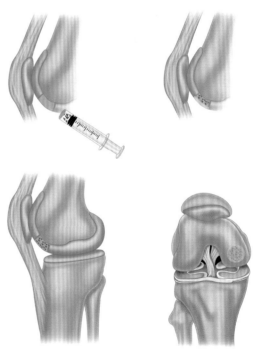

图 30.4 在股骨髁软骨缺损区域植入混有软骨碎片的纤维凝胶，最后覆盖上 Hyalofast 膜 [膜增强型软骨碎片移植技术（CAFRIMA）]

细胞扩增才有可能获得如此大量的细胞。

从骨髓穿刺液中或脂肪组织中分离出的 MSC 是目前应用最广泛的选择性成软骨细胞；它们被浓缩后被移植入缺损部位，或是被种植到多孔支架材料中。如此一来，另一个疑虑诞生了。直接在植入前的支架材料中种植细胞是有风险的，因为细胞安全地贴附到支架材料上需要数小时。由于目前使用的此类细胞技术差异巨大，因此还很难判断这些新技术的长期疗效如何。

通过混合使用多类型细胞可提升组织修复产品。一些方面的研究如混合直接提取的软骨细胞以及自体 MSC（后效研究）[17]，或是混合直接分离的软骨组织（细胞以及细胞周围基质成分）与同种异体干细胞（指导研究）[18, 19] 等仍在进行中。通常这些研究只纳入很少的病例，但临床前研究已经表明 MSC 能作为药理促进剂，刺激软骨细胞进行更好的修复。

有趣的是，在未来将诱导多能干细胞（induced pluripotent stem cell, IPSC）应用到软骨修复中的可能性，这种细胞可被诱导分化成软骨细胞，可分散于生物墨水中以 3D 打印方法发挥作用。未来，利用一种温度稳定性生物水凝胶作为载体，在手术中直接进行原位 3D 细胞打印具有诱人的应用前景，特别是在能够将不同类型细胞分别打印到正确的层面的情况下 [20]。

O'Reilly 和 Kelly（2017）[21] 利用电脑程序研究支架的使用对细胞长入或细胞种植的影响。研究发现，无细胞支架仅能促进边缘区域的软骨修复，而载细胞双层支架能够显著促进支架软骨层软骨的修复。在他们的模型中，骨依然会长入到这些工程植入物的软骨区域内，这意味修复过程的晚期将发生软骨内生骨。这一过程将会导致软骨组织变薄，从而使修复组织的机械功能受损。与这一结果相反的是，该模型预测，植入一个三层支架，其中包含一个可将血管生成限制到骨化层面的密闭层，将进一步改善关节再生。他们发现，在支架的软骨层植入经成软骨诱导的 MSC，可形成稳定的软骨组织，能够抵抗血管化和软骨内成骨。当我们尝试寻找正确的支架材料和细胞种植技术来探索微环境因子对骨与软骨的影响时，这些模型也非常重要 [21]。

固体合成物或金属植入物在软骨修复中的应用

1993 年，Messner 和 Gillqvist 使用聚氨酯涂布和未涂布的聚四氟乙烯（铁氟龙）以及聚酯（涤纶）修复兔膝关节全层软骨缺损 [22]。3 个月时，对实验组、假手术组、空白对照组和骨膜植入物组的凹痕特征和修复组织组化表型进行了分析。然而，所有组别的修复评分都非常低，修复组织只能达到缺损最深位置的 1/3。所有组别都出现了滑膜炎。此外，合成材料组的一些膝关节滑膜内出现了材料降解颗粒。作者总结，在 3 个月的时间内，所使用的生物表面改造技术均没有达到正常关节软骨的特征，尽管与骨膜移植相比，修复部位的相容性更接近于正常。自此，极少有合成植入物相关的文章发表。

2006 年，Lange 等发表了一篇关于 Salucartilage®（Salumedica LLC, Smyrna, GA 30080, USA），一种聚乙烯醇（PVA）和水基植入物的文章[23]。3 个月和 6 个月之后，MRI 发现所有患者的水凝胶植入物周围都出现了液体，水凝胶没有移位，但是短期结果显示患者的身体状况有主观和客观的改善，可能是由于缺损被填补。这种有机聚合物，黏弹性水凝胶替代物可能会被质疑，因为它缺乏对周围骨组织的贴附能力，存在移位的风险。这种植入物几乎就是一个垫片，无法让细胞长入。但是无论如何，PVA 的交联产生了一种具有生物惰性、黏弹性以及润滑的生物材料，它的力学特性与人的正常软骨非常相似。这种植入物以 Cartiva®（Cartiva, Inc, Alpharetta, GA 30005, USA）的名字仍被继续使用。较新的研究表明这种植入物具有很高的压缩模量，使其具有抗压和抗剪切力的能力[24]。这种材料具有生物相容性，在超过 10 年的临床使用中没有显示出系统性的不良反应。美国 FDA 对 Cartiva 合成软骨移植物的批准是基于一项名为 CARTIVA Motion Study Group 的多中心、前瞻性、随机研究。该研究纳入 236 例患者，对比 Cartiva 和标准的第一跖趾关节（metatarsophalangeal, MTP）融合术[25]。24 个月时，Cartiva 组在疼痛、功能和安全性评估上获得了 80% 的临床成功率。与之相比，关节融合术组的成功率为 79%[25]。对于那些希望保存第一跖趾关节活动度的患者，合成植入物是一种值得关注的关节融合替

代物。二次手术的发生率在两个组是相近的，低于 10% 的植入物组患者在 2 年内要求进行关节融合术治疗[25]。

高交联聚乙烯是一种常用的全髋关节置换术衬垫材料。近年来，一种超高分子聚乙烯和透明质酸的微复合材料被作为植入物用于修复局部软骨缺损[26]。一种称为 BioPoly®（BioPoly LLC, Fort Wayne, IN 46804, USA）的产品据说通过透明质酸分子和关节液隔离软骨，并通过这种方式减少软骨磨损。最近 BioPoly® 在欧洲被应用到临床，作为一种关节表面隔离物来进行膝关节、髌骨、肩关节的关节表面重塑治疗。这些植入物还未被 FDA 批准在美国使用。

Dinesh 等（2017）报道了一项纳入 33 例股骨髁局部软骨缺损患者的单治疗组前瞻性研究，所有患者被给予 BioPoly RS® 部分膝关节表面重塑植入物[26]。作者发现，经过治疗这些患者的膝关节损伤和骨关节炎评分（KOOS），VAS 疼痛评分以及调查量表（SF）-36 物理组件评分得到显著提升（$P<0.025$），他们还发现，Tegner 的活动评分在 2 年内有了显著提高。该研究超过一半的患者之前经历过软骨修复术的失败。作者对比既往 MFX 的数据与 BioPoly RS® 植入术的数据，发现 BioPoly RS® 组患者的代表生活与运动质量的 KOOS 评分显著高于 MFX 组[26]。

近年来随着小型金属植入物的出现，局部人工植入物的替代物得到了越来越多的关注。目前市面上有两种类型的小型金属植入物：Hemicap®（Arthrosurface, Franklin, MA 02038, USA）和 Episealer®

系统（Episurf Medical AB, Stockholm, Sweden）。

Hemicap® 是一种镶嵌式的表面重塑假体，用于补救失败的软骨修复术[27]。它由一个用于固定软骨下骨的钛松质骨螺钉和一个钴铬合金关节组件构成。对于这一产品的最长队列研究是由 Laursen 和 Lind（2017）发起的，该研究纳入 61 例患者，为期 7 年。在使用 Hemicap® 进行股骨表面重塑后，这些患者的主观感受得到改善，疼痛有所缓解[28]。然而，一个值得担心的问题是有 23% 的患者最终进行了全关节假体置换术。

Episealer® 植入物和 Hemicap® 相反，是一种单独定制的植入物，它放置在稍低于周围软骨的位置（图 30.5）[29]。Episealer® 由一个钛合金 – 羟基磷灰石双涂层的钴铬合金表面重塑假体构成，可直接压配植入。这一植入过程可在经机器对患者的缺损区域进行个性化准备之后进行。

术前患者的 MRI 检查结果被用来创建一个详细的股骨膝关节模型，伴随一份损伤标记报告（damage marking report, DMR）。上述植入物可以基于 DMR 上的软骨损伤表现被定制和生产。这一类型的损伤标记成像（damage marking imaging, DMI）也将用于未来的生物学修复，到那时定制多相载细胞 3D 打印植入物也可能得到实现。

纳米技术在软骨修复中的应用

纳米材料是指一种材料的成分是天然或合成的，并且至少有一个维度的长度在 1~100nm[30]。Kumar 等（2016）回顾了 96 项关于纳米技术应用于软骨修复中的研究[31]，这些研究全都止步于体外实验和动物实验。他们还在组织工程和生物材料领域发现了用于重建受损软骨的纳米材料的一些局限，其中一个限制是目前缺乏关于纳米材料毒性的临床前证据。

纳米材料的特殊理化性质使它们能够很好地和生物系统相通。他们可被用来生产一种与被破坏部位非常相近的软骨基质。然而，就像"干细胞"一词一样，"纳米"一词经常被滥用。我们需要强调的是，是组织和细胞之间的相互作用诱导着组织修复，就像细胞间信号传导一样，而细胞和材料会因所处位置、病变类型或组织类型的不同而表现出各自不同的性质。

软骨生长调节因子在软骨修复中的应用

目前单独使用各种来源的生长因子或者联合其他技术促进组织修复的研究得到了越来越多的关注。近年来最受人瞩目的产品就是富血小板血浆（PRP）。它含有高度浓缩的蛋白质，例如血小板生长因子（PDGF）、血管内皮生长因子（VEGF）、内皮生长因子以及成纤维细胞生长因子（FGF），这些成分使其被认为适用于组织修复。但是，其中的另一种蛋白转化生长因子 β1（TGF-β1）被认为会抑制组织愈合。最近 Shahid 和 Kundra（2017）对生长因子的回顾性研究中总结，组织愈合的证据质量参差不齐，这一担忧来自患者的多样性，治疗方法的差异，以及研究

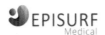

损伤标志

患者侧 右侧	位置 滑车	Episealer 直径 25mm

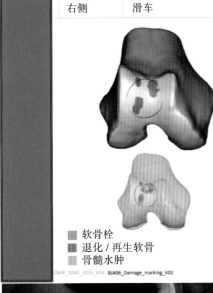

损伤情况
粉红色标记表示退化 / 再生软骨
透视图中的蓝色标记表示骨髓水肿 / 损伤（BMLs）
透视图中的绿色标记代表软骨栓

移植位置和尺寸
Episealer 直径为 25mm 时，几乎可以完全覆盖软骨损伤区域，以及软骨下 BMLs 和软骨栓

需要考虑的情况：
先前的手术 / 插入软骨栓
髁上软骨整体比较薄
髌骨紊乱

- 软骨栓
- 退化 / 再生软骨
- 骨髓水肿

QMR_Q043_1035_V04 BJA06_Damage_marking_V01

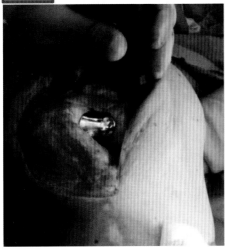

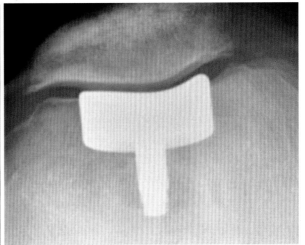

图 30.5　股骨滑车损伤的 MRI 损伤标记报告（DMR）。完成 DMR 后把为患者个性化定制的小金属植入物安装到滑车损伤处

结果的不一致[32]。目前没有确凿的证据表明这些生长因子对组织愈合的影响，在它们被应用到临床前，仍需要高质量的前瞻性随机研究[32]。

重组骨形态发生蛋白（bone morphogenetic proteins, BMPs）被用于治疗临床上的骨不连及其他骨缺损疾病，或是用于椎体融合术（BMP-2）[33]。但是，BMP-2 在不同癌症中的基本生物学作用引发了对其临床应用的潜在担忧[34-36]。

BMP-4 和 BMP-6 可能适用于软骨修复，但是为了维持软骨化修复的状态可能需要延长用药时间[37]。BMP-7/OP-1 促进关节软骨再生的能力已经被研究过，它似乎是软骨修复的金标准[38]。在动物实验中，BMP-7 似乎对骨软骨和软骨内缺损的组织再生很有效[38]。每周一次的关节腔注射 BMP-7 抑制了骨性关节炎（OA）的进展，并且没有观察到不良反应；此外，注射 7d 后 BMP-7 的药物浓度以及软骨内 BMP-7 的表达依然很高[39]。这项研究[39]的数据表明 BMP-7 应用于临床可以给软骨修复带来实质性改善；在此基础上增加胰岛素样生长因子-I（IGF-I）可能会带来更强的治疗潜力[40]。因此，联合使用生物活性生长因子似乎是改善软骨修复的最佳选择。这些发现引起了人们对 PRP、自体条件血清（ACS）以及骨髓抽吸浓缩液（BMAC）在软骨修复技术中应用的关注。BMAC 是通过对骨髓抽吸液的密度梯度离心产生的，它也包含 MSCs。通过制作 BMAC，也获得了更多的血小板。这些混合物的血凝块也非常有用，可制成 3D 打印支架填充软骨缺损，随后诱导细胞向内生长[40]。

富血小板血浆（PRP）可用于治疗多种肌肉骨骼的损伤。在血小板中发现了超过 1 500 种蛋白质，其中包含许多生长因子，包括 PDGF、VEGF、TGF-β、FGF 和表皮生长因子。它们储存在血小板 α 颗粒中，并且被认为在组织修复中扮演着重要角色。

ACS 是通过将静脉血和玻璃珠共培养产生的，含有高浓度的生长因子[PDGF、TGF 以及白介素 1（IL-1）受体][41]。与安慰剂相比，ACS 在治疗马骨性关节炎中，无论临床指标或组织学表现都有明显的改善[41]。

PRP 和 ACS 可以被看作是一种药物治疗，因此在每次注射中人们需要维持生长因子的浓度。然而现实中患者之间的情况有很大的差异：

· 患者的血小板数量存在个体差异。

· 同一患者的血小板数量存在时间差异。

· 生长因子浓度在不同血小板之间也有差异。

· 血浆中的生长因子存在差异。

由此看来，似乎向关节内添加生长因子可以改善修复结构（通过诱导更多的疤痕修复组织），但并不能提高修复的质量。

最近的一项研究表明，可通过使用含有生长因子的 MSC 条件培养基来发挥 MSC 的生物活性。这表明组织再生的无细胞治疗策略存在可能[42]。与已定义化学结构和功能的药物相比，MSCs 的特性还没有标准化，这使得在大规模的临床应用中，很难产生具有生物活性一致的同种异体 MSCs。

通过间接刺激诱导修复可能是未来的一种替代治疗方法。研究发现，静脉注射巨噬细胞集落生长因子（granulocyte macrophage colony-stimulating factor, GM-CSF）联合 MFX 可促进软骨缺损的修复[43]。GM-CSF 诱导向外周血释放祖细胞，这些细胞可以与透明质酸结合在一起，从而改善 MFX 产生的修复组织。

本章的重点是局部软骨修复，但是从软骨局部缺损到全层缺损，从大的软骨损伤到 OA，都存在进展的概率。这里所说的大多数治疗方法都是针对软骨表面已经有明显的缺陷，有的是已深及软骨下骨的缺损。而如何预防小缺损进展为大缺损显得非常重要，与之相应的治疗方法是具有创新意义的。

nSTRIDE 自体蛋白溶液（autologous protein solution, APS；Zimmer Biomet, Warzaw, IN 46580, USA）[44] 正是上述治疗方法中的一种。这种溶液是从患者的血液中提取出来的，其成分包括含有抗炎蛋白的白细胞（WBC），携带合成代谢生长因子的血小板，以及包含抗炎蛋白和合成代谢生长因子的浓缩的血浆[44]。关于 PRP 中 WBC 的有效性一直存在争议，多项细胞学实验、动物实验和人体研究都表明，WBCs 生产的或 WBC 诱导其他细胞生产的抗炎因子对 OA 关节非常重要[45-47]。

诺华公司正在开发一种名为 LNA 043 的蛋白质，用于注射治疗软骨损伤。目前第二期临床试验即将开始（http：//adisinsight.springer.com/trials/700285116）[48]。

讨 论

如今，软骨修复技术发展迅速，能够降低医疗费用、减少手术次数的一期治疗逐渐替代两阶段治疗。更先进的成像技术的出现使精细度更高的手术操作成为可能。电子标记成像以及磁共振成像评分和分类系统（AMDADEUS）[49]正是这样的先进成像技术。对软骨缺损部位进行更好的测绘使术前准备高质量的植入物变得可行。保存每个人的脐带 MSCs 也许是软骨修复的一个选择，这些细胞可被低温保存，日后需要时再进行细胞扩增，并混入生物墨水通过 3D 打印接种至特定层面上。无论如何，目前文献报道的最适合透明软骨修复的产品是软骨细胞，其表现优于 MSCs[50]。而在软骨细胞中，青年软骨细胞优于老年软骨细胞[51]，软骨细胞的前体细胞又优于成熟软骨细胞[52]。从软骨下骨到关节软骨表层的梯度修复被认为是一种高质量的修复。利用软骨组织中的软骨前体细胞（软骨干细胞）修复软骨的技术有很大的发展空间。未来我们将看到这样一项技术：首先，通过对骨软骨组织进行 4 层分离活检，取到表层软骨、中间层软骨、中间及深层软骨及软骨下骨的细胞；再将提取到的 4 种细胞扩增并混入 3D 打印系统内，重新把不同来源的细胞打印到植入材料的特定层次内；最后使用 DMI 技术对每例患者进行个性化设计并将上述材料植入软骨缺损部位。

正如 2016 年 Jeuken 等所说[53]，我们能够预见在不久的将来一些新型的软骨修复替代技术可能得到应用：

1. 更加仿生的植入物（拥有软骨层和软骨下骨层），通过添加生长因子（PRP、ACS、酰基载体蛋白质）而获得激活细胞信号通路的功能。

2. 非可降解表面植入物的材料性质将与原生组织越来越接近。

3. 复合材料的可降解组件与非可降解组件都将得到很好的发展。

4. 通过生物墨水负载软骨前体细胞进行 3D 打印，将更加精确地模拟细胞在自然结构中的分布和位置。

（韩梅 赵亮 译，谭洪波 审校）

参考文献

[1] Steadman JR, Rodkey WG, Briggs KK, et al. The microfracture technic in the management of complete cartilage defects in the knee joint. Orthopade, 1999, 28(1):26–32. Article in German

[2] Chen H, Hoemann CD, Sun J, et al. Depth of subchondral perforation inluences the outcome of bone marrow stimulation cartilage repair. J Orthop Res, 2011, 29(8):1178–1184.

[3] Benthien JP, Behrens P. Autologous matrix-induced chondrogenesis (AMIC): combining microfracturing and a collagen I/III matrix for articular cartilage resur-facing. Cartilage, 2010, 1(1):65–68.

[4] Gobbi A, Scotti C, Karnatzikos G, et al. Knee Surg Sports Traumatol Arthrosc, 2017, 25(8):2494–2501.

[5] Kon E, Filardo G, Venieri G, et al. Tibial plateau lesions. Surface reconstruction with a biomimetic osteochondral scaffold: results at 2 years of follow-up. Injury, 2014, 45(Suppl 6):S121–125.

[6] Coburn JM, Gibson M, Monagle S, et al. Bioinspired nanoibers support chondrogenesis for articular cartilage repair. Proc Natl Acad Sci U S A, 2012, 109(25):10012–10017.

[7] Kon E, Filardo G, Robinson D, et al. Osteochondral regen-eration using a novel aragonite-hyaluronate biphasic scaffold in a goat model. Knee Surg Sports Traumatol Arthrosc, 2014, 22(6):1452–1464.

[8] Stanish WD, McCormack R, Forriol F, et al. Novel scaffold-based BST-CarGel treatment results in superior cartilage repair compared with microfracture in a randomized controlled trial. J Bone Joint Surg Am, 2013, 95(18):1640–1650.

[9] Shive MS, Stanish WD, McCormack R, et al. BST-CarGel® treatment maintains cartilage repair superiority over microfracture at 5 years in a multicenter randomized controlled trial.

Cartilage, 2015, 6(2):62–72.

[10] Comblain F, Rocasalbas G, Gauthier S, et al. Chitosan: a promising polymer for cartilage repair and viscosupplementation. Biomed Mater Eng, 2017, 28(s1):S209–215.

[11] Goldshmid R, Cohen S, Shachaf Y, et al. Steric interference of adhesion supports in-vitro chondrogenesis of mesenchymal stem cells on hydrogels for cartilage repair. Sci Rep, 2015, 5:12607.

[12] Riboh JC, Cole BJ, Farr J. Particulated articular cartilage for symptomatic chondral defects of the knee. Curr Rev Musculoskelet Med, 2015, 8(4):429–435.

[13] Cole BJ, Farr J, Winalski CS, et al. Outcomes after a single-stage procedure for cell-based cartilage repair: a prospective clinical safety trial with 2-year follow- up. Am J Sports Med, 2011, 39(6):1170–1179.

[14] Bonasia DE, Martin JA, Marmotti A, et al. Cocultures of adult and juvenile chon-drocytes compared with adult and juvenile chondral fragments: in vitro matrix production. Am J Sports Med, 2011, 39(11):2355–2361.

[15] Solursh M. Cartilage stem cells: regulation of differentiation. Connect Tissue Res, 1989, 20(1–4):81–89. Review

[16] Puelacher WC, Kim SW, Vacanti JP, et al. Tissue-engineered growth of cartilage: the effect of varying the concentration of chondrocytes seeded onto synthetic polymer matrices. Int J Oral Maxillofemoral Surg, 1994, 23:49–55.

[17] Hendriks J, Riesle J, van Blitterswijk CA. Co-culture in cartilage tissue engineering. J Tissue Eng Regen Med, 2007, 1(3):170–178. Review

[18] de Windt TS, Hendriks JA, Zhao X, et al. Concise review: unraveling stem cell cocultures in regenerative medicine: which cell interactions steer cartilage regeneration and how? Stem Cells Transl Med, 2014, 3(6):723–733.

[19] Dijkstra K, Hendriks J, Karperien M, et al. Arthroscopic airbrush-assisted cell spraying for cartilage repair-Design, development and characterization of custom-made arthroscopic

spray nozzles. Tissue Eng Part C Methods, 2017, 23:505–515.

[20] Nguyen D, Hägg DA, Forsman A, et al. Cartilage tissue engineering by the 3D bioprinting of iPS cells in a nanocellulose/alginate bioink. Sci Rep, 2017, 7(1):658.

[21] O'Reilly A, Kelly DJ. A computational model of osteochondral defect repair following implantation of stem cell-laden multiphase scaffolds. Tissue Eng Part A, 2017, 23(1–2): 30–42.

[22] Messner K, Gillquist J. Synthetic implants for the repair of osteochondral defects of the medial femoral condyle: a biomechanical and histological evaluation in the rabbit knee. Biomaterials, 1993, 14(7):513–521.

[23] Lange J, Follak N, Nowotny T, et al. Results of SaluCartilage implantation for stage IV chondral defects in the knee joint area. Unfallchirurg, 2006, 109(3):193–199.

[24] Sciarretta FV.5 to 8 years follow-up of knee chondral defects treated by PVA-H hydrogel implant. Eur Rev Med Pharmacol Sci, 2013 Nov, 17(22):3031–3038.

[25] Baumhauer JF, Singh D, Glazebrook M, et al. Prospective, randomized, multi-centered clinical trial assessing safety and efficacy of a synthetic cartilage implant versus first metatarsophalangeal arthrodesis in advanced hallux rigidus. Foot Ankle Int, 2016, 37(5):457–469.

[26] Dinesh N, McNicholas M, Hart A, et al. Partial resurfacing of the knee with the BioPoly implant: interim report at 2 years. JBJS Open Access, 2017, 22:e0011.

[27] Becher C, Huber R, Thermann H, et al. Effects Traumatol Arthrosc, 2008, 16(1):56–63.

[28] Laursen JO, Lind M. Treatment of full-thickness femoral cartilage lesions using condyle resurfacing prosthesis. Knee Surg Sports Traumatol Arthrosc, 2017, 25(3):746–751.

[29] Manda K, Ryd L, Eriksson A. Finite element simulations of a focal knee resurfacing implant applied to localized cartilage defects in a sheep model. J Biomech, 2011, 44(5):794–801.

[30] Liu H, Webster TJ. Nanomedicine for implants: a review of studies and necessary experimental tools. Biomaterials, 2007, 28(2):354–369.

[31] Kumar R, Grifin M, Butler PE. A review of current regenerative medicine strategies that utilize nano-technology to treat cartilage damage. Open Orthop J, 2016, 10:862–876.

[32] Shahid M, Kundra R. Platelet-rich plasma (PRP) for knee disorders. EFORT Open Rev, 2017, 2(1):28–34. https://doi.org/10.1302/2058-5241.2.160004. eCol-lection 2017 Jan

[33] Krishnan L, Priddy LB, Esancy C, et al. Hydrogel-based delivery of rhBMP-2 improves healing of large bone defects compared with autograft. Clin Orthop Relat Res, 2015, 473(9):2885–2897.

[34] Kiyozuka Y, Miyazaki H, Yoshizawa K, et al. An autopsy case of malignant mesothelioma with osseous and cartilaginous differentiation: bone morphogenetic protein-2 in mesothelial cells and its tumor. Dig Dis Sci, 1999, 44(8):1626–1631.

[35] Epstein NE. Basic science and spine literature document bone morphogenetic protein increases cancer risk. Surg Neurol, 2015, 5(Suppl 15):S552–560.

[36] James AW, LaChaud G, Shen J, et al. A Review of the Clinical Side Effects of Bone Morphogenetic Protein-2. Tissue Eng Part B Rev. 2016 Aug; 22(4):284–297.

[37] Jiang Y, Chen LK, Zhu DC, et al. The inductive effect of bone morphogenetic protein-4 on chondral-lineage differ-entiation and in situ cartilage repair. Tissue Eng Part A, 2010, 16(5):1621–1632.

[38] Chubinskaya S, Hurtig M, Rueger DC. OP-1/BMP-7 in cartilage repair. Int Orthop, 2007, 31:773–781.

[39] Hayashi M, Muneta T, Ju YJ, et al. Weekly intra-articular injections of bone morpho-genetic protein-7 inhibits osteoarthritis progression. Arthritis Res Ther, 2008, 10:R118.

[40] Fortier LA, Barker JU, Strauss EJ, et al. The role of growth factors in cartilage repair. Clin Orthop Relat Res, 2011, 469(10):2706–2715.

[41] Frisbie DD, Kawcak CE, Werpy NM, et al. Clinical, biochemical, and his-tologic effects of intra-articular administration of autologous conditioned serum in horses with experimentally induced osteoarthritis. Am J Vet Res, 2007, 68:290–296.

[42] Lee JW, Fang X, Krasnodembskaya A, et al. Concise review: mesenchymal stem cells for acute lung injury: role of paracrine soluble factors. Stem Cells, 2011, 29(6):913–919.

[43] Saw KY, Anz A, Siew-Yoke Jee C, et al. Articular cartilage regeneration with autologous peripheral blood stem cells versus hyaluronic acid: a randomized controlled trial. Arthroscopy, 2013, 29(4):684–694.

[44] O'Shaughnessey K, Matuska A, Hoeppner J, et al. Autologous protein solution pre-pared from the blood of osteoarthritic patients con-tains an enhanced proile of anti-inlammatory cytokines and anabolic growth factors. J Orthop Res, 2014, 32(10):1349–1355.

[45] Bendinelli P, Matteucci E, Dogliotti G, et al. Molecular basis of anti-inlammatory action of platelet rich plasma on human chondrocytes: mechanisms of NF-kB inhibition via HGF. J Cell Physiol, 2010, 225:757–766.

[46] Carmona JU. Autologous platelet concentrates as a treatment of horses with osteoarthritis: a preliminary pilot study. J Equine Vet Sci, 2007, 27:167–170.

[47] Kon E. PRP intra-articular injection and vis-cosupplementation as therapeutic treatments for early osteoarthritis: multicentre retrospective cohort study in 150 patients at 6 months follow up. 14th ESSKA Congress. Oslo Norway, 2010: 16–102.

[48] Adis Insight. Trial: a randomized, placebo-con-trolled, patient and investigator blinded, proof of concept study investigating the safety, tolerability and preliminary efficacy of multiple intra-articular LNA043 injections in regenerating the articular cartilage of the knee in patients with articular cartilage lesions, 2017. http://adisinsight.springer.com/trials/700285116

[49] Jungmann PM, Welsch GH, Brittberg M, et al. Magnetic resonance imaging score and classiication system (AMADEUS) for assessment of preoperative cartilage defect severity. Cartilage, 2017, 8(3):272–282.

[50] Karlsson C, Brantsing C, Svensson T, et al. Differentiation of human mesenchymal stem cells and articular chondrocytes: analysis of chondrogenic potential and expression pattern of differentiation-related transcription factors. J Orthop Res, 2007, 25(2):152–163.

[51] Smeriglio P, Lai JH, Dhulipala L, et al. Comparative potential of juvenile and adult human articular chondrocytes for cartilage tissue formation in three-dimensional biomimetic hydrogels. Tissue Eng Part A, 2015, 21(1–2):147–155.

[52] Chang HX, Yang L, Li Z, et al. Age-related biological characterization of mesenchymal progenitor cells in human articular cartilage. Orthopedics, 2011, 34(8):e382–388.

[53] Jeuken RM, Roth AK, Peters RJ, et al. Polymers in cartilage defect repair: Current status and future prospects. Polymers, 2016, 8:219–249.